筋针疗法

第2版

刘农虞　刘恒志　陈小砖　编著

人民卫生出版社
·北京·

图书在版编目（CIP）数据

筋针疗法 / 刘农虞，刘恒志，陈小砖编著 . — 2 版
. —北京：人民卫生出版社，2023.10
ISBN 978-7-117-34303-9

Ⅰ. ①筋… Ⅱ. ①刘… ②刘… ③陈… Ⅲ. ①针刺疗
法 Ⅳ. ①R245.3

中国版本图书馆 CIP 数据核字（2022）第 249433 号

人卫智网	www.ipmph.com	医学教育、学术、考试、健康，购书智慧智能综合服务平台
人卫官网	www.pmph.com	人卫官方资讯发布平台

筋针疗法
Jinzhen Liaofa
第 2 版

编　　著：刘农虞　刘恒志　陈小砖
出版发行：人民卫生出版社（中继线 010-59780011）
地　　址：北京市朝阳区潘家园南里 19 号
邮　　编：100021
E - mail：pmph @ pmph.com
购书热线：010-59787592　010-59787584　010-65264830
印　　刷：北京华联印刷有限公司
经　　销：新华书店
开　　本：787 × 1092　1/16　印张：22　插页：8
字　　数：549 千字
版　　次：2016 年 6 月第 1 版　2023 年 10 月第 2 版
印　　次：2023 年 10 月第 1 次印刷
标准书号：ISBN 978-7-117-34303-9
定　　价：129.00 元
打击盗版举报电话：010-59787491　E-mail：WQ @ pmph.com
质量问题联系电话：010-59787234　E-mail：zhiliang @ pmph.com
数字融合服务电话：4001118166　E-mail：zengzhi @ pmph.com

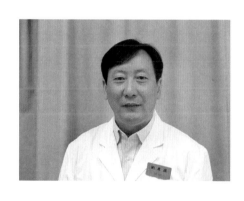

刘农虞：南京中医药大学教授、硕士研究生导师、第二批全国老中医药专家学术经验继承工作继承人。曾任香港大学中医副教授、教学顾问（硕士课程学术主任），兼任国际筋针学会会长、中国针灸学会经筋诊治专业委员会副主任委员、《中国针灸》杂志编委、世界针灸学会联合会世针教育专家委员会委员；曾兼任中国针灸学会腧穴分会理事、江苏省针灸学会临床专业委员会副主任委员、江苏省中医药学会针刀医学专业委员会副主任委员。从事针灸教学、临床、科研工作40年。研究方向：《内经》经筋理论与针灸临床研究、痛症与脊柱相关性疾病的研究。倡导筋脉辨治思维模式，研发"筋针疗法"、整合"经络整脊疗法"。在国家级、省级针灸刊物上发表了50多篇论文，其中有关经筋理论与筋针临床应用的论文22篇。在北京、香港、广东（深圳）、江苏、江西、河南、湖南、湖北、山东、浙江、辽宁、贵州、澳门、台湾等地讲授筋针疗法，深受医师欢迎。多次赴德国、墨西哥、日本、加拿大、澳大利亚、新加坡、美国、英国等国家讲学。擅长中医针灸诊治痛痹病证，如颈椎病、腰椎间盘突出症、软组织损伤、关节痛、偏头痛、三叉神经痛、带状疱疹、面瘫、偏瘫及耳鸣耳聋、鼻敏感等。

刘恒志：哲学博士。自幼受外公影响接受医学启蒙教育，后在家父中医学术的耳濡目染下，认识中医，对针灸情有独钟，2019年拜师学习针灸，并结合自己专业特长，研发新型实用针具——筋针，获国家实用新型专利证书，为筋针的进一步研发作出了贡献。2012年于英国莱斯特大学工程学专业毕业，获工程学学士学位；2013年于英国谢菲尔德大学自动化工程专业毕业，获工程学硕士学位；2019年于香港大学工程学院机械工程系毕业，获哲学博士学位。兼任美国电气电子工程师学会研究生会员。

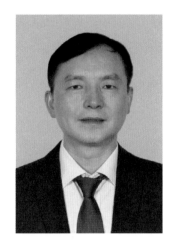

陈小砖：主任医师，教授，硕士研究生导师，深圳市优秀中医，深圳市中医院筋伤科主任，深圳市政府"医疗卫生三名工程"韦贵康国医大师骨伤筋伤病团队依托科室负责人，深圳市第五批名中医药专家学术经验传承工作指导老师，师从国医大师韦贵康和国医大师、中国工程院院士石学敏。现任世界中医药学会联合会骨伤科专业委员会常务委员，世界手法医学联盟常务副主席，广东省中医药学会推拿按摩专业委员会副主任委员、疼痛专业委员会副主任委员，深圳市中医药学会推拿康复医学专业委员会主任委员。擅用韦氏伤科手法、筋针疗法、石氏醒脑开窍针法及方药等治疗颈椎病、颈性高血压、腰椎间盘突出症、膝骨关节炎、胸椎小关节紊乱、肩关节周围炎等各种筋伤、骨伤病。首创六维空间整脊法治疗青少年脊柱侧弯。主持科研课题 6 项，编写专著 5 部，发表论文 50 余篇。

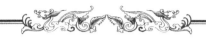

证书号 第4387585号

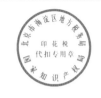

实用新型专利证书

实用新型名称：筋针

发　明　人：刘农虞;刘恒志

专　利　号：ZL 2015 2 0020842.3

专利申请日：2015年01月13日

专利权人：刘农虞

授权公告日：2015年06月24日

　　本实用新型经过本局依照中华人民共和国专利法进行初步审查，决定授予专利权，颁发本证书并在专利登记簿上予以登记。专利权自授权公告之日起生效。

　　本专利的专利权期限为十年，自申请日起算。专利权人应当依照专利法及其实施细则规定缴纳年费。本专利的年费应当在每年01月13日前缴纳。未按照规定缴纳年费的，专利权自应当缴纳年费期满之日起终止。

　　专利证书记载专利权登记时的法律状况。专利权的转移、质押、无效、终止、恢复和专利权人的姓名或名称、国籍、地址变更等事项记载在专利登记簿上。

局长
申长雨

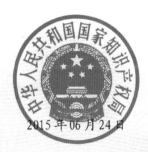

2015年06月24日

第1页(共1页)

筋针专利证书

5

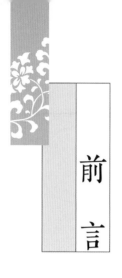

前言

《筋针疗法》自 2016 年 6 月出版，至今 7 年了。

人民卫生出版社编辑早就通知我，《筋针疗法》可以再版了。确实我也有此打算，因为在这 7 年中，在国家中医药管理局、中国针灸学会领导、专家的热情关怀下，在江苏省中医药管理局、江苏省针灸学会，尤其是南京中医药大学及其针灸推拿学院·养生康复学院领导的大力扶持下，在国内外中医针灸专家们的鼓励帮助下，以及筋针同道们的鼎力支持下，"筋针疗法"这一源自《黄帝内经》的经典针法重获新生。

《筋针疗法》出版的 7 年中，因筋针的无感速效、经济安全、易学易用、依从性好等特色而深受医师的喜爱，销量达 1.6 万册。我们在筋针的教学、普及推广过程中，热心的同道反映了在学习筋针过程中，没有图像等给学习带来的不便；加之，我们在筋针的深入研究中，尤其是与各中医药大学专家的交流中，重新领悟了筋针，提出了许多新的学术观点，如筋脉系统假说、卫筋学说、调气分营卫、调卫气针法、筋（肌）急则痛、蹻为筋海等；对筋针的诊疗技术也有新的突破，如皮纹网眼无痛进针法、经筋六向评估、动筋激卫、建子针法、百刻针法等。为此，通过再版可以更新学术观点，介绍新的诊疗针法，补充图像资料，绘制经筋彩图（正侧背三幅总图、十二经筋分图）等，完善针灸理论与方法，更好地满足学习筋针同道的需求。

"筋针疗法"属于《黄帝内经》调卫气针法，卫气与经筋、皮部、蹻脉等密切相关，为此提出了卫筋学说、卫皮学说、卫蹻学说，拓展了筋针的适用范围。再版的《筋针疗法》中，着重介绍了在卫筋学说指导下筋针调卫诊治筋病的内容，如筋性痹病、筋性腔病、筋性窍病，对在卫皮学说、卫蹻学说指导下筋针调卫诊治皮部病、蹻脉病进行了临床观察，介绍了部分病例，以此抛砖引玉。

2022 年 9 月，国务院学位委员会、教育部印发《研究生教育学科专业目录（2022 年）》《研究生教育学科专业目录管理办法》。在本轮学科专业目录修订中，针灸正式被列为一级专业学位类别，可授予硕士专业学位。中国工程院院士、国医大师张伯礼对针灸被列为一级专业学位类别表示祝贺。他表示，这是"国家中医药改革创新的成果体现""必将引领针灸学专业的未来发展,为健康中国作出积极贡献"。我们借此东风,再版《筋针疗法》,为健康中国,乃至健康世界做些工作。

在《筋针疗法》再版过程中,感谢南京中医药大学尤其是恩师杨兆民教授的栽培,中国中医科学院赵京生教授的指导,以及筋针同道们的热情支持与临床经验分享,给了我智慧和巨大的动力,完成了再版《筋针疗法》的编写。本书中引用了多位专家、学者的学术思想,尤其是分享了部分筋针同道的临床经验,对他们的无私奉献感恩!学生许沈娟也协助做了许多工作。同时要感谢人民卫生出版社编辑的鼎力相助,使《筋针疗法》顺利再版。

南京中医药大学　刘农虞

癸卯年秋

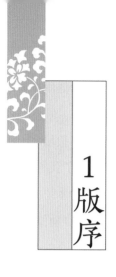

1 版序

刘农虞医生为南京中医药大学教授，从事针灸教学、临床、科研工作 30 余年，以痛症、脊柱相关性疾病为主的临床研究结合《黄帝内经》经筋相关经典理论为主要研究方向。刘医生勤求古训、博览群书、潜心修学、精通古今，深入钻研《黄帝内经》《难经》《大成》经典理论，对针灸理、法、穴、术颇有领悟，深得传统针灸理论之精髓。刘医生游历海外、师百家之长，先后于德国、日本、墨西哥讲学进修，学习西方整脊疗法，并将其与中医传统推拿手法有机结合，研创了"经络整脊疗法"。近年来，刘医生于中医针灸教学、临床工作之余，更挖掘、传承经典，精研《灵枢·经筋》，创立了舒筋针法与经筋理论完美结合的"筋针疗法"，提出以筋为中心的五体辨痹思维模式，提倡建立具有针灸自身特点的辨证思维方法。

筋针疗法是在经筋理论指导下，遵循《灵枢·经筋》"治在燔针劫刺，以知为数，以痛为输"的治则，采用"以痛为输"为主法，选取筋穴，应用筋针，浅刺皮下，无感得气，导气布津，舒畅经筋，适用于治疗经筋病的一种特殊针刺方法，具有取穴简捷、微痛安全、简便易学、经济速效的特点。筋针疗法在软组织损伤中具有显著的镇痛效果，在涵盖 188 例患者，为期 2 年的"针刺对软组织损伤即刻镇痛效果的临床观察"的研究中，接受筋针治疗后，颈、肩、肘、腕、腰、臀、膝、足踝各组 VAS 评分皆分别明显下降（$P<0.001$）。

在欧美国家，针灸凭借其显著的临床疗效广泛用于治疗各类痛证。2012 年，安德鲁（Andrew）通过一项包含 17 922 例患者的单病例 Meta 分析证明针灸对项背痛、骨关节炎、慢性头痛、肩痛等四类慢性痛证具有显著的疗效。而西方的针刺治疗往往强调轻刺激的无感进针，施针方法与筋针疗法恰有异曲同工之处。

现代医学研究显示，兴奋传导触、压感的粗（Aα、Aβ）纤维的冲动能兴奋 SG 细胞，使该细胞向 T 细胞发出抑制性冲动，从而阻断传导痛觉的细（Aδ、C）纤维向 T 细胞传递冲动，起到镇痛效果，即闸门控制学说。另外，粗纤维传导又能经背索向高位中枢传导投射，通过下行控制系统作用于脊髓，起到镇痛效果。而以筋针疗法为代表的浅刺、无感进针方法正是通过兴奋粗的感觉传导纤维来抑制传导疼痛的细纤维，而达到镇痛效果的。

古往今来，凡能著书立学者，皆能静心揣摩传统理论之精髓，深思黄帝岐伯之本义，不离经、不泥古，在继承传统医学的基础上与现代医学的方法和成果相结合，既传承古训，又开拓创新。

　　在此，祝贺刘农虞医生的新作《筋针疗法》出版，望更多学者能够继往开来，立足于传统、着眼于未来，共同创造中国传统医学的辉煌前景！

劳力行博士

香港大学中医药学院教授、院长

2015 年 5 月 20 日

经络学说与阴阳五行、藏象学说是中医的基础理论,更是针灸学的理论基础,历代医家研究推崇,并有效指导临床诊疗,尤其是近 50 年来,国家投入了大量人力、财力、物力,组成了多学科的经络研究攻关团队,通过对循经感传、循经皮肤病、循经性皮肤血管功能反应、循经感觉障碍、循经离子分布等经络现象的观察,以及经络生物物理学研究,在经络的组织结构、作用途径、效应表现等经络实质方面取得了突破,并提出了从器官组织水平、细胞分子水平、神经生物学、基因水平等角度认识经络实质的研究展望。其研究集中于经络,即脉道方面,而对经筋研究明显不足。反观针灸临床,经筋病是针灸科的主要诊治病种,呈现脉络理论指导诊治经筋病的现状。虽然近 20 多年来经筋研究得到了针灸骨伤学界的高度重视,对经筋疗法进行了大胆的探索,涌现出了多种行之有效的疗法,如小针刀、刃针、铍针、长圆针、粗银针、筋骨针、浮针等,但其作用机制大多用西医理论加以阐释,经筋理论、实验研究明显滞后。而在国际医学界,经筋受到了密切关注,在美国、德国、荷兰等科研机构,将筋膜由一种生物组织的研究,转向系统研究,涵盖了筋膜解剖学、筋膜生物力学及生理学、筋膜相关的分子生物学和细胞学、筋膜病理学及治疗学、替代疗法的筋膜机制等方面,提出了全身筋膜是"力学网络""信号转导网络"的假说。尤其是干针疗法的出现,其激痛点、肌筋膜链等理论对经筋理论在西医学的层面进行了较好的阐释,使中西医同道均能领悟经筋真谛,恩泽民众。可西方相关从业者,如物理治疗师等,出于某些目的提出了荒唐观点,认为"干针"不是针灸,意图否定传统的中医针灸,甚至想通过立法用所谓的"干针"取代中医针灸。2010 年11 月 16 日联合国教科文组织将"中医针灸"正式列入"人类非物质文化遗产代表作名录",这有助于提高民族文化的保护意识,还针灸以原貌。世界中医药学会联合会呼吁,"干针"是中国针灸疗法的组成部分,相关从业者要尊重针灸理论与中医传统文化,从而使中医针灸在世界范围内健康有序地发展。

我从事中医针灸教学、临床、科研工作 30 多年,有感于针灸辨证缺乏专科特点,追随中医内科的辨证思维方法,由于针、药的作用途径不同,难以全程监控针灸诊治;经筋针法不断呈现,大多用西医理论阐释,经筋理论研究滞后、指导不够,针法缺乏中医特色;针刺疼痛是阻碍针灸推广的因素之一。探索无感速效安全针法是我多年的梦想。为此,在学习中医经典理论与针灸临床实践中,吸取了多位学者的学术思想与临床经验,开展了无感速效安全针法的研究,利用香港大学中医临床教研中心进行了验证,总结经筋的相关理论与临床诊疗中的感悟,陆续发表了一些文章。认识到中医经典理论是历代医家的智慧结晶,需大力挖掘整理加以提高,通过传承与保护,方能发扬光大。因此,将有关经筋理论的学习心得,与经筋理论指导下无感速效安全针法的临床经验,汇编成《筋针疗法》一书,以此抛砖引玉。愿中医经典文化能得以传承并发扬光大,愿"干针"在中医针灸的怀抱中,以感恩之心,造福人类。

在《筋针疗法》的编写过程中,承蒙赵京生教授指导;香港大学中医药学院各位教授、同道们的大力支持与帮助,尤其是劳力行院长为本书作序,在此深表感谢!本书中引用了多位专家、学者的学术思想与临床经验,对他们的无私奉献感恩!感谢南京中医药大学、尤其是恩师杨兆民教授的栽培,以及筋针同道们的热情支持与临床经验分享,是你们给了我智慧与巨大的动力,完成了《筋针疗法》的编写。同时要感谢人民卫生出版社编辑的鼎力相助,使《筋针疗法》顺利出版。

南京中医药大学　刘农虞

丙申年春

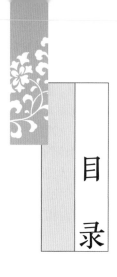

目 录

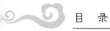

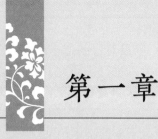

第一章

概　述

一、筋针疗法的由来

我从事针灸教学、临床、科研工作 40 年,观之针灸临床,针灸病谱虽已达近千种病症,但主要还是集中于运动、神经系统疾病[1,2],为此近 30 多年来,将研究方向立足于以痛症、脊柱相关性疾病为主的临床研究与《黄帝内经》经筋相关经典理论为研究方向。研究发现,运动、神经系统疾病属中医"经筋病"范畴,经筋疗法是一类综合疗法,包括针刺、推拿、中药内服外敷等。

在针灸治疗脊柱相关性疾病的研究中发现,针灸虽对脊柱相关性疾病有一定效果,但见效较慢,而推拿疗法对某些脊柱相关性疾病收效较快,且患者乐于接受,由此开始关注推拿疗法。推拿疗法对脊柱相关性疾病具有较好的治疗作用,与针灸疗法结合具有相得益彰的效果。推拿手法分松解手法、矫正手法两大类,其中滚、一指禅、揉、按等松解手法对脊柱周围的软组织挛缩具有舒筋解挛的功效,而矫正手法则对脊柱关节的紊乱、错位具有调整、复位的作用。由于在矫正手法操作过程中,解剖定位不易掌握,尤其是初学而经验不足者,临床容易出现一些手法意外。1995—1996 年在德国讲学期间,接触了西方整脊疗法。西方的整脊疗法,强调手法的解剖定位,这恰好弥补了推拿手法的某些不足。为此,1997 年春,赴日本福冈研修日式整脊疗法,回国后在发扬传统推拿手法的基础上,结合西方整脊疗法,取长补短,有机结合,整合了"经络整脊疗法"[3,4],对颈椎病、腰椎间盘突出症、青少年特发性脊柱侧弯等病进行了临床观察研究,并得到江苏省教育委员会科研经费资助,以"电针加整脊法治疗青少年特发性脊柱侧弯的临床与机理研究"为题进行研究,先后发表了有关论文 2 篇[5,6]。加深了对脊柱相关性疾病的病变机制及与脏腑、五体间关系的理解。脊柱相关性疾病虽与脏腑虚损有关,但主要表现为体表之筋肉骨脉痹病,治疗时当全面兼顾,以调补脏腑为本,以舒筋正骨为标。筋之与骨,结构上相连,生理上相互协调,病理上彼此影响,筋伤则骨歪,骨损则筋松,故"正骨不舒筋,费力又费劲;舒筋不正骨,徒劳无结果"。强调筋骨同治,先舒筋,后正骨,方能奏效,更认识到舒筋有时比正骨更为重要。舒筋之法,除了推拿的滚、一指禅、按、揉等松解手法以外,针刺也能达到舒筋解肌进而正骨的目的,且省时省力。为此开始探索舒筋针法。

1983 年中医专业毕业,刚好学校(南京中医学院)成立针灸系而留校任教,在腧穴、针灸教研室工作多年,自感知识结构不够全面。1990 年在职报考针灸硕士研究生,有幸跟随普通高等教育中医药类规划教材《刺法灸法学》主编杨兆民教授学习针灸学,重点研究刺法

1

灸法学,其间得到江苏省教育委员会科研经费资助,以"不同灸质、灸量对胃肠道运动功能影响的实验研究"为题进行动物研究,率先对灸质、灸量与灸效的关系进行了研究,先后发表了有关论文9篇[7-15],验证了灸质、灸量与灸效密切相关,同时培养了自身科研工作能力。1997年有幸被推荐为第二批全国老中医药专家学术经验继承工作继承人,继续追随杨兆民教授临床研习,继承并总结了杨兆民教授丰富的临床诊疗经验,发表了6篇学术论文[16-21],2000年获卫生部、人事部、国家中医药管理局颁发的"出师证书"。2004年攻读博士学位,在赵京生教授的指导下研究古典医籍。感谢杨兆民、赵京生等诸位老师的栽培,为以后筋针的研发奠定了良好基础。在本书的编写过程中更得到了赵京生教授的指导与帮助,在此深表感谢!

针刺疗法涉及理法穴术等方面,即辨病别型、随证取穴施术等。运动神经系统疾病临证以疼痛与运动障碍为主要表现,舒筋针法以镇痛为主要观察指标。如何取穴是研究首先遇到的问题。查阅有关数据显示,运动神经系统疾病主要有局部取穴与循经远取两类取穴方法,其中以局部取穴为主。循经远取主要适用于病程较短的急性损伤类病症,而局部取穴则广泛应用于各类急慢性损伤,即"筋伤"类病症,突显了《灵枢·经筋》"以痛为输"的取穴原则,并在此基础上,提出了"以舒为腧""以结为腧"的筋穴取穴方法[22]。

针刺施术是针刺取效的又一重要因素,包括进针、行针、得气、补泻手法等,但就针刺深度而言,可分为深浅两类。《素问·刺要论》曰:"病有浮沉,刺有浅深,各至其理,无过其道。"为此根据疾病的浮沉,即病位的表里制订相应的针刺方法,如表证浅刺、里证深刺。而运动神经系统疾病,病位涉及皮、肉、筋、骨、脉等五体,皮部位表,骨病位里,筋肉脉居中。为了观察针刺深浅与针效的关系,临床选择了膝骨关节炎作为观察对象,进行了深、浅刺膝眼穴对膝骨关节炎的临床分组观察,研究发现深刺组对膝骨关节炎具有较好的镇痛治疗效果[23]。验证了《素问·调经论》"病在筋,调之筋;病在骨,调之骨"及《难经》"刺营勿伤卫,刺卫勿伤营"旨意,提示针灸临床当辨病别位,分而刺之。筋病刺筋,骨病刺骨。

1995年冬,初次出访德国,德国友人对针刺的镇痛效果深表赞赏,但对"酸麻胀重"之得气的针刺感应较难接受,表示"如无此感觉则完美了"。对此我以"良药苦口""外科手术难免损伤正常组织"比喻说明。内心想,"真是老外",得气乃针刺精髓,得气是针刺"中穴"的标志,是针刺补泻的基础与前提,得气的有无、快慢直接影响针刺疗效,并可预测疾病预后等。如无得气,谈何针刺。故临床针刺治疗强调得气与补泻。针刺补泻有单式补泻、复式补泻数十种之多,其中大多涉及难以理解的九六之数。为此对九六补泻法进行了研究,发现九六的本意是《易经》中阴阳质变之数,而七八是量变之数,针刺补泻的目的是"虚则补之,实则泻之",即针刺的刺激量要达到使"虚则实之,实则虚之"的转变,如针下得气之紧涩感为实,采用补泻手法使其产生徐和之谷气感时则达到六泻之义,相反,如针下得气之空虚感为虚,采用补泻手法使其产生徐和之谷气感时则达到九补之义,而非九六之机械之数[24]。提出了"针下辨气"在针刺补泻中的重要性。

但近30年来针灸临床呈现出多种浅刺针法,如皮内针、腕踝针、腹针、拨针、皮下针、浮针等,其共性是均以无或轻"酸麻胀重"等得气感觉呈现,却也能明显取得疗效。为此深受感触,对原本的想法产生了疑惑,对究竟针刺是否必需"得气"、"酸麻胀重"是否为"得气"的唯一表现形式、得气与经气的内在关系等问题进行了反思。2001年出访墨西哥讲学期间,诊治了一位末期淋巴癌的男性患者。患者因疼痛异常,连哌替啶等均难以止痛而束手无策,为此墨西哥医师转介来诊。由于我不懂西班牙语,难以深入了解病情,但又不能拒绝患者寻求医治，为免影响中医在国外的声誉，我切记安全第一的原则，在中医四诊了解病情的基础上，采用了夹脊穴皮下浅针透刺法，电针治疗半小时。次日是周日，早晨被急切的敲门声唤醒，患者家属告知，针后患者疼痛明显减轻，昨晚能入睡数小时，是近月来最好的睡眠，恳请周日再次出诊继续针刺治疗。虽然患者半个月后离世，但该病例的浅层"无感"针刺也能为临终末期癌症患者减轻痛苦而改善生活质量发挥作用，由此进一步激发了对研究舒筋针法的热情，逐渐对浅刺"无感"针法进行了临床摸索与观察，并对其有关作用机制等中医理论进行了大胆探索。

2004 年赴港，从事中医针灸的普及、教学工作，尤其是担任香港大学中医药学院硕士课程的统筹工作期间，深感针灸教学缺乏自身特色，辨证大多遵循中医内科的思维模式，缺乏切合针灸专科自身特点的辨证方法。中药与针灸是两种不同形式的治疗方法，中药的药理效用与针灸的刺激效应相比，其作用机制是完全不同的。为此倡导建立符合针灸自身特点的辨证思维模式，强调针灸辨证以病位辨证为主，结合筋脉、八纲、脏腑、病性辨证，辨清病在经筋、经脉、脏腑，或皮、肉、筋、骨、脉，便于指导取穴施术。如痛症属中医痹病范畴，《黄帝内经》将痹病分为脏腑痹（如肝痹、心痹、脾痹、肺痹、肾痹、肠痹等）、五体痹（如皮痹、肉痹、筋痹、骨痹、脉痹等）、四季十二筋痹（春夏秋冬配合孟仲季痹）及风寒湿热痹（行痹、痛痹、着痹、热痹）等，并提出了相应的中药、针刺治疗方法。而针灸辨证大多遵随中医内科的辨证方法，以脏腑、病性辨证为主，分为行痹、痛痹、着痹、热痹（风痹、寒痹、湿痹、热痹）。虽然针灸提出了辨证取穴，如行痹配血海、膈俞，着痹配脾俞、足三里，痛痹配命门、肾俞，热痹配曲池、合谷等，但验之临床，痹病以病位辨证、局部取穴为主，中医内科的辨证方法却难以指导、应用《黄帝内经》经典刺法。为此提出了针灸辨痹当以五体病位辨证为主，分为皮痹、肉痹、筋痹、骨痹、脉痹，并分别选用相应《灵枢·官针》刺法治疗。如皮痹选用毛刺、半刺；肉痹选用合谷刺、浮刺、分刺；筋痹选用恢刺、关刺；骨痹选用短刺、输刺；脉痹选用赞刺、豹纹刺、络刺等。皮、肉、筋、骨、脉五体中，以筋为中心，因皮覆盖于筋、筋包裹于肉、筋附丽于骨、脉循行筋中，故筋病可影响皮、肉、骨、脉而病，反之，皮、肉、骨、脉病也可累及于筋而病，故临床大多表现为筋肉、筋骨、筋脉、筋皮同病。舒筋则可润肤、解肌、正骨、通脉。可见舒筋是治疗五体痹的关键。由此提出了以筋为中心的五体辨证思维模式，指导诊治经筋病。如颈椎病、腰椎间盘突出症可分为筋肉型、筋脉型与筋骨型，辨证分型，随型施治。

经筋与经脉，是既有联系更有区别的两个网络体系。《黄帝内经》为了告诫后人，在《灵枢》中将"经脉""经筋"分而别之论述。其写作格式相近，依据纵行循布于头面、躯干、四肢的分布特点，分别命名为手足阴阳十二经。经脉循行上下、联络内外，属络脏腑，将人体组成一个有机整体，且脉道中空，能输送气血，传递信息，是联络内外的营养、信息信道；而经筋，分布体表、联络九窍，布散体腔，网络周身，虽筋中无空，不能传输气血，却能裹肉着骨，而发挥"主束骨而利机关"，润运九窍，维护内脏位置稳定的作用。经筋伴经脉而行，循布周身，均禀受脏腑气血而用。经脉得血而充，营行脉中，供养全身，协调阴阳。经筋有赖于血渗出脉外之津与气行脉外之卫的温养而刚柔相济、动静结合，主管运动，进而发挥润固皮肤、裹肉动肌、束骨利关、助动脉道、健运九窍、维稳内脏等功效。可见经脉受营血而养，经筋得卫津而用。虽津血同源，营卫同气，但布散不同，功能有别。经脉为病，主分虚实。淫邪痰瘀，阻滞经脉为实；营血不足，经脉失养为虚。临证理当确定病脉，循经取穴；分清虚实，施针补泻。经筋为病，邪郁卫气，气不布津所致筋急、筋纵，表现为筋痹与窍腔之疾。筋中无空，不能传输病邪，邪侵袭筋，气津结聚之处即为病痛所在，故以"以痛为输"为取穴原则；气郁筋挛为主要病理改变,故宣导卫气、舒筋解挛为治筋大法。所以,临证当分清筋病还是脉病,筋病调筋,脉病通脉,方能有的放矢,辨病施治。如耳鸣应分清筋性耳鸣、脉性耳鸣,还是脏性耳鸣。筋性耳鸣是由颈项枕颞经筋受寒或劳损,筋挛及耳,耳窍失位所致,当舒筋复位,即可见到"以知为数"[25]之效。脉性耳鸣是因邪阻脉道,气血阻滞,耳窍失充所致,当祛邪通脉,虽效不能"立竿见影",但切脉可知;脏性耳鸣,乃脏腑亏虚,精血不足,耳窍失养所致,当调补脏腑,化生精血,耳窍得养,方能渐愈。

现今针灸临床,使用传统针刺补泻手法的中医师不多,甚至针刺不辨得气而留针,依赖电针刺激、TDP神灯照射治疗,但也能取得较好的临床疗效。那得气、针刺补泻手法等是否与针效无关,有无存在的必要?本人认为,首先对"得气"要加以重新认识,"酸麻胀重甚至热凉"的"有感得气"并非"得气"的唯一针刺感应,还有"中气穴则针染(游)于巷"的"无感得气"的特殊感应形式。其区别在于前者针刺激发"行于脉中"的营气,后者激活"行于脉外"的卫气。激发营气可调畅脉道气血而治疗脉病(经脉、络脉、奇经八脉病),甚至通过经脉与脏腑属络的特殊联系,进而调理脏腑病症;而激活卫气则舒筋散津而治疗筋皮病,通过筋与肉骨脉的特殊联系,进而调治皮、肉、骨、脉病症。针灸临床,主要以治疗运动、神经系统之"经筋"病症为主,而经筋病症由邪郁卫气、气不布津所致。经筋病症,分筋急、筋纵,而无虚实之证,无须针刺补泻;卫为悍气,慓疾滑利,得气以"无感得气"形式体现,故激活卫气,临证无"酸麻胀重"之感,无须施行针刺"补泻"手法而取效。若治疗经脉、脏腑病症,经脉病当在"有感得气"的基础上,采用平补平泻针刺法疏导脉络;脏腑病理当分清虚实,针刺则在"有感得气"的基础上,施行补泻,方能显效[26]。

经筋理论研究发现,经筋病症,除了经筋分布区域的支痛转筋、运动不利等(运动系统)筋痹表现之外,还涉及维筋病、口僻(神经系统),舌卷、目瞑、耳鸣(五官系统),息贲、伏梁(脏腑系统)等病症。这与经筋布散皮下,包裹肌肉,连接骨骼,深入体腔,联络九窍,受卫气津液濡养,发挥"主束骨而利机关"、稳定内脏、润运九窍的作用有关。一旦筋病常表现为筋性痹病(类似运动神经系统病症)、筋性腔病(类似脏腑病症)与筋性窍病(类似五官九窍病症)。在经筋临床研究中发现,舒筋针法的刺激穴点就是邪郁卫气、气津交结之处,大多表现为筋结与压痛。而皮下为卫气输布之处,皮下透刺则能最有效地激活卫气,卫为悍气,慓疾滑利,其形式以"无感得气"而感应,其效以快速感知而得到验证。这就是经筋治则中提及的"治在燔针劫刺,以知为数,以痛为输"等,其有关观点相继刊登于《中国针灸》2013年特刊、《针灸临床杂志》2013年第6期与《针灸临床杂志》2014年第2期上。筋针疗法就是在经筋等经典理论研读与痛症、脊柱相关性疾病等的临床研究过程中,逐渐研究发现的一种经典针刺疗法。

为了进一步验证筋针疗法"以知为数"的快速镇痛效果,2012年12月至2013年11月,在香港大学中医药学院的中医临床教研中心,开展了以"针刺对软组织损伤止痛疗效的临床观察"为题的临床研究,结果证实,筋针对不同部位的软组织损伤有即刻镇痛效果,并于不同治疗次数均显示有即刻镇痛效果。

筋针研发者

筋针对软组织损伤治疗前后的即刻镇痛效果达50%左右。在美国旧金山召开的第十届世界中医药大会上,宣讲了题为"谈'以知为数'"与"针刺对软组织损伤即刻镇痛的临床观察"的两篇论文,得到了与会者的极大关注。有关筋针的临床研究论文相继在《香港中医杂志》《中国针灸》《中国结合医学杂志》上发表[27~29]。

筋针疗法,即在经筋理论的指导下,利用特制的筋针,刺激"以痛为输"为主的筋穴,浅刺皮下，以"无感得气"形式激活卫气，舒筋散津，从而速治筋性痹病与筋性腔病、窍病等的一种经典针刺疗法。

二、筋针命名的含义

在经筋病的研究过程中，发现经筋病症涉及运动、神经系统，乃至类似五官九窍、脏腑病症。这与经筋布散皮下，包裹肌肉，连接骨骼，深入体腔，联络九窍，受卫气津液濡养，发挥"主束骨而利机关"、稳定内脏、润运九窍的作用密切相关。一旦筋病，则表现为"其所过者支痛转筋"等筋性痹病（类似运动神经系统病症），与筋急、筋纵牵扯脏器、五官而出现的筋性腔病（类似脏腑病症）与筋性窍病（类似五官九窍病症）。甚至可累及肉、脉、骨、皮而出现相应的并病与兼病，如筋骨病、筋肉病、筋脉病与筋皮病等。在经筋理论、以筋为中心的五体（皮、肉、筋、骨、脉）辨证思维模式的指导下，舒筋是筋病治疗的关键。由此开始探索舒筋针法，并在"以痛为输"的取穴原则下，探索针刺深度与五体痹的关系，其后受《黄帝内经》"浮刺者，傍入而浮之，以治肌急而寒者也"（《灵枢·官针》）、"必一其神，令志在针，浅而留之，微而浮之，以移其神，气至乃休"（《灵枢·终始》）的启发，发现皮下透刺能最有效而快捷地激活卫气，以无感得气形式，宣导卫气，布散津液，舒筋松肌而达速治筋病的目的。由于皮下透刺，犹如地龙涌动之态，加之地龙具有搜风通络、理气活血的功效，并且中国人号称"龙"的传人，故最先以"龙针"命名[25]。但自感该命名不够全面，其后在临床观察研究过程中，带教的学生们热情地命名为"皮内针""皮下针""伏针"等，为此我以"皮下针""皮内针""伏针"为主题词进行网络检索，发现类似的刺法早有零散报道。如皮内针，于凌云以"用皮内针埋于疼痛部之经穴上的效果观察初步报告"为题较先报道[30]，其后有孙瑞台《皮内针治疗落枕64例》[31]、Shinohara S《皮内针对运动时疼痛患者的即刻效果》[32]、何玲《论皮内针疗法的临床应用》[33]等；而皮下针，陈俊鸿、郭佳土以"皮下针821例临床观察"[34]与郭佳土、陈俊鸿以"皮下针治疗扭伤282例"[35]为题较先报道，其后有陈继勤《皮下针治疗肩背肌纤维织炎118例》[36]、张学文《皮下横针法治疗急性痛症63例》[37]、郑秀芹等《皮下针治疗急性痛症46例》[38]、黄宇民《皮下针治疗膝关节痛》[39]等。为了尊重上述学者的创作，曾考虑以"皮下针"命名（因"皮内针"容易与一般的"皮内针"相混淆，"伏针"易混为三伏针刺而放弃）。

随着对舒筋针法研究的深入，对经筋理论学习的深化，发现经筋与经脉是虽有联系但更有区别的两类不同网络系统，犹如营卫之气般，具有不同的生理功能、病变机制，以及相应独特的辨证、取穴、施术方法等。舒筋针法与经筋理论间有着密切的联系。"皮下针"仅提示针刺的部位为皮下，而腕踝针、浮针、腹针、皮内针、头针等针刺疗法也均作用于皮下，且其作用机制等未能从"皮下针"的命名中得到充分体现和反映。一种针刺疗法，必有赖于理论指导，方能发扬光大，而经筋理论能从生理、病理上解释舒筋针法的皮下透刺、无感得气的作用机制与筋病（筋性痹病、筋性窍病、筋性腔病）的病变机制等，并能有效指导舒筋针法的临床辨病别型，乃至取穴、施术等治疗方法。既然舒筋针法是在经筋理论指导下，利用特制的筋针（燔针）刺激"以痛为输"为主的筋穴，皮下透刺（劫刺），宣导卫气，布津散液，舒筋解挛，"以知为数"般地快速治疗筋病（筋性痹病、筋性腔病、筋性窍病）的一种独特的针刺方法，何不以"筋针"命名，既能体现该疗法的丰富内涵，又能阐明该种特殊针法与经筋理论间的胶结关系。

由此可见，"筋针疗法"是舒筋针法与经筋理论完美结合的产物。它源自《黄帝内经》的《灵枢·经筋》，经多位学者的临床验证，揭示了经筋实质，厘清了经筋与经脉的关系，其理论得到了继承并发扬光大。提倡建立具有针灸自身特点的辨证思维方法,针灸辨病,首先要分清筋病、脉病,次辨病位(皮、肉、筋、骨、脉),分而刺之,倡导以筋为中心的五体辨证思维模式,阐明了"无感"浅刺、"动刺"针法的作用机制,进而有效地指导临床诊治经筋病症的实践。

（刘农虞）

参考文献

［1］齐丽珍,黄琴峰,黄颖,等.从现代中医期刊透视针灸疾病谱[J].上海针灸杂志,2006,25(11):46-50.

［2］杜元灏,李晶,孙冬纬,等.中国现代针灸疾病谱的研究[J].中国针灸,2007,27(5):373-378.

［3］刘农虞.经络整脊疗法治疗腰椎间盘突出症27例[J].南京中医药大学学报:自然科学版,2001,17(3):176-177.

［4］石上博,刘农虞.新推针疗法治疗椎间关节性腰痛10例[J].南京中医药大学学报,1995,11(5):62.

［5］刘农虞,金宏柱,李缨,等.电针加整脊法治疗青少年特发性脊柱侧弯13例临床研究[J].江苏中医药,2003,24(8):41-42.

［6］刘农虞,金宏柱,马骋.电针整脊法对青少年特发性脊柱侧弯症椎旁肌肌电活动影响的观察[J].南京中医药大学学报,2003,19(4):233-235.

［7］刘农虞.国外灸对皮温影响的研究[J].针刺研究,1992(4):311.

［8］刘农虞.不同灸量、灸质、灸法的研究[J].针灸临床杂志,1993(2):61-64.

［9］刘农虞,杨兆民.灸法对皮温的影响[J].江苏中医,1993(11):31-32.

［10］刘农虞,张京英,张蕊,等.不同灸质、灸量对动物血中5-羟色胺、组织胺含量的影响[J].中国针灸,1995(5):29-30.

［11］刘农虞,杨兆民,张京英,等.不同质和量的灸刺激"足三里"对利血平化大鼠胃肠运动功能的影响[J].针刺研究,1995,20(1):48-53.

［12］刘农虞,张蕊,张京英,等.不同灸质、灸量、灸法刺激家兔"足三里"穴对胃电活动的影响[J].针刺研究,1997,22(3):173-175.

［13］张京英,刘农虞,杨兆民,等.不同灸法、灸量对家兔全血组胺含量的影响及其意义[J].中国针灸,1994(6):27-29.

［14］张蕊,刘农虞,张京英.不同灸质、灸量对利血平化大鼠血中组胺与5-羟色胺代谢的影响[J].浙江中医杂志,1994(9):414-415.

［15］张京英,刘农虞,张蕊,等.不同灸质、灸量对实验性阳虚大鼠中枢及外周5-HT代谢的影响[J].中医杂志,1996,37(2):111-112.

［16］刘农虞.杨兆民教授学术经验拾贝[J].针灸临床杂志,1995,11(7):6-8.

［17］杨兆民,刘农虞.SMY-10型电脑随机脉冲针疗仪治疗痛证的临床观察[J].针灸临床杂志,1996,12(2):25-26.

［18］刘农虞,董勤.杨兆民教授治疗肩周炎的学术经验[J].江苏中医药,1999,20(6):36-37.

［19］刘农虞,董勤,肖容.杨兆民针灸治疗偏瘫的学术经验[J].江苏中医,2000,21(5):28-30.

［20］董勤,刘农虞.杨兆民教授耳针刺法特色[J].中国针灸,1999(4):239-241.

［21］董勤,刘农虞《灵枢·官针》刺法治疗中风后遗症从师临证一得[J].南京中医药大学学报,1999,15(5):306-307.

［22］刘农虞.析"以痛为输"[J].针灸临床杂志,2014,30(2):55-57.

［23］刘农虞.深刺犊鼻、内膝眼穴治疗膝骨关节炎临床观察[J].上海针灸杂志,2013,32(10):857-858.

［24］刘农虞.九六补泻法刍议[J].南京中医学院学报,1992(1):40-41.

［25］刘农虞.谈"以知为数"[J].针灸临床杂志,2013,29(6):67.

［26］刘农虞."得气"与"气至"[J].中国针灸,2014,34(8):828-830.

［27］刘农虞,任天培,向宇.筋针对112例软组织损伤即刻镇痛的临床观察[J].香港中医杂志,2014(4):65-68.

［28］刘农虞,任天培,向宇."筋针"对软组织损伤即刻镇痛效果临床观察[J].中国针灸,2015,35(9):927-929.

［29］Chen HY,Liu NY.Analgesic effect of sinew acupuncture for patients with soft-tissue injuries:A pilot trial[J].Chin J Integr Med,2019,25(8):613-616.

［30］于凌云.用皮内针埋于疼痛部之经穴上的效果观察初步报告[J].江苏中医杂志,1958(7):31-32.

［31］孙瑞台.皮内针治疗落枕64例[J].中国针灸,1998,18(9):573.

［32］Shinohara S.皮内针对运动时疼痛患者的即刻效果[J].国外医学中医中药分册,2001,23(1):60.

［33］何玲.论皮内针疗法的临床应用[J].上海针灸杂志,2003,22(2):38-39.

［34］陈俊鸿,郭佳土.皮下针821例临床观察[J].云南中医杂志,1984(1):28-29.

［35］郭佳土,陈俊鸿.皮下针治疗扭伤282例[J].江苏中医杂志,1984,43(1):43.

［36］陈继勤.皮下针治疗肩背肌纤维织炎118例[J].中医杂志,1982(5):36.

［37］张学文.皮下横针法治疗急性痛症63例[J].中国针灸,1996(2):20.

［38］郑秀芹,方芳.皮下针治疗急性痛症46例[J].中国针灸,1998(8):464.

［39］黄宇民.皮下针治疗膝关节痛[J].中国针灸,2003,23(6):347.

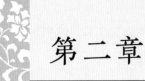

第二章

经 筋 理 论

一、《灵枢·经筋》原文

学习筋针,必须要熟读《灵枢·经筋》原文,并对其理论有所研究,深化认识,方能领悟筋针的内在精髓。为此摘录了明嘉靖二十四年(1545)汪济川刻成无己《注解伤寒论》本,简称成注本的《黄帝内经灵枢经》[1]有关经筋条文,以供学习。

经筋第十三

足太阳之筋,起于足小指,上结于踝,邪上结于膝,其下循足外踝,结于踵,上循跟,结于腘;其别者,结于腨外,上腘中内廉,与腘中并上结于臀,上挟脊上项;其支者,别入结于舌本;其直者,结于枕骨,上头下颜,结于鼻;其支者,为目上网,下结于頄;其支者,从腋后外廉,结于肩髃;其支者,入腋下,上出缺盆,上结于完骨;其支者,出缺盆,邪上出于頄。其病:小指支,跟肿痛,腘挛,脊反折,项筋急,肩不举,腋支,缺盆中纽痛,不可左右摇。治在燔针劫刺,以知为数,以痛为输,名曰仲春痹也。

足少阳之筋,起于小指次指,上结外踝,上循胫外廉,结于膝外廉;其支者,别起外辅骨,上走髀,前者结于伏兔之上,后者结于尻;其直者,上乘䏚季胁,上走腋前廉,系于膺乳,结于缺盆;直者,上出腋,贯缺盆,出太阳之前,循耳后,上额角,交巅上,下走颔,上结于頄;支者,结于目眦为外维。其病:小指次指支转筋,引膝外转筋,膝不可屈伸,腘筋急,前引髀,后引尻,即上乘䏚季胁痛,上引缺盆膺乳颈,维筋急,从左之右,右目不开,上过右角,并跷脉而行,左络于右,故伤左角,右足不用,命曰维筋相交。治在燔针劫刺,以知为数,以痛为输,名曰孟春痹也。

足阳明之筋,起于中三指,结于跗上,邪外上加于辅骨,上结于膝外廉,直上结于髀枢,上循胁,属脊;其直者,上循骭,结于膝;其支者,结于外辅骨,合少阳;其直者,上循伏兔,上结于髀,聚于阴器,上腹而布,至缺盆而结,上颈,上挟口,合于頄,下结于鼻,上合于太阳,太阳为目上网,阳明为目下网;其支者,从颊结于耳前。其病:足中指支,胫转筋,脚跳坚,伏兔转筋,髀前肿,㿉疝,腹筋急,引缺盆及颊,卒口僻,急者目不合,热则筋纵,目不开。颊筋有寒则急引颊移口;有热则筋弛纵缓不胜收,故僻。治之以马膏,膏其急者,以白酒和桂,以涂其缓者,以桑钩钩之,即以生桑灰置之坎中,高下以坐等,以膏熨急颊,且饮美酒,啖美炙肉,不饮酒者,自强也,为之三拊而已。治在燔针劫刺,以知为数,以痛为输,名曰季春痹也。

足太阴之筋,起于大指之端内侧,上结于内踝;其直者,络于膝内辅骨,上循阴股,结于髀，聚于阴器，上腹，结于脐，循腹里，结于肋，散于胸中；其内者，着于脊。其病：足大指支，内踝痛，转筋痛，膝内辅骨痛，阴股引髀而痛，阴器纽痛，下引脐两胁痛，引膺中脊内痛。治在燔针劫刺，以知为数，以痛为输，名曰孟秋痹也。

　　足少阴之筋，起于小指之下，并足太阴之筋，邪走内踝之下，结于踵，与太阳之筋合，而上结于内辅之下，并太阴之筋而上循阴股，结于阴器，循脊内挟膂，上至项，结于枕骨，与足太阳之筋合。其病：足下转筋，及所过而结者皆痛及转筋。病在此者，主痫瘛及痉，在外者不能俯，在内者不能仰。故阳病者腰反折不能俯，阴病者不能仰。治在燔针劫刺，以知为数，以痛为输，在内者熨引饮药。此筋折纽，纽发数甚者，死不治，名曰仲秋痹也。

　　足厥阴之筋，起于大指之上，上结于内踝之前，上循胫，上结内辅之下，上循阴股，结于阴器，络诸筋。其病：足大指支，内踝之前痛，内辅痛，阴股痛转筋，阴器不用，伤于内则不起，伤于寒则阴缩入，伤于热则纵挺不收。治在行水清阴气。其病转筋者，治在燔针劫刺，以知为数，以痛为输，命曰季秋痹也。

　　手太阳之筋，起于小指之上，结于腕，上循臂内廉，结于肘内锐骨之后，弹之应小指之上，入结于腋下；其支者，后走腋后廉，上绕肩胛，循颈出走太阳之前，结于耳后完骨；其支者，入耳中；直者，出耳上，下结于颔，上属目外眦。其病：小指支，肘内锐骨后廉痛，循臂阴入腋下，腋下痛，腋后廉痛，绕肩胛，引颈而痛，应耳中鸣，痛引颔，目暝良久乃得视，颈筋急则为筋瘘颈肿，寒热在颈者，治在燔针劫刺，以知为数，以痛为输，其为肿者，复而锐之。本支者，上曲牙，循耳前，属目外眦，上颔，结于角。其痛当所过者支转筋。治在燔针劫刺，以知为数，以痛为输，名曰仲夏痹也。

　　手少阳之筋，起于小指次指之端，结于腕中，循臂结于肘，上绕臑外廉，上肩走颈，合手太阳；其支者，当曲颊入系舌本；其支者，上曲牙，循耳前，属目外眦，上乘颔，结于角。其病：当所过者即支转筋，舌卷。治在燔针劫刺，以知为数，以痛为输，命曰季夏痹也。

　　手阳明之筋，起于大指次指之端，结于腕，上循臂，上结于肘外，上臑结于髃；其支者，绕肩胛，挟脊；直者，从肩髃上颈；其支者，上颊，结于頄；直者，上出手太阳之前，上左角，络头，下右颔。其病：当所过者支痛及转筋，肩不举，颈不可左右视。治在燔针劫刺，以知为数，以痛为输，名曰孟夏痹也。

　　手太阴之筋，起于大指之上，循指上行，结于鱼后，行寸口外侧，上循臂，结肘中，上臑内廉，入腋下，出缺盆，结肩前髃，上结缺盆，下结胸里，散贯贲，合贲下，抵季胁。其病：当所过者支转筋痛，甚成息贲，胁急、吐血。治在燔针劫刺，以知为数，以痛为输，名曰仲冬痹也。

　　手心主之筋，起于中指，与太阴之筋并行，结于肘内廉，上臂阴，结腋下，下散前后挟胁；其支者，入腋，散胸中，结于臂。其病：当所过者支转筋，前及胸痛，息贲。治在燔针劫刺，以知为数，以痛为输，名曰孟冬痹也。

　　手少阴之筋，起于小指之内侧，结于锐骨，上结肘内廉，上入腋，交太阴，挟乳里，结于胸中，循臂，下系于脐。其病：内急，心承伏梁，下为肘网。其病：当所过者支转筋，筋痛。治在燔针劫刺，以知为数，以痛为输。其成伏梁唾血脓者，死不治。经筋之病，寒则反折筋急，热则筋弛纵不收，阴痿不用。阳急则反折，阴急则俯不伸。焠刺者，刺寒急也，热则筋（弛）纵不收，无用燔针。名曰季冬痹也。

　　足之阳明、手之太阳，筋急则口目为僻，眦急不能卒视，治皆如右方也。

二、经筋的生理特性

（一）经筋的概念

筋的含义：筋是一个会意字，由三部分组成（图2-1）。竹：说明筋可变形而呈现竹节样的隆起；月：是肉旁，指明是肉性组织；力：指出筋具有产生力量的功能。《说文解字》云："筋，肉之力也。"

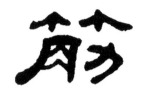

筋有狭义与广义之分。

筋之狭义，主要类指肌腱、韧带和筋膜（胸膜、腹膜、脊膜等）。

图2-1　筋

《辞海》曰："筋，统指大筋、小筋、筋膜等。包括近代所称的韧带、肌腱、筋膜等内容。筋与人体运动功能有着密切关系。"此外，脏腑胸脯间的一些组织亦属此范畴，"凡肉理脏腑之间，其成片联络薄筋，皆谓之膜"。

从《灵枢》所述十二经筋的循行分布来看，经筋多起于四肢末端，结聚于腕、肘、肩、踝、膝、股、脊柱、头角、胸等骨关节处，这些部位正是肌腱、韧带、筋膜附着处，由此可知，前人所谓的筋，是一种联缀关节，维护机体形态、健运五官九窍、维系脏腑位置的经筋体系。

筋之广义，则包括肌肉，涉及部分神经。

前人早就认识到肌肉的存在，并且注意到肌肉可收缩而产生力量和肢体的活动。《说文解字》："筋，肉之力也。"后世也认为："筋，附着在骨上的韧带，引申为肌肉的通称。"实际上，四肢躯干部肌肉大致呈纵向排列，借助于肌腱附着于诸骨，组成关节，以其收缩而产生关节的运动，且每一关节都是在筋肉的相互拮抗协调下完成其正常功能活动的，这体现了阴阳经筋的协调关系。大量的研究发现，经筋与人体浅层肌肉、肌腱的分布起止和循行路径基本一致。两者在形态结构、分布起止、生理功能以及骨骼的关系等方面，具有相同的特点和规律，因此，十二经筋的实质，可作为现代肌肉系统的一部分来描述。

十二经筋的结聚布散，似与肌肉及其关节的固着点有关；筋病与肌肉、关节疾病相似；古人可能将周身的肌肉也按照十二经的名称、概念，归纳为十二经筋，因此无各个肌肉名称、功能的记载。

筋还涉及部分神经。关吉多（成都中医药大学教授）基于古人对筋的一些描述结合西医学理论，认为经筋还包括部分神经。因周围神经干和神经末梢循行分布于肌肉之中，加之肌腱与神经外观相似，结合当时的认识水平，把它视为一体，作为筋进行描述是可以接受的。如杨上善描述经筋"以筋为阴阳气之所资，中无有空"就是佐证。现代有学者也认为："周围神经干颜色灰白，触之韧，行于筋肉之中，可能将此与肌肉的腱鞘相混淆，故统称为筋。"《灵枢·经筋》曰："手太阳之筋……结于肘内锐骨之后，弹之应小指之上。"后世解释则更为明确具体，谓手太阳之筋"结于肘下锐骨之后，小海之次，但于肘尖下两骨罅中，以指捺其筋，则酸麻应于小指之上，是其验也"。这与现代刺激尺神经干的反应完全一致。《灵枢·经筋》曰："足阳明之筋……卒口僻，急者目不合，热则筋纵，目不开。颊筋有寒则急引颊移口；有热则筋弛纵缓不胜收，故僻。"这与现代面神经瘫痪的临床表现相似。这部分经筋病变，表明了经筋与周围神经系统存在一定的关系。另如《灵枢·经筋》曰："足少阳之筋……左络于右，故伤左角，右足不用，命曰维筋相交。"说明古人已认识到一侧颅脑病变，可表现对侧肢体的不用，与现今中风等病变的临床表现相似。可见，经筋病变与中枢神经病变也有一定关系。

综上所述，经筋是指四肢、躯干部与十二经脉密切相关的皮下浅深筋膜、肌肉、肌腱、韧带、关节囊、滑膜囊、椎间盘、神经等组织的总称。十二经筋是在大体遵循十二经脉循行分布的基础上,连属肌肉、肌腱、韧带、筋膜、椎间盘及部分神经等组织,在卫气为主的经气濡养下,向心性循布,分布于四肢、躯干、头面九窍及胸腹腔等部位,发挥其综合的生理效应。其分布部位、生理、病候均属筋肉体系,又与十二经脉唇齿相依,故称十二经筋。

（二）经筋的循布特点

1. **经筋起于四末,向心分布**（表 2-1） 经筋起于四末,其中足阴阳经筋均起于足趾,而手阴阳经筋则起于手指,大体伴随相应经脉,向躯干头面分布。其向心单向分布,有别于经脉的顺逆循环运行,为此《灵枢·经筋》经文中用上、下二字描述,其中使用了 71 个上字（8 处是指方位,63 处是动词）与 19 个下字（9 处是指方位,10 处是动词）,强调了向上（头面躯干）单向性的分布,体现了经筋"阳受气于四末"（《灵枢·终始》）的思想,而经筋"中无有空"（《黄帝内经太素》）,无传输气血之功仅有联络之能。所以经筋强调分布而非循行。故筋针操作时,无针刺补泻,以针向病所,纵横平刺,导气舒筋而实现治筋之目的。

2. **经筋头面躯干分支,强化九窍体腔联系** 十二经筋分别阴阳分布周身筋肉关节,其中足三阳经筋起于足趾,循股外上行结于颅（面部）;足三阴经筋起于足趾,循股内上行结于阴器（腹部）;手三阳经筋起于手指,循臑外上行结于角（头部）;手三阴经筋起于手指,循臑内上行结于贲（胸部）（表 2-1）。

表 2-1 经筋起止表

	起于	止于
足太阳之筋	足小指	上头下颜,结于鼻;其支者,为目上网,下结于頄……上结于完骨……邪上出于頄
足少阳之筋	小指次指	循耳后,上额角,交巅上,下走颔,上结于頄;支者,结于目眦为外维
足阳明之筋	中三指	上颈,上挟口,合于頄,下结于鼻,上合于太阳,太阳为目上网,阳明为目下网;其支者,从颊结于耳前
足太阴之筋	大指之端内侧	聚于阴器,上腹,结于脐,循腹里,结于肋,散于胸中;其内者,着于脊
足少阴之筋	小指之下	结于阴器,循脊内挟膂,上至项,结于枕骨,与足太阳之筋合
足厥阴之筋	大指之上	结于阴器,络诸筋
手太阳之筋	小指之上	结于耳后完骨;其支者,入耳中;直者,出耳上,下结于颔,上属目外眦……本支者,上曲牙,循耳前,属目外眦,上颔,结于角
手少阳之筋	小指次指之端	上肩走颈,合手太阳;其支者,当曲颊入系舌本;其支者,上曲牙,循耳前,属目外眦,上乘颔,结于角
手阳明之筋	大指次指之端	上颊,结于頄;直者,上出手太阳之前,上左角,络头,下右颔
手太阴之筋	大指之上	上结缺盆,下结胸里,散贯贲,合贲下,抵季胁
手心主之筋	中指	结腋下,下散前后挟胁;其支者,入腋,散胸中,结于臂
手少阴之筋	小指之内侧	挟乳里,结于胸中,循臂,下系于脐

经筋分布除了主干以外,大多有支筋分出扩大联系。经筋分支,阳筋多（25）而阴筋少（2）,足筋多（16）而手筋少（11）。这与足阳经筋,禀受阳气,遍布下肢、躯干、头面有关。经筋

分支主要集中在头面、躯干部（表2-2），强化了头面、躯干部的经筋联系，为健运五官九窍、维护体腔脏腑的稳定等提供了生理基础。

表2-2 经筋分支表

	下肢	上肢	躯干	头面	分支数
足太阳之筋	踹外		项、项、腋后、腋下、缺盆	鼻（目）	7
足少阳之筋	外辅骨、髀		腋	頄	4
足阳明之筋	骭、外辅骨、伏兔			颊	4
足太阴之筋			胸中		1
足少阴之筋					0
足厥阴之筋					0
手太阳之筋			腋	耳后、耳后、颔	4
手少阳之筋			颈	曲牙	2
手阳明之筋		肩髃、肩髃	颈、颈		4
手太阴之筋					0
手心主之筋			胁		1
手少阴之筋					0
	6	2	12	7	27

3. 经筋"结、合"、交叉相连，而无表里关系 手足三阴、三阳之筋并行分布，阴阳经筋之间并无表里关系，主要通过关节等部位的"结"加强联系。为此《灵枢·经筋》经文中使用了63个"结"字（其中足太阳之筋12个；足阳明之筋9个；足少阳之筋7个；手太阳之筋6个；手太阴之筋5个；足太阴、足少阴、手阳明之筋各4个；足厥阴、手少阳、手心主、手少阴之筋各3个）进行描述，具体所结分布为头面15、躯干10、上肢17、下肢21；而四肢关节所结为31（31/38）：下肢15（15/21），踝4、辅骨3、膝4、腘1、髀3；上肢16（16/17），腕5、肘6、腋2、肩3，体现了"诸筋者皆属于节"（《素问·五脏生成》）的经义。由于阳筋、足筋分布较长，故阳筋"结"多（41）而阴筋"结"少（22），足筋"结"多（39）而手筋"结"少（24）（表2-3）。关节既是经筋结节联动的部位，也是病变的多发之处，故临床筋病大多见于四肢关节部位。如《素问·五脏生成》曰："人有大谷十二分，小溪三百五十四名，少十二俞。此皆卫气之所留止，邪气之所客也，针石缘而去之。"《类经·经络类》注："大谷者，言关节之最大者也。节之大者，无如四肢，在手者肩肘腕，在足者踝膝髋，四肢各三节，是为十二分……小溪，言通身骨节之交也。"

表2-3 经筋所结表

足						手					
太阳	少阳	阳明	太阴	少阴	厥阴	太阳	少阳	阳明	太阴	心主	少阴
踵		跗		踵							

足						手					
太阳	少阳	阳明	太阴	少阴	厥阴	太阳	少阳	阳明	太阴	心主	少阴
踝	外踝		内踝		内踝之前						
踹外											
膝	膝外廉	膝外廉、膝									
腘		外辅骨		内辅之下	内辅之下						
	伏兔										
		髀枢、髀	髀								
臀											
	尻										
				阴器	阴器						
			脐								
			肋						胸里	胸中	
	缺盆	缺盆							缺盆		
枕骨				枕骨							
完骨		耳前				耳后完骨					
舌本						颔					
鼻		鼻									
颃	颃							颃			
	目眦										
						角	角				
						腋下				腋下	
肩髃								髃	肩前髃		
										臂	
						肘内锐骨之后	肘	肘外	肘中	肘内廉	肘内廉
						腕	腕中	腕	鱼后		锐骨
12	7	9	4	4	3	6	3	4	5	3	3

　　加之部分经筋间还有三合一聚（表 2-4），如：

　　一合：足少阴之筋……结于踵，与太阳之筋合……循脊内挟膂，上至项，结于枕骨，与足太阳之筋合（足太阳之筋……结于踵，上循跟……上挟脊上项……其直者，结于枕骨）。

二合：手少阳之筋……上肩走颈，合手太阳……其支者，上曲牙，循耳前，属目外眦，上乘额，结于角（手太阳之筋……循颈出走太阳之前……本支者，上曲牙，循耳前，属目外眦，上额，结于角）。

三合：足阳明之筋……其支者，结于外辅骨，合少阳……上颈，上挟口，合于頄，下结于鼻，上合于太阳，太阳为目上网，阳明为目下网（足少阳之筋……上循胫外廉，结于膝外廉；其支者，别起外辅骨……支者，结于目眦为外维）（足太阳之筋……其支者，为目上网）。

最后，"足厥阴之筋……结于阴器，络诸筋"。阴器（前阴）是宗筋所聚，足三阴与足阳明经筋结聚该处。

如此，经筋通过经筋间的"结""合""聚"联络，而发挥其同部手、足三阴或手、足三阳筋的协同作用与同部手、足阴、阳筋间的协调作用。这种生理上特殊的联系，导致了在病理上出现数筋同病，阴筋及阳、阳筋及阴之阴阳同病的临床情况。筋针治疗时需辨筋论治，数筋并治或阴阳同调。

部分经筋也有左右交叉分布，如"足少阳之筋……直者，上出腋，贯缺盆，出太阳之前，循耳后，上额角，交巅上，下走颔，上结于頄……其病……维筋急，从左之右，右目不开，上过右角，并跷脉而行，左络于右，故伤左角，右足不用，命曰维筋相交"与"手阳明之筋……直者，上出手太阳之前，上左角，络头，下右颔"，上、下各有 1 条手足阳筋交叉左右，沟通左右经筋卫气，更好地发挥经筋的整体协调能力。故对于一些特殊的经筋病症（部分神经系统的疾病），可考虑左右交叉选取筋穴治疗。

表 2-4　经筋分支、结合、上下、出入一览表

	分支	结	合	上	下	出	入
足太阳之筋	7	12		11	3+1	3	2
足少阳之筋	4	7		8+2	1	2	
足阳明之筋	4	9	合少阳、合于太阳	11+1	1		
足太阴之筋	1	4		3			
足少阴之筋	0	4	与足太阳之筋合	3	+3		
足厥阴之筋	0	3	结于阴器，络诸筋	4+1	+1		
手太阳之筋	4	6		5+3	1+1	2	2
手少阳之筋	2	3	合手太阳	4			1
手阳明之筋	4	4		7	1	1	
手太阴之筋	0	5		4+1	1+2	1	1
手心主之筋	1	3		1	1+1		1
手少阴之筋	0	3		2	1		1
	27	63	3	63+8	10+9	9	8

4. 经筋分布体表，入体腔而无属络脏腑　经筋主要分布体表联络筋肉关节，但也有部分经筋深入体腔，布散胸腹着脊。为此《灵枢·经筋》经文中以"出""入"加以描述。有 9 出

8 入（表 2-4）（阳筋：足太阳 2 入 3 出，手太阳 2 出 2 入；足少阳 2 出，手阳明 1 出，手少阳 1 入，足阳明无出入；阴筋：手三阴各 1 入，手太阴 1 出，足三阴无出入）。具体出入部位：出，有出缺盆 3 处，出太阳之前 3 处（颈），出腋、出顽、出耳上各 1 处；入，有入腋 5 处，入舌本 2 处，入耳中 1 处。可见，出入以阳筋（13/17）较多，部位主要集中在胸部，以缺盆、腋、耳（颈）为主要出入体腔的门户。加之经筋在躯干部的 12 条分支（表 2-2，表 2-3），加强了内外之联络、沟通。

在躯干内外联系时，《灵枢·经筋》经文采用了系、属、聚、布、散、着、挟、贯、合、抵等词描述经筋分布特性。如：

足少阳之筋……其直者，上乘眇季胁，上走腋前廉，系于膺乳。

足阳明之筋……上循胁，属脊……聚于阴器，上腹而布。

足太阴之筋……聚于阴器，上腹，结于脐，循腹里，结于肋，散于胸中；其内者，着于脊。

足少阴之筋……结于阴器，循脊内挟膂。

手阳明之筋……挟脊。

手太阴之筋……下结胸里，散贯贲，合贲下，抵季胁。

手心主之筋……结腋下，下散前后挟胁；其支者，入腋，散胸中。

手少阴之筋……挟乳里，结于胸中……下系于脐。

而在《灵枢·经筋》全文中竟未出现一个脏腑名称之词（仅在经筋名称中有手心主之筋）。

可见经筋入体腔布散胸、腹，而不入脏腑，正如《黄帝内经太素·经筋》曰"十二经筋内行胸腹廓中，不入五脏六腑"。

这种经筋的分布系散体腔的特性，在维系内脏位置的相对稳定、维护气机的顺畅等方面发挥了重要的生理作用。所以，在病理情况下，入体腔之经筋的急挛纵弛，也会影响脏腑位置，而出现气机紊乱之筋性腔病，如息奔、伏梁等气机逆乱的病症。这为临证筋针治疗部分筋性腔病提供了理论依据。

5. 经筋循脊挟膂，与体腔脑窍有关　脊柱是人体的主心骨，人体的活动除了依靠四肢各关节的正常功能发挥以外，更有赖于机体最大的联动关节——脊柱。经筋循布脊柱内外，维持人体站立、俯仰、转侧等多种活动。脊柱功能的发挥有赖于有关经筋的共同协作，主要有足太阳之筋"挟脊上项"与足少阴之筋"循脊内挟膂，上至项，结于枕骨，与足太阳之筋合"的内外前后相合，加之足阳明之筋"循胁，属脊"、手阳明之筋"绕肩胛，挟脊"的左右维系，与足少阳之筋"结于尻"、足太阴之筋"其内者，着于脊"等。故脊柱内有足少阴、足太阴之筋，外有足太阳、手足阳明、足少阳之筋，内外协调，左右配合，协同联动。此外，内脏借助经筋挟、循、属、着脊等形式维持内在位置相对稳定。如《灵枢·肠胃》曰："小肠后附脊，左环回周迭积，其注于回肠者，外附于脐上，回运环十六曲。"加之脊柱内藏脊髓，上充脑窍，故脊柱与体腔脏腑、脑窍等有密切关系。一旦经筋受损，即可出现相应的脊柱病变，久之可影响体腔脏腑，甚至脑窍等脏器。正如《灵枢·经筋》记载的那样："经筋之病……阳急则反折，阴急则俯不伸"，以及"足太阳之筋……脊反折，项筋急""足少阳之筋……腘筋急，前引髀，后引尻""足太阴之筋……脊内痛""足少阴之筋……病在此者，主痫瘛及痉，在外者不能俯，在内者不能仰。故阳病者腰反折不能俯，阴病者不能仰""手阳明之筋……颈不可左右视"等等。脊柱及脊柱相关性疾病是临床经筋病中最为常见、多发的病症，为此掌握经筋与脊柱的生理关系，可为筋针治疗脊柱及脊柱相关性疾病提供理论依据。

（三）卫筋学说（上）

卫气含义：卫气是循行于脉外具有主管运动、保卫机体作用的气。卫气与营气相对而言，属于阳，故又称"卫阳"。

卫气来源：营卫之气均来源于中焦脾胃所化生的精气，其清者行于脉中谓营气，其浊者行于脉外谓卫气。如《灵枢·营卫生会》云："人受气于谷，谷入于胃，以传与肺，五脏六腑，皆以受气，其清者为营，浊者为卫，营在脉中，卫在脉外，营周不休，五十而复大会。阴阳相贯，如环无端。""营卫者精气也，血者神气也，故血之与气，异名同类焉。"营行脉中，变化为血，营为血之帅，血为营之母，营养五脏六腑；卫为悍气，行于脉外，血溢脉外为津为液，卫为津（液）之帅，津（液）为卫之母。其中，津，温煦皮肤、分肉、腠理等；液，润滑孔窍。如《灵枢·决气》云："上焦开发，宣五谷味，熏肤、充身、泽毛，若雾露之溉，是谓气……腠理发泄，汗出溱溱，是谓津……谷入气满，淖泽注于骨，骨属屈伸，泄泽，补益脑髓，皮肤润泽，是谓液……中焦受气取汁，变化而赤，是谓血……壅遏营气，令无所避，是谓脉。"

水谷之精气 { 营气——清者，行脉中——血——营养五脏六腑——神气
卫气——浊者，行脉外 { 津——温煦皮肤分肉腠理
液——润滑孔窍

十二经筋是指四肢、躯干部与十二经脉密切相关的皮下浅深筋膜、肌肉、肌腱、韧带、关节囊、滑膜囊、椎间盘、神经等组织的总称。十二经筋是在大体遵循十二经脉循行分布的基础上，连属肌肉、肌腱、韧带、筋膜、椎间盘及部分神经等组织，在卫气为主的经气濡养下，向心性循布，分布于四肢、躯干、头面九窍及胸腹腔等部位，发挥其综合生理效应。其分布部位、生理、病候均属筋肉体系，又与十二经脉唇齿相依，故称十二经筋。

经筋与卫气的关系体现在以下几方面：

1. 经筋禀卫气，始发足太阳　《灵枢·经脉》记载十二经脉，始于手太阴肺经，而《灵枢·经筋》记载十二经筋则起于足太阳之筋。为何经筋不跟随经脉起始于手太阴之筋（手太阴肺经），又不起始于足厥阴之筋（足厥阴肝经）["肝者筋之合也，筋者聚于阴气（器）"（《灵枢·经脉》）、"食气入胃，散精于肝，淫气于筋"（《素问·经脉别论》）]，而起始于足太阳之筋，这给后人有何启示？《素问·生气通天论》云："阳气者，精则养神，柔则养筋。"王冰注："然阳气者，内化精微，养于神气；外为柔软，以固于筋。"《灵枢·经脉》又云："膀胱足太阳之脉……是主筋所生病者。"《黄帝内经灵枢集注》解释："太阳之气，生于膀胱水中，而为诸阳主气。阳气者，柔则养筋，故主筋所生之病。"说明太阳经为阳气最充足的经脉，阳气可以濡养经筋，若阳气不足则经筋无以所养而不固。《灵枢·营卫生会》更云："人受气于谷，谷入于胃，以传与肺，五脏六腑，皆以受气，其清者为营，浊者为卫，营在脉中，卫在脉外……故太阴主内，太阳主外，各行二十五度，分为昼夜。"《类经·经络类》进一步解释："太阴，手太阴也。太阳，足太阳也。内言营气，外言卫气。营气始于手太阴，而复会于太阴，故太阴主内；卫气始于足太阳，而复会于太阳，故太阳主外。"另，《灵枢·营卫生会》云："营出于中焦，卫出于下焦。"《类经·经络类》解释："卫气者，出其悍气之慓疾，而先行于四末分肉皮肤之间，不入于脉，故于平旦阴尽，阳气出于目，循头项下行，始于足太阳膀胱经而行于阳分，日西阳尽，则始于足少阴肾经，而行于阴分，其气自膀胱与肾，由下而出，故卫气出于下焦。"由此可见，经筋与卫气密

切相关,经筋有赖于脉外之卫气温煦,"柔则养筋"而"刚",即刚柔相济,动静结合。足太阳经是阳气最盛之经,足太阳之筋伴同名经脉而行,禀受同名经脉之气而用。经筋强弱与足太阳脉气的盛衰密切相关,故"是主筋所生病者";卫气出下焦,膀胱居下焦,始充足太阳,故经筋起始于足太阳之筋,强调经筋禀受卫气而用的生理特性。

2. 经筋乃卫气输布之处 十二经筋联缀百骸、维络周身的分布情况在体表基本与经脉分布大体相近,入体腔布散筋膜而不属络脏腑。在四肢,三阳筋分布于外侧,三阴筋分布于内侧;在躯干,三阳筋相对分布于体表,最后结聚于头面,而三阴筋相对分布于体内,最终布散于胸腹。具体分布:在四肢,三阳筋从后向前依次为太阳、少阳、阳明经筋;手三阴筋从前向后依次为太阴、厥阴、少阴经筋;足三阴筋从前向后依次为厥阴、太阴、少阴经筋,而在内踝以上则从前向后依次为太阴、厥阴、少阴经筋(与经脉相似);而躯干,从后向前依次为足太阳、足少阳、足阳明经筋包裹躯干[2],并与手太阴贯结缺盆;足太阴与足阳明布散腹胸,并与足少阳布散胁肋;足少阴与足太阳分别从内外沿脊柱上行经项结于枕,足少阳结尻(骶椎),足阳明属脊(胸椎),足太阴着脊(胸椎),手阳明挟脊(颈、胸椎),足三阴与足阳明结聚阴器;手三阴进入体腔布散胸胁,手少阴与足太阴结系于脐。在头颈,手足三阳六筋经颈(项)上结头面,其中足太阳、足少阳、手三阳上达头角;足太阳、足阳明结于鼻;足三阳与手太阳、手少阳属目;手足少阳与足阳明、手太阳循结于耳;与口齿相关的经筋有足阳明与手太阳、手少阳;结于颃的经筋有足三阳与手阳明;结于额的经筋有手三阳与足少阳;与面颊联系的经筋有手足阳明与手少阳。可见经筋主要分布于筋肉关节之处,与头面五官相连,入体腔布散胸胁、腹膜、贯通脊柱,与内脏无属络联系。而卫气"循皮肤之中,分肉之间,熏于肓膜,散于胸腹"(《素问·痹论》)的输布与经筋分布极为相似,故经筋乃卫气输布之处,有赖于卫气的温养,正如《灵枢·本脏》所言"卫气者,所以温分肉,充皮肤,肥腠理,司开合者也……卫气和则分肉解利,皮肤调柔,腠理致密矣",方能发挥"阳气者,精则养神,柔则养筋""主束骨而利机关"的生理功能。有学者认为,卫阳之气是精神中枢与外周经筋相互联系的重要媒介,对精神和经筋都有动态的调养作用。大脑精神不足,功能低下时也会影响筋络结构与整体功能状态[3]。

3. 经筋受卫气于四末,向心循布 《灵枢·经筋》记载,经筋皆起于四肢末端,三阳、三阴之筋,向心并发循布,终于头身,布散体腔而不属内脏。《灵枢·邪客》更曰:"营气者,泌其津液,注之于脉,化以为血,以荣四末,内注五脏六腑,以应刻数焉。卫气者,出其悍气之慓疾,而先行于四末分肉皮肤之间,而不休者也。"为此后世医家进行了解读,明代张介宾解释:"筋属木,其华在爪,故十二经筋皆起于四肢指爪之间,而后盛于辅骨,结于肘腕,系于关节,联于肌肉,上于颈项,终于头面,此人身经筋之大略也",并进一步解释:"卫气者,出其悍气之慓疾,而先行于四末分肉皮肤之间,不入于脉"(《类经·经络类》)。经筋"中无有空"(《黄帝内经太素》),仅具网络联动之功,而无传输气血之能。

可见经筋体现了"阳受气于四末"(《灵枢·终始》)的思想。经筋要实现"主束骨而利机关"的生理功能,必有赖于慓疾滑利之卫气,从四末阴阳数筋并发、向心速行,布散阳气,柔则养筋,刚柔相济,动静结合,方能适应人体坐立、行跑、奔跳等静动转化的复杂联动。所以经筋禀受卫气于四末,向心循布,数筋并发(是其生理结构)。

综上所述,经筋与卫气密切相关,即卫筋学说。十二经筋是十二经脉之气经过络脉,将"行于脉外"之卫气输布于筋肉骨节的体系。经筋分布于筋肉骨节,布散头窍,深入体腔,贯通脊柱,而联缀百骸,维络周身。其禀受四末"循皮肤之中,分肉之间,熏于肓膜,散于胸腹"

《素问·痹论》）之卫阳之气的温养，"柔则养筋""筋为刚"即刚柔相济，动静结合，而发挥"主束骨而利机关"的生理功能。足太阳膀胱经是经脉中分布最广、阳气最盛的经脉，足太阳经筋有赖于伴行之膀胱足太阳之脉溢于脉外的卫气温养补充，足太阳经脉之阳气强弱直接关系到经筋之刚柔强健，故足太阳经脉"主筋所生病者"，而足太阳经筋为十二经筋之首。机体为了适应经筋"主束骨而利机关"的俯仰转侧、屈伸旋转的静动迅变的复杂运动，必有赖于"出于下焦"之慓悍滑疾之卫气，由四末阴阳数筋并发，向心速行，"而先行于四末分肉皮肤之间"，协调阴阳，方能实现。

（四）经筋之"体阴用阳"

1. **"体阴"之筋**　筋的概念有广义与狭义之分。狭义之筋主要指肌腱、韧带和筋膜。广义的筋之概念，则包括了肌肉、神经等组织。综合历代中医文献记载，结合现代解剖学知识，所谓"筋"主要是指人体的皮下浅深筋膜、肌肉、肌腱、腱鞘、韧带、关节囊、滑膜囊、椎间盘、神经等组织的统称。（详见"经筋的概念"）

有关经筋的实质，许多学者进行了研究，大体有以下几种解读：①筋肉：十二经筋是十二经脉之气输布于筋肉骨节的体系，是附属于十二经脉的筋肉系统[4-7]。②神经：秦玉革通过解剖、定位、症状、临床及五行理论的对比，论证了《黄帝内经》的经筋实质是以周围神经的躯干神经为主，含少部分中枢神经及自主神经功能[8]。③筋肉与神经：刘涛等[9,10]认为二者各有根据，盲目地认为经筋就是筋肉系统或就是神经系统未免过于偏颇。刘乃刚等[11]认为经筋是以肌肉的正常神经支配为基础的肌肉、韧带等软组织结构和功能的概括。④经筋是由肌梭、肌腱以及韧带关节囊等具有张力本体感受性的线性组织功能连续而成的，具有形态、功能与感知信息相统一的人体有机系统组织。它在人体生成与发育中形成，是身体和脑脊髓神经系统联系互动的运动本体感知系统[3]。⑤经筋与膜原同源，与筋膜的多种形式亦同源，中医经筋与膜原解剖实质的整合，是一种由筋膜组织构成的独立的功能系统，该系统与人体其他九大系统有区别，并与其他系统紧密联系，共同维持人体的正常功能[12]。

2. **筋之"用阳"**　"体阴"之筋，已经将肌肉包含其中，那肉又指何物？查阅有关资料，与此有关的含义有：①甲骨文字形，小篆，象动物肉形。本义：动物的肌肉。②指供食用的动物肉。肉，胾肉。《说文解字》段注："胾，大脔也，谓鸟兽之肉……人曰肌，鸟兽曰肉。"③指人体的皮肤、肌肉和脂肪层。"其亲戚死，朽其肉而弃之，然后埋其骨。"（《荀子·正论》）④蔬果除去皮核外的可食部分。"取笋肉五六寸者。"（《齐民要术·种竹》）可见与人体关系较密切的是：肉指人体的皮肤、肌肉和脂肪层。

为此重温《黄帝内经》，《灵枢·经脉》曰："人始生，先成精，精成而脑髓生，骨为干，脉为营，筋为刚，肉为墙，皮为坚而毛发长，谷入于胃，脉道以通，血气乃行。"其义为人的生命起始于先天之精，男女两精相合而形成胚胎，逐渐发育而形成五脏六腑、骨脉筋肉皮等组织器官，从而产生新的生命。并对五体的生理作用初步进行了描述，骨为支撑形体的主干；脉为血气运行营养周身的通道；筋具刚劲之性，为躯体动力的源头；肉为保护内在脏器的墙壁；皮肤致密坚固、有毛发生长，为人体的外围屏障。结合《说文解字》："筋，肉之力也。"筋字从竹、从力、从月（肉）旁。薛立功等[13]解释为：竹者节也，说明为筋之物可以有竹节样的外形变化。从力，指出了随着筋出现竹节样外形变化的同时，可以产生力量。从月肉旁，则更明确了筋是肉性组织。筋是在人体中可随人的意志伸缩变形并产生力量，且可牵拉肢体产生相应活动的组织。日语汉字中有许多保留着我国古代文字的原始含义。至今日文解剖学中的筋字就是肌肉,如肱二头肌,日文为肱二头筋。

可见,古人的筋肉不能完全等同于现代的肌肉来理解。从"筋为刚,肉为墙"来看,"肉为墙"强调的是有形之肉,包括皮下脂肪等,具有维持一定的体型的作用,具体表现于人体的肥瘦,即是筋之"体阴"的一部分;而"筋为刚"更强调的是筋膜约束肌肉维持一定形态与稳定内脏、五官的相对位置,及筋在卫气作用下[14],通过肌腱联结骨骼("诸筋者皆属于节"《素问·五脏生成》),实现"主束骨而利机关"(《素问·痿论》)的作用。这种筋之坚劲刚强之能以活力表现于外,产生约束肌肉、联结骨骼,屈伸关节,保持人体正常运动及维护内脏、润运九窍的功能,这就是筋之"用阳"的具体体现。正如《杂病源流犀烛·筋骨皮肉毛发病源流》中说:"所以屈伸行动,皆筋为之。"机体各种形式的运动均需肉、筋和骨的协调合作,但主要靠"筋"的舒缩活动来完成,可见"筋"是机体活动的动力所在。这强调了筋的动性,其在相对静止状态下,以"柔"性呈现,筋之静态的柔韧,有利于脉气的循行,筋肉得卫津的濡养而休整,随时应变突发而发挥刚劲活力之性的作用,即经筋之刚柔相济、动静结合。故筋喜柔恶僵,喜韧恶强,经筋之刚柔相济,方能实现静动转变的肢体关节的运动与腔窍等组织的活动。

由于经筋刚柔相济的生理特性,故筋病时,临床主要表现为筋肉僵硬疼痛与不同程度的功能障碍,尤其是肢体关节活动障碍。如《素问·痹论》曰:"痹……在于筋则屈不伸。"《素问·长刺节论》又曰:"病在筋,筋挛节痛,不可以行,名曰筋痹。"《灵枢·经筋》更曰:"经筋之病,寒则反折筋急,热则筋弛纵不收,阴痿不用。阳急则反折,阴急则俯不伸。""足太阳之筋……脊反折,项筋急,肩不举,腋支,缺盆中纽痛,不可左右摇。""足少阳之筋……膝不可屈伸,腘筋急,前引髀,后引尻……故伤左角,右足不用,命曰维筋相交。""足阳明之筋……卒口僻,急者目不合,热则筋纵,目不开。""足少阴之筋……在外者不能俯,在内者不能仰。故阳病者腰反折不能俯,阴病者不能仰。""足厥阴之筋……阴器不用,伤于内则不起,伤于寒则阴缩入,伤于热则纵挺不收。""手少阳之筋……舌卷。""手阳明之筋……肩不举,颈不可左右视。"等等。

筋之刚柔之性,可有效地指导筋病的诊疗等。

诊断上,通过体表经筋分布区域的循按诊查能找到显性结筋病灶[15],同时利用关节活动功能的检查(包括关节主动运动和被动活动功能检查,观察关节运动的方向、幅度是否异常)和肌力测定来了解病情,尤其是在肢体的运动过程中还可使潜在的病理(隐性结筋病灶)显现出来,便于临床确定病位、病灶。如颈项僵痛时,通过胸锁乳突肌肌力测定(嘱患者头颈后仰或侧屈患侧并颜面转向健侧,医师对此动作给予阻力。或平卧,嘱患者抬头,医师给予阻力)或斜方肌肌力测定(嘱患者耸肩,医师对此动作给予阻力。或俯卧,嘱患者头颈后伸,医师给予阻力),有助于确定病变肌肉;再通过颈部的屈伸旋转等可进一步确定病损部位,如向健侧旋转大多可显露相应肌腱处病灶,而向患侧旋转大多可暴露相应肌腹处的病灶。

在针灸治疗方面,一则有助于定取筋穴:筋病时,可在病损部位循按寻找显性筋结病灶;而配合特定的运动,可显露隐性筋结病灶,有助于"以痛为输"的选穴定位,同时还可鉴定选穴的准确与否,如指压痛点的同时嘱患者活动患肢,观察疼痛是否消失,以验证所按压筋穴是否与该筋病相关。这对正确定取"以痛为输"之筋穴[16]具有一定的帮助。

二则增进疗效:治疗筋病时,针刺的同时主动或被动活动患肢,甚至做相应肌群的拮抗运动,以助激发经气流通,布气散津,可获取更好的治疗效果,如动刺针法、浮针疗法、筋针疗法等,均是在针刺的同时配合特定的运动,有利于指导针刺的操作。如筋针治疗网球肘时,筋穴皮下浅刺,其疗效与针刺的深度、方向密切相关,若针刺后留针期间,肘关节活动而肘痛未能得到即刻缓解,说明针刺的深度或方向有误,需适当调整深度与方向,再活动肘部,直至肘痛缓解为止;有时还可对屈肘内旋运动加以拮抗,激活卫气而增进疗效。可见,针刺后患肢的各种活动均有助于增进疗效。

三则检验针效:针刺经适当留针后起针,再对原来受限关节进行运动检测,如运动中疼痛减轻,或虽疼痛未减但活动度加大,均是取效的标志。由此来作为针刺治疗筋病快速取效的检验方法。如肩关节周围炎,经针刺治疗后,疼痛减轻,或虽疼痛未减但活动度加大,均是针刺取效的良好标志。

综上所述,"体阴"之筋,是指人体的皮下浅深筋膜、肌肉、肌腱、腱鞘、韧带、关节囊、滑膜囊、椎间盘、神经等组织。筋之"用阳",是指经筋的刚柔相济之性。具体体现在:生理上能约束肌肉、联结骨骼,屈伸关节,保持人体正常运动与深入腔窍,维护内脏、九窍的相对稳定与运动;病理上主要表现为筋肉僵痛与不同程度的功能障碍,尤其是关节活动障碍。筋的"刚柔相济、动静结合"特性能有效指导临床诊疗。如活动患肢既能显现潜在病灶,又可帮助针灸"以痛为输"的定穴和鉴定,还可指导针刺操作,有助于促进或增强治疗效果,乃至作为筋针治疗筋病快速取效的检验方法等。故正确领会筋"刚柔相济"的"用阳"特性,对临床筋针治疗经筋病,实现"以知为数"的针效,具有重要的指导意义。

(五)筋脉系统假说

经络学说是古人通过长期的医疗实践,不断观察总结而逐步形成的。经络学说是阐述人体经络系统的循行分布、生理功能、病理变化及其与脏腑间相互关系的系统理论。经络系统由经脉与络脉组成,其中经脉包括十二经脉、奇经八脉,以及附属于十二经脉的十二经别、十二经筋、十二皮部;络脉包括十五络脉和无数的浮络、孙络等。它们在生理上网络全身、沟通内外,将人体各个脏腑组织器官组成一个有机的整体,并输送气血、营养全身,传递信息,协调阴阳,使各脏腑组织器官发挥正常的生理功能。在病理情况下,它们传注病邪、反映病候,从而指导临床辨证归经,协助诊断,进而传递感应,防治疾病。其实上述主要指的是十二经脉、奇经八脉、络脉的作用,而经筋与皮部、经别均不具备输送气血、传注病邪的特性。故《针灸学》中"十二经筋是十二经脉之气积聚于筋肉关节的体系,是十二经脉的外周连属部分"的定义是不够完整与全面的,有必要重新认识、研究经筋。

经络学说是阐述人体各脏腑、组织器官间有机联系、相互影响的学说,是人体生命活动、病理变化、诊疗疾病的理论依据。经络学说与脏腑学说、阴阳学说等组成中医学的基础理论,而经络理论更是针灸学的理论核心。经络系统包括十二经脉、奇经八脉、十五络脉、十二经别、十二经筋、十二皮部,其经络命名突出了经脉、奇经、络脉在经络系统中的重要性,即强调了"脉道系统"的主体地位,而忽视了经筋等的临床价值。反观针灸临床,运动神经系统疾病是针灸科的主要诊治病种,对这些典型的、与经筋有关的筋肉关节病证,多笼统地以经脉所过进行解释,而未落实到具体的病变部位——经筋,更没有进一步阐明其病理特征,多以《灵枢·经脉》十二经"是动""所生病"指导针灸的临床辨证治疗,呈现脉络理论指导诊治经筋病的现状。为此重温《黄帝内经》,比对《灵枢·经脉》《灵枢·经筋》经文,发现《黄帝内经》之《灵枢》分立经脉、经筋两篇,均以循行、主病、治则等方面的写作格式描述,体现了"经筋""经脉"各自独立的学术地位,为此后世医家对此进行了较为详细的注释和发挥。明代张介宾曰:"十二经脉之外而复有所谓经筋者,何也? 盖经脉营行表里,故出入脏腑,以次相传;经筋联缀百骸,故维络周身,各有定位。虽经筋所行之部,多与经脉相同,然其所结所盛之处,是惟四肢溪谷之间为最,以筋会于节也……此经脉经筋之所以异也。"为此赵京生[17]指出"经筋与经脉之间存在着明显的差异,经筋是对筋的认识,而非对脉的认识,形成二者概念的基础不同,因而在功能上与经脉也几乎完全不同。《灵枢·经脉》说'脉为营,筋为刚'道出了二者的根本区别,作为一种医学理论,经脉理论主要体现为行血气的功能意义,经筋理论则主要说明机体的部分组织构成。可以说,经筋是在经脉形式的启发下,对机体组织构成中的部分结构的一种认识与表达方式"。薛立功[18]认为,尽管经筋与经脉在生理、病理、功能、分布等方面有着有机的联系,但二者有着本质的区别,也就是说各有独自的物质基础和生理、病理规律,将两者混为一谈是不利于经筋和经脉理论的研究和应用的。

可见经筋与经脉是既有联系更有区别的两大网络系统,即具备输送气血、传注病邪的经脉、络脉、奇经八脉等脉道系统与不具备输送气血、传注病邪的经筋、皮部、经别系统。

为了进一步分析经筋与经脉之间的内在关系,根据《灵枢·经脉》《灵枢·经筋》的内容,将二者之间的差异整理如下。(表2-5)。

表2-5　《灵枢》经筋与经脉的关系

	《灵枢·经筋》	《灵枢·经脉》
起始	足太阳之筋(下焦)	手太阴肺经(中焦)
记载次序	足太阳—足少阳—足阳明—足太阴—足少阴—足厥阴—手太阳—手少阳—手阳明—手太阴—手心主—手少阴之筋	手太阴—手阳明—足阳明—足太阴—手少阴—手太阳—足太阳—足少阴—手心主—手少阳—足少阳—足厥阴之脉
循行分布	向心循行,带状分布 起于四末,终于头身	逆顺往来,线性循行 起止于四末或头身
循行特点	数筋并发,"结""合"联络	单经独行,循环流注
互相关系	手足阴阳部位关系	阴阳表里内外关系
与内脏关系	深入体腔,维护内脏	进入体腔,属络脏腑
命名	手足、阴阳之筋	脏腑、手足、阴阳之脉
特点	筋中无空	有空脉道
作用	分布联络,协调运动	输送气血,传递信息
病性	寒热	虚实
病候	其病(单纯、轻浅)	是动病、所生病(复杂、深重)
取穴	以痛为输	以经取之(经穴)
刺法	燔针劫刺	盛则泻之,虚则补之,热则疾之,寒则留之,陷下则灸之
指标	以知为数	脉动变化(人迎脉、寸口脉)

1. 经脉受阴血而营,经筋禀阳气而柔　《灵枢·经脉》记载十二经脉,始于肺手太阴之脉,而《灵枢·经筋》记载十二经筋则始于足太阳之筋。经脉体现了"食气入胃,浊气归心,淫精于脉。脉气流经,经气归于肺,肺朝百脉……饮入于胃,游溢精气,上输于脾。脾气散精,上归于肺"(《素问·经脉别论》),故"肺手太阴之脉,起于中焦,下络大肠,还循胃口,上膈属

肺,从肺系横出腋下,下循臑内……"(《灵枢·经脉》),强调"经脉者,受血而营之"(《灵枢·经水》)、"脉为营"(《灵枢·经脉》)的气血循行流注的生理特性。而经筋体现了"阳气者,精则养神,柔则养筋"(《素问·生气通天论》)。《黄帝内经灵枢集注》卷二解释:"太阳之气,生于膀胱水中,而为诸阳主气。阳气者,柔则养筋,故主筋所生之病。"说明太阳经为诸阳主气,为阳气最充足的经脉。而经筋有赖于阳气温煦,"柔则养筋",足太阳经是阳气最盛之经,足太阳经气的盛衰直接影响经筋,故"是主筋所生病者"。而足太阳之经筋伴随同名足太阳经脉循行,上下分布最广、结聚关节最多,故经筋起始于足太阳之筋,体现经筋与阳气的密切关系。由此可见,经脉与阴血关系密切,体现"经脉者,受血而营之"的生理特性,而经筋与阳气关系紧密,体现"阳气者……柔则养筋"的生理功能。

2. 经脉逆顺线性循环,经筋向心带状循布　《灵枢·经脉》记载十二经脉,始于肺手太阴之脉,终于肝足厥阴之脉,且依次相传,循环流注。而《灵枢·经筋》记载十二经筋,始于足太阳之筋,依次为足少阳-足阳明-足太阴-足少阴-足厥阴-手太阳-手少阳-手阳明-手太阴-手心主-手少阴之筋,即足、手三阳、三阴并行向上(心)分布,且手足三阴三阳在分组结合中,手足三阳筋分布于躯干背部与四肢外侧,多与肢体的伸展活动相关;手足三阴筋分布于躯干腹部与四肢内侧,多与肢体的屈收活动有关,这在经筋生理、病候中分辨阴阳经筋病变时,显得十分重要。

可见,《灵枢·经脉》强调十二经脉,逆顺往来,线性循行,起于四末或头身,终于头身与四末。而《灵枢·经筋》记载十二经筋则向心循行,带状分布,起于四末,终于头身(表2-6)。前者强调经脉的线性循环脉络的特性,方能实现具有输送气血,营养周身、传递信息,协调阴阳的作用;后者突出经筋的带状分布联络的特点,方能发挥肢体联动、阴阳协调之"主束骨而利机关"的功能。故经脉体现线性脉络的循环流通作用,而经筋突出带状筋膜分布的联动功能。

表2-6　《灵枢·经筋》《灵枢·经脉》循行分布比较表

筋	循行分布	分布异同	循行分布	脉
足太阳之筋	起于足小指,上结于踝,邪上结于膝,其下循足外踝,结于踵,上循跟,结于腘;其别者,结于踹外,上腘中内廉,与腘中并上结于臀,上挟脊上项;其支者,别入结于舌本;其直者,结于枕骨,上头下颜,结于鼻;其支者,为目上网,下结于頄;其支者,从腋后外廉,结于肩髃;其支者,入腋下,上出缺盆,上结于完骨;其支者,出缺盆,邪上出于頄	同:小指—外踝—踹—腘—臀—挟脊—项—肩—目 筋:结于踵,上循跟,结于膝,结于舌本,结于枕骨,上头下颜,结于鼻;其支者,入腋下,上出缺盆,上结于完骨;其支者,出缺盆,邪上出于頄 脉:过髀枢,循髀外,上额交巅;从巅至耳上角;从巅入络脑,络肾属膀胱	起于目内眦,上额交巅;其支者,从巅至耳上角;其直者,从巅入络脑,还出别下项,循肩髆内,挟脊抵腰中,入循膂,络肾属膀胱;其支者,从腰中下挟脊贯臀,入腘中;其支者,从髆内左右别下贯胛,挟脊内,过髀枢,循髀外从后廉下合腘中,以下贯踹内,出外踝之后,循京骨,至小指外侧	膀胱足太阳之脉

筋	循行分布	分布异同	循行分布	脉
足少阳之筋	起于小指次指,上结外踝,上循胫外廉,结于膝外廉;其支者,别起外辅骨,上走髀,前者结于伏兔之上,后者结于尻;其直者,上乘䏚季胁,上走腋前廉,系于膺乳,结于缺盆;直者,上出腋,贯缺盆,出太阳之前,循耳后,上额角,交巅上,下走颔,上结于頄;支者,结于目眦为外维	同:*小指次指—外踝—胫外廉(绝骨)—膝外廉—髀—伏兔(髀阳)—季胁—腋—膺乳(胸)—缺盆—耳后—额角(头角)—目眦(目锐眦)—頄(颔)* 筋:后者结于尻,上出腋,交巅上,下走颔 脉:循颈,至肩上,从耳后入耳中,出走耳前,下加颊车,循胁里,出气街,绕毛际,别跗上,入大指之间,循大指歧骨内出其端,还贯爪甲,出三毛 贯膈络肝属胆	起于目锐眦,上抵头角,下耳后,循颈行手少阳之前,至肩上,却交出手少阳之后,入缺盆;其支者,从耳后入耳中,出走耳前,至目锐眦后;其支者,别锐眦,下大迎,合于手少阳,抵于頄,下加颊车,下颈合缺盆以下胸中,贯膈络肝属胆,循胁里,出气街,绕毛际,横入髀厌中;其直者,从缺盆下腋,循胸过季胁,下合髀厌中,以下循髀阳,出膝外廉,下外辅骨之前,直下抵绝骨之端,下出外踝之前,循足跗上,入小指次指之间;其支者,别跗上,入大指之间,循大指歧骨内出其端,还贯爪甲,出三毛	胆足少阳之脉
足阳明之筋	起于中三指,结于跗上,邪外上加于辅骨,上结于膝外廉,直上结于髀枢,上循胁,属脊;其直者,上循骭,结于膝;其支者,结于外辅骨,合少阳;其直者,上循伏兔,上结于髀,聚于阴器,上腹而布,至缺盆而结,上颈,上挟口,合于頄,下结于鼻,上合于太阳,太阳为目上网,阳明为目下网;其支者,从颊结于耳前	同:*中三指(中指内外)—足跗—循骭(胫)—膝—伏兔—髀枢(关)—缺盆—颈(人迎)—挟口—耳前—鼻* 筋:目下网 聚于阴器,上腹而布 脉:上齿中,循颊车,循发际,至额颅 从缺盆下乳内廉,下挟脐,入气街中 下循腹里 下膈属胃络脾	起于鼻之交頞中,旁纳太阳之脉,下循鼻外,入上齿中,还出挟口环唇,下交承浆,却循颐后下廉,出大迎,循颊车,上耳前,过客主人,循发际,至额颅;其支者,从大迎前下人迎,循喉咙,入缺盆,下膈属胃络脾;其直者,从缺盆下乳内廉,下挟脐,入气街中;其支者,起于胃口,下循腹里,下至气街中而合,以下髀关,抵伏兔,下膝膑中,下循胫外廉,下足跗,入中指内间;其支者,下廉三寸而别,下入中指外间;其支者,别跗上,入大指间,出其端	胃足阳明之脉
足太阴之筋	起于大指之端内侧,上结于内踝;其直者,络于膝内辅骨,上循阴股,结于髀,聚于阴器,上腹,结于脐,循腹里,结于肋,散于胸中;其内者,着于脊	同:*大指之端—内踝—膝—股内—腹* 筋:结于髀,聚于阴器,循腹里,结于肋,散于胸中;其内者,着于脊 脉:挟咽,连舌本,散舌下,属脾络胃,其支者,复从胃别上膈,注心中	起于大指之端,循指内侧白肉际,过核骨后,上内踝前廉,上踹内,循胫骨后,交出厥阴之前,上膝股内前廉,入腹属脾络胃,上膈,挟咽,连舌本,散舌下;其支者,复从胃别上膈,注心中	脾足太阴之脉

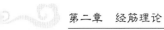

续表

筋	循行分布	分布异同	循行分布	脉
足少阴之筋	起于小指之下,并足太阴之筋,邪走内踝之下,结于踵,与太阳之筋合,而上结于内辅之下,并太阴之筋而上循阴股,结于阴器,循脊内挟膂,上至项,结于枕骨,与足太阳之筋合	同:小指之下—内踝—踵(跟中)—内辅(胭内廉)—阴股(股内后廉) 筋:结于阴器,循脊内挟膂,上至项,结于枕骨,与足太阳之筋合 脉:循喉咙,挟舌本 贯脊属肾络膀胱;从肾上贯肝膈,入肺中,从肺出,络心,注胸中	起于小指之下,邪走足心,出于然谷之下,循内踝之后,别入跟中,以上端内,出胭内廉,上股内后廉,贯脊属肾络膀胱;其直者,从肾上贯肝膈,入肺中,循喉咙,挟舌本;其支者,从肺出,络心,注胸中	肾足少阴之脉
足厥阴之筋	起于大指之上,上结于内踝之前,上循胫,上结内辅之下,上循阴股,结于阴器,络诸筋	同:大指—内踝—循胫(上踝八寸)—内辅(胭内廉)—阴股(股阴)—阴器 筋:络诸筋 脉:循喉咙之后,上入颃颡,连目系,上出额,与督脉会于巅;从目系下颊里,环唇内抵小腹,挟胃属肝络胆,上贯膈,布胁肋;复从肝别贯膈,上注肺	起于大指丛毛之际,上循足跗上廉,去内踝一寸,上踝八寸交出太阴之后,上胭内廉,循股阴入毛中,过阴器,抵小腹,挟胃属肝络胆,上贯膈,布胁肋,循喉咙之后,上入颃颡,连目系,上出额,与督脉会于巅;其支者,从目系下颊里,环唇内;其支者,复从肝别贯膈,上注肺	肝足厥阴之脉
手太阳之筋	起于小指之上,结于腕,上循臂内廉,结于肘内锐骨之后,弹之应小指之上,入结于腋下;其支者,后走腋后廉,上绕肩胛,循颈出走太阳之前,结于耳后完骨;其支者,入耳中;直者,出耳上,下结于颔,上属目外眦	同:小指—腕—循臂—绕肩胛—循颈—耳—目外眦 筋:下结于颔, 脉:别颊上䪼抵鼻,至目内眦,斜络于颧 入缺盆,络心,循咽下膈,抵胃属小肠	起于小指之端,循手外侧上腕,出踝中,直上循臂骨下廉,出肘内侧两筋之间,上循臑外后廉,出肩解,绕肩胛,交肩上,入缺盆,络心,循咽下膈,抵胃属小肠;其支者,从缺盆循颈上颊,至目锐眦,却入耳中;其支者,别颊上䪼抵鼻,至目内眦,斜络于颧	小肠手太阳之脉
手少阳之筋	起于小指次指之端,结于腕中,循臂结于肘,上绕臑外廉,上肩走颈,合手太阳;其支者,当曲颊入系舌本;其支者,上曲牙,循耳前,属目外眦,上乘颔,结于角	同:小指次指—腕—臂—肘—臑外上肩—耳前—目外眦 筋:走颈,当曲颊入系舌本,上曲牙,上乘颔,结于角 脉:入缺盆,布膻中,从膻中上出缺盆,上项,系耳后直上,出耳上角,以屈下颊至䪼;其支者,从耳后入耳中,过客主人前,交颊 散落心包,下膈,循属三焦	起于小指次指之端,上出两指之间,循手表腕,出臂外两骨之间,上贯肘,循臑外上肩,而交出足少阳之后,入缺盆,布膻中,散落心包,下膈,循属三焦;其支者,从膻中上出缺盆,上项,系耳后直上,出耳上角,以屈下颊至䪼;其支者,从耳后入耳中,出走耳前,过客主人前,交颊,至目锐眦	三焦手少阳之脉

续表

筋	循行分布	分布异同	循行分布	脉
手阳明之筋	起于大指次指之端,结于腕,上循臂,上结于肘外,上臑结于髃;其支者,绕肩胛,挟脊;直者,从肩髃上颈;其支者,上颊,结于頄;直者,上出手太阳之前,上左角,络头,下右颔	同:大指次指—腕(两筋之中)—循臂—肘外—上臑—肩髃—脊(柱骨)—颈—颊左右交叉 筋:绕肩胛 上左角,络头,下右颔 脉:上肩,出髃骨之前廉、缺盆 入下齿中,还出挟口,交人中,左之右,右之左,上挟鼻孔 络肺,下膈属大肠	起于大指次指之端,循指上廉,出合谷两骨之间,上入两筋之中,循臂上廉,入肘外廉,上臑外前廉,上肩,出髃骨之前廉,上出于柱骨之会上,下入缺盆络肺,下膈属大肠;其支者,从缺盆上颈贯颊,入下齿中,还出挟口,交人中,左之右,右之左,上挟鼻孔	大肠手阳明之脉
手太阴之筋	起于大指之上,循指上行,结于鱼后,行寸口外侧,上循臂,结肘中,上臑内廉,入腋下,出缺盆,结肩前髃,上结缺盆,下结胸里,散贯贲,合贲下,抵季胁	同:大指—鱼际—寸口—循臂—肘中—臑内—腋下 筋:肩前、缺盆 结胸里,散贯贲,合贲下,抵季胁 脉:起中焦,络大肠,还循胃口,上膈属肺	起于中焦,下络大肠,还循胃口,上膈属肺,从肺系横出腋下,下循臑内,行少阴心主之前,下肘中,循臂内上骨下廉,入寸口,上鱼,循鱼际,出大指之端;其支者,从腕后直出次指内廉出其端	肺手太阴之脉
手心主之筋	起于中指,与太阴之筋并行,结于肘内廉,上臂阴,结腋下,下散前后挟胁;其支者,入腋,散胸中,结于臂	同:中指—肘内(肘中)—臂阴(臑内)—腋—挟胁散胸中(循胸出胁) 筋: 脉:别掌中,循小指次指出其端 属心包络,下膈,历络三焦	起于胸中,出属心包络,下膈,历络三焦;其支者,循胸出胁,下腋三寸,上抵腋,下循臑内,行太阴少阴之间,入肘中,下臂行两筋之间,入掌中,循中指出其端;其支者,别掌中,循小指次指出其端	心主手厥阴心包络之脉
手少阴之筋	起于小指之内侧,结于锐骨,上结肘内廉,上入腋,交太阴,挟乳里,结于胸中,循臂,下系于脐	同:小指之内—锐骨—循臂—肘内—腋 筋:挟乳里,结于胸中,下系于脐 脉:上挟咽,系目系 起于心中,出属心系,下膈络小肠;从心系却上肺	起于心中,出属心系,下膈络小肠;其支者,从心系上挟咽,系目系;其直者,复从心系却上肺,下出腋下,下循臑内后廉,行太阴心主之后,下肘内,循臂内后廉,抵掌后锐骨之端,入掌内后廉,循小指之内出其端	心手少阴之脉

3. 经脉表里内外相贯,经筋结合筋骨联动　经筋与经筋之间的相互联系,并非如经脉那样有表里经、同名经的循行传注,而主要是通过"结、合"交叉的方式进行联系。如足之三阳之筋起于足趾,循股外上行结聚于頄(面部);足之三阴之筋起于足趾,循股内上行结聚

于阴器(腹部);手之三阳之筋起于手指,循臑外上行结聚于角(头部);手之三阴之筋起于手指,循臑外上行结聚于贲(胸部);并在经筋所过之关节部位结聚。正如张介宾所言:"经筋联缀百骸,故维络周身,各有定位。虽经筋所行之部,多与经脉相同,然其所结所盛之处,是惟四肢溪谷之间为最,以筋会于节也。"加之三合的联系,即足少阴之筋与足太阳之筋合;足阳明之筋,合少阳、合于太阳;手少阳之筋合手太阳。以及足厥阴之筋,结于阴器,络诸筋等的"结""合"联系。前者手足阴阳表里经脉相贯循环流注,在表联络五体(皮肉筋骨脉)、五官(眼鼻耳口舌),在内进入体腔属络脏腑,组成运送气血的营养循环通道。而经筋"中无有空"(《黄帝内经太素》),无传输气血之营养功能。明代张介宾解释:"筋属木,其华在爪,故十二经筋皆起于四肢指爪之间,而后盛于辅骨,结于肘腕,系于关节,联于肌肉,上于颈项,终于头面,此人身经筋之大略也。"强调经筋的分布结聚筋骨关节的网络联系而发挥快速联动的生理功能,由此决定了其在病理上具有疼痛、活动障碍的独特表现。

经脉左右交叉体现在手阳明大肠经的"左之右,右之左,上夹鼻孔",发挥其左右沟通输送气血的作用;而经筋同样也有交叉经筋,如"手阳明之筋……直者,上出手太阳之前,上左角,络头,下右额"与"足少阳之筋……直者,上出腋,贯缺盆,出太阳之前,循耳后,上额角,交巅上,下走额,上结于頄……其病……维筋急,从左之右,右目不开,上过右角,并跷脉而行,左络于右,故伤左角,右足不用,命曰维筋相交",下上各有1条手足阳筋交叉左右,沟通左右经筋卫气,更好地发挥经筋的整体协调能力。故对于一些特殊的经筋病症(部分神经系统的疾病),可考虑左右交叉选取筋穴治疗;头针的交叉取穴,其理于此。

经筋、经脉,分别体现了《黄帝内经》"阳受气于四末,阴受气于五脏"(《灵枢·终始》)的思想,经筋在表为阳,经脉位里为阴,经筋受气而动,经脉受血而营。故经脉贯通上下,出入内外,属络脏腑,依次相传、流注循环,方能发挥输注营血,营养周身,传递信息,平衡脏腑,协调阴阳的生理功能;而经筋要实现"主束骨而利机关"的生理功能,有赖于刚悍之阳气,故经筋禀受阳气于四末,数筋并发、向心速行,布散阳气,柔则养筋,三阳三阴经筋联动,阴阳内外左右交叉整体协调,方能适应人体坐立、行跑、奔跳等静动瞬变的复杂运动。

4. 经脉属络脏腑,经筋维稳脏器 《灵枢·经脉》记载十二经脉,均深入体内属络脏腑,其中阴脉属脏络腑,阳脉属腑络脏,分别是:肺手太阴之脉属肺络大肠,大肠手阳明之脉属大肠络肺;胃足阳明之脉属胃络脾,脾足太阴之脉属脾络胃;心手少阴之脉属心络小肠,小肠手太阳之脉属小肠络心;膀胱足太阳之脉属膀胱络肾,肾足少阴之脉属肾络膀胱;心主手厥阴心包络之脉属心包络三焦,三焦手少阳之脉属三焦络心包;胆足少阳之脉属胆络肝,肝足厥阴之脉属肝络胆。这样十二经脉形成了6组表里属络关系,故经脉对各脏腑间的气血输送、信息传递,乃至五体、五官的协调发挥重要作用。一旦某一脏腑病变,可通过经脉而影响相属络的腑脏,甚至波及相联系的五官九窍与五体。

而手足三阴之筋深入体腔,布散胸腹。具体为足太阴之筋,"聚于阴器,上腹,结于脐,循腹里,结于肋,散于胸中;其内者,着于脊";足少阴之筋,"结于阴器,循脊内挟膂";足厥阴之筋,"结于阴器,络诸筋";手太阴之筋,"下结胸里,散贯贲,合贲下,抵季胁";手心主之筋,"其支者,入腋,散胸中";手少阴之筋,"挟乳里,结于胸中,循臂,下系于脐"。经筋通过在体腔内的结聚散着于脐、肋、胸中、脊内挟膂、胸里、贲、季胁等,将内脏如吊床似的相对固定于相应的胸腹体腔之中,维护内脏位置的相对稳定。一旦经筋发生疾病,其维稳功能失常则可引起相应的筋性腔病(脏腑失稳,气机失常所致的病症),如"足太阳之筋……脊反折";"足少阳之筋……筋急,前引髀,后引尻,即上乘眇季胁痛,上引缺盆膺乳颈";"足阳明之筋……疝疝,腹筋急,引缺盆";"足太阴之筋……其病……阴器纽痛,下引脐两胁痛,引膺中脊内痛";"足少阴之筋……其病……主痫瘛及痉";"足厥阴之筋……其病……阴器不用,伤于内则不起,伤于寒则阴缩入,伤于热则纵挺不收";"手太阴之筋……其病……甚成息贲,胁急、吐血";"手心主之筋……其病……前及胸痛,息贲";"手少阴之筋……其成伏梁唾血脓者,死不治"等。故临床对脏腑病症,当分辨筋性腔病与脉性脏病,还是脏腑疾病,分而治之。

5. 经脉营养五官,经筋润运九窍　《灵枢·经脉》记载十二经脉,其中手足阳经上达头面,将脏腑化生的气血上输头面,营养九窍而发挥嗅视听味觉等功能。如脏腑有病,气血化生不足则九窍失养而失聪耳鸣、视物模糊、失嗅、失语舌卷、味觉异常等。而《灵枢·经筋》记载十二经筋,其中手足三阳之筋主要分布于体表,结聚于角(头部)、颏(面部),布散五官,润运七窍。具体为:"足太阳之筋……其支者,别入结于舌本;其直者,结于枕骨,上头下颜,结于鼻;其支者,为目上网,下结于颏";"足少阳之筋……直者,上出腋,贯缺盆,出太阳之前,循耳后,上额角,交巅上,下走颔,上结于颏;支者,结于目眦为外维";"足阳明之筋……聚于阴器……上挟口,合于颏,下结于鼻,上合于太阳,太阳为目上网,阳明为目下网;其支者,从颊结于耳前";"手太阳之筋……结于耳后完骨;其支者,入耳中;直者,出耳上,下结于颌,上属目外眦";"手少阳之筋……其支者,当曲颊入系舌本;其支者,上曲牙,循耳前,属目外眦,上乘颔,结于角";"手阳明之筋……其支者,上颊,结于颏;直者,上出手太阳之前,上左角,络头,下右颌"。

即:布散于**目(眼)**的有:足太阳之筋为目上网;足阳明之筋为目下网;足少阳之筋结于目眦为外维;手太阳、手少阳之筋属目外眦。

布散于**鼻**的有:足太阳之筋结于鼻;足阳明之筋结于鼻。

布散于**耳**的有:足少阳之筋循耳后;手少阳之筋循耳前;足阳明之筋结于耳前;手太阳之筋结于耳后、入耳中、出耳上。

布散于**口齿舌**的有:足太阳之筋结于舌本;手少阳之筋系舌本,上曲牙。

布散于**阴器**的还有:足三阴筋与足阳明筋分布于前阴,结聚阴器,主司生育。具体为"足太阴之筋……其直者,络于膝内辅骨,上循阴股,结于髀,聚于阴器";"足少阴之筋……并太阴之筋而上循阴股,结于阴器";"足厥阴之筋……上循阴股,结于阴器,络诸筋";"足阳明之筋……其直者,上循伏兔,上结于髀,聚于阴器"。

一旦经筋发生疾病,筋挛筋纵,牵扯五官,九窍失运而引起相应的筋性窍病。如"足少阳之筋,其病……右目不开";"足阳明之筋,其病……㿉疝……卒口僻,急者目不合,热则筋纵,目不开。颊筋有寒则急引颊移口;有热则筋弛纵缓不胜收,故僻";"手太阳之筋,其病……引颈而痛,应耳中鸣……目瞑良久乃得视";"手少阳之筋,其病……舌卷";"足太阴之筋……其病……阴股引髀而痛,阴器纽痛";"足厥阴之筋……其病……阴股痛转筋,阴器不用,伤于内则不起,伤于寒则阴缩入,伤于热则纵挺不收"等。

6. 脉为营,筋为刚　《灵枢·经脉》记载十二经脉名称,以脏腑、手足、阴阳命名,如肺手太阴之脉等。而《灵枢·经筋》记载十二经筋名称,以手足、阴阳命名,如足太阳之筋。二者异同是,筋或脉均纵行分布于躯干四肢,故同称为"经",且根据分布于手足内外而分别称手足阴阳,这是筋、脉相同之处;十二经筋以**筋**命名,而十二经脉以**脉**命名,并用相联属的脏腑名称为首命名,如肺手太阴之脉等,这是筋、脉不同之处。筋与脉具有不同的含义:筋强调的是分布联络,具有刚强活力之性,即"筋为刚",均起始于四肢末端,强调"阳受气于四末"(《灵枢·终始》)与"阳气者,精则养神,柔则养筋"(《素问·生气通天论》)的思想;而脉强调的是输送,具有营养周身、传递信息之能,即"脉为营"。脏腑名称为首命名,是强调经脉与内在脏腑的密切关系,即阴阳表里脏腑属络关系,体现了"阴受气于五脏"(《灵枢·终始》)及内外相通、脏腑关联的整体观念。"脉"有经脉、奇经八脉、络脉等;而"筋"也分大筋、小筋、筋膜三部分。杨上善曰:"脉有经脉、络脉,筋有大筋、小筋、筋膜。"这种分类方法与其功能密切相关,"脉"如湖泊、江河、沟渠般实现输送气血、传递信息。而"筋"有刚柔大小,刚筋坚大,柔筋细韧。故张介宾曰:"筋有刚柔,刚者所以束骨,柔者所以相维……故手足项背直行附骨之筋皆坚大,而胸腹头面支别横络之筋皆柔细也。"大筋多主司运动,小筋维络肢体骨架,筋膜则包绕肌束、韧带及深入胸腹腔窍之中。各自发挥不同的功能,共同实现"主束骨而利机关"、维稳内脏、润运九窍的功能。

7. 经脉强调虚实,经筋重视寒热　《灵枢·经筋》最后描述的经筋病候特征为"经筋之病,寒则反折筋急,热则筋弛纵不收",再结合相关条文,如"足阳明之筋……卒口僻,急者目不合,热则筋纵,目不开。颊筋有寒则急引颊移口;有热则筋弛纵缓不胜收,故僻""足厥阴之筋……伤于寒则阴缩入,伤于热则纵挺不收""手太阳之筋……颈筋急则为筋瘘颈肿,寒热在颈者",认为经筋病主要与寒热有关,从而提出了"治在燔针劫刺""焠刺者,刺寒急也,热则筋(弛)纵不收,无用燔针"等治筋之法,甚至根据"得天时而刺"提出了"建子针法""百刻针法"。而《灵枢·经脉》每条经脉最后均有"为此诸病,盛则泻之,虚则补之,热则疾之,寒则留之,陷下则灸之,不盛不虚,以经取之"。另,还有3条经脉,如手太阴、手阳明和足阳明经脉的"所生"病候,更分为"气有余"与"气不足"两类。可见,《灵枢·经脉》强调脉病主要与虚实相关。故治疗脉病强调补泻,提出了多种单式补泻的方法,后世医家更创立了各式复式补泻,甚至根据"天人相应"理论发明了子午流注、灵龟八法等时间针法。

8. 经脉病深重复杂,经筋病轻浅单纯　《灵枢·经筋》以"其病"引出病候,沿用了《足臂十一脉灸经》的记载体例,而《灵枢·经脉》以"是动则病……是主……所生病"分述病候。对于"是动病……所生病",历代医家有多种不同的解释,有:是动病为气病,所生病为血病;是动病为经脉病,所生病为脏腑病;是动病为病候,所生病为经穴主治等。赵京生通过对《足臂十一脉灸经》《阴阳十一脉灸经》与《灵枢·经脉》的有关病候进行对比分析,认为《灵枢·经脉》继承了《阴阳十一脉灸经》记载病候的体例,亦将经脉病候分别"是动病……所生(产)病"两部分,是动病基本与《阴阳十一脉灸经》相同,仅增加了15个病候,而所生病部分,明显将《足臂十一脉灸经》病候和《阴阳十一脉灸经》病候加以综合,增加了52个病候(《针灸经典理论阐释》)。就二者的记载体例、病候数量而言,《灵枢·经筋》病候简单而数量较少(仅89个病候)。就病候分类而言,《灵枢·经脉》分为气血、经脉、脏腑、虚实等,而《灵枢·经筋》仅分为筋性痹病、筋性腔病、筋性窍病3类。

《灵枢·经筋》最后描述的经筋病候特征:"经筋之病,寒则反折筋急,热则筋弛纵不收……阳急则反折,阴急则俯不伸。"结合"当所过者支痛及转筋"等有关经文,经筋病候,类似于运动系统疾病,部分类似于神经系统病症,如"足阳明之筋……卒口僻"(类似于周围性面瘫),"足少阳之筋……故伤左角,右足不用,命曰维筋相交"(类似于脑血管意外所致中风偏瘫),"足少阴之筋……病在此者,主痫瘛及痉"(类似于脑神经病变)等,在此统称经筋痹病。病候还涉及耳鸣、目瞑、舌卷、阴器病等五官九窍等组织器官的筋性窍病,与类似脏腑病的证候,如息贲、伏梁、吐血等筋性腔病。这些类似脏腑病症是由于经筋深入体腔九窍,筋病而经筋急挛纵弛,影响脏窍气机所致的病变,其病变根本在于经筋,这与十二经脉病候涉及五官九窍与脏腑组织器官病症有所不同,故命之曰"筋性腔病""筋性窍病"。

附:《灵枢·经筋》《灵枢·经脉》病候比较表

筋	其病	病候同异	是动病、所生病	脉
足太阳之筋	其病:小指支,跟肿痛,腘挛,脊反折,项筋急,肩不举,腋支,缺盆中纽痛,不可左右摇	同:小指、脚(跟)、腘、脊、项 筋:小指支;跟肿痛;腘挛;脊反折,项筋急 脉:小指不用;脚痛;腘如结、腘痛;项如拔,脊痛腰似折、项背腰尻皆痛 异: 筋:肩不举,腋支,缺盆中纽痛,不可左右摇 脉:冲头痛,目似脱,髀不可以曲,腨如裂,是为踝厥,痔,疟,狂癫疾,头囟项痛,目黄泪出鼽衄	是动则病:冲头痛,目似脱,项如拔,脊痛腰似折,髀不可以曲,腘如结,腨如裂,是为踝厥。是主筋 所生病者,痔,疟,狂癫疾,头囟项痛,目黄泪出鼽衄,项背腰尻腘腨脚皆痛,小指不用	膀胱足太阳之脉
足少阳之筋	其病:小指次指支转筋,引膝外转筋,膝不可屈伸,腘筋急,前引髀,后引尻,即上乘䏚季胁痛,上引缺盆膺乳颈,维筋急,从左之右,右目不开,上过右角,并跷脉而行,左络于右,故伤左角,右足不用,命曰维筋相交	同:小指次指、膝、髀、胁、目 筋:小指次指支转筋;膝不可屈伸;筋急前引髀,季胁痛;上引缺盆膺乳;目不开;右足不用 脉:小指次指不用;膝痛;髀痛胸胁肋痛、心胁痛不能转侧;缺盆中肿痛;目锐眦痛;足外反热 异: 筋:腘筋急,后引尻,痛引颈,维筋急,从左之右,上过右角,并跷脉而行,左络于右,故伤左角,右足不用,命曰维筋相交 脉:口苦,善太息,甚则面微有尘,体无膏泽,是为阳厥。是主骨。头痛颔痛,腋下肿,马刀侠瘿,汗出振寒,疟,胫绝骨外踝前及诸节皆痛	是动则病:口苦,善太息,心胁痛不能转侧,甚则面微有尘,体无膏泽,足外反热,是为阳厥。是主骨 所生病者,头痛颔痛,目锐眦痛,缺盆中肿痛,腋下肿,马刀侠瘿,汗出振寒,疟,胸胁肋髀膝外至胫绝骨外踝前及诸节皆痛,小指次指不用	胆足少阳之脉
足阳明之筋	其病:足中指支,胫转筋,脚跳坚,伏兔转筋,髀前肿,㿉疝,腹筋急,引缺盆及颊,卒口僻,急者目不合,热则筋纵,目不开。颊筋有寒,则急引颊移口;有热则筋弛纵缓不胜收,故僻	同:足中指、胫、伏兔、腹、口 筋:足中指支;胫转筋;伏兔转筋;腹筋急;卒口僻 脉:中指不用;骭外廉痛;伏兔痛;贲响腹胀、大腹水肿;口㖞唇胗 异: 筋:脚跳坚,髀前肿,㿉疝,引缺盆及颊,急者目不合,热则筋纵,目不开 脉:狂疟温淫汗出,鼽衄,颈肿喉痹,膝膑肿痛,循膺乳、气街、股、骭外廉、足跗上皆痛。气盛则身以前皆热,其有余于胃,则消谷善饥,溺色黄。气不足则身以前皆寒栗,胃中寒则胀满	是动则病:洒洒振寒,善呻数欠颜黑,病至则恶人与火,闻木声则惕然而惊,心欲动,独闭户塞牖而处,甚则欲上高而歌,弃衣而走,贲响腹胀,是为骭厥。是主血 所生病者,狂疟温淫汗出,鼽衄,口㖞唇胗,颈肿喉痹,大腹水肿,膝膑肿痛,循膺乳、气街、股、伏兔、骭外廉、足跗上皆痛,中指不用 气盛则身以前皆热,其有余于胃,则消谷善饥,溺色黄。气不足则身以前皆寒栗,胃中寒则胀满	胃足阳明之脉

续表

筋	其病	病候同异	是动病、所生病	脉
足太阴之筋	其病:足大指支,内踝痛,转筋痛,膝内辅骨痛,阴股引髀而痛,阴器纽痛,下引脐两胁痛,引膺中脊内痛	同:足大指、膝、股 筋:足大指支;膝内辅骨痛,阴股引髀而痛 脉:足大指不用;股膝内肿厥 异: 筋:内踝痛,转筋痛,阴器纽痛,下引脐两胁痛,引膺中脊内痛 脉:舌本强,食则呕,胃脘痛,腹胀善噫,得后与气则快然如衰,身体皆重。是主脾。所生病者,舌本痛,体不能动摇,食不下,烦心,心下急痛,溏、瘕、泄、水闭、黄疸,不能卧,强立	是动则病:舌本强,食则呕,胃脘痛,腹胀善噫,得后与气则快然如衰,身体皆重。是主脾所生病者,舌本痛,体不能动摇,食不下,烦心,心下急痛,溏、瘕、泄、水闭、黄疸,不能卧,强立,股膝内肿厥,足大指不用	脾足太阴之脉
足少阴之筋	其病:足下转筋,及所过而结者皆痛及转筋。病在此者,主痫瘛及痓,在外者不能俯,在内者不能仰。故阳病者腰反折不能俯,阴病者,不能仰	同:足下、脊(腰) 筋:足下转筋;阳病者腰反折不能俯,阴病者,不能仰 脉:足下热而痛;脊股内后廉痛 异: 筋:所过而结者皆痛及转筋。病在此者,主痫瘛及痓,在外者不能俯,在内者不能仰 脉:饥不欲食,面如漆柴,咳唾则有血,喝喝而喘,坐而欲起,目䀮䀮如无所见,心如悬若饥状,气不足则善恐,心惕惕如人将捕之,是为骨厥。是主肾。所生病者,口热舌干,咽肿上气,嗌干及痛,烦心心痛,黄疸肠澼,痿厥嗜卧	是动则病:饥不欲食,面如漆柴,咳唾则有血,喝喝而喘,坐而欲起,目䀮䀮如无所见,心如悬若饥状,气不足则善恐,心惕惕如人将捕之,是为骨厥。是主肾所生病者,口热舌干,咽肿上气,嗌干及痛,烦心心痛,黄疸肠澼,脊股内后廉痛,痿厥嗜卧,足下热而痛	肾足少阴之脉
足厥阴之筋	其病:足大指支,内踝之前痛,内辅痛,阴股痛转筋,阴器不用,伤于内则不起,伤于寒则阴缩入,伤于热则纵挺不收	同:阴器 筋:阴器不用,伤于内则不起,伤于寒则阴缩入,伤于热则纵挺不收 脉:丈夫癀疝、狐疝 异: 筋:足大指支,内踝之前痛,内辅痛,阴股痛转筋 脉:腰痛不可以俯仰,妇人少腹肿,甚则嗌干,面尘脱色。是主肝。所生病者,胸满呕逆飧泄,遗溺闭癃	是动则病:腰痛不可以俯仰,丈夫癀疝,妇人少腹肿,甚则嗌干,面尘脱色。是主肝所生病者,胸满呕逆飧泄,狐疝遗溺闭癃	肝足厥阴之脉

筋	其病	病候同异	是动病、所生病	脉
手太阳之筋	其病:小指支,肘内锐骨后廉痛,循臂阴入腋下,腋下痛,腋后廉痛,绕肩胛,引颈而痛,应耳中鸣,痛引颔,目瞑良久乃得视,颈筋急则为筋瘘颈肿,寒热在颈者	同:肩臑肘臂、颈、颔、耳、目 筋:肘内锐骨后廉痛;循臂阴入腋下,腋下痛,腋后廉痛,绕肩胛,引颈而痛,颈筋急则为筋瘘颈肿,寒热在颈者;痛引颔;应耳中鸣;目瞑良久乃得视 脉:肩似拔,臑似折,肩臑肘臂外后廉痛;颈痛,颔痛、嗌痛颔肿;耳聋,目黄 异: 筋:小指支 脉:不可以顾,是主液。颊肿	是动则病:嗌痛颔肿,不可以顾,肩似拔,臑似折。是主液所生者:耳聋,目黄,颊肿,颈颔肩臑肘臂外后廉痛	小肠手太阳之脉
手少阳之筋	其病:当所过者即支转筋,舌卷	同:目、颊、耳、肩臑肘臂、小指次指 筋:当所过者即支转筋 脉:目锐眦痛,颊痛,耳聋浑浑焞焞,耳后肩臑肘臂外皆痛,小指次指不用 异: 筋:舌卷 脉:嗌肿喉痹。是主气。汗出	是动则病:耳聋浑浑焞焞,嗌肿喉痹。是主气所生病者:汗出,目锐眦痛,颊痛,耳后肩臑肘臂外皆痛,小指次指不用	三焦手少阳之脉
手阳明之筋	其病:当所过者支痛及转筋,肩不举,颈不可左右视	同:大指次指、肩臑、颈、所过者 筋:当所过者支痛及转筋,肩不举,颈不可左右视 脉:大指次指痛不用;肩前臑痛;颈肿;气有余则当脉所过者热肿,虚则寒栗不复 异: 筋: 脉:齿痛。是主津液。目黄口干,鼽衄,喉痹	是动则病:齿痛颈肿。是主津液所生病者,目黄口干,鼽衄,喉痹,肩前臑痛,大指次指痛不用气有余则当脉所过者热肿,虚则寒栗不复	大肠手阳明之脉
手太阴之筋	其病:当所过者支转筋痛,甚成息贲,胁急、吐血	同:臑臂、肩背、胸 筋:当所过者支转筋痛 脉:臑臂内前廉痛厥;气盛有余则肩背痛风寒,气虚则肩背痛寒;胸满 异: 筋:甚成息贲,胁急、吐血 脉:肺胀满膨膨而喘咳,缺盆中痛,甚则交两手而瞀,此为臂厥。是主肺。咳,上气喘渴,烦心,掌中热。汗出中风,小便数而欠;少气不足以息,溺色变	是动则病:肺胀满膨膨而喘咳,缺盆中痛,甚则交两手而瞀,此为臂厥。是主肺所生病者,咳,上气喘渴,烦心胸满,臑臂内前廉痛厥,掌中热。气盛有余则肩背痛风寒,汗出中风,小便数而欠;气虚则肩背痛寒,少气不足以息,溺色变	肺手太阴之脉

筋	其病	病候同异	是动病、所生病	脉
手心主之筋	其病:当所过者支转筋,前及胸痛,息贲	同:臂肘、腋、胸胁 筋:当所过者支转筋,前及胸痛 脉:臂肘挛急,腋肿,甚则胸胁支满 异: 筋:息贲 脉:手心热,心中憺憺大动,面赤目黄,喜笑不休。是主脉。烦心心痛,掌中热	是动则病:手心热,臂肘挛急,腋肿,甚则胸胁支满,心中憺憺大动,面赤目黄,喜笑不休。 是主脉 所生病者,烦心心痛,掌中热	心主手厥阴心包络之脉
手少阴之筋	其病:内急,心承伏梁,下为肘网。其病:当所过者支转筋,筋痛	同:臑臂、心 筋:当所过者支转筋,筋痛;心承伏梁 脉:臑臂内后廉痛厥、臂厥;心痛 异: 筋:内急,下为肘网 脉:嗌干,渴而欲饮,是主心。目黄胁痛,掌中热痛	是动则病:嗌干心痛,渴而欲饮,是为臂厥。是主心 所生病者,目黄胁痛,臑臂内后廉痛厥,掌中热痛	心手少阴之脉

总之,筋病与脉病之病因,筋病强调寒热,而脉病强调虚实;病位,筋病多在表浅,而脉病多位深里;病情,筋病轻,而脉病重;病候,经筋偏重于肢体病症,而经脉侧重于脏器疾病;症状描述,筋病详肢体病症、略腔窍病,而脉病详脏器病、略肢体病症;主病,筋病为十二筋痹,而脉病涉及气血津液、筋骨脉、五脏虚实等;疗效预后,筋病易治、预后较好,脉病难疗、预后较差。(表 2-7)

表 2-7 经筋与经脉病候分析

	经筋病候	经脉病候
病位	躯干肢体	脏腑、五官九窍
证候	其病	是动病、所生病
	所过者支、痛、转筋	经脉、脏腑、五官病候
疼痛性质	引痛、掣痛、纽痛	肿痛,热痛,寒痛,痛如拔、折、裂
运动障碍	反折、不举、转动、屈伸、俯仰、缩挺、不用	不用
脏器窍病	筋性窍病(耳鸣、目瞑、舌卷、阴器病)及筋性腔病(伏梁、息贲、吐血等)	五官九窍、脏腑病等
病因	寒热	气有余、气不足
主病	经筋痹病、腔窍筋病	气血津液、筋骨脉、五脏病
病位	浅表	深里
病情	轻	重
疗效	取效快、易疗	见效慢、难治
预后	较好	较差

9. 脉病难疗效慢,筋病易治效速　在生理情况下,分布于人体内外的各个脏腑组织器官能否协调统一,平衡阴阳,有赖于经络系统的信息传递,如脏腑之间、五脏五官五体之间等。而人体运动、肢体协调、内脏稳固,则有赖于经筋系统的信息分享,内外协调,缓急阴阳。在病理情况下,经脉可作为传递病邪的途径,可出现由表入里、经病及脏、脏腑同病等多种复杂病情;而经筋"中无有空"(《黄帝内经太素》),不能传递病邪,但由于经筋呈带状分布、"结、合"交叉相联,故临床筋病常表现为经筋上下跨"结"之"支痛转筋",一般涉及病位较局限,继则也可影响同部阳筋或阴筋,久之则阴病及阳、阳病及阴,而阴阳经筋同病,或交叉影响,"维筋相交"。脉病由于涉及阴阳表里、寒热虚实、五脏六腑,故辨证较难,取穴讲究配伍,针法强调有感得气与补泻(单式、复式手法),见效较慢(痛不随针,病必衰去);而筋病,因其病位较浅,病情单纯,故较易诊断,取穴简便(以痛为输),针法简单(燔针劫刺),取效快捷(以知为数)。

经脉与经筋,犹如营气与卫气,可分而不可离。经脉受营血而养,经筋得卫津而用。虽津血同源,营卫同气,但布散不同,功能有别。营气循行经脉,营血受阻则脉病;卫气布散经筋,卫津郁滞则筋病,临床当分而治之。脉病调经,调经针法重视有感得气,强调"盛则泻之,虚则补之,热则疾之,寒则留之,陷下则灸之,不盛不虚,以经取之"[19],即经脉为病,主分虚实。淫邪痰瘀,阻滞经脉为实;营血不足,经脉失养为虚。临证当确定病脉,循经取穴;分清虚实,有感得气,施针补泻。而筋病舒筋,舒筋刺法追求无感得气[20],强调"燔针劫刺[21],以知为数[16],以痛为输"。即经筋为病,邪郁卫气,气不布津所致筋急、筋纵的病理变化[22],表现为筋痹与窍腔之疾。筋中无空,不能传输病邪,邪侵袭筋,气津结聚之处即为病痛所在,故以"以痛为输"为主要取穴原则[15];气郁筋挛为主要病理改变,故疏导卫气,即可舒筋解挛,速治筋病。所以,临证当分清筋病还是脉病,辨病施治,筋病舒筋,脉病通脉,方能有的放矢,增进疗效。在此特将脉病通脉针法,称为脉针;将筋病舒筋针法,称为筋针。

综上所述,经脉与经筋,具有各自的生理功能、病理特性、诊治方法等。如仍将临床一些典型的、与经筋有关的筋肉关节病证,笼统地以经脉所过进行解释,而未落实到具体的病变部位——经筋,阐明其病理特征,这无疑不利于对筋肉、关节等经筋病证的临床诊疗,同时也妨碍了针灸学中有关经筋理论的弘扬与发展。由此提出"筋脉系统"假说,将脉道中空,与营血相关,具有输送气血、传递信息功能的十二经脉、奇经八脉、十五络脉等,称脉络系统;将筋皮无空,与卫气相关,具有主管运动、保卫机体功能的十二经筋、十二皮部等,称筋皮系统;十二经别则为十二经脉的别行部分,通过离入出合,加强了表里脏腑之间的联系以及阴经与头面部的联系。

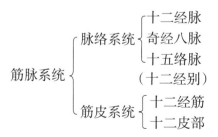

临证将筋脉病分为两类,即脉络病与筋皮病,辨病随证施治。筋皮病,筋针浅刺,无感得气,调畅卫气,舒皮柔筋治之;脉络病,脉针深刺,有感得气,刺络放血,调补营血,疏通脉络治之。如此才能有的放矢,增强疗效。

附：调气分营卫　（作者：刘农虞、庄艺、范乾）

我们在筋针的研创过程中，发现了筋针的"无感速效"特点，对此美妙针法进行了深入研究。研读《黄帝内经》，发现《黄帝内经》中记载了多种针刺方法，经归纳整理为3类针刺方法，即调形针法、调气针法、调神针法，从中揭示了调气之"调营气、调卫气"针法。

调形针法，源自《灵枢·官针》。形，是指生命的外在物质框架结构形态，是人体生命的实体部分。形体组织结构完整与得位是保证人体正常生命活动的基础和根本。一旦形体组织遭受外来暴力或慢性劳损导致组织结构损伤、异常或错位，均可导致疾病。《黄帝内经》中提出的调形针法就是针对这类病证而设立的针刺方法，详见《灵枢·官针》中介绍的各种治痹刺法，如输刺、短刺治骨痹法，关刺、恢刺治筋痹法，豹文刺、经刺、络刺、赞刺治脉痹法，浮刺、分刺、合谷刺治肌痹法，毛刺、半刺治皮痹法等。调形针法强调"针至病所"，即针尖直达病变所在部位，如小针刀、长圆针等。

调气针法源自《黄帝内经》，在多个篇章中有所论述，也是《黄帝内经》针法中最为注重的针法。调气针法追求"气至病所"，如脉针、筋针等。

调神针法源自《黄帝内经》，如《灵枢·终始》所云"必一其神，令志在针，浅而留之，微而浮之，以移其神，气至乃休"，《灵枢·九针十二原》所云"迎之随之，以意和之，针道毕矣"。调神针法重视"神（意）至病所"，如意针等。

调形针法、调气针法、调神针法是3类不同的针法。本文重点研讨调气针法。以往调气针法仅重视调营（气）针法，淡忘了调卫（气）针法，而针灸临床大多出现的是卫郁邪滞的经筋病证，如运动神经系统疾病等，但大多以调营气针法诊治，因法不对症而临床疗效欠佳。为此，解密《黄帝内经》调气针法，剖解调营气、调卫气针法，可为提升临床针灸分别诊疗脉络病、脏腑病、经筋病等提供一个新的思路。

中医十分注重"气"，认为气是机体运行不息的精微物质，是构成人体和维持人体生命活动的基本物质之一，具有推动和调控人体新陈代谢，维系人体生命活动的功能，可谓"有气则生，无气则亡"。气根据功能或分布部位不同，分别命名为正气、真气、宗气、精气、经气、营气、卫气、脏腑之气等。

经络学说是中医理论的重要组成部分。经络系统是沟通人体表里内外，联系上下左右，网络周身前后，将五脏六腑、四肢百骸、五官九窍、筋骨肌皮联成统一整体的组织结构。如《灵枢·海论》曰："夫十二经脉者，内属于腑脏，外络于肢节。"经络系统包括十二经脉、奇经八脉、十五络脉、十二经别、十二经筋、十二皮部等。而经气的通畅是维护健康之本，可谓"气和则康，气逆则恙"。如《灵枢·经脉》所言："经脉者，所以能决死生，处百病，调虚实，不可不通。"为此《黄帝内经》十分重视针刺调气。如《灵枢·官能》曰："工之用针也……明于调气。"《灵枢·刺节真邪》又曰："用针之类，在于调气。"这里提到的调气，即调经气。为此，《针灸学》中介绍了各种毫针刺法，强调在得气的基础上，根据虚实施行补泻手法，如徐疾、迎随、提插、呼吸、开阖等单式补泻手法，烧山火、透天凉、阴中引阳、阳中引阴、子午捣臼、龙虎交战等复式补泻手法，以及平补平泻手法等调气针法。但针灸临证使用中，不少未能取得"如风吹云""如汤泼雪"般的治疗效果。究其原因，是因为针灸临床大多出现的是卫郁邪滞的经筋病证，如运动神经系统疾病等，少数是经脉营阻的脉络病，然针刺治疗统言调气，不分营卫，因法不对症而临床疗效欠佳。为此，解密《黄帝内经》调营气、调卫气针法，可为提升临床针灸诊疗经筋病、脉络病，乃至脏腑病提供一个新的思路。

经气源自水谷之气，根据其功能与分布部位的不同，分别命名为营气与卫气。《素问·痹论》曰:"荣者,水谷之精气也,和调于五脏,洒陈于六腑,乃能入于脉也,故循脉上下,贯五脏,络六腑也。卫者,水谷之悍气也,其气慓疾滑利,不能入于脉也,故循皮肤之中,分肉之间,熏于肓膜,散于胸腹。"《灵枢·本脏》曰:"卫气者,所以温分肉,充皮肤,肥腠理,司开合者也。"可见营卫之气分别行于脉络内外,其分布部位不同,功能各司其职,由此提出了"筋脉系统假说",将经络系统调整而分为两大系统,即脉道中空,与营血相关,具有输送气血、传递信息功能的十二经脉、十五络脉、奇经八脉、十二经别等,称脉络系统;筋皮无空、禀受卫气,具有主管人体运动、护卫机体功能的十二经筋、十二皮部,称筋皮系统。

十二经脉是脉络系统的主体,营气行于脉中,"内属于腑脏,外络于肢节"(《灵枢·海论》)。十五络脉加强了表里经脉在体表的联系,十二经别加强了表里属络脏腑间的联系,奇经八脉则通过对十二经脉的整合、沟通联系而发挥蓄积、渗灌调节十二经脉气血的作用。故脉络系统,脉道中空,以通为用,输送营血,营养脏器,传递信息,平衡阴阳;一旦脉络不通,血气不和则百病变化而生,正如《素问·调经论》所云"血气不和,百病乃变化而生,是故守经隧焉",《灵枢·经脉》所云"经脉者,所以能决死生,处百病,调虚实,不可不通"。为此临证根据病位病情的不同,选取十四经穴为主,在酸麻胀重等得气的基础上,施行各式针刺补泻手法而达祛邪扶正的目的。这种诊疗思路主要针对邪阻脉络、脉道不通所致脉络病,久之影响其所属络脏腑病证的治疗。

反观针灸临床,大多为运动神经系统疾病,表现为疼痛与运动障碍为主,属中医痹病范畴。痹病有不通则痛、不荣则痛以及筋(肌)急则痛之别,临证当分而治之。外邪入侵,痰瘀内结,阻滞脉络,营血受阻,不通则痛,其病在脉,其本在营;脏腑虚损,气血不足,不荣则痛,其病在脏;寒侵卫郁,寒则筋急,筋(肌)急则痛,其病在筋,其本在卫。如《针灸大成》曰:"百病所起,皆始于荣卫,然后淫于皮肉筋脉。"根据"治病必求其本"的原则,对不通则痛者,应调营通脉止痛;筋(肌)急则痛者,则调卫缓急止痛。如《灵枢·刺节真邪》言:"用针之类,在于调气……以通营卫,各行其道。"《针灸大成》言:"百病所起,皆始于荣卫,然后淫于皮肉筋脉……是以刺法中但举荣卫,盖取荣卫逆顺,则皮骨肉筋之治在其中矣。以此思之,至于部分有深浅之不同,却要下针无过不及为妙也。"那么,毫针如何调营、调卫?然《黄帝内经》中仅言"调气"而未明言调营气、调卫气针法,为此研读《黄帝内经》有关经文,结合针灸临床实践,分述如下,以此抛砖引玉。

1. 调营气针法

(1)以脉为本,主取经穴:针灸临床根据病情确定病变经脉,选取相应经穴为主进行调治。腧穴分经穴、奇穴、阿是穴3类。经穴(十四经穴)是指具有固定的名称、位置,且归属于十四经脉(十二经脉和任脉、督脉)系统的腧穴。临床揣穴,有时经穴位置稍有偏差,但均在经脉循布之处,故有"宁失其穴,不失其经"之说。部分奇穴也分布于经脉之上,如阑尾穴、胆囊穴等。

(2)针刺至脉,激活营气而得气,呈现酸麻胀重等经气感应:临床针灸,辨证确定病经,循经取穴,穴在脉上,针刺至脉,"营在脉中"(《灵枢·营卫生会》),可激活营气而得气,使针刺部位获得"酸麻胀重或循经感传"的经气感应。如患者针刺部位有酸麻胀重等自觉反应,有时还出现热、凉、痒、痛、抽搐、蚁行等感觉,或呈现沿着一定方向和部位循经性的传导和扩散现象;少数患者还会出现**循经性**肌肤眴动、震颤等反应,有时还可见到针刺腧穴部位的**循经性**皮疹带或红、白线状现象;而同时医者的刺手也能体会到针下沉紧、涩滞或针体颤动等反应。得气与否以及得气速迟与疗效有关,一般得气迅速时疗效较好,得气迟缓时疗效就差,若不得气就可能无效。如《金针赋》曰："气速效速,气迟效迟。"《标幽赋》云："气速至而速效,气迟至而不治。"《针灸大成》亦云："下针若得气来速,则病易痊而效亦速也。气若来迟,则病难愈而有不治之忧。"若刺之不得气,当分析其原因,如因取穴定位不准,或针刺角度有误、深浅失度,针刺未及经脉(未激活营气)而不得气,对此应重新调整经穴的针刺部位、角度、深度,务求针刺至脉,激活营气而得气。

(3)根据病情,择用针刺手法:临床辨证确定脉络病、或脏腑病。如单纯的邪阻脉络之症,则采用平补平泻手法导气通脉即可。如瘀血阻络者,可刺络放血治之。如脏腑虚实之证,则虚则补之,实则泻之而选用毫针补泻手法,如徐疾、迎随、提插、呼吸、开阖等调营单式补泻手法,进而采用调营复式补泻手法如烧山火、透天凉等,此主要适用于单纯脏腑虚实病证;如虚实夹杂病证,则可应用补泻兼施的复式调营手法,如阴中引阳、阳中引阴、子午捣臼、龙虎交战等。

(4)重视诊脉,强调气至脉和:调气针法,强调气至而有效。调营气针法,根据脉络病候,确定病脉,循脉选取经穴,针刺至脉,激活营气,出现酸麻胀重等有感得气后,择用针刺补泻手法(邪阻脉道则采用平补平泻之导气手法、内在脏腑病证随虚实选用针刺补泻手法),从而达到脉道通畅,补虚泻实、阴平阳秘而气至;其疗效有滞后现象,但"气至而有效"可通过诊脉测知。正如《灵枢·终始》所言:"所谓气至而有效者,泻则益虚,虚者脉大如其故而不坚也,坚如其故者,适虽言故,病未去也。补则益实,实者脉大如其故而益坚也,夫如其故而不坚者,适虽言快,病未去也。故补则实,泻则虚,痛虽不随针,病必衰去……所谓谷气至者,已补而实,已泻而虚,故以知谷气至也。邪气独去者,阴与阳未能调,而病知愈也。故曰补则实,泻则虚,痛虽不随针,病必衰去矣。"故调营气时,要注重诊脉,脉势转变是气至的标志,临证呈现阴阳调和需时之"痛不随针"的滞后现象,临床往往针后半日或数次针刺方才见效。

(5)气至脉和,气调而止:调营气针法,追求气至脉和,而不是以"痛随针去"为标志,一旦气至脉和,则为调营取效之气调状态,即可出针或静留针增效。如脉气不和则继续施行上述针刺手法,直至气至脉和,气调而止。如《灵枢·终始》曰:"凡刺之道,气调而止。"《灵枢·九针十二原》云:"刺之而气不至,无问其数;刺之而气至,乃去之,勿复针。"

2. 调卫气针法

(1)经筋禀受卫气,刚柔相济,主管运动:查阅相关文献,从经筋禀受卫气,始发于足太阳;经筋受卫气于四末,数筋并发;经筋乃卫气输布之处;卫气与邪气相合则筋痹等方面进行分析,发现经筋与卫气密切相关。卫为水谷之悍气,其性慓疾滑利,行于脉外,温养经筋,静则柔、动则刚而发挥主管人体运动(包括肢体关节运动、脏器蠕动、九窍活动等)的作用。如《素问·痹论》言:"卫者,水谷之悍气也,其气慓疾滑利,不能入于脉也,故循皮肤之中,分肉之间,熏于肓膜,散于胸腹。"《素问·生气通天论》言:"阳气者,精则养神,柔则养筋。"《灵枢·经脉》言:"筋为刚。"《素问·痿论》言:"宗筋主束骨而利机关也。"一旦邪侵卫郁,经筋失养,筋急筋纵,运动失常,则出现筋性痹病、筋性腔病与筋性窍病等。由此提出"卫筋学说"。

(2)选取"以痛为输"之邪侵卫郁处为穴:一旦卫气不足,腠理空虚,风夹寒湿,乘虚侵袭,入腠袭筋,卫郁不达,经筋失温,则致筋病。因经筋分布与卫气输布之处(循皮肤之中,分肉之间,熏于肓膜,散于胸腹)大致相近,加之筋中无空,不能传输病邪,故其病变多集中于入腠袭筋之体表经筋循布之处。但由于风邪善行数变,侵袭人体无常处,只要卫气与之相应,邪气得以入腠袭筋,就能致病,其病机为"经筋之病,寒则反折筋急,热则筋弛纵不收,阴痿不用。阳急则反折,阴急则俯不伸",可见筋病,寒则筋急,筋急则痛则结;热则筋纵,筋纵则痿软不用。筋痛、筋结、筋舒等病理反应点,居无定处,随病而显,与经穴具有明确定位、名称、归经不同,但可循筋揣穴,以痛为腧、以结为腧、以舒为腧而得。因证候主要表现为筋痛,并以压痛为主要病理反应,故《灵枢·经筋》概括为"以痛为输"。

（3）针刺脉外,取卫得气,出现"针游于巷"之经气感应:临床针灸,辨证确定筋病,循筋取穴,选取脉外经筋病灶处为穴,针刺分肉之间,即皮下卧针浅刺,避免刺及经脉、络脉,激活位于脉外之卫气("卫在脉外",《灵枢·营卫生会》)而得气,使针刺部位获得"针游于巷"之经气感应。如《素问·调经论》言:"取分肉间,无中其经,无伤其络,卫气得复,邪气乃索……取气于卫……病在气,调之卫。"

黄龙祥认为,肌与肉之分界曰"分肉之间",简曰"分肉",乃表里、营卫之分界。肉之上至皮曰表曰卫;肉以下曰里曰营也。肌肉之间的肓膜又曰"肉肓",系卫气常规循行路径的主干道,也是经脉之所在。故我们采用皮下卧针浅刺之法,避免刺伤脉络,激活脉外之卫气而得气。如《针方六集》曰:"天应穴,即《千金方》阿是穴。《玉龙歌》谓之'不定穴'。但痛处,就于左右穴道上卧针透痛处泻之,《经》所谓'以痛为腧'是也。"《难经·七十一难》曰:"刺荣无伤卫,刺卫无伤荣,何谓也?然:针阳者,卧针而刺之。刺阴者,先以左手摄按所针荣俞之处,气散乃内针。是谓刺荣无伤卫,刺卫无伤荣也。"其得气表现为"针游于巷"等经气感应,如患者针刺部位有针在皮下游动之感,而无酸麻胀重痛等感觉,同时医者刺手也有针入空巷的感觉。如《素问·气穴论》曰:"气穴之处,游针之居。"《灵枢·邪气脏腑病形》曰:"刺此者,必中气穴,无中肉节。中气穴则针游于巷,中肉节即皮肤痛。"

（4）辨证分寒热,针法有纵横(燔针劫刺):"经筋之病,寒则反折筋急,热则筋弛纵不收,阴痿不用。阳急则反折,阴急则俯不伸。"可见,筋病大多寒则筋急、热则筋纵而影响经筋主管运动的功能,表现为筋急则痛、筋纵则痿等。调卫气刺法不分寒热,均主要采用皮下纵刺或横刺的方法,激活卫气,柔筋缓急,从而恢复经筋动静结合、刚柔相济的功能。如《灵枢·本脏》言:"卫气者,所以温分肉,充皮肤,肥腠理,司开合者也……卫气和则分肉解利,皮肤调柔,腠理致密矣。"《素问·痿论》言:"宗筋主束骨而利机关也。"

（5）注重速效,追求气至即效:调气针法,强调气至而有效。调卫气针法,由于卫为水谷之悍气,其气剽疾滑利,善行速达,一旦激活卫气即可见效。如《灵枢·九针十二原》言:"刺之要,气至而有效,效之信,若风之吹云,明乎若见苍天,刺之道毕矣。"《灵枢·经筋》言:"以知为数。"故调卫气时,注重速效,针入见效是气至的标志。临证时还可利用此法自我检验,如取穴是否精准,刺法是否得当等。

（6）气至脉和,气调而止:调卫气针法,追求气至即效,见效是气至的标志,一旦气至见效,则为调卫成功,即可出针或动留针,如效不显,或疗效不稳定,可采用动筋激卫手法增效。如卫气未能激活则可采用动筋激卫手法,直至气至效见,气调而止。如《灵枢·终始》曰:"凡刺之道,气调而止。"《灵枢·九针十二原》曰:"刺之而气不至,无问其数;刺之而气至,乃去之,勿复针。"使用调卫气针法诊治经筋病取得了可喜的临床效果。

综上所述,《黄帝内经》调气针法当分营卫。病在脉络、脏腑,根在营,当调营,即选取经穴,针刺及脉,激活营气,在有感(酸麻胀重等)经气感应下,脉络病以平补平泻导气法治之,脏腑病随虚实分别采用补泻手法,气至脉和而愈。病在筋皮,本在卫,当调卫,即选取筋穴,针刺脉外(皮下),激活卫气,在无感(游巷针感)经气感应下,纵横平刺,气至即效收功。

（六）经筋与脏腑的关系

经筋因入体腔而不属络脏腑,故不如经脉与脏腑般的关系密切,但经筋有赖于脏腑化生的气血津液的濡养而发挥"主束骨而利机关"的作用。经筋深入体腔,对内脏器官的相对稳定、气机顺畅具有一定作用。故经筋与脏腑也有一定关系。

1. 经筋与肝的关系 经筋与五脏的关系,最为密切的是与肝的关系。

其一,肝主筋。《素问·宣明五气》曰"肝主筋",是指筋受肝血所养而用。故有"肝之合筋也"(《素问·五脏生成》)、"肝者……其充在筋"(《素问·六节藏象论》)、"食气入胃,散精于肝,淫气于筋"(《素问·经脉别论》)、"脏真散于肝,肝藏筋膜之气也"(《素问·平人气象论》)之说。若肝血不足,必影响经筋而筋病。

其二,肝藏血,是指肝具有贮藏血液、调节血量的功能。肝将脾胃化生的定量之血贮藏,以备机体应急所需,故肝有"血库"之称;同时肝在机体应急之时,调节分配血量,以供机体各部位不同的需要。生理情况下,人体各部位的血量是相对恒定的,当人体处于情绪稳定、安静休息时,机体外周血量需求不多而血归藏于肝,故《素问·五脏生成》曰"人卧血归于肝";但当机体活动,尤其是剧烈运动、情绪激动时,肝及时将血输送到外周,以适应机体的需要,则"足受血而能步,掌受血而能握,指受血而能摄"(《素问·五脏生成》),而机体运动、静动瞬变、跳跃奔跑等均为经筋所司,全赖肝藏血的功能。如肝血不足,筋失所养,而见筋弱不刚、行动迟缓、不耐劳作、风寒易侵等,故《素问·上古天真论》曰"七八肝气衰,筋不能动"。故临床上老年人常见肢体行动缓慢、麻木酸痛、活动欠利等。

其三,肝主疏泄,是指肝能使机体气机保持通畅,在内使脏腑气机升降有度,在外使气血运行、津液输布,阴阳协调。如肝失疏泄,就筋病而言,在内影响脏腑气机升降而出现"上乘眇季胁痛,上引缺盆膺乳""腹筋急,引缺盆""阴器纽痛,下引脐两胁痛,引膺中""息贲""伏梁"等;在外妨碍气津输布而出现"其病当所过者支转筋痛"等。

其四,病理情况下,肝病及筋,筋病也可及肝。如《素问·气厥论》曰:"脾移寒于肝,痈肿筋挛。"《素问·五脏生成》曰:"肝气热,则胆泄口苦筋膜干,筋膜干则筋急而挛,发为筋痿。"可见寒热肝病可影响筋而病。反之,筋病日久也可内传于肝而病。如《素问·痹论》曰:"筋痹不已,复感于邪,内舍于肝。"

2. 经筋与脾胃的关系 其一,脾胃为后天之本,主要是指其有"主运化"的功能,包括运化水谷与运化水液。脾进一步消化、吸收经胃初步腐熟的水谷,将精微物质上输于肺,并通过肺的肃降而输布全身,正如《素问·经脉别论》曰"饮入于胃,游溢精气,上输于脾。脾气散精,上归于肺"。经筋分布周身体表,有赖于气血的濡养,尤其是行于脉外的卫气温熙而发挥阳刚之性。

其二,脾主四肢,同时还可转输精微于四肢筋肉,即《素问·厥论》曰"脾主为胃行其津液者也"。如脾气健运,精气输布,筋肉充养,则活动轻劲有力;若脾失健运,气津不布,轻则气滞津聚、筋结而痛,重则筋肉失养、筋弱不用。正如《素问·太阴阳明论》曰:"四肢皆禀气于胃而不得至经,必因于脾乃得禀也。今脾病不能为胃行其津液,四肢不得禀水谷气,气日以衰,脉道不利,筋骨肌肉皆无气以生,故不用焉。"可见四肢经筋的强健与脾气散精有关。

3. 经筋与肺的关系 肺主气、司呼吸,是指肺通过呼吸吸入自然之清气,与脾胃化生的精气,汇聚于肺形成宗气,是气之本,正如《素问·六节藏象论》曰"肺者,气之本"。气通过肃降输布全身,根据分布部位不同而各有称谓。如布于经络、经筋的称经气,输于脏腑的叫脏气,行于脉中的称营气,散于脉外的叫卫气。肺还有宣散卫气,输津于表,调节腠理,开合汗孔的功能。经筋位于腠理,禀受卫气温煦,津液濡养,而卫气、津液均受制于肺,故肺健则气津输布而筋柔,刚柔相济;肺弱则气津不布,邪结腠理而筋强,筋强则僵硬挛急,表现为"阳急则反折,阴急则俯不伸"等。

4. 经筋与肾的关系　肾藏精。精是人体生命活动的最基本物质,来源于父母,得后天水谷精气的充养,主宰人体的生长、发育、生殖。而筋属机体的一部分,司肢体运动,如肾精不足,同样会影响筋的生长、发育。正如《素问·上古天真论》曰:"女子……四七,筋骨坚","丈夫……三八,肾气平均,筋骨劲强……四八,筋骨隆盛,肌肉满壮……七八,肝气衰,筋不能动"。临床老年人多见的退化性关节病变,大多与精亏筋弱有关。

5. 经筋与心的关系　心为五脏之首,主血脉,与经脉关系密切,而经筋与经脉唇齿相依。心气足则脉道通畅,经气旺盛,营血盛于脉中,卫津充于脉外,各司其职。如心病则血脉不畅,必定影响营卫之气运行,营阻则脉病,卫滞则筋病,也可经病及筋、筋脉同病。这是中风后遗症患者常见肢体拘挛的原因,故治疗时当调畅经脉的同时,配合舒筋缓急,方能收到良效。

(七) 经筋与肌肉、筋膜

经筋与西医学的筋膜、肌肉等结缔组织关系较为密切。为了能深入了解并掌握有关经筋理论,认识筋膜、肌肉等组织将有助于加深对经筋理论的理解与筋针疗法的临床应用。

1. 肌肉的最基本单位是肌细胞　肌细胞由许多肌原纤维组成。肌原纤维由一束肌节组成,其周围有横管围绕。横管与穿入的肌浆网构成微管系统,运送肌肉收缩所必需的化学刺激物——钙。肌节由许多肌丝组成,是肌细胞收缩的基本单位。引起肌肉收缩的细丝叫做肌丝,由肌球蛋白丝与肌动蛋白丝组成;前者较粗,后者较细,二者彼此平行重叠排列,形成骨骼肌特有的条纹。其中,肌球蛋白丝是肌肉收缩的原动力,其球状头伸展到肌动蛋白丝的收缩部位并引起收缩。

一般来说,肌细胞的数量一生中基本保持不变。虽然可通过锻炼使肌肉强健,但变化的是肌细胞或肌纤维可收缩的容积而不是肌细胞或肌纤维的数量。肌细胞长度仅次于神经细胞,某些肌细胞长度可达到28cm。肌细胞为了适应机体的各种生理需要,由多个细胞核分担与应付。肌细胞之间穿行着神经,当神经冲动传递到神经肌接头(神经系统与肌肉系统之间的接触点)时产生兴奋,钙离子从肌浆网中释放出来进入肌丝周围的液体中,诱使肌球蛋白丝的头黏附到肌动蛋白丝上并引起弯曲,促使肌动蛋白丝互相靠拢、重叠。当许多肌细胞中的肌节应答时,肌肉就产生收缩。肌肉组织收缩时,其长度可缩短约40%。当神经刺激停止时,钙离子主动回到横管,肌球蛋白丝的头脱离肌动蛋白丝而收缩结束。但肌肉本身不能自动恢复到原先的位置,必须在其再次收缩变短前,依靠外力如重力或拮抗肌的作用而实现。如一旦肌肉回复不到原来的位置,其部位就会出现筋结。每个肌细胞接受一个神经元支配,但一个神经元可以同时支配多个肌细胞而发挥协同作用。一个神经元所支配的所有肌细胞,称一个运动单位。每个肌细胞各有独自的神经肌接头,而神经细胞通过突触(神经细胞彼此通过化学物质相互联络的接触点)联系。肌肉收缩就是通过神经肌接头发放冲动至肌肉组织而实现的。

筋针的针刺方向与肌肉的结构,即肌纤维的排列与产生力量的轴线等密切相关。肌肉和肌肉某一特定部分的运动由肌纤维的排列所决定;而肌肉活动的方向和类型由肌肉特定部分的纤维方向所限定。其主要分为以下一些类型:羽状、平行状与聚集状。羽状包括单羽状、双羽状、多羽状。①单羽状,其纤维与力量轴线形成单一角度,如股外侧肌和股内侧肌;②双羽状,其纤维与力量轴线形成两个角度,如股直肌;③多羽状,其纤维与力量轴线形成多个角度,如三角肌;④平行状,其纤维与力量轴线平行,如肱二头肌;⑤聚集状,其纤维从较宽阔的区域向较狭窄的部位聚集,形成扇状,如胸大肌。这是筋针多向刺法应用的结构基础。

人体的肌肉活动,都是有限度、有节制的运动,因为每一肌肉活动时均有相拮抗的肌肉加以协调而完成,这一组肌肉,称主动肌与拮抗肌。主动肌是肌肉带动关节活动的始发者,拮抗肌是协调活动而使关节有节、有度运动的保证者。前者肌肉缩短屈曲关节,称向心性收缩,而后者肌肉伸长控制关节,称离心性收缩,二者一阴一阳,协调平衡。如肱二头肌与肱三头肌,是屈伸肘关节的一对主要拮抗肌肉,它们分别位于上臂的内外侧,屈肘时肱二头肌为动源,肱三头肌协调配合;伸肘时肱三头肌为动源,肱二头肌协调配合。当某一肌肉病变时,平衡即被打破,轻则不能做精细动作,重则关节出现异常活动。筋针中的偶刺法就是针对这种情况,阴阳同治,方能奏效。如腰痛使腰部屈伸受限时,有时可针刺腹直肌部位之筋穴而达到治疗效果。

一般来说,临床上肌肉的损伤程度可分为 3 级:①轻度:有一小部分肌肉的肌纤维撕裂,伴有少量出血,用力或按压时患部引起疼痛,无明显肿胀,功能轻度受限;②中度:有相当多肌肉的肌纤维断裂,伴有血肿现象,受伤肌肉明显肿胀,肌力减弱、功能受限;③重度:肌肉的肌纤维全部断裂,多见于肌肉与肌腱的交合处,局部明显血肿,肌肉功能完全丧失,断裂处出现凹陷,断裂肌肉缩至两端点而隆起。筋针对轻中度损伤有一定治疗作用,而重度损伤建议外科手术治疗。(《基础临床按摩疗法——解剖学与治疗学的结合》,詹姆斯·H·克莱等编著,李德淳等翻译,天津科技翻译出版公司 2004 年出版)

2. 筋膜 有广义、狭义之分,狭义是指浅、深筋膜,广义是指固有结缔组织、特殊结缔组织。

浅筋膜位于皮下,称皮下筋膜,分布全身,其内含有丰富的神经末梢、皮神经、皮下静脉、皮下动脉、毛细血管、淋巴管等,其间充填着丰富的脂肪组织,属疏松结缔组织;深筋膜称固有筋膜,位于浅筋膜的深层,以纤维组织为主,分布于体表的肌肉与其间的神经、血管,并深入体腔。筋膜是一类结缔组织,还可以肌腱、韧带、腱膜、滑膜、椎间盘、瘢痕组织等形态出现,根据其分布部位的不同赋予不同的名称。如位于皮下包裹肌肉的称筋膜;附着于骨的称肌腱,连接关节的称韧带,分布于骨周围的称骨膜;深入关节腔内的称滑膜;位于神经的称神经内外膜;进入脑、脊髓的称脑脊膜;分布于体腔的称胸腹膜,包裹心脏的称心包膜;位于椎体间的称椎间盘等。

固有结缔组织包括疏松结缔组织、致密结缔组织、脂肪组织及网状组织;特殊结缔组织包括骨组织、软骨组织、血液与淋巴等。

筋膜具有以下功能:

(1)支架作用:筋膜覆盖于各脏腑组织器官表面,维护其一定的形态,并稳定其相对的位置。如筋膜有损,则组织失去保护易损、肌肉力向改变、骨节松弛错位、滑膜间盘退化、内脏九窍移位等,这是筋病的病变机制。

(2)分隔作用:筋膜可深入各组织,使各组织相对独立,生理情况下发挥各自功能,病理状态下可阻隔病菌的扩散。筋膜损伤后,轻则精细动作难以完成,重则发生关节粘连,运动受限、窍腔脏器移位、气机紊乱等。

(3)联动作用:筋膜分布全身,联系筋肉关节;神经系统有赖于筋膜的支撑传递信息,让肢体在神经的支配下产生联动。如筋膜受损,则神经信息难以传递,骨节连结断裂,肢体出现异常运动或运动功能丧失。

(4)营养作用:血管、淋巴系统均有赖于筋膜的支撑而保持通畅,提供能量。如组织离开了筋膜,失去了营养供给,则肌肉功能减退,骨质丢失疏松,韧带强度变弱,滑液泄流失润等。

(5)再生作用:筋膜中含有结缔组织细胞(成纤维细胞),在病理情况下可再生结缔组织,修复肌腱、韧带、筋膜、软骨等,但同时由于增厚而形成瘢痕组织或导致组织间发生粘连,甚至组织发生纤维化、骨化等,这就是临床"筋病及骨"的病理机制。

3. 肌筋膜损伤的病因病理 肌筋膜损伤的原因有:缺氧,妨碍组织的有氧代谢,阻碍线粒体的氧化磷酸化;机械、高温、低温等物理因素的直接或间接损害;局部封闭、肌内或静脉注射、某些药物导入等化学刺激;某些细菌、病毒感染等的生物侵及;肌筋膜先天性发育畸形等。

肌筋膜损伤分为两类:一类是组织的断裂,如各种开放性损伤、严重的闭合性损伤所致的组织细胞断裂;另一类是组织细胞代谢障碍所致形态改变,包括萎缩、变形及坏死,其中萎缩、变形是可逆的,而坏死是不可逆的。

修复与再生:损伤造成机体部分细胞和组织丧失后,机体对所形成缺损进行修补恢复的过程,称修复。组织损伤后,由周围同种细胞进行修复的过程,称再生。再生有生理性再生、病理性再生,前者是在生理情况下,组织细胞代谢死亡,又被同类组织细胞替代,属新陈代谢;后者是在病理情况下,组织细胞受损,由再生组织细胞取代。如组织细胞损伤较轻,再生细胞完全取代恢复原有结构与功能,则为完全性再生;如组织细胞损伤严重,由新生的肉芽组织替代,不能恢复本来的结构与功能状态而形成瘢痕等。

纤维组织再生:在局部组织损伤的情况下,邻近的静止纤维母细胞或未分化的间叶细胞分裂增殖。当停止分裂后,合成和分泌胶原蛋白,并在细胞周围产生长梭形的胶原纤维细胞。如骨骼肌受损的肌纤维膜还完整,则由残存的肌细胞胞核分裂,产生并融合成带状肌浆,形成先纵纹后横纹的肌纤维。如肌纤维断裂,其膜破损,则由结缔组织再生修复。平滑肌的再生能力较骨骼肌差,主要由纤维结缔组织再生修复。

肌筋膜炎的病理:一般为无菌性炎症,多由寒凉、潮湿、慢性疲劳等导致,大多侵及筋膜与肌肉。发病早期,局部组织受到致病因素刺激,局部微循环血流减慢,组织细胞灌流不足而妨碍代谢,导致组织充血、水肿、渗出增加等一系列细胞形态改变。局部慢性劳损、局部压迫,也可直接影响组织细胞的微循环功能而发生代谢障碍。中期,在肌肉、筋膜的结缔组织内,形成白色纤维萎缩和瘢痕化,逐渐形成微小结节,重者可形成大结节,体表用手可触及。这种位于肌肉或筋膜中的小结节,实际是软组织的弥漫性小病灶,其不断向四周散发异常冲动,并刺激末梢神经的轴突,诱发神经反射而引起持续性疼痛等一系列症状。散在的结节可连接成块状,如其中含有细小神经分支,因白色纤维组织的收缩而卡压神经末梢,是形成持续性疼痛的解剖学基础。在白色纤维聚结之筋结处有压痛,尤其在深筋膜表面处有裂隙,因其下方的张力较大而使脂肪组织突出,形成筋膜脂肪疝。中年女性多见。

肌腱、韧带损伤的病理:其原因有内因与外因。年龄、体质是主要内因,而直接暴力、间接暴力、慢性劳损是主要外因。在内外因的作用下,肌腱韧带损伤,可使腱细胞、纤维组织等直接受害,也可由于组织损伤,产生肿胀、缺氧、缺血,使线粒体氧化代谢障碍,ATP 减少而ADP 增加,使磷酸果糖酶活性增强,加速糖酵解。细胞内糖原减少,乳酸增多,pH 下降,糖酵解产生的 ATP 减少,细胞代谢障碍,酸性水解酶增加,细胞体、细胞核、细胞膜遭到破坏,甚至溶解、消失,细胞萎缩、变性、坏死,导致肌腱韧带损伤和功能障碍而出现疼痛、肿胀、运动障碍等一系列症状。

疼痛是局部组织细胞的代谢产物刺激神经末梢所致。一般早期疼痛,主要是损伤炎症反应物所致,以刺痛、剧痛、胀痛为主;而中后期,纤维组织增生,炎性粘连、瘢痕组织形成,影响肢体活动,以慢性牵扯痛、钝痛为主。

肿胀:肌腱、韧带损伤一般本身肿胀不明显,但其周围疏松结缔组织较多,周围组织肿胀明显。

功能障碍:一般由两种原因导致。大多数是局部疼痛而产生的保护性反应,少数是肌腱韧带损伤或伴有的神经损伤所致,表现为神经支配区域的感觉与运动障碍。肌腱韧带损伤根据其损伤程度,分为完全性断裂和不全性断裂,前者运动功能完全丧失,后者因炎症反应、组织粘连等导致运动障碍。

肌腱韧带的修复:肌腱韧带损伤后,损伤邻近的纤维母细胞或未分化的间叶细胞开始分裂增殖,幼稚纤维母细胞的胞体膨大,呈圆形、椭圆形及星状形,两端有突起,胞浆丰富呈嗜碱性,核大而淡染,可见核仁。当纤维母细胞停止分裂后,合成、分泌胶原蛋白开始,在细胞周围形成胶原纤维而变成长梭形的纤维细胞。纤维母细胞也参与形成基质。细胞外基质含有丰富的黏多糖,如透明质酸等。纤维母细胞转化为纤维细胞,毛细血管浸润,随后闭合、退化而消失。周围肉芽组织浸润而形成瘢痕组织。病灶部位的胶原纤维在局部功能锻炼的作用下,不断调整、改进而恢复至原有肌腱韧带纤维的排列与方向,实现完全愈合。但由于损伤的程度不同,有时难以实现完全愈合,其长度与韧度均达不到以前的状态,使肌腱韧带所连接的骨关节稳定受到一定影响,关节应力不平衡,是临床产生慢性疼痛,甚至诱发关节脱位的常见原因。

神经损伤的原因与病理:常见原因有挤压、牵拉与摩擦。一般来说,神经损伤的程度与挤压力的大小、速度、持续时间长短以及受损范围等因素有关。根据其来源分为体外挤压因素所致的外源性挤压与体内组织挤压的内源性挤压。表现为轻则出现短暂性神经传导障碍,重则神经纤维断裂,神经远端变性,甚至发生永久性传导障碍。由交通事故等导致的为牵拉,大多为离心性牵拉,导致神经撕裂,轻则拉断神经干内的神经束及血管束,引起神经干内出血,血肿随后机化,形成瘢痕;重则为完全撕裂神经干或撕脱神经根的严重损伤。神经在循行过程中,常经过骨孔、骨突、神经沟等而发生慢性摩擦,久之使神经外膜受损增厚或神经变细,最后形成瘢痕。

病理:神经纤维外有神经内膜包裹。许多神经纤维在神经束膜包裹下组成神经束,神经外膜又将神经束组成神经干,各神经膜间有显微血管联系,各自发挥不同的作用。神经束膜具有渗透屏障的生理功能,阻碍蛋白质的渗入,以维护体液和组织的代谢交换。一旦神经受损,神经束膜的阻挡功能失常,混有蛋白质的渗出液渗入,引起病理性反应,神经内膜水肿,继而损害神经纤维,进而形成纤维化、瘢痕。神经鞘膜内微血管壁上的肥大细胞,当神经束膜受损后,释放内源性化学炎性物质,如组胺、5- 羟色胺等,刺激感觉神经纤维而引起疼痛。

神经根的血供,近则来自节段动脉中间支,远则来自脊髓血管,二者在神经根的外1/3处相吻合,但该处的血管网发育不健全而易致损伤。神经鞘膜的纤维血管与外界的微循环相通,并受交感神经支配,当交感神经链受到刺激时,引起纤维血管收缩,甚至部分血管停止血供。由此部分神经因缺血而发生病理变化,初期引起麻木,随着缺血时间的延长而纤维血管缺血加重,蛋白质渗入增多,神经内膜下出现血肿,神经功能将严重受损而难以恢复。另一方面,神经受损后,神经内膜纤维血管通透性增加,含有丰富蛋白质的渗出物增多并进一步扩散至神经间隙,受损脑血管的肥大细胞释放炎性、致痛的化学介质,引起剧烈的神经痛。

一般来说,神经根在周围组织的保护下免受伤害,但因其没有神经鞘的保护,对来自椎管内病变所致的直接机械压迫特别敏感。一旦受压,缺血缺氧,而缺血缺氧又能进一步影响神经传导。直接机械压迫,可使神经纤维变形、郎飞结移位、结周髓鞘剥脱等,即使很轻的压力如4kPa即可造成轴流改变,使神经细胞体内轴突远端的蛋白转运受到损害,如26.7kPa压力下,可引起炎性改变,渗出、水肿、增生等,更进一步压迫神经根。

椎间盘纤维环的破裂和髓核突出,刺激或压迫神经根而引起炎症反应,而水肿又加重压迫神经,如刺激压迫支配纤维环外层的窦椎神经,可引起同侧腰臀疼痛。如腰椎间盘突出症刺激压迫坐骨神经根,其炎症导致痛觉纤维短路,发生剧烈根性坐骨神经痛;久之,神经根在破裂处,与突出物或周围组织发生粘连,甚至纤维化,则产生持久的感觉、运动功能障碍。

当神经受到严重损伤时出现断裂,神经远端出现短距离的逆行性变性,并在受损12~48小时后发生沃勒变性。其髓鞘出现收缩碎裂,神经纤维和血管排列混乱和断裂,使轴突呈现不规则的块状及颗粒,48~72小时后整个轴突出现同时断裂,大量吞噬细胞进入并清除轴突和髓鞘的碎片,一般2周左右大部分被清除,最长1个月。经4~10天后,远端神经轴突开始再生。与此同时,施万细胞在外伤后24小时便开始增生,细胞核增大,出现核仁,胞浆增加,包含颗粒分裂和增生,沿着神经内膜管形成施万细胞芽。每根近段神经轴突,可长出3支以上的丫枝,仅有1支可长入神经内膜管至终末器官,其余丫枝萎缩。经3~4周,长出髓鞘,每段髓鞘由1个施万细胞完成。如两断端相距较远或其间有其他组织相隔,新生的神经轴突的近侧断端无规律地长入瘢痕中,形成外伤性神经纤维瘤,而远侧断端形成较小的不含神经纤维的纤维瘤。神经自行无法恢复功能,必须有赖于手术将两断端的神经纤维瘤切除并缝合两断端,方能逐步恢复传导功能。(伊智雄.中西医结合治疗腰椎间盘突出症.北京:人民卫生出版社,2008:97-101)

三、经筋病的病因病机

《灵枢·经筋》所描述的经筋十二痹,其证候主要表现在经筋分布于体表筋肉部位病变所致的筋痹,与少数涉及体腔筋膜与头面筋膜病变所致的筋性腔病与筋性窍病。究其原因,筋痹属痹病范畴。痹病的病因为"风寒湿三气杂至,合而为痹也"(《素问·痹论》),其病机为营卫之气运行失常。正如《素问·痹论》曰:"帝曰:荣卫之气,亦令人痹乎?岐伯曰:荣者,水谷之精气也,和调于五脏,洒陈于六腑,乃能入于脉也,故循脉上下,贯五脏,络六腑也。卫者,水谷之悍气也,其气慓疾滑利,不能入于脉也,故循皮肤之中,分肉之间,熏于肓膜,散于胸腹,逆其气则病,从其气则愈,不与风寒湿气合,故不为痹。"其义为营卫运行正常,"不与风寒湿气合",就不会引起痹病。只有在营卫运行失常的情况下,复感风寒湿邪,才会致病。痹病除有风寒湿偏盛之行痹、痛痹、著痹外,还有四季遇邪得病之骨痹、筋痹、脉痹、肌痹、皮痹,以及痹病久而不去,内舍其合之肾痹、肝痹、心痹、脾痹、肺痹、肠痹、胞痹。从《灵枢·经筋》

所描述的经筋十二痹的证候来看,主要是指筋痹,涉及肌痹等。

(一) 经筋病的病因

经筋病的病因是指导致经筋发病的原因,《黄帝内经》中记载有"击仆""坠落""举重用力""五劳所伤"等。《金匮要略》明言"千般疢难,不越三条"之三因学说,而经筋病的病因主要为:

1. 气虚是经筋病的内在基本因素　内因是经筋病的基础,气虚是致病的内在基本因素。《素问·评热病论》曰:"邪之所凑,其气必虚。"《灵枢·百病始生》更曰:"风雨寒热,不得虚,邪不能独伤人……此必因虚邪之风,与其身形,两虚相得,乃客其形。"说明气虚是易招致外邪入侵、经筋劳损的内在因素。气虚可体现在体弱年高、结构畸形。体弱,《灵枢·寿夭刚柔》有曰"人之生也,有刚有柔,有弱有强",说明先天禀赋决定个体差异。先天不足,后天失养,体弱无力,稍有劳作,即筋肉酸痛,易招致劳损;年高,气血衰退,筋骨失滋,筋僵骨痛,故有"年过半百,筋骨自痛"之说,多见退化性疾病,如椎间盘退化等;解剖结构,先天畸形,组织脆弱,不耐外力而经筋受损,如腰椎骶化、骶椎隐裂、肌腱炎、腱鞘炎等。

2. 劳损是经筋病的主要外因　经筋的作用主要为"主束骨而利机关",与人体的运动密切相关。人体在生活工作过程中不慎可遭受外力而损伤,如跌仆、坠落、撞击、闪挫、扭伤、压轧等导致经筋的钝性损伤或经筋的撕裂损伤;而长期、反复、单一的较小动作,作用于人体的某一部位而诱致经筋的慢性劳损更为多见,如久行、久坐、久立、久卧,或长期处于不正确的姿势状态下劳作,或不良的生活习惯等使某一经筋长期过度工作而发生筋急(痉挛),表现为支(牵扯)、转筋、痛等而影响相应肢体的活动,甚则筋纵而肢体不用。故有"久视伤血,久卧伤气,久坐伤肉,久立伤骨,久行伤筋"的描述。尤其当今社会,随着电子数码产品的普及、机械化劳作的增加,此类慢性劳损性经筋病日渐增多。

3. 寒热是经筋病的诱发因素　经筋病,《灵枢·经筋》命名为春夏秋冬结合孟仲季之十二筋痹,即孟春痹、仲春痹、季春痹、孟夏痹、仲夏痹、季夏痹、孟秋痹、仲秋痹、季秋痹、孟冬痹、仲冬痹、季冬痹等。《素问·痹论》谓:"风寒湿三气杂至,合而为痹也。其风气胜者为行痹,寒气胜者为痛痹,湿气胜者为著痹也……阳气多,阴气少……故为痹热","不与风寒湿气合,故不为痹"。清代吴谦等在《医宗金鉴》中对痹的病因也沿用此说:"三痹之因,风寒湿三气杂合而为病也。"可见风寒湿邪为致痹的主要外因。而痹证根据病位可分为脏腑痹与五体痹。筋痹属经筋病范畴,《灵枢·经筋》最后描述的经筋病候特征为"经筋之病,寒则反折筋急,热则筋弛纵不收",再结合相关条文,如"足阳明之筋……卒口僻,急者目不合,热则筋纵,目不开。颊筋有寒则急引颊移口;有热则筋弛纵缓不胜收,故僻""足厥阴之筋……伤于寒则阴缩入,伤于热则纵挺不收""手太阳之筋……颈筋急则为筋瘘颈肿,寒热在颈者""焠刺者,刺寒急也,热则筋(弛)纵不收,无用燔针"等,故认为经筋痹病由风寒湿邪入侵所致,但主要与寒热有关。

就外因而言,慢性劳损是经筋病的外因,外感寒热是经筋病的诱因,劳损复感外邪是经筋病的主因。

由上可见,气虚是筋痹的基础,卫气不足不能卫外而招致外邪入侵;慢性劳损是发病的外在主因,可致局部经筋受损、经气阻滞,卫气不充,则风寒湿邪乘虚入侵(主要为寒热之邪),入腠袭筋而病。

（二）经筋病的病机探析

《灵枢·经筋》记载的"其病"之证候，主要为"当所过者支痛及转筋"、所结关节的运动障碍，与部分头面五官筋膜病变所致的筋性窍病及少数涉及体腔筋膜病变所致的筋性腔病等，主要表现于经筋分布于体表的筋肉关节部位。与经脉病、脏腑病相比，其特点为病位局限、病情轻浅、不易传变。《素问·疟论》曰："帝曰：夫子言卫气每至于风府，腠理乃发，发则邪气入，入则病作。今卫气日下一节，其气之发也，不当风府，其日作者奈何？岐伯曰：此邪气客于头项，循脊而下者也，故虚实不同，邪中异所，则不得当其风府也。故邪中于头项者，气至头项而病；中于背者，气至背而病；中于腰脊者，气至腰脊而病；中于手足者，气至手足而病。卫气之所在，与邪气相合，则病作。故风无常府，卫气之所发，必开其腠理，邪气之所合，则其府也。"《灵枢·岁露论》进一步解释："夫风之与疟也，相与同类……风气留其处，疟气随经络。"即当卫气不足，腠理开发，邪气乘机侵袭，邪气入则病。因风邪善行速变，侵袭人体无固定部位，只要卫气与之相应，腠理开发，邪得以凑合，就能致病，其"卫气之所在，与邪气相合"之处即病变所在，"故邪中于头项者，气至头项而病；中于背者，气至背而病；中于腰脊者，气至腰脊而病；中于手足者，气至手足而病"。正如《灵枢·卫气失常》所云："筋部无阴无阳，无左无右，候病所在。"杨上善解释："以筋为阴阳气之所资，中无有空，不得通于阴阳之气上下往来，然邪之入腠袭筋为病，不能移输，遂以病居痛处为输。"（《黄帝内经太素·经筋》）《素问·五脏生成》曰："人有大谷十二分，小溪三百五十四名，少十二俞。此皆卫气之所留止，邪气之所客也，针石缘而去之。"《类经·经络类》注："大谷者，言关节之最大者也。节之大者，无如四肢，在手者肩肘腕，在足者踝膝髀，四肢各三节，是为十二分……小溪，言通身骨节之交也。"这些溪谷骨节之交，即为经筋结聚关节之处，也是卫气留止之处，更是筋痹好发所在。一旦卫气与邪气相合则筋病，表现为局部筋结而痛，骨节活动不利等。

可见，筋痹的病机是：卫气不足，腠理空虚，风夹寒热，乘机侵袭，入腠袭筋为病。因风邪善行速变，侵袭人体没有常处，只要卫气与之相应，邪气得以入腠袭筋，就能致病，加之经筋"中无有空"，不能传输病邪，故其病变部位就是邪气侵入，"风气留其处"，即入腠袭筋之处，且病位局限、病情轻浅、不易传变。总之，卫气与邪气相合则筋痹。

1. 卫津病机　气血津液是维持生命活动的最基本物质，其来源于先天父母之精气，并不断得到后天脾胃水谷化生的精气与肺吸入之自然清气的补养，其行于脉中者为营气和血液，行于脉外者为卫气与津液。脏腑受营血滋养而发挥生理功能，皮肉筋骨承卫气津液温养而皮坚肉壮，筋骨强健，活动敏捷。正如《素问·痹论》曰："荣者，水谷之精气也，和调于五脏，洒陈于六腑，乃能入于脉也，故循脉上下，贯五脏，络六腑也。卫者，水谷之悍气也，其气慓疾滑利，不能入于脉也，故循皮肤之中，分肉之间，熏于肓膜，散于胸腹。"津血同源，血行脉中，化津脉外，滋养筋肉，液充腔窍。营卫之气，营行脉中，卫行脉外，温煦筋肉，皮坚护外。故经筋受卫津温养而"主束骨而利机关"。卫津同居脉外，气为津之帅，津为气之母。卫为阳，津为阴，津之布散有赖于卫气的温运，津可载气又能生气，二者可分而不可离。卫者悍气，慓疾滑利为顺，坚涩滞缓为逆则病，故《素问·痹论》曰"卫者，水谷之悍气也，其气慓疾滑利，不能入于脉也，故循皮肤之中，分肉之间，熏于肓膜，散于胸腹，逆其气则病，从其气则愈，不与风寒湿气合，故不为痹"。可见，卫气不充或不足易招致外邪入侵，邪阻经筋，气不布津，津聚为肿，津凝为痰，邪气与卫气交缠成结为痛，筋失温煦则筋急，久之，筋失濡养而筋纵。

2. 脏腑病机　脏腑是化生气津，濡养经筋的主要脏器。脏腑有疾则可间接影响经筋而致筋病。

肝主筋。《黄帝内经》曰："肝之合筋也"（《素问·五脏生成》），"肝者……其充在筋"（《素问·六节藏象论》），"足厥阴之筋……结于阴器,络诸筋"（《灵枢·经筋》），故筋为肝所主,即全身经筋与肝有密切的关系,正如《素问·五脏生成》所云"人卧血归于肝,肝受血而能视,足受血而能步,掌受血而能握,指受血而能摄"。肝藏血,肝血充盈则津溢脉外,濡养经筋而维持正常的肢体运动功能。若先天不足或后天失养,肝血亏虚,则津亏不能养筋而筋弱失用。故《素问·上古天真论》曰："七八,肝气衰,筋不能动。"临床常见中年之后,行动不够强劲敏捷,老年渐见行动迟缓,关节强硬,屈伸不利等。同时,筋痹日久,内舍其合则肝病,正如《素问·痹论》曰"五脏皆有合,病久而不去者,内舍于其合也。故……筋痹不已,复感于邪,内舍于肝",马莳解释："五痹之生,不外于风寒湿之气也……肝气衰则三气入筋,故名之曰筋痹"。

脾胃为气津之源,胃主受纳,脾主运化,受纳水谷,化生气血,升降出入,灌注营血于脉,化生卫津,溢于脉外,濡养筋肉,则肉丰筋健。故《素问·痿论》曰："阳明者,五脏六腑之海,主润宗筋,宗筋主束骨而利机关也。"如脾胃虚弱,受纳失权,运化失健,气血难以化生,津气转化不足,筋肉失养,筋不强健,肉弱不丰,则肢体倦怠,举动无力,久之筋弱肉缩。正如《黄帝内经》所云"阳明虚则宗筋纵,带脉不引,故足痿不用也"（《素问·痿论》），"四肢皆禀气于胃,而不得至经,必因于脾,乃得禀也。今脾病不能为胃行其津液,四肢不得禀水谷气,气日以衰,脉道不利,筋骨肌肉,皆无气以生,故不用焉"（《素问·太阴阳明论》）。

3. **筋脉病机** 脉有十二经脉、十五络脉、奇经八脉等,联络脏腑,沟通内外,将人体各组织器官组成有机整体,并且脉道中空,输送气血,营养脏腑,传递信息,协调阴阳,维持人体正常的生理活动。经筋十二,遍布体表窍腔,如《杂病源流犀烛·筋骨皮肉毛发病源流》所言"人身之筋,到处皆有,纵横无算",受脉之营血化生的津气温养,发挥滑利关节的作用。如《灵枢·本脏》曰："经脉者,所以行血气而营阴阳,濡筋骨,利关节者也。"同时,脉道穿行于经筋之中,经筋舒缩有助于脉道运行,如筋挛肉缩,卡压经脉,则妨碍经脉运行,气滞血瘀而脉病。故筋与脉生理上相互协调,输送能量,传递信息;病理上互相影响,脉损血溢脉外为瘀为肿,瘀阻经筋,气津不布则筋病而痛,而筋病气不布津,津聚为肿,液凝为痰,交缠为结。寒则筋急多支痛转筋,热则筋纵痿软不用。经筋急纵,卡阻经脉,气血受阻而变生脉病。

4. **筋骨病机** "骨为干。"（《灵枢·经脉》）骨是人体的立身之杆,受内藏骨髓所养,为肾所主,与人之直立、行走等功能密切相关,正如《素问·脉要精微论》所云"骨者,髓之腑,不能久立,行则振掉,骨将惫也"。筋之与骨,大筋联络关节,小筋附骨为膜,筋主联属关节,络缀肌肉,故《素问·五脏生成》曰"诸筋者皆属于节",但关节运动,有赖于"筋为刚"（《灵枢·经脉》）的功能发挥,筋骨相联协作,肢体方能进行直立、行走、奔跑、跳跃等运动。《杂病源流犀烛·筋骨皮肉毛发病源流》解读为："筋也者,所以束节络骨,绊肉绷皮,为一身之关枢,利全体之运动者也。"筋伤,轻则筋挛、筋位偏移,局部肿痛,活动不利,重则筋裂甚至筋断,久之津凝成痰,痰瘀交结,机化骨化而筋病及骨;反之骨病,轻则关节错位、脱臼,重则骨裂甚至骨折,由于筋附丽于骨,骨伤必损及筋,而致筋骨同病。

经筋联属骨节,关节活动的强健有赖于脏腑尤其是脾化生肝调摄之气血、经脉道转化的气津温养而用,故脏腑、经脉的功能协调统一直接影响经筋的功能,治疗筋病时需重视脏腑功能与经脉通畅的状况。由于经筋联属骨节,经脉伏行筋中,临床常见筋脉同病、筋骨同病,所以当分清主次,先病为主,后病为次。舒筋有助于脉行气血,进而转化气津,温养经筋;柔筋有利于骨节复位,调畅脉道气血,化生骨髓,促进骨骼修复,可谓"骨正筋柔,气血畅流"。

附:筋(肌)急则痛　(作者:刘农虞)

痹证是临床的常见病,更是针灸科的常见病与多发病。痹证是由于风、寒、湿、热等邪气闭阻经络,影响气血运行,导致肢体筋骨、关节、肌肉等处发生疼痛、重着、酸楚、麻木,或关节屈伸不利、僵硬、肿大、变形等症状的一种疾病。轻者病在四肢关节肌肉,重者可内含于脏。

痹证的发生与体质因素、气候条件、生活环境及饮食等有密切关系。正虚卫外不固是痹证发生的内在基础,感受外邪是痹证发生的外在条件。风寒湿热痰瘀等邪气滞留肢体筋脉、关节、肌肉,经脉闭阻,不通则痛,是痹证的基本病机。正如《素问·痹论》所言:"风寒湿三气杂至,合而为痹也。其风气胜者为行痹,寒气胜者为痛痹,湿气胜者为著痹也。"《素问·四时刺逆从论》云:"厥阴有余病阴痹,不足病生热痹。"痹证日久,常见病理变化,一是风寒湿痹或热痹日久不愈,气血运行不畅日甚,瘀血痰浊阻痹经络,可出现皮肤瘀斑、关节周围结节、关节肿大、屈伸不利等症;二是病久使气血耗伤,因而呈现不同程度的气血亏虚和肝肾不足的证候;三是痹证日久不愈,复感于邪,病邪由经络而累及脏腑,出现脏腑痹的证候,其中以心痹较为常见。故《素问·痹论》曰:"五脏皆有合,病久而不去者,内舍于其合也。故骨痹不已,复感于邪,内舍于肾。筋痹不已,复感于邪,内舍于肝。脉痹不已,复感于邪,内舍于心。肌痹不已,复感于邪,内舍于脾。皮痹不已,复感于邪,内舍于肺。"临证常见风寒湿痹、风湿热痹、痰瘀痹阻、肝肾两虚等证型。

就痹证的病机而言,不外风寒湿热痰瘀等邪阻经络之"不通则痛",与气血亏虚,肝肾不足,筋骨失养之"不荣则痛"两类。但重温《黄帝内经》有关痹证的论述,发现《黄帝内经》不仅提出了痹之病名,而且对其病因病机、证候分类以及转归、预后等均作了较详细的论述。如痹证有五痹之分。《素问·痹论》曰:"以冬遇此者为骨痹,以春遇此者为筋痹,以夏遇此者为脉痹,以至阴遇此者为肌痹,以秋遇此者为皮痹。"《灵枢》中更有《灵枢·经筋》专篇论述筋痹,将筋痹分别命名为孟春痹、仲春痹、季春痹、孟夏痹、仲夏痹、季夏痹、孟秋痹、仲秋痹、季秋痹、孟冬痹、仲冬痹、季冬痹等十二筋痹。反观针灸临床,痹证除脉痹以外,还有筋痹、肉痹、骨痹、皮痹,尤其以筋痹多见。为此《素问·调经论》指出"其病所居,随而调之。病在脉,调之血;病在血,调之络;病在气,调之卫;病在肉,调之分肉;病在筋,调之筋;病在骨,调之骨"之辨位施治的针刺调经法。

经筋与经脉是既有联系更有区别的两大网络系统。筋、脉具有各自的生理、病理、诊断、治疗的特点。经脉与经筋,犹如营气与卫气,可分而不可离。经脉受营血而养,经筋得卫津而用。虽津血同源,营卫同气,但布散不同,功能有别。营气循行经脉,营血受阻则脉病;卫气布散经筋,卫津郁滞则筋病,临床当分而治之。《针灸学》明言,痹证的基本病机是经络不通,气血痹阻。针灸治法为通经活络,行气止痛。导出了脉痹"不通则痛"之病机,那么筋痹的病机是什么?

查阅《灵枢·经筋》,曰:"经筋之病,寒则反折筋急,热则筋弛纵不收,阴痿不用。阳急则反折,阴急则俯不伸""足太阳之筋……项筋急""足少阳之筋……腘筋急……维筋急""足阳明之筋……腹筋急……急者目不合……颊筋有寒则急引颊移口""手太阳之筋……颈筋急""手太阴之筋……胁急""足之阳明、手之太阳,筋急则口目为僻,眦急不能卒视"等。可见,寒则筋急是筋痹的主要病机,病候主要表现为"当所过者支转筋痛"。在《灵枢·官针》中更明确指出了针刺治疗筋急的缓急止痛刺法,如"恢刺者,直刺傍之,举之前后,恢筋急,以治筋痹也"。经筋主要指肌腱、筋膜和韧带,也包括了肌肉与部分神经。《说文解字》曰:"筋,肉之力也。""筋为刚"(《灵枢·经脉》),由于筋、肉体阴用阳的特殊关系,《灵枢·官针》又有"浮刺者,傍入而浮之,以治肌急而寒者也"之针刺治疗肌痹的缓急止痛刺法。为此在"寒则筋急""寒则肌急"的病机指导下,基于"恢刺""浮刺"研发了专治筋痹的筋针疗法,并将筋针应用于临床诊治经筋痹病中,收到了很好的治疗效果。由此提出了"筋(肌)急则痛"的筋痹病机概念。

综上所述,痹证病机有三:一是脏腑病变,导致气血不足或精血虚少,筋骨失养所致的"不荣则痛";也可因脏腑病变,继生痰瘀,闭阻脉络而致"不通则痛"。二是外感风寒湿热之邪,邪阻脉络导致的"不通则痛"。三是卫阳不足,邪侵肌腠,寒则筋(肌)急而致的"筋(肌)急则痛"。其针刺方法各不相同,"不荣则痛"者,当在有感得气下施行针刺补法,以达补气养血、益精治痹之目的;"不通则痛"者,则在有感得气下采用泻法或平补平泻之导气针法或刺络放血针法,达到祛邪通脉、活络止痛的目的;"筋(肌)急则痛"者,应在无感得气下使用纵横平刺之筋针之法,实现舒筋解肌之缓急止痛的目的。

```
         ┌ 脏腑病变 ┌ 气血不足、精血亏虚 ── 不荣则痛 ┐         ┌ 补法
         │         └ 痰湿内生、瘀血内停 ┐        ├ 有感得气 ┤ 泻法
痹证 ─────┤                           ├ 不通则痛 ┘         └ 导气法
         │ 外感六淫   风寒湿热,邪阻脉络 ┘
         └ 外感劳损   卫气不足,寒则筋急 ── 筋(肌)急则痛   无感得气   筋针法
```

(原文见《新时代　新思维　新跨越　新发展——2019 中国针灸学会年会暨 40 周年回顾论文集》)

四、经 筋 痹 病

(一) 经筋痹病命名

从《灵枢·经筋》条文中可知,经筋病属痹病范畴,并以四季十二建月命名,其内容见表 2-8。

表 2-8 《灵枢·经筋》记载十二筋痹顺序表

经筋	病名		注解		节气
足太阳之筋	仲春痹	春痹	二月建卯、仲春	花月	惊蛰、春分
足少阳之筋	孟春痹	足阳筋	正月建寅、孟春	端月	立春、雨水
足阳明之筋	季春痹		三月建辰、季春	桐月	清明、谷雨
足太阴之筋	孟秋痹	秋痹	七月建申、孟秋	瓜月	立秋、处暑
足少阴之筋	仲秋痹	足阴筋	八月建酉、仲秋	桂月	白露、秋分
足厥阴之筋	季秋痹		九月建戌、季秋	菊月	寒露、霜降
手太阳之筋	仲夏痹	夏痹	五月建午、仲夏	蒲月	芒种、夏至
手少阳之筋	季夏痹	手阳筋	六月建未、季夏	荔月	小暑、大暑
手阳明之筋	孟夏痹		四月建巳、孟夏	梅月	立夏、小满

经筋	病名		注解	节气
手太阴之筋	仲冬痹	冬痹 手阴筋	十一月建子、仲冬　葭月	大雪、冬至
手心主之筋	孟冬痹		十月建亥、孟冬　阳月	立冬、小雪
手少阴之筋	季冬痹		十二月建丑、季冬　腊月	小寒、大寒

《素问·痹论》曰："以冬遇此者为骨痹,以春遇此者为筋痹,以夏遇此者为脉痹,以至阴遇此者为肌痹,以秋遇此者为皮痹……骨痹不已,复感于邪,内舍于肾。筋痹不已,复感于邪,内舍于肝。脉痹不已,复感于邪,内舍于心。肌痹不已,复感于邪,内舍于脾。皮痹不已,复感于邪,内舍于肺。"这是从季节与五脏及其所主而言,如筋为肝所主,春季风气当令,易侵筋而病,筋痹日久则内舍于肝,故曰"以春遇此者为筋痹……筋痹不已,复感于邪,内舍于肝"。而经筋病候又分属四季,命名为十二筋痹,其与四季有何关系?

《灵枢·经筋》将筋痹分属十二建月。从十二筋痹太极阴阳线顺序表可见(表2-9),从阴阳而言,春夏为阳,分属手足阳筋;秋冬为阴,分属手足阴筋。

表2-9　十二筋痹太极阴阳线顺序表

	病名	经筋	注解	节气
春痹 足阳筋	孟春痹	足少阳之筋	正月建寅孟春、3—5点	立春、雨水
	仲春痹	足太阳之筋	二月建卯仲春、5—7点	惊蛰、春分
	季春痹	足阳明之筋	三月建辰季春、7—9点	清明、谷雨
夏痹 手阳筋	孟夏痹	手阳明之筋	四月建巳孟夏、9—11点	立夏、小满
	仲夏痹	手太阳之筋	五月建午仲夏、11—13点	芒种、夏至
	季夏痹	手少阳之筋	六月建未季夏、13—15点	小暑、大暑
秋痹 足阴筋	孟秋痹	足太阴之筋	七月建申孟秋、15—17点	立秋、处暑
	仲秋痹	足少阴之筋	八月建酉仲秋、17—19点	白露、秋分
	季秋痹	足厥阴之筋	九月建戌季秋、19—21点	寒露、霜降
冬痹 手阴筋	孟冬痹	手心主之筋	十月建亥孟冬、21—23点	立冬、小雪
	仲冬痹	手太阴之筋	十一月建子仲冬、23—1点	大雪、冬至
	季冬痹	手少阴之筋	十二月建丑季冬、1—3点	小寒、大寒

就一日分四时而言,凌晨3点立春,到早9点立夏,这段时间为一天的春天,主足阳筋;早9点立夏到下午3点立秋,这段时间为一天的夏天,主手阳筋;下午3点立秋到晚9点立冬,这段时间为一天的秋天,主足阴筋;晚9点立冬到凌晨3点立春,这段时间为一天的冬天,主手阴筋。根据阴阳学说,上为阳、下为阴,左为阳、右为阴,绘制成一日四季图(图2-2)。

十二经筋随季节、时辰的更替而有阴阳变化的过程,呈现出太极阴阳线的运行轨迹,即阳气由少渐多转衰、阴气由盛转衰渐盛的阴阳变化过程。说明古人认识到筋痹致病与季节更替有一定关系。但其中也有不足之处，即手太阴、手少阴的次序颠倒了。对此，在《灵枢·阴阳系日月》中记载了十二经脉与干支的关系（表2-10），对其"不合于数何也？岐伯曰：此天地之阴阳也，非四时五行之以次行也。且夫阴阳者，有名而无形，故数之可十，离之可百，散之可千，推之可万，此之谓也"。古人告诫后人，阴阳随季节更替而变化，经筋、经脉也不例外，非机械地一成不变，如阳经分布于人体阳部，阴经分布于人体阴部，而足阳明经脉分布于胸腹部（阴部）。故要知常而达变，方能领悟真谛。

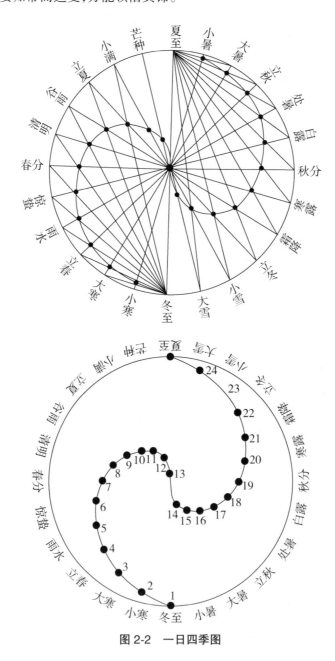

图2-2　一日四季图

表 2-10 《灵枢·阴阳系日月》经脉干支关系表

天地日月	经脉日月	手足阴阳	天干地支	左右经脉	治之奈何?
腰以下为地 地为阴 月为阴 月生于水,故在下者为阴	足之十二经脉,以应十二月	足之阳者 阴中之少阳	正月建寅生阳	主左足之少阳	人气在左,无刺左足之阳
			二月建卯	主左足之太阳	
			三月建辰	主左足之阳明	
			四月建巳	主右足之阳明	人气在右,无刺右足之阳
			五月建午	主右足之太阳	
			六月建未	主右足之少阳	
		足之阴者 阴中之太阴	七月建申生阴	主右足之太阴	人气在右,无刺右足之阴
			八月建酉	主右足之太阴	
			九月建戌	主右足之厥阴	
			十月建亥	主左足之厥阴	人气在左,无刺左足之阴
			十一月建子	主左足之太阴	
			十二月建丑	主左足之少阴	
腰以上为天 天为阳 日主火	手之十指,以应十日	手之阳者 阳中之太阳	甲	主左手之少阳	
			乙	主左手之太阳	
			丙	主左手之阳明	
			丁	主右手之阳明	
			戊	主右手之太阳	
		手之阴者 阳中之少阴	己	主右手之少阳	
			庚	主右手之少阳	
			辛	主右手之太阳	
			壬	主左手之太阴	
			癸	主左手之少阴	

(二)筋痹与五体痹

五体痹的分型,首见于《素问·痹论》。此分型法对中医诊治痹病具有重要的指导意义,对针灸辨位施治更具有重要价值。

五体首见于《灵枢·经脉》:"人始生,先成精,精成而脑髓生,骨为干,脉为营,筋为刚,肉为墙,皮为坚而毛发长,谷入于胃,脉道以通,血气乃行。"其义为人的生命起始于先天之精,男女两精相合而形成胚胎,逐渐发育而形成五脏六腑、骨脉筋肉皮等组织器官,从而产生新的生命。并对五体的生理作用初步进行了描述,其中骨为支撑形体的主干;脉为血气运行营养周身的通道;筋具刚劲之性,为人体动力的源头;肉为保护内脏的墙壁;皮肤致密坚固为人体的外围屏障。五体在外,互相联系,形成外在的有机整体(相对内在脏腑而言)。

1. 五体痹的病因病机

(1)风寒湿邪是致病外因:五体痹的病因源出《黄帝内经》,其《素问·痹论》谓"风寒湿

51

三气杂至,合而为痹也。其风气胜者为行痹,寒气胜者为痛痹,湿气胜者为著痹也……阳气多,阴气少……故为痹热"与"不与风寒湿气合,故不为痹"。清代吴谦等在《医宗金鉴·杂病心法要诀》中对五体痹的病因也沿用此说:"三痹之因,风寒湿三气杂合而为病也。"可见风寒湿邪为致病的主要因素,即外因。

(2)发病与季节有关:古代医家受五行学说影响,根据五行与五季、五脏、五体的关系,结合临证观察,提出了"以冬遇此者为骨痹,以春遇此者为筋痹,以夏遇此者为脉痹,以至阴遇此者为肌痹,以秋遇此者为皮痹"(《素问·痹论》)。清代吴谦等在《医宗金鉴·杂病心法要诀》中对五体痹的临床特征进行了更为详细的描述:"有曰五痹者,谓皮脉肌筋骨之痹也。以秋时遇此邪为皮痹,则皮虽麻,尚微觉痛痒也。以夏时遇此邪为脉痹,则脉中血不流行而色变也。以长夏时遇此邪为肌痹,则肌顽木不知痛痒也。以春时遇此邪为筋痹,则筋挛节痛,屈而不伸也。以冬时遇此邪为骨痹,则骨重酸疼不能举也。"认为五体痹的发病有其相应的季节,即在特定季节中,当令之气不同,影响人体营卫气血运行,易遭风寒湿邪侵袭,邪遏皮肉筋骨脉为病,而引起相应的五体痹。《灵枢·经筋》更将十二筋病分别命名为孟春痹、仲春痹、季春痹、孟夏痹、仲夏痹、季夏痹、孟秋痹、仲秋痹、季秋痹、孟冬痹、仲冬痹、季冬痹。但有学者[23]通过对结缔组织流行病学的观察,认为五体痹相应的多发季节并没有如《黄帝内经》所述五体痹所对应的五季发病的规律性,仅骨痹与冬季相关。

(3)脏腑虚损是病发内因:《素问·痹论》曰:"五脏皆有合,病久而不去者,内舍于其合也。故骨痹不已,复感于邪,内舍于肾;筋痹不已,复感于邪,内舍于肝;脉痹不已,复感于邪,内舍于心;肌痹不已,复感于邪,内舍于脾;皮痹不已,复感于邪,内舍于肺。"马莳说:"五痹之生,不外乎风寒湿之气也……肾气衰则三气入骨,故名之曰骨痹……肝气衰则三气入筋,故名之曰筋痹……心气衰则三气入脉,故名之曰脉痹……脾气衰则三气入肌,故名之曰肌痹……肺气衰则三气入皮,故名之曰皮痹。然犹在皮脉肌筋骨,而未入于脏腑。"《中藏经》补充了《黄帝内经》对痹病内因的阐发不足,如"筋痹者,由怒叫无时,行步奔急,淫邪伤肝,肝失其气……使人筋急而不能行步舒缓也","骨痹者,乃嗜欲不节,伤于肾也"。可见,五体痹与五脏痹关系密切,按五脏合五体的五行关系内外相互影响,五脏虚损易致三气入侵而致五体痹,而五体痹,病久不去,内舍其合,可致五脏痹。陈俊蓉等[24]认为,五体痹除反复发作不愈内传于所合之脏的一般规律外,还存在一个体痹内传于多个脏器的情况。

(4)病变机制是营卫气逆:《素问·痹论》曰:"荣者,水谷之精气也,和调于五脏,洒陈于六腑,乃能入于脉也,故循脉上下,贯五脏,络六腑也。卫者,水谷之悍气也,其气慓疾滑利,不能入于脉也,故循皮肤之中,分肉之间,熏于肓膜,散于胸腹,逆其气则病,从其气则愈,不与风寒湿气合,故不为痹。"可见营气禀受脏腑气血,濡养周身,协调阴阳;卫气不足易招致外邪入侵,入腠袭筋,津气不布则筋痹;邪阻经络,营气不和则脉痹;筋脉痹久,内舍其合则脏痹。

2. 五体痹的证候特点 《素问·痹论》明言:"痹或痛,或不痛,或不仁,或寒,或热,或燥,或湿","痛者,寒气多也,有寒故痛也。其不痛不仁者,病久入深,荣卫之行涩,经络时疏,故不通,皮肤不营,故为不仁。其寒者,阳气少,阴气多,与病相益,故寒也。其热者,阳气多,阴气少,病气胜阳遭阴,故为痹热。其多汗而濡者,此其逢湿甚也。阳气少,阴气盛,两气相感,故汗出而濡也"。根据《黄帝内经》理论,五体痹是痹病的病位分类,分别发生在皮肤、肌肉、脉络、经筋、骨干等部位,以疼痛或酸痛为主,及麻木、不仁、重着、屈伸不利、寒冷或灼热等为主要临床表现。由于病位不同,体质有异,其临证表现各有特点:

（1）筋痹：筋主要指韧带、肌腱、筋膜、部分神经等。痹"在于筋则屈不伸"（《素问·痹论》），"病在筋，筋挛节痛，不可以行"（《素问·长刺节论》），"筋挛……筋弛"（《素问·皮部论》），"手屈而不伸者，其病在筋"（《灵枢·终始》）。后世医家对此有所阐述与发挥，如"其状拘急"（《圣济总录·筋痹》），"脚手拘挛，伸动缩急……筋缩挛，腰背不伸，强直苦痛"（《外台秘要·筋虚极》），"游行不定"（《张氏医通·痿痹门》），"筋痹，则筋挛节痛，屈而不伸也"（《医宗金鉴·杂病心法要诀》）等。概括起来，主要症状是筋急挛痛或松弛，腰背强直，步履艰难，关节屈伸不利等。筋痹症状与西医学的某些肌腱、韧带、筋膜损伤相类似，临床可见于慢性劳损而致的肌腱炎、腱鞘炎、滑囊炎、筋膜炎、韧带损伤类病症，如网球肘、冈上肌腱炎、腰肌筋膜炎、外侧副韧带损伤等。

（2）肌痹：痹"在于肉则不仁"（《素问·痹论》），"病在肌肤，肌肉尽痛"（《素问·长刺节论》）。后世医家对此有所阐述与发挥，如"肌痹，则肌顽木不知痛痒也"（《医宗金鉴·杂病心法要诀》），"其先能食，而不能充悦四肢，缓而不收持者也"（《中藏经·痹门》），"体淫淫如鼠走其身上，津液脱，腠理开，汗大泄，鼻上色黄"（《外台秘要·肉极论》），"汗出，四肢痿弱，皮肤麻木不仁，精神昏塞"（《张氏医通·痿痹门》）。概括起来，肌痹可见四肢肌肉疼痛或麻木不仁，肢体痿软怠惰，甚至肌肉萎缩。肌痹主要为肌肉症状，其他症状不明显。如脊髓灰质炎后遗症、肌萎缩侧索硬化、重症肌无力等痿证。

（3）脉痹：痹"在于脉则血凝而不流"（《素问·痹论》）。后世医家对此有所阐述与发挥，如"血脉不流而色变"（《医碥·痹》），"脉痹，则脉中血不流行而色变也"（《医宗金鉴·杂病心法要诀》）等，是指因正气不足，风寒湿热之邪侵袭血脉致血液凝涩，脉道痹阻而引起的以肢体疼痛、皮肤不仁、肤色变暗或苍白、脉搏微弱或无脉等为主要特征的一类病证。脉痹时常见肢体疼痛，其疼痛因不通而起，并遇寒加重，见局部冷痛青紫等，如果邪气郁结化热，则可伴身热，肌肤灼热。脉痹病位在血脉，以四肢远端中小动静脉受累多见，尤其下肢血管最为常见，其临床症状类似于西医学的周围血管病，包括脉管炎、动脉粥样硬化、下肢静脉曲张等。

（4）骨痹：痹"在于骨则重"（《素问·痹论》），"病在骨，骨重不可举，骨髓酸痛"（《素问·长刺节论》），"骨痛……骨消"（《素问·皮部论》），"卷肉缩筋，肋肘不得伸"（《素问·气穴论》），"伸而不屈者，其病在骨"（《灵枢·终始》），"人有身寒，汤火不能热，厚衣不能温，然不冻栗……病名曰骨痹……挛节"（《素问·逆调论》）。后世医家对此有所阐述与发挥，如"举节不用而疼，汗出烦心"（《类经·痹证》），"脉涩小，短气，自汗出，历节疼，不可屈伸""疼痛如掣""诸肢节疼痛，身体尪羸，脚肿如脱，头眩短气，温温欲吐"（《金匮要略·中风历节病脉证并治》），"痛苦攻心，四肢挛急，关节浮肿"（《张氏医通·痿痹门》），"骨痹，则骨重酸疼不能举也"（《医宗金鉴·杂病心法要诀》）等。可见，骨痹的症状为1个或数个关节酸重、疼痛或冷痛或挛急，肿胀，屈伸不利，甚或关节僵直不用，伴汗出、短气、恶心等。西医学的类风湿关节炎后期、骨关节炎、骨质疏松症、骨质增生、骨髓炎、骨软骨病等以骨质病变为主，以骨关节的酸痛、肿胀活动僵硬、骨质畸形等为主要症状者，均属骨痹范畴。

（5）皮痹：痹"在于皮则寒"（《素问·痹论》）。后世医家对此有所阐述与发挥，如"皮肤顽厚"（《诸病源候论·风湿痹候》），"皮肤无所知"（《诸病源候论·风痹候》），"遍身黑色，肌体如木，皮肤粗涩"（《普济本事方·乌头丸》），"皮痹，则皮虽麻，尚微觉痛痒也"（《医宗金鉴·杂病心法要诀》），"皮痹者，即寒痹也。邪在皮毛，瘾疹风疮，搔之不痛，初起皮中如虫行状"（《症因脉治·皮痹》）等。综上所述，皮痹病位在皮，可见皮肤变厚、粗糙、变色，皮肤感觉寒冷、麻木、瘙痒、虫行等,如神经性皮炎、牛皮癣、皮神经麻痹等。

3. 五体痹针刺治疗

（1）针刺原则:《素问·调经论》曰:"病在筋,调之筋;病在骨,调之骨。"即言根据病位施治,强调针刺治疗痹病时重视辨别病位。病位对选择针具、定取穴位、施针择法等均有指导意义。

（2）针具选择:针刺治疗痹病首先要根据病位选择适宜的针具。

《灵枢·官针》曰:"九针之宜,各有所为,长短大小,各有所施也,不得其用,病弗能移","病痹气痛而不去者,取以毫针",并进一步阐述"病在皮肤无常处者,取以镵针于病所,肤白勿取。病在分肉间,取以员针于病所……病在脉,气少当补之者,取以锓针于井荥分输"。《黄帝内经》还提到了"病在骨,焠针药熨"(《素问·调经论》)与筋痹"燔针劫刺"(《灵枢·经筋》)等。可见,毫针是治疗气痛痹病之常用针具,但随病位不同可选用适宜之针具,如皮痹用镵针、肉痹用员针、脉痹用锓针、筋痹用燔针、骨痹用焠针等。近代医家在此基础上有所创新与发展,如镵针改良为皮肤针,员针发展为棒针,锓针演变为三棱针,燔针应用为温针、火针、筋针,焠针发展成小针刀、刃针、浮针、长圆针、筋骨针等。对扩展针灸临床的治疗范围与提高针刺疗效具有积极的推动作用。

（3）五体痹刺法:《灵枢·官针》详细记载了五体痹的具体针刺方法,属《黄帝内经》调形针法。

现分述如下:

1）刺筋痹:五刺中的"关刺"、十二刺中的"恢刺"属于刺筋法。

《灵枢·官针》云:"关刺者,直刺左右,尽筋上,以取筋痹""恢刺者,直刺傍之,举之前后,恢筋急,以治筋痹也"。可见刺筋即是针刺关节附近的肌腱(尽筋上),或从肌腱旁刺入,直对肌腱一前一后进行针刺。这种方法用来治疗经筋的病变,如肢体拘挛、牵掣、弛缓、强直等。临床上对肢体拘急挛缩的病变,可在挛缩的肌腱部位进行针刺,如肱骨外上髁炎、肌腱炎、腱鞘炎、筋膜炎等。《灵枢·官针》还提到了"焠刺者,刺燔针则取痹也"。《灵枢·经筋》也有"燔针劫刺"。可见,筋痹还可选用火针或温针灸法及粗银针法、筋针等。

2）刺肉痹:五刺中的"合谷刺"、九刺中的"分刺"、十二刺中的"浮刺"均属刺肉法。

《灵枢·官针》云:"分刺者,刺分肉之间也……浮刺者,傍入而浮之,以治肌急而寒者也……合谷刺者,左右鸡足,针于分肉之间,以取肌痹。"其中浮刺为皮下针刺,分刺则刺分肉之间,合谷刺则在肌肉中做多向透刺,针刺时不可伤及血脉,或过深伤筋,根据需要灵活掌握针刺的深浅。临床常取毫针等,这种刺法目前应用较多,是常用刺法之一。腕踝针、浮针、皮内针、筋针等,即是对浮刺的发展,主要治疗局部病变,也可治疗筋病所及的腔窍疾患,如各种软组织损伤类疾病等。

3）刺脉痹:五刺中的"豹文刺"、九刺中的"络刺"、十二刺中的"赞刺"均属刺脉法。

《灵枢·官针》云:"络刺者,刺小络之血脉也……赞刺者,直入直出,数发针而浅之出血……豹文刺者,左右前后针之,中脉为故,以取经络之血者。"目前,临床上各种浅刺放血法,如三棱针、梅花针刺络放血疗法等,即属刺脉法,应用极为普遍。如用于治疗脉管炎、下肢静脉曲张、中风后遗症等。

4）刺骨痹:五刺中的"输刺"、十二刺中的"短刺"均为刺骨法。

《灵枢·官针》云:"短刺者,刺骨痹,稍摇而深之,致针骨所,以上下摩骨也……输刺者,直入直出,深内之至骨,以取骨痹。"由此可见,刺骨即是将针深刺至骨面,若要施以较强刺激时,可上下提插以针尖反复刺激骨面附近(短刺法),这种刺法主要用来治疗骨痹等。刺骨法可用以治疗骨关节炎、骨质增生、骨质疏松、骨软骨病等。其方法是,选定相应的穴位或部位之后,用较粗的毫针深刺直达骨膜,并用雀啄法提插刺激之,当达到适当刺激量时出针。如小针刀、刃针、长圆针、筋骨针等。

5)刺皮痹:五刺中的"半刺"、九刺中的"毛刺"均属刺皮法。

《灵枢·官针》云:"毛刺者,刺浮痹皮肤也……半刺者,浅内而疾发针,无针伤肉,如拔毛状,以取皮气。"即刺皮是指仅在皮肤表面进行浅刺,或虽刺入皮肤而不伤及肌肉,常用于治疗皮肤麻木不仁、粗涩变厚的皮痹。目前,临床上使用皮肤针在皮表进行叩刺等,如治疗皮神经麻痹、神经性皮炎等。

(4)针刺禁忌:《素问·长刺节论》还谈到筋骨肉痹的刺法禁忌,如筋痹"刺筋上为故,刺分肉间,不可中骨也",肌痹"刺大分小分,多发针而深之,以热为故,无伤筋骨",骨痹"深者刺,无伤脉肉"。可见,《黄帝内经》对五体痹强调分部深浅施治,刺肉无伤筋骨、刺骨无伤脉肉、刺筋不可中骨等,避免误伤其他四体。

4. 痹病的预后 《素问·痹论》曰:"其风气胜者,其人易已","其留皮肤间者,易已","其留连筋骨间者,疼久","其入脏者,死"。可见感受风邪较寒湿入侵致痹者易治;病位浅表(皮痹)较深在之痹(肉痹、筋痹、骨痹),症状轻、疗程短、易治疗;痹在五体能治,痹入五脏难疗等。

综上所述,《黄帝内经》针对五体痹,从五体的生理,到五体痹的病因病机、证候特点,以及针具选择、针刺方法、针刺禁忌,乃至痹病的预后等方面,均有较为详细的论述。

(三)以筋为中心的五体辨痹思维模式

人体内有五脏六腑,外有皮肉筋骨脉,分别组成内外整体。皮肉筋骨脉五者之间在生理上,既相对独立又互相关联。皮位外,生长毛发,防御外邪;肌肉位里,形成人体的形态;骨为干,构成人体的支架;脉循行其中,输送气血营养等物质;筋网络分布,联络关节而产生肢体运动与润运九窍、维稳内脏的作用。正如《灵枢·经脉》曰:"人始生,先成精,精成而脑髓生,骨为干,脉为营,筋为刚,肉为墙,皮为坚而毛发长,谷入于胃,脉道以通,血气乃行。"由于皮肉筋骨脉在生理上密切关联,导致在病理上互相影响。临床上皮痹、肉痹、筋痹、骨痹、脉痹可单独出现,也可合病、并病。临床上最常见、多发的痹病为筋痹,或以筋肉痹的形式出现。为此,《黄帝内经》中专门设立《灵枢·经筋》,分为十二季节痹进行论述。筋痹主要表现为"其所过者支痛转筋",即经筋分布部位的筋肉疼痛、牵扯、转筋等,以及经筋涉及的五官九窍与胸腹腔的脏器病症,即筋性窍病与筋性腔病。由于筋与皮肉骨脉的密切关系,即皮覆盖于筋、筋包裹于肉、筋附丽于骨、脉循行筋中,筋病可影响皮肉骨脉而病,反之皮肉骨脉病也可累及于筋而病,故临床大多表现为筋肉、筋骨、筋脉、筋皮同病的病候,甚至筋肉脉病、筋脉骨病等合病。其主因均与筋病有关,故舒筋可润肤、解肌、正骨、通脉,通过柔筋均可达到治疗皮肉骨脉病的目的。如骨质增生,大多是由于附丽于骨的筋膜(骨膜)损伤撕裂,血肿机化骨化所致;手足发凉麻木,大多因筋挛卡脉,血运不畅导致;膝关节病,当分清是韧带损伤还是肌肉外伤,是髌骨软化还是骨质增生。根据"病在筋,调之筋;病在骨,调之骨"(《素问·调经论》)之义,筋病治筋浅刺,骨病治骨深刺,筋骨同病则先治其筋,使筋柔骨正,如无效再筋骨同治。可见,皮肉筋骨脉五体中,以筋为中心,而治筋是治疗五体痹的关键。由此形成了以筋为中心的五体辨痹思维模式,指导诊治经筋病与五体痹。

筋针疗法是专治筋病的有效针法,它在经筋理论指导下,采用特制的筋针,刺激筋穴,通过调畅卫气,"柔则养筋",而达到快速治疗筋病,进而兼治五体痹的一种经典针法。

(四) 建立符合针灸特点的辨证思维模式

当前针灸临床,无论脏病、痹瘫,均追随中医内科的辨证分型施治法则,缺乏具有针灸自身特色的辨证分型方法,则难以全程监控、指导针灸理、法、方、穴、术的灵活应用。如痹证,分为行痹、痛痹、着痹与热痹;治法为祛风散寒利湿,清热通经止痛。中药有相对应的祛风、散寒、利湿、清热与通经活络、理气活血类中药,故中医内科分型治之。而穴位无中药般的明确对应关系,仅在配穴中根据中医理论选用,如风邪偏盛之行痹加膈俞、血海以活血,遵"治风先治血,血行风自灭"之义;寒邪偏盛之痛痹加肾俞、腰阳关,益火之源,振奋阳气而祛寒邪;湿邪偏盛之着痹加阴陵泉、足三里,健脾除湿;热痹加大椎、曲池点刺放血泄热;寒痹、湿痹可加灸法。而对主穴的选取与刺法等无明确的指导意义。针灸治病辨证,强调辨别病位,即辨病位重于辨病性,分清表里深浅,脏腑筋脉,分而治之。痹证当分脏痹、体痹。在里脏痹分清病位虚实,在表体痹分清病位深浅。遵循《黄帝内经》"病有浮沉,刺有浅深,各至其理,无过其道"(《素问·刺要论》)、"在骨守骨,在筋守筋"(《灵枢·终始》)及"病在筋,调之筋;病在骨,调之骨"(《素问·调经论》)之义,尤其是位于体表的五体痹当分清皮痹、肉痹、筋痹、骨痹、脉痹,根据临床证候特点分型施治。如腰痹,取穴根据病位,以局部取穴为主,取夹脊、阿是穴及近部经穴,配穴随受累经脉远取,如腰痛牵引臀腿后侧太阳经的取秩边、承扶、委中、承山等,腰痛牵引臀腿外侧少阳经的取环跳、风市、阳陵泉、悬钟等。刺法方面:皮痹,主穴针法则选用适宜之毫针、筋针,施行半刺、毛刺或皮肤针叩刺;肉痹,主穴针法则选用适宜之毫针、筋针,施行浮刺、合谷刺、分刺;筋痹,主穴针法则选用适宜之毫针、筋针,施行关刺、恢刺,局部受寒或病久则可选用温针或火针疗法;脉痹,主穴针法则选三棱针、梅花针,施行豹文刺、络刺、赞刺;骨痹,主穴针法则选用适宜之毫针,施行输刺或短刺,病久晨僵黏着则可选用刃针、小针刀、长圆针或筋骨针疗法等。配穴施行平补平泻法。局部穴位可加拔罐法。可见,针灸当建立一套适宜于自身特点的辨证分型方法,方能全程指导针灸的理、法、方、穴、术等的正确实施,从而提高针灸临床疗效。

五、经 筋 病 候

《灵枢·经筋》原文载:

足太阳之筋……其病:小指支,跟肿痛,腘挛,脊反折,项筋急,肩不举,腋支,缺盆中纽痛,不可左右摇。

足少阳之筋……其病:小指次指支转筋,引膝外转筋,膝不可屈伸,腘筋急,前引髀,后引尻,即上乘䏚季胁痛,上引缺盆膺乳颈,维筋急,从左之右,右目不开,上过右角,并跷脉而行,左络于右,故伤左角,右足不用,命曰维筋相交。

足阳明之筋……其病:足中指支,胫转筋,脚跳坚,伏兔转筋,髀前肿,㿉疝,腹筋急,引缺盆及颊,卒口僻,急者目不合,热则筋纵,目不开。颊筋有寒则急引颊移口;有热则筋弛纵缓不胜收,故僻。

足太阴之筋……其病:足大指支,内踝痛,转筋痛,膝内辅骨痛,阴股引髀而痛,阴器纽痛,下引脐两胁痛,引膺中脊内痛。

足少阴之筋……其病:足下转筋,及所过而结者皆痛及转筋。病在此者,主痫瘛及痉,在外者不能俯,在内者不能仰。故阳病者腰反折不能俯,阴病者不能仰。

足厥阴之筋……其病:足大指支,内踝之前痛,内辅痛,阴股痛转筋,阴器不用,伤于内则不起,伤于寒则阴缩入,伤于热则纵挺不收。

手太阳之筋……其病:小指支,肘内锐骨后廉痛,循臂阴入腋下,腋下痛,腋后廉痛,绕肩胛,引颈而痛,应耳中鸣,痛引颔,目瞑良久乃得视,颈筋急则为筋瘘颈肿。

手少阳之筋……其病:当所过者即支转筋,舌卷。

手阳明之筋……其病:当所过者支痛及转筋,肩不举,颈不可左右视。

手太阴之筋……其病:当所过者支转筋痛,甚成息贲,胁急、吐血。

手心主之筋……其病:当所过者支转筋,前及胸痛,息贲。

手少阴之筋……其病:内急,心承伏梁,下为肘网。其病:当所过者支转筋,筋痛。

经筋之病,寒则反折筋急,热则筋弛纵不收,阴痿不用。阳急则反折,阴急则俯不伸。

足之阳明、手之太阳,筋急则口目为僻,眦急不能卒视。

（一）经筋病候特征

经筋病候特征,即"经筋之病,寒则反折筋急,热则筋弛纵不收,阴痿不用。阳急则反折,阴急则俯不伸"。

其理据:

1. 该段文字出现在《灵枢·经筋》的最后,是对经筋病候的总结。

2. 该段文字以"经筋之病"导言,与其他经筋病候均以"其病"为引有别。

3. 该段文字虽出现在手少阴之筋之中,但其位于最后,前面已有该筋"其病:当所过者支转筋,筋痛"的病候与"其成伏梁唾血脓者,死不治"的危重病候的提醒,可见并非是对手少阴之筋病候的描述。

4. 其所描述的病候均散见于各筋病候之中。

5. 该段文字虽出现在手少阴之筋的"名曰季冬痹也"以前,但其描述的病候,并非特指手少阴之筋的具体病候,可能是抄写错误。类似的错误还有,如手太阳之筋篇中,出现了两段"治在燔针劫刺,以知为数,以痛为输",中间插入了一段"本支者,上曲牙,循耳前,属目外眦,上颔,结于角。其痛当所过者支转筋",而该段文字与紧接的手少阳之筋篇中的"其支者,上曲牙,循耳前,属目外眦,上乘颔,结于角。其病:当所过者即支转筋,舌卷"几乎相同。

经筋病候特征,直接指明筋病的主因为寒热,主症为筋急、筋纵,并提示阴阳经筋在生理上相互协调与在病理上互相影响的关系,如阳急则阴不制阳而反折,阴急则阳不制阴而俯不伸。其证候主要与肢体运动障碍有关,体现了《黄帝内经》"筋为刚""主束骨而利机关"的思想精髓。

另外,每筋多以"治在燔针劫刺,以知为数,以痛为输"名曰某痹,结句。仅足少阴之筋添加了"此筋折纽,纽发数甚者,死不治",与手少阴之筋添加了"其成伏梁唾血脓者,死不治",其目的是提醒筋病也可涉及的危重病候。

《灵枢·经筋》记载的病候,总体来说,足筋病候详而多,手筋病候少而略;阳筋病多轻浅,阴筋病多深重。

（二）经筋病候分类

经筋病候根据《灵枢·经筋》记载,大体可分为筋性痹病、筋性窍病与筋性腔病3类。

1. 筋性痹病　主要表现在肢体感觉、运动障碍两方面。

（1）感觉异常

1）急：有"颊筋有寒则急引颊移口""颈筋急则为筋瘘颈肿""项筋急""维筋急""腘筋急，前引髀，后引尻""腹筋急，引缺盆及颊""胁急""内急""眦急不能卒视"等9处。

2）痛：对疼痛的部位、性质描写得最为翔实。

A. 部位：有跟痛、内踝痛、内踝之前痛、膝内辅骨痛、内辅痛，阴股痛（《灵枢·经筋》原文出现2次）、肘内锐骨后廉痛、腋下痛、腋后廉痛、绕肩胛痛、眇季胁痛、两胁痛、脊内痛、胸痛、耳痛等16处疼痛。

B. 性质：主要表现为引痛［缺盆、膺乳、颈（《灵枢·经筋》原文出现2次）、髀、膺中、颔、脐等8处］、纽痛（缺盆中纽痛、阴器纽痛）、转筋痛（足太阴之筋），以及5条经筋记载其筋所过者痛，如所过而结者皆痛（足少阴之筋）、其痛当所过者（手太阳之筋）、当所过者痛（手阳明之筋）、当所过者痛（手太阴之筋）、当所过者筋痛（手少阴之筋）等。

3）支（为牵扯不适感）：主要表现在指（趾）及手筋所过处。如足筋（缺足少阴筋）之小指（趾）支、小指次指（趾）支、足中指（趾）支、足大指（趾）支（足太阴之筋）、足大指（趾）支（足厥阴之筋）与小指支、腋支；以及当所过者支的手筋，如手太阳之筋、手少阳之筋、手阳明之筋、手太阴之筋、手心主之筋、手少阴之筋。

4）转筋：有足下、小指次指（趾）、胫、伏兔、引膝外、阴股与足太阴之转筋痛，以及手阴、阳之筋与足少阴之筋的当所过者转筋等。

还有肿、挛、跳坚等，如跟肿、髀前肿、颈肿，腘挛，脚跳坚等。

（2）运动障碍

1）纵：伤于热则纵挺不收（阴器）、有热则筋弛纵缓不胜收（口僻）。

2）折：脊反折（足太阳之筋），腰反折、此筋折纽（足少阴之筋）。

3）举：肩不举（足太阳之筋）、肩不举（手阳明之筋）。

4）转动：不可左右摇（肩）、颈不可左右视。

5）屈伸：膝不可屈伸、肘网。

6）俯仰：在外者不能俯，在内者不能仰（脊）。阳病者腰反折不能俯，阴病者不能仰。

7）不用：阴痿不用、右足不用、阴器不用。

8）阴器：伤于内则不起、伤于寒则阴缩入、伤于热则纵挺不收。

9）目开合：目不开、目不合、右目不开等。

2. 筋性窍病

1）目：目瞑良久乃得视（手太阳之筋）；目不开、目不合（足阳明之筋）；眦急不能卒视（足之阳明、手之太阳）。

2）口：口僻（足阳明之筋），筋急则口目为僻（足之阳明、手之太阳）。

3）耳：应耳中鸣痛（手太阳之筋）。

4）舌：舌卷（手少阳之筋）。

5）前阴：癀疝（足阳明之筋），伤于内则不起、伤于寒则阴缩入、伤于热则纵挺不收（足厥阴之筋）。

3. 筋性腔病

1）脑：癫瘛及痉（足少阴之筋）。

2）息贲（手太阴之筋、手心主之筋）。

3）伏梁（手少阴之筋）。

4）吐血（手太阴之筋）、唾血脓（手少阴之筋）。

（三）经筋病候解析

1. 病候主要表现为筋性痹病，以痛为主要表现 全部病候共114个，其中筋性痹病96个（感觉异常病候73个，运动障碍23个），筋性窍病12个，筋性腔病6个。可见筋性痹病占84.2%，其中以痛、转筋、支为主要病候（包括叙述模糊的如"当所过者支、转筋、痛"，有7条经筋之中分述18处）。如痛有33个、转筋有13个、支有12个。对痛的描述最为详尽，如疼痛的性质有痛、引痛、纽痛、转筋痛；疼痛部位明确，如跟痛、内踝痛、内踝之前痛、膝内辅骨痛、内辅痛、阴股痛、肘内锐骨后廉痛、腋下痛、腋后廉痛、绕肩胛痛、胁季胁痛、两胁痛、脊内痛、胸痛、耳痛等，以四肢关节部位为主；并有5条筋以"当所过者痛"描述（手太阳筋、手太阴筋、手阳明筋、手少阴筋与足少阴筋）。

2. 病候主要表现为运动系统疾病，也涉及神经系统病症 病候除主要描述了筋病所致的肢体感觉异常与运动障碍外，还记载了口僻、痫瘛及痉、维筋相交等病症。如"足阳明之筋……其病……卒口僻，急者目不合，热则筋纵，目不开。颊筋有寒则急引颊移口；有热则筋弛纵缓不胜收，故僻"，类似于西医学中的周围性面瘫；如"足少阳之筋……其病……维筋急，从左之右，右目不开，上过右角，并跷脉而行，左络于右，故伤左角，右足不用，命曰维筋相交"，类似于西医学中的脑血管意外所致中风偏瘫；再如"足少阴之筋……病在此者，主痫瘛及痉"，类似于西医学中的脑神经病变。

3. 经筋病候涉及部分五官九窍、体腔病变 经筋分布至头面五官络脑，并深入体腔，其中手足阳筋分布头窍，手足阴筋深入体腔，足三阴、阳明经筋结聚阴器。一旦筋病，可发生筋性窍病与筋性腔病。

（1）手足阳筋分布头面五官

足太阳之筋"别入结于舌本……上头下颜，结于鼻；其支者，为目上网，下结于頄"。

足少阳之筋"循耳后，上额角，交巅上，下走颔，上结于頄；支者，结于目眦为外维"。

足阳明之筋"上挟口，合于頄，下结于鼻，上合于太阳，太阳为目上网，阳明为目下网；其支者，从颊结于耳前"。

手太阳之筋"结于耳后完骨；其支者，入耳中；直者，出耳上，下结于颔，上属目外眦"。

手少阳之筋"其支者，当曲颊入系舌本；其支者，上曲牙，循耳前，属目外眦，上乘颔，结于角"。

手阳明之筋"其支者，上颊，结于頄；直者，上出手太阳之前，上左角，络头，下右颔"。

如此经筋布散联络五官，五官之筋得卫气濡养而运动自如，如舌筋得气而语，目筋得气而视，耳筋得气而聪，鼻筋得气而嗅，口筋得气而食。一旦经筋有病，筋失所柔则筋急或筋纵，窍运失常而致筋性窍病。如足少阳之筋"目不开"，足阳明之筋"卒口僻"，手太阳之筋"耳中鸣……目暝良久乃得视"，手少阳之筋"舌卷"等。

（2）足筋结聚阴器，联络脑窍

足少阴之筋"循脊内挟膂，上至项，结于枕骨"（入脑）；如足少阴之筋病则脑窍不灵而出现异常运动，如"病在此者，主痫瘛及痉，在外者不能俯，在内者不能仰。故阳病者腰反折不能俯，阴病者不能仰"，类似于西医学中的脑神经病变。

足太阴之筋"聚于阴器"；足厥阴之筋"结于阴器，络诸筋"；足少阴之筋"结于阴器"；足阳明之筋"聚于阴器"。阴器为诸筋之会,如筋病则阴器(前阴之窍)不用、纽痛。如足太阴之筋病则"阴器纽痛";足厥阴之筋病则"阴器不用,伤于内则不起,伤于寒则阴缩入,伤于热则纵挺不收";足阳明之筋病则"㿉疝"等。

(3)手三阴之筋深入体腔,布散胸腹

手太阴之筋"下结胸里,散贯贲,合贲下,抵季胁"。

手心主之筋"其支者,入腋,散胸中"。

手少阴之筋"挟乳里,结于胸中,循臂,下系于脐"。

经筋通过在体腔内的结聚散着于脐、肋、胸中、胸里、贲、季胁等,将内脏如吊床似地相对固定于相应的胸腹盆腔之中,维护内脏位置的相对稳定。一旦经筋发生疾病,其维护功能失常,脏腑失稳移位,气机升降失常,则可引起相应的筋性腔病。如手太阴之筋"甚成息贲,胁急、吐血",手心主之筋"前及胸痛,息贲",手少阴之筋"其成伏梁唾血脓者"等。

4. 经筋病候循脊挟膂　脊柱是人体的主心骨,又是机体最大的联动关节,而经筋循布脊柱内外,维持人体站立、俯仰转侧等活动,同时也是筋膜维系内脏稳定的依附之柱。脊柱功能的发挥来自于有关经筋的共同协调,主要是足太阳之筋"挟脊上项"与足少阴之筋"循脊内挟膂,上至项,结于枕骨,与足太阳之筋合"的内外前后相合;加之足阳明之筋"循胁,属脊"、手阳明之筋"绕肩胛,挟脊"的左右维系,与足少阳之筋"结于尻"、足太阴之筋"其内者,着于脊"等。故内有足少阴、足太阴之筋,外有足太阳、足阳明、足少阳、手阳明之筋,左右协调,内外配合,协同联动。一旦某一经筋受损,即可出现相应的脊柱病变,久之影响其他经筋,乃至影响内脏稳定。正如《灵枢·经筋》中记载的病候那样,如"足太阳之筋……脊反折,项筋急""足少阳之筋……腘筋急,前引髀,后引尻""足太阳之筋……脊内痛""足少阴之筋……在外者不能俯,在内者不能仰。故阳病者腰反折不能俯,阴病者不能仰""手阳明之筋……颈不可左右视""经筋之病……阳急则反折,阴急则俯不伸"等等。脊柱及脊柱相关性病变是临床最为常见、多发的经筋病,也是筋针疗法的主要适应证,有必要阐明其生理特性,从而指导筋针诊疗,临证时当与脏腑病变加以甄别。

六、筋 病 辨 证

(一)经筋辨证

根据《灵枢·经筋》记载的分筋证候进行分筋辨证。

足太阳之筋病:足小趾扯痛、足后跟肿痛,膝后腘窝疼挛,脊柱强直甚至反曲,颈项经筋拘急,牵引腋部与锁骨上窝如扭曲样疼痛,肩不能抬举,颈部左右转摇受限。

足少阳之筋病:足第4趾掣引转筋,并牵扯膝部外侧转筋,膝部不能屈伸;腘窝部经筋拘急,向前牵引髀部疼痛,向后牵引尻部疼痛,甚至向上牵引胁下空软处及软肋部作痛,进而向上牵引缺盆、侧胸乳部、颈部;维筋发生拘急,若是从左向右侧的维筋拘急,则右眼不能张开,这是因为经筋上过右额角与跷脉并行,在头部实现左右交叉,左侧的经筋维络右侧,右侧的经筋维络左侧,所以左额角筋伤,会引起右下肢活动障碍,这就是"维筋相交"。

足阳明之筋病:足中趾牵引,胫部经筋痉挛,脚部有跳动及强硬不舒的感觉;伏兔部转筋,大腿的前外侧肿胀;前阴肿痛下垂,少腹经筋挛急,向上牵引至锁骨上窝及颊部;突然出现口角㖞斜,筋挛的一侧眼睑不能闭合,如果有热则经筋松弛而眼睑不能睁开。面颊经筋有寒则发生经筋拘挛,牵引面颊,导致口角移动;有热则发生经筋松弛、收缩无力,而出现口角㖞斜。

足太阴之筋病：足大趾牵扯，内踝作痛，转筋，膝内辅骨疼痛，股内侧牵引至髀部作痛，阴器像扭转一样拘急疼痛，并向上牵引脐部；两胁作痛，牵引胸及脊内。

足少阴之筋病：足底拘挛抽筋，本筋所经过和结聚的部位发生疼痛和转筋。病在足少阴经筋，可出现癫痫、肢体筋挛抽搐或僵硬强直等，如病在脊外则脊柱不能前俯，病在脊内则脊柱不能后仰。足太阳之筋"挟脊上项"循布脊外属阳，足少阴之筋"循脊内挟膂，上至项"属阴，所以阳病则腰部向后反折而不能前俯，阴病则脊骨不能后仰。

足厥阴之筋病：足大趾牵扯，足内踝前疼痛，膝内辅骨处疼痛，大腿内侧筋挛疼痛，前阴不能发挥作用，如内伤房劳、耗伤阴精而阳痿不举，宗筋受寒则阴器内缩，伤于热邪则阴器挺长不收。

手太阳之筋病：手小指牵扯，肘内高骨后缘疼痛，沿着上臂内侧至腋下、腋后缘扯痛；环绕肩胛牵引颈部疼痛，并感觉到耳内鸣响，疼痛还牵引至下巴，并使眼睛闭合难挣，闭目很长时间睁眼才能看清东西；颈部经筋拘急则发生颈部出现肿块。

手少阳之筋病：本筋循布区域发生牵扯、转筋和舌体卷曲。

手阳明之筋病：本筋循布区域发生牵扯、转筋、疼痛，肩部不能抬举，颈部不能左右转动而环视。

手太阴之筋病：本筋循布区域发生牵扯、转筋、疼痛，严重时可发展为呼吸急促、气逆喘息之息贲病，胁下拘急、吐血。

手心主之筋病：本筋循布区域发生牵扯、转筋，以及前胸疼痛，甚至发展为呼吸急促、气逆喘息之息贲病。

手少阴之筋病；胸内拘急，气结心下有块坚伏之伏梁病，肘部如网所困而屈伸不利，以及本筋循布区域发生牵扯、转筋、疼痛。

大凡经筋病，遇寒则经筋拘急强直甚至反折，遇热则经筋松弛痿软无力，活动减退甚至丧失。属阳的经筋拘急则伸而不能屈，如背部筋急则脊背强直反弓；属阴的经筋拘急则屈而不能伸，如腹部筋急则身体前弯而不能伸直。

足阳明、手太阳经筋同病，经筋拘急则口眼㖞斜，眼角拘急则不能正常视物。

（参阅：张湖德，马烈光，童宣文.《黄帝内经》通释[M].北京：人民军医出版社，2009：242-248）

（二）痛肿辨证

《素问·长刺节论》曰："病在筋，筋挛节痛，不可以行，名曰筋痹。"可见筋痹主要表现为经筋拘挛，关节疼痛，活动不利。筋痹的病机主要为卫弱邪侵，外邪与卫气相搏，气不布津，筋失温养。其中，外邪与卫气相搏经筋，卫气滞而不行则痛；津液有赖于卫气温运，气滞不能布散津液，津聚为肿，液凝为痰，筋缠为结，节腔失润，不能滑利关节而运动障碍。

1. 疼痛 疼痛是气伤所致，有气滞不通而痛，有气虚不荣而痛，故有"气伤痛"之说。一般根据疼痛部位可有头面颈项、肩肘腕指、胸腹背腰、臀腿膝踝趾等部位的疼痛；根据疼痛性质，则有酸重胀掣、冷灼空隐、窜刺抽绞等疼痛；有表现为活动性或静止性疼痛；有表现为持续性、阵发性疼痛或持续性疼痛阵发性加重；疼痛还受疲劳、情绪、天气等因素影响等。而筋性疼痛，卫为邪困，气郁失运，筋失温养，筋急而痛，因筋中无空，故筋病病位比较局限，临证以病变局部疼痛为主，一般不会超过2个关节；因经筋呈束带分布，筋失温养，故大多以支

（牵扯）、痛、转筋（抽痛）为主。"筋为刚"，经筋为筋骨关节动力之源，若筋失温养，动力不足，气不布津，节腔失润，则多见关节活动受限，并可在活动时诱发或加重疼痛，还可暴露潜在病变部位。如颈肩背痛，颈部转侧时诱发同侧经筋疼痛，此为主动性疼痛，因筋挛而痛，常在肌腹局部结痛，压痛明显，可触及筋结点；反之诱发对侧经筋疼痛，这为被动性疼痛，筋掣而痛，常见肌腱、韧带处束带状牵扯痛，可触及条索状物。

2. 肿胀　肿胀一般分水肿、气肿、瘀肿、囊肿等，表现为外形显见的变化，故有"形伤肿"之说。津血同源，均为水谷所化生。血行脉中，转化溢于脉外，清稀者为津，主濡筋肉；稠厚者为液，司润骨节。筋骨劲健，则关节滑利，活动自如。脉道有病，络脉受损，血溢脉外为瘀，病初色紫成局限性瘀斑或瘀肿，久之成有波动感之囊性瘀肿；经脉气滞，血瘀脉中，气血受阻，静脉曲张，如蚯蚓之状，或迫血外泄为水，水停肌腠成凹陷性水肿；经筋有疾，外邪困遏卫气，气不布津，气聚皮下成按之陷而即起之气肿，津凝皮下为痰成囊肿。临证当分清水肿、气肿、瘀肿、囊肿等。瘀斑一般不需治疗，数日可自行消退或热敷助其温散；瘀肿可选刺络放血，或刺络拔罐治之；静脉曲张可刺络放血，外加弹力包扎，减压助运；水肿当疏导经气，通经活络，减压消水；气肿为筋病所致，以筋针宣导卫气，使气行津布，配合活动，则肿胀渐可消散；囊肿为津凝痰结而成，使用三棱针点刺，挤出奶黄色的黏液，即现效果，如加压包扎则可防复发，效果更佳。

3. 运动障碍　筋病肿痛常伴有不同程度的活动受限，此时检查关节的活动度与肌力，将有助于鉴别诊断。肌力检查可确定某一肌肉或肌群病变，配合运动观察可区分主动肌还是拮抗肌病损，进一步还可分辨筋病是筋挛、筋歪、筋裂甚或筋断。一般主动运动障碍，被动活动正常，多见筋断；主动、被动运动同时障碍，多见筋歪、筋挛、筋裂等。如筋病由外来暴力导致，还需排除骨病之错位、脱臼、骨裂，甚至骨折等所致的活动障碍。

（三）窍腔辨证

窍指九窍，即头面部口舌眼耳鼻五官与前后二阴；腔指胸腔、腹腔、盆腔以及脑脊腔。经筋病候涉及部分五官九窍、体腔病变，在此命名为筋性窍病与筋性腔病。

经筋分布至头面五官入脊络脑，并深入体腔，其中手足阳筋分布头面窍腔，手足阴筋深入体腔，足筋结聚阴器。一旦筋病可发生筋性窍病与筋性腔病。其病变机制是，邪困卫气，气不布津，津液不充，致使九窍、体腔筋膜失养，筋急筋纵，脏器九窍移位，扰乱经气而致五官九窍、脏腑病症。由于此类病症大多为功能性病变，并非实质性脏器疾病，与一般五官九窍、脏腑疾病有别，加之因筋病所致，故特称筋性窍病与筋性腔病。

五官九窍、五脏六腑能发挥各自生理功能，均有赖于经脉输送的气血濡养、信息沟通，同时也离不开经筋的舒缩协调，气机畅顺。故临证要分清脏性、脉性还是筋性疾病。筋性疾病大多病程较短，以气机失调为主，窍腔附近有筋急或筋纵之征象，用筋针治疗大多能得到较快改善，如失治或误治，筋病日久也可累及脉而致脉性疾病，甚至影响内脏，如脊柱侧弯所致的心肺或胃肠功能紊乱。又如耳病，有脏性、脉性与筋性耳病之分。脏性耳病，肾气亏虚，不能上润耳窍所致，常以耳聋为主，伴有耳鸣等肾虚表现，以脏器衰退的老年人或肾气未充的幼儿多见；治疗可以针灸调补经气为主，并可配合相应中药治疗。脉性耳病，淫邪痰瘀，侵经入络，阻滞经气，气血阻滞，耳窍失充，耳聋可突然发生或逐渐出现，大多西医检查原因不明，可伴有耳鸣、耳闭，以青壮年多见；治疗当分辨经脉或络脉病，经脉病则以调经为主，络脉病则点刺放血、缪刺或用发蒙针法治疗［见第四章"耳鸣（耳聋）"］。筋性耳病，以耳鸣为主，常突然发生,与长期伏案工作、疲劳、局部受寒有关,可常伴有耳胀、同侧颈项肌肉僵痛,以青年人多见,筋针治疗大多显效。

(四)骨脉辨证

经筋联属骨节,筋骨协作,活动关节;经络穿行于经筋之中,经筋受经气温养,脉气运行有赖于经筋舒缩配合,故筋与骨、脉之间,生理上相互配合,病理上互相影响,筋病可及骨、也可及脉而致筋骨同病、筋脉同病,甚至筋骨脉并病。根据"病在筋,调之筋;病在骨,调之骨"(《素问·调经论》)的施治原则,临证当分清筋病、骨病、脉病。

骨病有暴力外伤所致的骨节错位、脱臼、骨裂、骨折等骨科疾病;有先天或后天脏腑虚损,精髓亏虚,骨质失养所致的骨软、骨脆;有骨质退变而致的骨质疏松与痰瘀互结所致的骨质增生、骨刺等继发病症等。X 线、CT 等影像学检查有助于鉴别诊断。骨病除宜取毫针外,还可选用"焠针"如火针,以及其后发展改良而成的小针刀、刃针、长圆针、筋骨针等针具,采用《灵枢·官针》五刺中的"输刺"与十二刺中的"短刺"刺法治疗,也可在筋针舒筋的同时配合骨节活动而复位,或调畅经脉,充养骨髓,还可采用手法复位。

脉病既有感受外邪,寒湿入经,或脏腑失调,内生痰瘀,阻滞经脉所致的经脉病,又有外来暴力损伤络脉,血阻于脉或瘀于肌肉所致的络脉病。经络病宜取毫针疏调经气,活血化瘀,祛邪通络,也可选用"锃针"及其演变成的三棱针,采用《灵枢·官针》五刺中的"豹文刺"、九刺中的"络刺"、十二刺中的"赞刺"等刺络放血法治疗。

筋病有感受寒热所致的筋急筋纵,有慢性劳损所致的筋挛筋僵,有暴力扭挫所致的筋歪、筋裂、筋断等。筋病除宜取毫针以外,也可选用"燔针"如温针、火针,以及其演变成的筋针,采用《灵枢·官针》五刺中的关刺与十二刺中的恢刺等治疗。筋断属外科病症,建议手术治疗,如术后经筋挛急,仍可配合筋针舒筋解挛缓急。

筋骨同病、筋脉同病时,有时难以分清主次,可先治经筋。舒筋解挛,可解除脉道卡压,疏通经脉而治脉病;舒筋解挛,可松骨复位,改善供养,有利于骨质修复。筋针治疗时,常配合适当的肢体运动,激发筋气,均有助于舒筋解肌,通脉松骨润肤。如股骨头坏死,对部分因筋挛卡脉、骨失所养所致者,筋针有一定治疗作用。

七、筋病的诊查

(一)筋病的四诊

1. 问诊 通过询问患者筋伤的部位、病因、伤情、伤后处理、病情变化等方面的情况,收集数据,整理分析,初步推断筋伤状况。

(1)部位:筋伤部位一般比较容易判断,病久需分辨阴筋、阳筋(主动肌与拮抗肌)的病损,甚至可落实到某条经筋,但难以鉴别筋伤性质。筋伤辨位,适当的肢体活动有助于定位,对筋针治疗的定位取穴等均有指导意义。

(2)病因:筋伤的原因较多,需问清是外来暴力还是扭挫损伤,以及受伤时的体位,有助于估计扭伤、挫伤所致的筋伤程度、性质;询问感受外邪、体倦过劳等病因,判断急性或慢性损伤,与寒热病情。筋针尤其适用于寒性筋急之证。

(3)伤情:受伤时的神志情况,肿痛、关节活动状况,是否伴有寒热,有助于判断筋伤的程度、性质。如神志失常者则脏器或脑窍受损,病情较重;其他参见痛肿、骨脉辨证章节等。

（4）疼痛：询问疼痛的部位、性质、诱因、时间、程度等。筋伤多局限，以牵扯痛、僵痛、挛痛、纽痛为主，疲劳受寒或活动时诱发或加重。急性筋痹，大多因外伤所致，一般病程不超过2周，主要表现为局部肿痛、活动障碍等；慢性筋痹，大多有慢性劳损史，或急性筋痹因失治、误治迁延而成，病程一般超过2周。急性者，疼痛较剧；慢性者，疼痛较轻，以酸胀痛为主，活动时常诱发或加重。神经挫伤有放射性的麻木或电灼样剧痛，神经肌肉血管损伤则出现持续性疼痛，而筋膜、肌腱、肋软骨损伤则为阵发性疼痛。

（5）活动：询问筋伤与活动的关系。如受伤即刻出现活动障碍多见骨折、脱臼，筋伤活动受限多见随肿痛而逐渐加重，持续性活动障碍多为组织粘连，间歇性活动障碍多为关节腔内有游离物等。

另外，询问年龄、性别、婚姻、职业、个人嗜好等，有助于诊断。

2. 望诊　通过全身及局部情况的观察，注重神色形舌等方面，有利于推断病情。

（1）望神：筋伤一般无明显的神志变化。脑部外伤、因痛昏迷者多见脑震荡、骨折、骨裂等病变。筋伤时面色苍白是痛甚，口唇发绀是危证，需进一步查明病因。

（2）望形：筋伤时出现特殊的形态有利于判断病情，如落枕出现颈项僵硬、头颈随躯干转动，踝关节扭伤出现行走跛行，骨折脱臼会出现相应畸形（肩关节脱臼呈方肩等），指腱鞘炎出现弹响指等。

（3）望肿胀：肿胀有瘀肿、水肿、气肿、囊肿等。络伤血溢脉外为青紫瘀肿，水停皮下则为凹陷性水肿，筋伤气津不布则为按之即起的气肿，痰浊结聚皮下而突起的为囊肿。

（4）望肤色：色红有热，如关节炎、痛风等；色白有寒，血供不足；色青紫是皮下出血（为新伤瘀斑），色黄为陈伤，色黑为组织坏死。

（5）望舌：包括望舌质、望舌苔。舌质主要反映筋伤时的气血变化，舌苔主要反映脾胃运化情况。

1）望舌质：舌色淡红为正常舌象，色淡白为气血不足，色红有热，色青紫有瘀血。筋伤多见青紫斑点。

2）望舌苔：分苔质、苔色。苔的厚薄反映邪气的盛衰，由薄转厚表示病进，反之病退；苔的润燥反映津液的多少，润泽表示津液未伤，干燥表示津液已亏；苔腻为有湿、有痰、有食积之象；无苔为阴津亏虚。色白主表为寒，如薄白为正常舌苔；色红主里有热，黄干为热邪伤津，黄腻为湿热内盛，焦黄为邪热内积或津亏之象。灰黑色苔结合润燥分寒热，灰黑而润，主寒湿内盛或痰饮内停或阳虚寒盛；灰黑而燥，为热盛伤阴或热极津枯。

3. 闻诊　筋病时重点听闻关节、肌腱活动时的异常声响。关节内有游离物者活动时有弹响，如半月板损伤；退行性关节炎活动时有关节摩擦音，如髌骨软骨软化症；肌腱炎者检查时有捻发音，如跟腱炎；腱鞘炎者屈伸活动时有弹响声，如指屈肌腱狭窄性腱鞘炎等。

4. 切诊　包括脉诊、按诊。

（1）脉诊：浮沉脉主表里、分深浅。筋伤病多见浮脉，若为沉脉提示病位较深。迟数脉主寒热，迟者为寒，数者为热，可为筋病的寒热辨证提供依据。弦涩脉分气血，弦脉多见气滞痛甚，涩脉多为血瘀阻脉。细滑脉明虚实，滑脉多见气血壅盛之证，细脉常见于气血亏虚、体弱久病之人。

另外，辨别脉势是脉病取效的标志，正如《灵枢·终始》所云："所谓气至而有效者，泻则益虚，虚者脉大如其故而不坚。坚如其故者，适虽言故，病未去也。补则益实，实者脉大如其故而益坚也。夫如其故而不坚者，适虽言快，病未去也。故补则实，泻则虚，痛虽不随针，病必衰去……所谓谷气至者,已补而实,已泻而虚,故以知谷气至也。邪气独去者,阴与阳未能调,而病知愈也。故曰补则实,泻则虚,痛虽不随针,病必衰去矣。"经文中讲述,"气至而有效"要经过针刺补泻调气后,"谷气至"而脉象得到改善,这是针刺取效的标志。针刺后患者未感到症状即刻改善,是因为"邪气独去者,阴与阳未能调"的缘故,或针刺后患者虽然感到症状改善,但脉象没有改善,则疾病未必真正治愈。故对内在病位较深的病症,针后取效首先反映在脉象上,所以针刺补泻后,脉象得到改善,是获得稳固疗效的标志,而非以"痛随针""言快"为依据。这与筋病的"以知为数"有所不同。

（2）按诊:按诊为筋病的诊断提供重要依据。

1）按肿痛:筋伤病大多有肿痛,压痛明显为浅层筋伤、不明显为深层筋伤;按之痛甚为新伤,按之则舒为旧伤;局部压痛为肌腱、肌肉损伤,放射窜痛与神经病变有关。肿胀按之凹陷为水肿,按之即起为气肿;按之囊性波动色青紫者为瘀肿,色红发热者为脓肿;皮下囊肿,推之不移而硬者为腱鞘囊肿,按之柔软者为皮下脂肪瘤。

2）按肌肤:触摸皮肤能感知皮肤温度,肤温高有热,提示新伤或瘀热或热盛;肤温低有寒,提示血供不足或寒性病候。肌肤触及结节或条索状物,提示津气阻滞经筋。

3）按畸形:一般由骨折或肌腱、韧带断裂收缩导致。通过触摸骨突的变化来判断畸形的性质、位置。如骨折以收缩性隆凸,肌腱、韧带断裂,病处呈现凹陷为特征;腰椎间盘突出可触及脊柱侧弯,腰肌紧张;肩关节脱臼呈现方肩等。

（二）筋病的检查方法[参阅王和鸣主编《中医骨伤科学基础》(供中医类专业用),上海科学技术出版社出版]

1. 关节活动度检查　经筋联属骨节,既是关节活动的动力,又能限制关节在生理范围内活动。筋病主要表现为筋急与筋纵。筋急,骨节活动度减小、受限;筋纵,骨节活动度增大、移位。测量关节的活动范围,有助于了解筋伤性质与程度。

人体各关节的生理活动范围如下:

中立位:0°。

颈:左右侧屈45°,前俯后仰35°~45°,左右旋转60°~80°。

肩:前屈90°,后伸45°,外展90°,上举90°,旋内80°,旋外30°。

肘:屈曲140°,旋前旋后各90°,后伸5°~10°。

腕:背伸35°~60°,掌屈50°~60°,桡偏25°~30°,尺偏30°~40°。

腰:前屈90°,后伸30°,侧屈20°~30°,旋转30°。

髋:屈曲145°,后过伸40°,内收、外展各25°,旋内、旋外各40°。

膝:屈145°,伸15°。

踝:背屈20°~30°,跖屈40°~50°。

2. 各部位肌力测定　经筋损伤,一般通过经筋辨证,大体能确定阴阳经筋甚至某一经筋患病,如筋针治疗时,能结合解剖生理学知识,进一步确定某一肌肉或肌群病变,将有助于正确定取筋穴位置、决定针向、选择相应刺法等。(详见治疗部分)

3. 神经系统检查　经筋包括部分神经组织,筋伤时的神经系统检查,有助于诊断与判断预后。

（1）感觉检查

1）触觉:检查者用棉签轻触皮肤,并与周围或对侧皮肤的感觉加以比较,以正常、迟钝、敏感、消失 4 个等级记录。

2）痛觉：检查者用毫针轻刺皮肤，并与周围或对侧皮肤的痛觉加以比较，以正常、迟钝、敏感、消失 4 个等级记录。

3）温度觉：检查者用注有 5~10℃冷水或 40~50℃温水的玻璃管接触皮肤，并与周围或对侧皮肤的温度觉加以比较，以了解皮肤的温度觉改变。

4）位置觉：患者闭目，检查者被动活动患者手指或足趾，并询问其活动的部位，以了解位置觉的情况。

5）震动觉：检查者将震动之音叉的柄端置于骨突或骨面上，患者闭目感觉震动情况，并与对侧加以比较，以了解震动觉的变化情况。

（2）运动检查：运动检查有助于了解肌肉的损伤程度，包括肌力检查、肌张力检查与肌容积检查。

1）肌力检查：是针对神经损伤水平以下所支配肌肉动力情况的检查，一般分 6 级。

0 级：肌肉完全丧失收缩力。

Ⅰ级：肌肉微动，但无力移动肢体。

Ⅱ级：肌肉活动，能带动四肢水平移动，但不能上移。

Ⅲ级：能对抗肢体重力而不能对抗阻力情况下移动肢体。

Ⅳ级：能对抗较强阻力活动肢体，但力度较弱。

Ⅴ级：正常肌力。

2）肌张力检查：是检查上、下运动神经元损伤的方法。上运动神经元损伤，可见肌张力增强，即静止时肌肉紧张，被动活动关节有阻力；下运动神经元损伤，可见肌张力减弱，肌肉松弛，肌力减退甚至丧失。

3）肌容积检查：是通过测量肢体周径，并与对侧同部位比较而观察肌肉外形萎缩或肿胀的方法。

（3）反射检查

1）浅反射：是用钝器或手指轻划肢体皮肤，检测体表感受器至中枢反射弧是否健全的方法。包括腹壁反射、提睾反射、肛门反射。

腹壁反射：用钝器或手指轻划腹壁皮肤，观察腹肌有无收缩反应，如上腹壁反射丧失则多见 T_7~T_9 脊髓节段损伤，中腹壁反射丧失则多见 T_9~T_{11} 脊髓节段损伤，下腹壁反射丧失则多见 T_{11}~L_1 脊髓节段损伤。

提睾反射：用钝器或手指轻划大腿内侧皮肤，引起提睾反应（提睾肌收缩，睾丸上升）。反射丧失多见 L_1~L_2 脊髓节段损伤。

肛门反射：用钝器轻划肛门周围皮肤，引起提肛反应（括约肌收缩，肛门内缩）。反射丧失多见 S_4~S_5 脊髓节段损伤。

2）深反射：是用叩诊锤叩击肌腱、肌肉、韧带等，检测本体感觉器至中枢反射弧是否健全的方法。包括肱二头肌反射、肱三头肌反射、桡骨膜反射、膝反射、跟腱反射等。

肱二头肌反射：令患者前臂旋前半屈，检查者拇指置于肱二头肌腱，叩诊锤叩击拇指，诱发肱二头肌收缩，肘关节微屈。如反应减弱或丧失则提示 C_5~C_6 脊髓节段损伤。

肱三头肌反射：令患者前臂旋前半屈，检查者以手握持前臂，叩诊锤叩击肘后肱三头肌腱，诱发肱三头肌收缩，肘关节微伸。如反应减弱或丧失则提示 C_6~C_7 脊髓节段损伤。

桡骨膜反射：令患者前臂旋前半屈，检查者用叩诊锤叩击桡骨茎突，诱发前臂微屈、旋外。如反应减弱或丧失则提示 C_5~C_8 脊髓节段损伤。

膝反射：患者取卧位或坐位，检查者用手轻托膝窝使膝关节微屈，以叩诊锤叩击髌韧带，诱发伸膝活动。如反应减弱或丧失则提示 L_2~L_4 脊髓节段损伤。

跟腱反射：患者平卧，膝关节微屈，令足跟向内，检查者一手握持足背，另一手以叩诊锤叩击跟腱，诱发小腿三头肌收缩与足跖屈。如反应减弱或丧失则提示 S_1~S_2 脊髓节段损伤。

（4）特殊检查

1）头顶叩击试验：患者端坐，医者一手掌心向下置于患者头顶，另一手握拳叩击置于头顶的手掌背，如患者感觉颈部不适、疼痛，或上肢痛麻感为阳性。提示臂丛神经受到刺激。

2）压顶试验：患者坐位，头部处于中立位，医者双手交叉，置于患者头顶垂直下压，然后于头颈处于侧屈位或后伸位时再顺颈椎纵轴下压，如患肢出现放射痛或原有症状加重为阳性。提示臂丛神经受到刺激。

3）臂丛神经牵拉试验：患者取坐位，颈前屈，医者站在侧后方，一手置于头部患侧，另一手握持患肢手腕，双手同时反向牵引，使神经根受到牵拉，若患肢出现疼痛、麻木者为阳性。提示臂丛神经受到刺激。

4）肩关节疼痛弧试验：患者患侧上肢主动外展上举，在 60°~120° 范围内出现疼痛，若肩关节被动外展时，则疼痛明显减轻甚至完全不痛为阳性。提示肩峰下滑囊炎、冈上肌腱炎、冈上肌腱钙化、肩袖断裂、肱二头肌长头腱鞘炎。

5）冈上肌腱断裂试验：冈上肌腱断裂后，上肢外展困难，患肢越用力外展，肩部就越耸肩。

6）网球肘试验：患者前臂稍弯曲，手呈半握拳，腕关节尽量屈曲，然后将前臂完全旋前，再将肘伸直，如在肘伸直时，肱桡关节的外侧发生疼痛，即为阳性。提示肱骨外上髁炎（网球肘）。

7）握拳尺偏试验：嘱患者握拳，拇指握于掌心，并向尺侧偏屈，如桡骨茎突部疼痛为阳性。提示桡骨茎突腱鞘炎。

8）屈腕试验：令患者腕关节屈曲，并压迫正中神经 1~2 分钟，如掌侧麻木感加重，诱发示中指疼痛者为阳性。提示腕管综合征。

9）直腿抬高试验：患者仰卧，两下肢伸直，医师一手握住患者踝部，另一手置于膝关节上，使下肢保持伸直，另一手将下肢抬起。正常人可抬高 70° 以上，如抬高不到 30°，即出现由上而下的小腿外侧至足出现麻痛或放射痛，为直腿抬高试验阳性。如抬腿仅引起腰痛或大腿后方、腘窝部扯痛不适，皆不能算为直腿抬高试验阳性。见于坐骨神经痛、腰椎间盘突出症或腰骶神经根炎等。

直腿抬高加强试验：在直腿抬高试验基础上略放低下肢高度而疼痛减轻时，被动使踝关节背屈而再次诱发下肢放射痛者称阳性。对鉴别椎间盘突出引起的神经根压迫，此检查的特异性高于直腿抬高试验。

10）屈髋伸膝试验：患者仰卧，令先屈髋与膝成直角，再缓慢上抬小腿，如出现放射性下肢痛为阳性。提示坐骨神经受到牵引，多见于腰椎间盘突出症。

11）屈髋屈膝试验：患者仰卧，检查者双手置于膝下，使患者尽量屈膝屈髋，并逐渐向头部施压，使其臀部抬离床面，如腰骶部出现疼痛为阳性。提示腰部肌肉劳损，腰椎间关节、腰骶关节、骶髂关节病变或腰椎结核。但腰椎间盘突出症者常阴性。

12）骶髂关节分离试验：又称 4 字试验。患者仰卧，健侧下肢伸直，患侧下肢屈膝屈髋，并将外踝置于健侧膝上呈"4"字状,一手扶住健侧髂嵴部,另一手于患肢膝部向下按压。下压时,骶髂关节出现疼痛者,或者屈侧膝关节不能触及床面者为阳性。提示骶髂关节病变、股骨头坏死及膝关节疾病等。

13)床边试验:患者仰卧,医者将其移至检查床边, 侧臀部放在床外,让该侧的腿在床边下垂,医者按压此腿使髋后伸,同时按压患者另一侧腿的膝关节,使之尽量屈髋、屈膝,使大腿靠近腹壁,这样使骨盆产生前后扭转的力。如骶髂关节发生疼痛为阳性。提示骶髂关节病变。

14)髋关节屈曲挛缩试验:又称托马斯征。仰卧位,检查者令健腿尽量屈膝屈髋,大腿贴近腹部,腰部紧贴床面。如患腿不能伸直平贴于床面或虽能伸直但腰部离开床面为阳性。提示髋关节病变或髂腰肌痉挛。

15)单腿站立试验:又称臀中肌试验。患者健肢单足站立,抬起患腿,患侧骨盆及该侧臀皱褶上升,即为阴性。再令患肢单足站立,抬起健腿,健侧骨盆及该侧臀皱褶下降即为阳性。提示髋关节脱位或臀中小肌麻痹。

16)浮髌试验:患侧膝关节伸直,放松股四头肌,检查者一手挤压髌上囊,使关节液积聚于髌骨后方,另一手示指轻压髌骨,如有浮动感,且按压时感到髌骨碰撞股骨髁声,松压则髌骨又浮起,则为阳性。提示膝关节积液。正常膝关节内有液体约5ml。

17)侧向运动试验:①患者仰卧,两下肢伸直,检查者一手提起其小腿并使之分别向内侧运动和向外侧运动,若出现疼痛,则为阳性。②患者仰卧,膝关节伸直,检查外侧向运动时,检查者以一手置于其大腿下段外侧,一手握住小腿向外牵拉;检查内侧向运动时,应将其下肢外展,检查者一手置于其大腿下段内侧,另一手握住并向内侧推其小腿,若出现疼痛,则为阳性。提示半月板损伤或侧副韧带损伤。

18)抽屉试验:患者平卧床上,膝关节屈曲90°,双足平置于床上,保持放松。医者坐于床上,臀部抵住患者双足使之固定,双手握住膝关节的胫骨端,向前方拉或向后方推小腿近端,如出现胫骨前移或后移如抽屉为阳性。提示交叉韧带部分或完全断裂。

19)回旋挤压试验:患者仰卧,使髋关节和膝关节充分屈曲,尽量促使足跟碰及臀部。检查内侧半月板时,医者一手握膝部,以稳定大腿及注意膝关节内的感觉,另一手握足部使小腿在充分外旋、外展位伸直膝关节,在伸直过程中,股骨髁经过半月板损伤部位时,因产生摩擦,可感触到或听到弹响声,同时患者感觉膝关节内侧有弹响和疼痛为阳性。检查外侧半月板时,使小腿充分内收、内旋位伸直膝关节时,出现膝关节外侧有弹响和疼痛为阳性。提示膝关节半月板损伤。

20)研磨试验:患者俯卧,使患膝屈曲90°,足心向上直立,医者双手握住患肢足部,再向下挤压膝关节,并向外及向内旋转,使股骨与胫骨关节面之间发生摩擦,若外旋产生疼痛,提示为内侧半月板损伤,若内旋产生疼痛,提示为外侧半月板损伤。再将小腿上提,并做内旋和外旋运动,如外旋时引起疼痛,提示为内侧副韧带损伤,如内旋时引起疼痛,提示为外侧副韧带损伤。

21)半月板重力试验:患者侧卧位,患肢抬离床面并做膝关节屈伸活动,如出现响声或疼痛,为阳性。提示半月板或侧副韧带损伤。

(5)影像学检查

1)X线检查:一般对筋伤的临床诊断意义不大,但对骨裂、骨折、骨刺、脱臼等有鉴别诊断意义。

2）CT 检查：能提示筋伤的性质与范围，如椎间盘突出症、椎管狭窄症、半月板破裂、十字韧带断裂等，对肌腱、韧带、软骨、椎间盘等软组织的诊断有重要参考意义。

3）MRI 检查：通过立体影像，能较清晰呈现脂肪、脑髓、内脏、肌肉、韧带、肌腱、血管、骨密度、空气等的情况，对提示脑髓、椎间盘、关节腔、韧带、滑膜、肿瘤、肌肉等病变有诊断意义。

4）关节镜检查：有助于明确诊断关节病，并对关节腔内损伤的部位、程度、性质有提示作用，以便确定治疗方案，还可直视下施行一些手术，对摘取的病变组织做病理检查，进一步确诊病变的性质。

八、筋病治则剖析

《灵枢·经筋》中，每一经筋的结尾部分均有一段内容几乎完全相同的文字，即"治在燔针劫刺，以知为数，以痛为输"。这一经筋病的治则，我们以前没有进行过深入探究，对其内涵一知半解。近 20 年来，我们转向经筋理论与经筋病的研究，尤其是在筋针疗法的研发过程中，对"治在燔针劫刺，以知为数，以痛为输"有些新的认识，现加以剖析。

（一）"以痛为输"是筋病取穴主法

"以痛为输"，历代医家进行过解释，近代学者结合临床提出了不同的意见，主要集中于两方面：一是对疼痛点的认识，如胥荣东[25]认为"以痛为输"是以患者所述痛处作为取穴标准，而王茵萍[26]认为疼痛不能反映病因，痛处不一定便是病位，痛处未必是最佳针刺点。二是与阿是穴的关系，如安徽中医学院、上海中医学院编的《针灸学辞典》云："阿是穴，指按压痛点取穴。"而赵京生[27]认为二者有相同也有区别，反映不同层次的治病经验。"以痛为输"是直接取病症处针刺的一般治疗经验；"阿是穴"为局部反应点，亦即刺灸敏感点，是取病症处反应点针灸的特殊经验。"天应穴""不定穴"同"以痛为输"，而不同于"阿是穴"。陈艳杰等[28]更提出了阿是穴有广义与狭义之分。对此，笔者重温《黄帝内经》有关条文，有些新的认识。

1. 体表筋肉为经筋病的主要病变部位　《灵枢·经筋》所描述的经筋十二痹证候，主要表现在经筋分布体表部位的筋性痹病，仅少数涉及头面、体腔筋膜病变所致的筋性窍病与筋性腔病。究其原因，筋痹属痹病范畴，其病因也为"风寒湿三气杂至，合而为痹也"（《素问·痹论》），其病机为营卫之气运行失常。从《灵枢·经筋》所描述的经筋十二痹证候来看，主要是指筋痹，涉及肌痹等。从证候涉及的部位来说，与卫气"循皮肤之中，分肉之间，熏于肓膜，散于胸腹"（《素问·痹论》）的部位大体相近。《素问·疟论》又曰："邪中于头项者，气至头项而病；中于背者，气至背而病；中于腰脊者，气至腰脊而病；中于手足者，气至手足而病。卫气之所在，与邪气相合，则病作。"即当卫气不充时，腠理开发，邪气乘机袭入，邪气入则病。因风邪侵袭人体没有一定的部位，只要卫气与之相应，腠理开发，邪气得以凑合，就能致病，其病变部位就是邪气入侵之处，且相对固定。正如《灵枢·卫气失常》云："筋部无阴无阳，无左无右，候病所在。"杨上善进一步阐述："以筋为阴阳气之所资，中无有空，不得通于阴阳之气上下往来，然邪之入腠袭筋为病，不能移输，遂以病居痛处为输。"（《黄帝内经太素·经筋》）筋病乃卫气不充，腠理空虚，风寒湿邪乘机入侵，入腠袭筋为病。因风邪善行速变，侵袭人体没有常处，只要卫气与之相应，邪气得以入腠袭筋，就能致病，由于筋中无空，不能传输病邪，故其病变部位就是邪气入侵，风气留其处，即入腠袭筋之处，且病位相对固定。经筋病变部位由于与卫气分布大致相近，且筋病与卫气不充有关，故筋痹部位大多在卫气分布的体表筋肉之处。所以经筋病位以体表筋肉局部病变为主，且相对固定。

2. 疼痛是经筋病的主要病理反应 《黄帝内经》将经筋病称为痹病,分别以春夏秋冬结合孟仲季来命名,如足太阳筋病,命名为仲春痹。其经筋十二痹的证候与疼痛有何关系呢?为此,将有关《灵枢·经筋》的证候进行了整理,发现经筋病的证候,主要可分为三部分,即筋病所致的感觉异常证候,筋病所致的运动障碍证候,以及筋病所致的脏器病变等其他证候。全部证候共114个,其中感觉异常证候73个,分别以痛、转筋、支、筋急、挛、肿、跳坚等描述;运动障碍证候23个,分别以筋纵、折、举、转动、屈伸、俯仰等描述;其他脏器病变证候18个,分别以目不开、耳中鸣、舌卷、口僻、瘘、痛瘲及痉、维筋病、疝、息贲、伏梁、吐血等描述。经筋病的证候以感觉异常证候为主,占63.5%,而在感觉异常证候中以痛、转筋、支为主要证候(包括叙述模糊的如"当所过者支、转筋、痛",有7条经筋之中分述18处),其中"痛"有33(28+5)个、"支"有13(7+6)个、"转筋"有14(7+7)个。尤其对痛的描述最为详尽,指出疼痛的性质与部位,如疼痛的性质有痛、引痛、纽痛、转筋痛等,指明疼痛部位如跟、内踝、膝内辅骨、内辅、阴股、髀、肘内锐骨后廉、腋下、腋后廉、绕肩胛、肭、季胁、两胁、脊内、胸、缺盆、膺乳、膺中、颈、颔、脐、阴器、耳等,以及有5条筋以"当所过者痛"描述(手太阳筋、手太阴筋、手阳明筋、手少阴筋与足少阴筋)。经筋病的证候之中,疼痛占总证候的28.7%,占感觉异常证候的45.2%,实际临床远超此比值。结合《素问·痹论》所云:"帝曰……痹或痛,或不痛,或不仁……其故何也?岐伯曰:痛者,寒气多也,有寒故痛。其不痛不仁者,病久入深,荣卫之行涩,经络时疏,故不痛,皮肤不营,故为不仁……帝曰:夫痹之为病,不痛何也?岐伯曰:痹在于骨则重,在于脉则血凝而不流,在于筋则屈不伸,在于肉则不仁,在于皮则寒。故具此五者,则不痛也。凡痹之类,逢寒则虫,逢热则纵。"从中得知,《黄帝内经》是将疼痛作为痹证的主要证候来认识的,但也有不痛、不仁等少数证候表现。经筋十二痹,属于痹病范畴,主要指筋痹,涉及肌痹等。可见,疼痛是痹病,尤其是经筋痹病的主要病理反应。

3. 压痛是经筋病取穴定位的主要法则 "以痛为输",杨上善解释:"输,谓孔穴也,言筋但从筋所痛之处,即为孔穴不必依诸输也。"由此,后世医家遵从,并演变为针灸的常用取穴方法。重温《黄帝内经》有关条文,除《灵枢·经筋》谈到"以痛为输"外,还有"腰痛不可以转摇,急引阴卵,刺八髎与痛上"(《素问·骨空论》)及"先以指按之痛,乃刺之"(《素问·缪刺论》),可见"以痛为输"是一种针灸取穴方法。除此之外,《黄帝内经》中还有以患者的感觉来取穴的方法,如按之舒服的取穴法(《灵枢·五邪》:"邪在肺……取之膺中外腧,背三节五脏之傍,以手疾按之,快然,乃刺之")与按之痛减的取穴法(《灵枢·背腧》:"则欲得而验之,按其处,应在中而痛解,乃其腧也");也有以医师手下的感应来取穴的方法,如穴下筋结(《素问·骨空论》:"缺盆骨上切之坚痛如筋者灸之")及应指跳动或譩譆者(《灵枢·刺节真邪》:"用针者,必先察其经络之实虚,切而循之,按而弹之,视其应动者,乃后取之而下之";《素问·骨空论》"灸譩譆,譩譆在背下侠脊傍三寸所,压之令病者呼譩譆,譩譆应手")。观之当今,常用取穴方法有两种,即以阳性物与阳性反应为依据的取穴方法。以阳性物为依据的有"以灶为腧""以筋结为腧""以动(譩譆)为腧"等;以阳性反应为依据的有"以痛为腧""以痛减为腧""以舒为腧"等。可见压痛并非唯一的病理反应。而经筋相对经脉而言,其筋中无空,不能传输气血,无气血出入之处,故无穴可言[27]。加之经筋病候,以入膝袭筋之处为病灶,且相对固定,又疼痛为经筋病的主要表现,故《黄帝内经》提出了"以痛为输"为主的取穴方法。这种以主带次、以点带面的方式,可谓较佳的选择。结合临床实际,治疗经筋病时,"以痛为输"是较为简便实用的取穴方法,如能结合其他方法,则定位更准,疗效更佳。

4."以痛为输"属阿是取穴之法　目前在中医学界,出现阿是穴常被视同"以痛为输"的现象。其源来自《针方六集》:"天应穴,即《千金方》阿是穴。《玉龙歌》谓之'不定穴'。但痛处,就于左右穴道上卧针透痛处泻之,《经》所谓'以痛为输'是也。"(卷一《附:针经不载诸家奇穴》)按"天应穴",据《针经摘英集·治病直刺诀》载:"凡痛勿便攻之,先以正痛处针之,穴名天应穴,针名决痛针。针讫以手重按捻之,而随经刺穴即愈。谓痛捻之发散,荣卫流行,刺之速愈也。"[3]

"以痛为输"是经筋病的主要取穴方法,语出《灵枢·经筋》。在《黄帝内经》中还有"腰痛不可以转摇,急引阴卵,刺八髎与痛上"(《素问·骨空论》)及其他取穴法的条文,由于此法使用时需要询问患者的感受(阿是,吴蜀方言),故称阿是取穴法。而阿是穴首见于《备急千金要方·灸例》:"吴蜀多行灸法,有阿是之法,言人有病痛,即令捏其上,若里当其处,不问孔穴,即得便快或痛处,即云阿是,灸刺皆验。故曰阿是穴也。"1983年,《针灸学》首次出现三类腧穴分类法,即经穴、奇穴、阿是穴;书中载:"阿是穴又称压痛点、天应点、不定穴等。这一类腧穴既无具体名称,又无固定位置,而是以压痛点或其他反应点作为针灸部位。"笔者认为三者之间,其概念不同,不可混淆。阿是穴是腧穴分类后的一类腧穴的总称。阿是穴不像经穴、奇穴般有明确定位,必须以压痛点或其他反应点作为取穴标志来定取穴位。阿是穴与阿是取穴法是不同的概念,阿是取穴法是定取穴位的方法,可适用于经穴、奇穴以及阿是穴的定取,而阿是穴是以阿是取穴法为主要手段来定取穴位的,并须排除经穴、奇穴后的一类腧穴。而"以痛为输"则是阿是取穴法中的一种主要定取穴位的方法,主要适用于经筋病中。

综上所述,经筋病属于痹病范畴,主要为筋痹,涉及肌痹等;其因卫气不充,腠理开泄,风寒湿邪乘虚入侵,入腠袭筋而发。因风邪善行速变,侵袭人体无常处,只要卫气与之相应,邪气得以入腠袭筋,就能致病;由于经筋分布与卫气输布之处(《素问·痹论》:"循皮肤之中,分肉之间,熏于肓膜,散于胸腹")大致相近,加之筋中无空,不能传输病邪,故其病变多集中于入腠袭筋之体表筋肉之处。其证候主要表现为疼痛,并以压痛为主要病理反应,而经筋不能传输气血,无穴可言,唯有"以痛为输"作为治疗经筋痹病的优化取穴主法。"以痛为输"属阿是取穴法的一种取穴法,与阿是穴(经穴、奇穴以外无明确定位的一类腧穴的总称)的概念不同,当明辨之。

(二)"燔针劫刺"是筋病施术法则

"燔针劫刺",现代语译没有太大分歧,但有些概念模糊,不利于经筋针法的应用与发展,有必要对有关概念加以说明。

综观历代医家有关燔针的注解,主要有3种:一是认为燔针是火针的别名。如元代杜思敬《济生拔萃》和明代杨继洲《针灸大成》皆曰:"火针,一名燔针。"清代郑梅涧《重楼玉钥》曰:"火针者,即古人之燔针也。"二是认为燔针是温针之法。如明代吴崐《针方六集》对"燔针"的解释为:"燔针者,内针之后,以火燔之暖耳,不必赤也。"三是认为燔针是温针,焠针是火针之法。如《素问·调经论》曰:"病在筋,调之筋;病在骨,调之骨;燔针劫刺其下及与急者;病在骨,焠针药熨。"为此《类经》更明确解释:"燔针者,盖纳针之后,以火燔之使暖。此言焠针者,用火先赤其针而后刺之,不但暖也,寒毒固结非此不可,但病有浅深,故圣人用分微甚耳。"即燔针者温针也,焠针者火针也。不论火针还是温针,均与火热有关,其义均源自"燔"字。许慎在《说文解字》中解释:"燔,爇也。从火,番声。"其语义有三:①焚烧。《韩非子·和氏》:

"燔(诗)(书)而明法令,塞私门之请,而遂公家之劳。"②烤;炙。《广韵·元韵》云:"燔,炙也。"《诗·小雅·瓠叶》云:"有兔斯首,炮之燔之。"毛传:"毛曰炮,加火曰燔。"③通"膰"。古代祭祀用的烤肉。《左传·襄公二十二年》云:"公胜夏从寡君以朝于君,见于尝酎,与执燔焉。"[29]其义源自"焚烧"[25]。

而有关"劫刺"的注解意见较为统一。明代张介宾《类经》曰:"燔针,烧针也。劫刺,因火气而劫散寒邪也。"《淮南子·精神训》曰:"不可劫以死生。"高诱注曰:"劫,迫也。"劫刺,当指以温热之气迫使寒邪消散的刺法[30]。

上述对"燔针"的解读,重点对"燔"字进行了注解,而忽略了对"针"的阐述;同样对"劫刺"的注解,主要对"劫"字进行了解读,而忽略了对"刺"的解释。这样注解不够全面,难以正确理解"燔针劫刺"的内在深意。

综观《黄帝内经》,其中出现了"燔针""焠针"和"劫刺""焠刺"等词语。究竟四者关系如何? 尤其是对"针"与"刺"概念应如何解读?

重温《黄帝内经》,发现针与刺有不同的概念。"针"有狭义与广义之分,狭义是指针具,如九针,《灵枢·九针十二原》曰"毫针,长三寸六分"等;广义是指针法,如《灵枢·九针十二原》云:"毫针者,尖如蚊虻喙,静以徐往,微以久留之而养,以取痛痹。"《灵枢·九针论》云:"七者,星。星者,人之七窍,邪之所客于经,而为痛痹,舍于经络者也。故为之治针,令尖如蚊虻喙,静以徐往,微以久留,正气因之,真邪俱往,出针而养者也……毫针,取法于毫毛,长一寸六分,主寒热痛痹在络者也。"《灵枢·官针》云:"病痹气痛而不去者,取以毫针。"《灵枢·刺节真邪》云:"刺寒者,用毫针也。"《素问·针解》云:"七针益精。"等等。此不仅提到了毫针的形状,还介绍了具体的操作方法与适应证,故为针法。而"燔针"与"焠针",在《黄帝内经》中由于没有具体描述,故后世出现了多种解读,且多集中在对"燔""焠"字的注解,认为"燔针"是温针、"焠针"是火针,"燔针"治筋痹、"焠针"治骨痹。《素问·调经论》曰:"病在筋,调之筋;病在骨,调之骨;燔针劫刺其下及与急者;病在骨,焠针药熨。"如隋代杨上善《黄帝内经太素》曰:"十二经筋,感寒湿风三种之气所生诸病,皆曰筋痹,筋痹燔针为当,故偏用之。"但对狭义的针具没有进行考证。

焠,《玉篇》曰:"火入水也。"大多解读为,烧针后再刺,即火针之法。而在《辞源》中解释为:"焠,以燃炽的金属纳水中,使之坚硬,叫焠,通作淬。《史记·天官书》:火与水合曰焠。"[31]《辞海》解:"淬亦作焠,铸造刀剑时把刀剑烧红浸入水中,使之坚刚。《文选·王褒〈圣王得贤臣颂〉》:'清水淬其锋',刘良注:'淬谓烧刃令热,浸于水中也'。"[32]可见"焠"即"焠火",也称"淬火",是金属的一种热处理工艺,从现代材质学的角度来看,这个步骤是控制钢材含碳量的手法,一般用以提高合金的硬度和强度,通称"蘸火"。以往对"焠针"的解读主要解释为针刺操作方法,即"焠刺"的刺法,而非焠针。狭义焠针可理解为经过特殊工艺加工(焠火)后更加坚刚的针具。由此联想到"燔针",是否也是一种通过特殊烧制的针具,以适应临床各种复杂的病情而采用各种不同刺法的需要。如《灵枢·官针》云:"八曰短刺;短刺者,刺骨痹,稍摇而深之,致针骨所,以上下摩骨也。"目前临床使用的粗银针、小针刀、刃针、长圆针、浮针等,均是比普通毫针刚性更强的针具,以便对浅深层组织采用切割、剥离、扫散等手法,以达到治疗筋骨肉痹的目的。

而"刺"主要指刺法,如《灵枢·官针》中有九刺、十二刺、五刺,分别针对九种不同的病变、十二经病证、五脏相应的病证而设,其中大部分是刺法,且在刺法中又可分为浅刺类、深刺类、刺血类、多针刺类等等。如十二刺中"三曰恢刺;恢刺者,直刺傍之,举之前后,恢筋急,以治筋痹也""八曰短刺；短刺者，刺骨痹，稍摇而深之，致针骨所，以上下摩骨也。九曰浮刺；浮刺者，傍入而浮之，以治肌急而寒者也"；五刺中"三曰关刺；关刺者，直刺左右，尽筋上，以取筋痹，慎无出血，此肝之应也，或曰渊刺，一曰岂刺。四曰合谷刺；合谷刺者，左右鸡足，针于分肉之间，以取肌痹，此脾之应也。五曰输刺；输刺者，直入直出，深内之至骨，以取骨痹，此肾之应也"等等。部分还提到采用的针具。如九刺中"六曰大泻刺；大泻刺者，刺大脓以铍针也……九曰焠刺；焠刺者，刺燔针则取痹也"。所以"劫刺"与"焠刺"应理解为针刺操作方法，即刺法。

关于"劫"字，许慎在《说文解字》中解释："劫，人欲去，以力胁止曰劫。或曰：以力止去曰劫。"而"焠"字，《玉篇》曰："火入水也。"即烧针后再刺（火针），刺之即去的刺法。

有学者认为，燔针为治疗寒急之筋痹，不能运用于筋纵之热痹。其依据来自"焠刺者，刺寒急也，热则筋（弛）纵不收，无用燔针"（《灵枢·经筋》）。但结合《黄帝内经》条文"焠刺者，刺燔针则取痹也"（《灵枢·官针》），以及《灵枢·经筋》所载"治在燔针劫刺，以知为数，以痛为输"经筋治则，笔者认为，这是因"针""刺"概念混淆的错解。"燔针"具有狭义针具的含义，由此应理解为使用燔针之焠刺的刺法仅适用于寒急之筋痹，而燔针之劫刺适用于寒热筋痹。《黄帝内经》中的针刺方法主要有两类，一类是针刺补泻方法，一类是非针刺补泻方法，前者主要适用于营血受损的经脉、脏腑病证，后者主要适用于卫气不充所致的五体痹。"劫刺"与"焠刺"为非补泻类刺法。正如清代张志聪《黄帝内经灵枢集注》曰："燔针劫夺之势，刺之即去，无迎随出入之法。"故"焠刺"是指"火入水也"之烧针后再刺（火针），刺之即去的刺法，而"劫刺"强调燔针采用劫刺之刺法能劫夺病邪的治疗效果。

综上所述，燔针有广义与狭义之分，狭义是指针具，即燔针与焠针均是经过特殊热处理（焠火）的特制的刚性更强或易于导热的一类针具；广义是指针法。"劫刺"强调燔针采用劫刺之刺法能劫夺病邪的治疗效果。"燔针劫刺"意为：采用燔针，"以痛为输"，使用劫刺之刺法能劫夺病邪，达到"以知为数"之快速见效的针法，主要应用于经筋十二痹；其中燔针使用焠刺之刺法，主要适用于寒急之筋痹。

（三）"以知为数"是筋病取效准则

"以知为数"较难理解，为此查阅了许多资料，主要有以下几种解释：①河北医学院校释的《灵枢经校释》一书中注释："知，治病获效或病愈的意思；数，指针刺次数的限度。"在原文的语译中，将此语解释为"针刺的次数以病愈为度"。②胥荣东等[25,33]分别对"知""数"二字进行了解读：关于"知"字，许慎在《说文》中解释："知，词也。从口，从矢。""知"字的基本含义指的是知觉。关于"数"字，许慎在《说文》中注曰："数，记也。"其本意指的是计算。此外还可作法制讲、顺序解。综上所述，"以知为数"中的"知"字和"数"字有多种含义，因此，"以知为数"可以作出多种不同的解释。比较而言，将"知"字解释为针感，将"数"字解释为道理、法度、规律、标准；简而言之，也就是将"以知为数"释为"以知为度"，更符合《灵枢·经筋》的本意。

以前每当阅读时，对"知"字的解释较能接受，但对"数"字的解读不够清晰，似乎有牵强附会的感觉，但也无理想的注解方法。近20年来，随着经筋研究的不断深入，新疗法不断涌现，如朱汉章的小针刀、田纪钧的刃针、薛立功的长圆针、宣蛰人的密集型银针、符仲华的浮针等，对经筋病证均取得了快速见效的临床治疗效果。尤其是笔者在研发筋针疗法的过程中，更有深切体会，为此渐渐对"数"的含义有了较为清晰的认识。其实"数"在中医中常意指"快速",如脉象中的"数脉"。《素问·脉要精微论》云:"夫脉者,血之府也,长则气治,短则气病,数则烦心,大则病进""有脉俱沉细数者,少阴厥也;沉细数散者,寒热也"。但大家似乎均在回避这一话题,究其原因,还是因为得不到临床的佐证。笔者认为"知"作"知觉"解,结合原文释为"感知治病疗效";"数"作"速度"解,结合原文释为"快速";"以知为数"宜解读为:经筋病,取"以痛为输"采用"燔针劫刺"等特殊的经筋针法后,均能取得"一刺则衰,二刺则知,三刺则已"(《素问·刺疟》)的快速见效的效果,即"快速感知疗效"之意,更符合《灵枢·经筋》的本意。

古人在《灵枢》中分列《经脉》《经筋》,目的就是告知世人,临证时当辨别经脉病与经筋病。经脉由于内联外络,输送营养、生命信息至各脏腑组织器官,病理情况下轻则络脉病、经脉病,重则影响相应脏腑组织器官,故病变较深、病情复杂,为此创立了各种取穴、配穴、针灸补泻等方法。而经筋随经脉分布,受卫气濡养而发挥"主束骨而利机关"的作用。经筋病如《灵枢·经筋》所载:"经筋之病,寒则反折筋急,热则筋弛纵不收,阴痿不用。阳急则反折,阴急则俯不伸。"指出经筋病主要分为筋急、筋纵两类。从《灵枢·经筋》对各经筋病的描述及病理表现来看,筋急,即表现为筋肉组织拘急、痉挛、强直、引掣、扭转等,故其病位较浅、病情单纯,由此提出了"治在燔针劫刺,以知为数,以痛为输"的经筋病的治则。以往我们临证时对经脉病、经筋病不分,以经脉病的针法治疗经筋病,则法不对证,故难以取得快速疗效。所以正确解读经文,对临床具有重要的指导意义。

九、经筋疗法与筋针疗法

(一)经筋疗法

经筋疗法起源于《周礼·天官》"以酸养骨,以辛养筋,以咸养脉,以甘养肉",成形于《黄帝内经》。《灵枢·经筋》系统记载了十二经筋的分布、病候及治法。治疗筋痹的方法主要见于《灵枢·经筋》,其曰"治在燔针劫刺,以知为数,以痛为输"。另外,也散见于其他各篇,如《素问·调经论》曰:"病在筋,调之筋;病在骨,调之骨;燔针劫刺其下及与急者;病在骨,焠针药熨。"《灵枢·官针》曰:"三曰关刺;关刺者,直刺左右,尽筋上,以取筋痹,慎无出血,此肝之应也,或曰渊刺,一曰岂刺"(五刺);"三曰恢刺;恢刺者,直刺傍之,举之前后,恢筋急,以治筋痹也"(十二刺)等。

其后,历代医家对此进行了完善与发展[34]。如东汉医家张仲景《金匮要略·跌蹶手指臂肿转筋阴狐疝蛔虫病脉证治》云:"转筋之为病,其人臂脚直,脉上下行,微弦。转筋入腹者,鸡屎白散主之。"隋代巢元方《诸病源候论·筋急候》云:"凡筋中于风热则弛纵,中于风冷则挛急,十二经筋皆起于手足指,循络于身也,体虚弱,若中风寒,随邪所中之筋则挛急,不可屈伸,其汤熨针石,别有正方,补养倡导。"隋末唐初杨上善所著《黄帝内经太素·五邪刺》中记载"坚紧者破而散之,气下乃止,此所以解结者也。用针之类,在于调气",指出经筋疾病在于调气解结;并对"以痛为输"的"输"进行了解释,即"输,谓孔穴也,言筋但以筋之所痛之处,即为孔穴,不必要须依诸输也,以筋为阴阳气之所资,中无有空,不得通于阴阳之气上下往来,然邪之入膝袭筋为病,不能移输,遂以病居痛处为输"(《黄帝内经太素·经筋》),进而在《黄帝内经太素·杂刺》中又记载了"转筋于阳,理其阳,卒针之;转筋于阴,理其阴,皆卒针"等,继承和发展了《灵枢·经筋》"治在燔针劫刺,以知为数,以痛为输"的理论,对经筋疗法的临床应用具有重要的指导意义。唐代医家孙思邈在《备急千金要方》中首先提出了

"阿是穴",如《备急千金要方·灸例》所载"有阿是之法,言人有病痛,即令捏其上,若里当其处,不问孔穴,即得便快或痛处,即云阿是,灸刺皆验,故曰阿是穴也"及"火针针之无不瘥者"是对《黄帝内经》理论的继承和发展。唐代王焘在《外台秘要》中又提出了灸法,如"脚转筋,浑身转筋(热浴治之)。肠转筋……灸脐上一寸四壮。转筋胫骨通,转筋十指筋挛不得屈伸……灸法"。明代楼英在《医学纲目·肝胆部》中记载:"以知为数,以痛为输者,言经筋病用燔针之法,但以知觉所针之病应效为度数,非如取经脉法有几呼几吸几度之定数也,但随筋之痛处为输穴,亦非如取经脉法有荥俞经合之定穴也。"论述了经筋病与经脉病的取穴区别。明代吴崑《针方六集·遵经集》记载:"随经而行,皆有小筋,谓之经筋,燔针者,治寒急也。"明代李中梓《病机沙篆·腰痛》记载:"经筋所过,皆能为病,治之者须审系何经,方得应手取效。"阐述了经筋疗法的治疗效果。清代吴谦等《医宗金鉴·正骨心法要旨》记载:"夫手法者,谓以两手安置所伤之筋骨,使仍复于旧也,但伤有轻重,而手法各有所宜……盖一身之骨体既非一致,而十二经筋之罗列序属又各不同,故必素知其体相,识其部位,一但临证,机触于外,巧生于内,手随心转,法从手出。"阐述了治疗筋伤的手法。清代张璐《本经逢原·诸火》载:"神针火治寒湿痹,附骨阴疽,凡在筋骨隐痛者针之,火气直达病所。燔针即烧针,病在经筋所发诸痹,用之其效最捷。"是《黄帝内经》"燔针劫刺"理论的继续,从临床角度强调以火针治疗痹病。

　　为此,不少学者提出了经筋疗法的概念,如牛白璐等[35]认为经筋疗法是以《灵枢·经筋》提出的"治在燔**针**劫刺,以知**为数**,以痛**为输**"理论为基础,应用经筋手法、经筋刺法、火罐疗法及以经筋理论为基础的药物疗法,以达到疏经通络、调和气血、解痉止痛目的的综合治疗手段。也有学者提出经筋刺法的概念,如陈勇等[36]认为经筋刺法广义上指的是所有沿经筋走行施行针刺的方法;狭义上指的是根据《灵枢·经筋》提出的"治在燔针劫刺,以知为数,以痛为输"经筋治疗理论,应用围刺、透刺、排刺等针刺方法。孙定炯等[37]认为经筋刺法是沿经筋循行路线施行针刺的治疗方法,其治疗原则是根据《灵枢·经筋》提出的"治在燔**针**劫刺,以知**为数**,以痛**为输**"经筋治疗理论,以疼痛点为腧穴,采用排刺、透刺、围刺等治疗经筋病。

　　学者一致公认,经筋疗法来源于《黄帝内经》,以《灵枢·经筋》理论为基础。为了能正确理解《灵枢·经筋》理论,现将有关经文中涉及的治疗方法进行整理分析,其主要内容为十二经筋条文中均记载了"治在燔针劫刺,以知为数,以痛为输",另外有"足阳明之筋……治之以马膏,膏其急者,以白酒和桂,以涂其缓者,以桑钩钩之,即以生桑灰置之坎中,高下以坐等,以膏熨急颊,且饮美酒,啖美炙肉,不饮酒者,自强也,为之三拊而已";"足少阴之筋……在内者熨引饮药。此筋折纽,纽发数甚者,死不治,名曰仲秋痹也";"足厥阴之筋……治在行水清阴气"等。

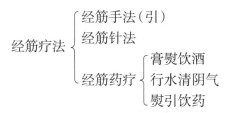

　　从以上经文所知,经筋疗法包括经筋手法(引)、经筋针法(燔针劫刺,以知为数,以痛为输)及经筋药疗(膏熨饮酒、行水清阴气、熨引饮药等)等三部分。为此认为,经筋疗法是指

在《灵枢·经筋》所载理论指导下,应用经筋手法、经筋针法、经筋药疗等,达到调气布津、舒筋治痹目的的综合疗法。

(二)经筋针法

经筋针法属于经筋疗法之一。那么,经筋针法的含义是什么? 为了探讨经筋针法的内涵,从以下几方面进行阐述:

1. **选穴原则** 以痛为输,是经筋病所特有的取穴主法(详见筋病治则剖析)。

2. **针刺方法** 燔针劫刺。"燔针"有广义与狭义之分,狭义是指针具,即燔针与焠针均是经过特殊热处理(焠火)的特制的刚性更强或易于导热的一类针具(粗银针等);广义是指针法。"劫刺"是指使用经筋刺法能劫夺病邪之义。刺法包括内经刺法与现代刺法(详见筋病治则剖析)。

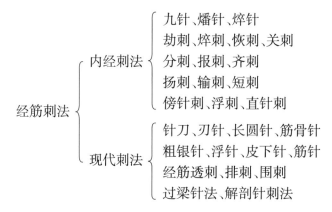

经筋刺法
- 内经刺法
  - 九针、燔针、焠针
  - 劫刺、焠刺、恢刺、关刺
  - 分刺、报刺、齐刺
  - 扬刺、输刺、短刺
  - 傍针刺、浮刺、直针刺
- 现代刺法
  - 针刀、刃针、长圆针、筋骨针
  - 粗银针、浮针、皮下针、筋针
  - 经筋透刺、排刺、围刺
  - 过梁针法、解剖针刺法

3. **取效表现** 以知为数。"知"作"知觉"解,结合原文释为"感知治病疗效";"数"作"速度"解,结合原文释为"快速";"以知为数"即"快速感知疗效"之意。(详见筋病治则剖析)。

4. **治疗病证** 筋性痹病(多为运动、神经系统疾病)与筋性窍病、筋性腔病等。

为此整理如下:

- 以痛为输——压痛点、阿是穴、天应穴、经穴
  - 以灶为腧、以结为腧、以舒为腧
- 燔针——火针(焠针)、温针、九针、特制针具
  - (小针刀、刃针、长圆针、浮针、筋针)、毫针
- 劫刺——焠刺、恢刺、关刺
  - 浮刺、直针刺、分刺、报刺、齐刺、扬刺、傍针刺、输刺、短刺、合谷刺、经筋透刺、排刺、围刺
- 以知为数——快速见效,比传统刺法取效快捷
- 经筋病——筋性痹病、筋性腔病与筋性窍病及神经系统病症(一般筋病、特殊筋病)

可见,经筋针法必须具备5个原则:①取穴原则;②选用特殊针具;③采用特殊刺法;④取效较佳且快捷;⑤治疗经筋病。

经筋针法是指在经筋理论指导下,遵循《灵枢·经筋》所载"治在燔**针**劫刺,以知**为数**,以痛**为输**"的治则,"以痛为输"为主要取穴原则,应用燔针(焠针)等特制针具,采用经筋刺法

（劫刺、焠刺）等，并能迅速见效，适用于治疗经筋病的针刺方法。

（三）筋针疗法

筋针疗法属于经筋针法之一，是在经筋理论指导下，遵循《灵枢·经筋》所载"治在燔**针**劫刺，以知**为数**，以痛**为输**"的治则，采用"以痛为输"为主法选取筋穴，应用筋针，浅刺皮下，无感得气，激活卫气，导气布津，舒畅经筋，取效快捷，适用于治疗经筋病的一种经典针刺方法。

参考文献

[1] 傅景华等．中医四部经典[M]．北京：中医古籍出版社，1996：141-143．

[2] 刁吉亭，董福慧，刘斌．《灵枢·经筋》篇经义初探[J]．北京中医药，2010，29（9）：675-677．

[3] 茹凯，刘天君．"经筋"实质的系统科学研究[J]．北京中医药大学学报，2010，33（4）：229-245．

[4] 王华，杜元灏．针灸学[M]．第9版．北京：中国中医药出版社，2012：16．

[5] 杨世芳．《灵枢·经筋》浅论[J]．天津中医学院学报，1990（4）：12-14．

[6] 沈志生．《内经》经筋理论的再认识[J]．中国针灸，2006，26（9）：639-640．

[7] 郑利岩．十二经筋理论探析[J]．辽宁中医学院学报，1999，1（2）：79-80．

[8] 秦玉革．《灵枢·经筋》的实质是神经[J]．中国针灸，2006，26（2）：147-150．

[9] 刘涛，李平．经筋实质管窥[J]．针灸临床杂志，2007，23（1）：3-4．

[10] 刘涛，李平．经筋实质初探[J]．中国针灸，2007，27（4）：297-298．

[11] 刘乃刚，郭长青．经筋实质阐释[J]．江苏中医药，2010，42（8）：7-8．

[12] 吴金鹏．中医"经筋"与"膜原"实质的筋膜理论探讨[J]．北京中医，2007，26（5）：283-285．

[13] 薛立功，张海荣．经筋理论与临床疼痛诊疗学[M]．北京：中国中医药出版社，2002：8．

[14] 薛立功，张海荣．经筋理论与临床疼痛诊疗学[M]．北京：中国中医药出版社，2002：5．

[15] 刘农虞．析"以痛为输"[J]．针灸临床杂志，2014，30（2）：55-57．

[16] 刘农虞．谈"以知为数"[J]．针灸临床杂志，2013，29（6）：67．

[17] 赵京生．针灸经典理论阐释[M]．上海：上海中医药大学出版社，2003：76-77．

[18] 薛立功，张海荣．经筋理论与临床疼痛诊疗学[M]．北京：中国中医药出版社，2002：2-3．

[19] 赵京生，史欣德．《灵枢·经脉》针灸治则治法探析[J]．中医杂志，1990，527（9）：15-17．

[20] 刘农虞．"得气"与"气至"[J]．中国针灸，2014，34（8）：828-830．

[21] 刘农虞．议"燔针劫刺"[J]．中国针灸，2013，33（S1）：102-104．

[22] 刘金洪，方剑乔．十二经筋探讨[J]．中国针灸，1998（5）：281-284．

[23] 李颖．五体痹发病与季节关系初探——兼与《内经》痹发时令商榷[J]．江西中医药，2008，39（1）：14-16．

[24] 陈俊蓉，陈利国，王华强．浅谈《内经》五体痹与五脏痹发病关系[J]．四川中医，2012，30（4）：44-46．

[25] 胥荣东．《灵枢·经筋》治则简析[J]．针灸临床杂志，2010，26（10）：64-67．

[26] 王茵萍．经筋病"以痛为腧"刍议[J]．中国针灸，2000（6）：375-377．

[27] 赵京生．"以痛为输"与"阿是穴"概念术语考辨[J]．针灸研究，2010，35（5）：338-390．

[28] 陈艳杰，昭雪，高旸．阿是穴的狭义与广义之分[J]．西部中医药，2012：25（1）：55-56．

[29] 李格非，徐中舒，赵振铎，等．汉语大字典[M]．成都：四川辞书出版社，1996：1042．

［30］吴鲁辉.燔针劫刺之我见［J］.江苏中医杂志,2011,43（3）:78.

［31］广东、广西、湖南、河南辞源修订组.辞源［M］.香港:商务印书馆香港分馆,1980:1927.

［32］夏征农等.辞海［M］.上海:上海辞书出版社,1999:2584.

［33］胥荣东,王君."以知为数"释义［J］.上海针灸杂志,2006,25（2）:49-50.

［34］郭蕾.经筋理论和经筋疗法的历史回顾［J］.中华中医药学刊,2011,29（1）:1169-1171.

［35］牛白璐,陈勇,胡幼平.经筋病与经筋疗法概述［J］.实用中医药杂志,2009,25（4）:271-272.

［36］陈勇,胡幼平.经筋刺法的源流与临床应用［J］.甘肃中医,2009,22（2）:14-15.

［37］孙定炯,孟凡征,李平.经筋刺法临床应用的现状［J］.吉林中医药,2011,31（4）:340-341.

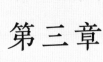

第三章

筋 针 疗 法

筋针疗法是在中医经筋理论指导下,遵循《灵枢·经筋》所载"治在燔针劫刺,以知为数,以痛为输"的治则,采用"以痛为输"为主法选取筋穴,应用特制筋针,浅刺皮下,无感得气,激活卫气,导气布津,舒畅经筋,取效快捷,适用于治疗经筋病的一种经典针法。

一、筋针疗法的特点

(一)取穴简捷

筋针所采用的腧穴,与一般的腧穴有所不同,在此特称筋穴。十四经穴、经外奇穴均有明确的定位,而筋穴类似于阿是穴,无明确定位,随证随病而显,"以痛为输"为主要取穴方法,主要适用于治疗筋病。筋穴取穴,"以痛为输",即以压痛点、痛减点、筋结点等为主要取穴标志,相比常规针灸取穴(需要掌握骨度分寸取穴法、体表标志取穴法、手指同身寸法、简便取穴法等,并需熟记362个经穴及数百经外奇穴的定位、操作方法、主治作用等腧穴学的基本知识、基本技能等内容)要简易得多。加之筋病穴点大多位于病变附近,故寻取筋穴较为简捷。但要正确掌握筋穴的取穴方法,也需经过适当培训方能掌握。由于筋病穴点无固定位置,因病而异,随证而显,常以筋结点、压痛点、痛减点等病理反应呈现,俗话说"穴在心中,手随心转,穴从手出",这就需要施术者反复练习,细心体会,方能掌握。如为受过正规针灸培训的中医师,则较易掌握其取穴技巧。

视频2

筋针疗法的特点

(二)无痛无感

筋针进针时偶有微痛,加之皮下行针时偶有刺及皮下毛细血管、神经末梢而产生刺痛,经退针稍调整针刺方向后即可避开,故其痛感较常规针刺要轻弱许多,且出现概率较少,故称微痛。为此我们对无痛进针进行了深入研究,发现了"皮纹网眼无痛进针法"(详见筋针的操作方法),基本能做到无痛进针。

针刺疗法主要通过刺激经气而发挥调整阴阳、疏通经络、扶正祛邪等作用。而经气根据其循布部位的不同分为营卫之气,"营行脉中""卫行脉外";刺激行于脉络之中的营气,出现"酸麻胀重"等显性得气感应,而刺激行于脉外的卫气,则呈现"针游于巷"即无"酸麻胀重"的特殊隐性得气感应。皮下是卫气较为集中分布的部位,筋针刺激皮下组织,激活卫气,一般无酸麻胀重等显性得气感觉,而呈现"针游于巷"之特殊的隐性得气感觉。隐性得气之筋针,使患者在无痛无感之舒适状态下接受治疗,减轻了恐惧针刺的心理,较传统针法乐于接受,尤其是老弱幼儿等患者,故依从性好。

(三)速效高效

筋针是专治筋病的经典针法。由于筋病病位浅表、病情较轻,"筋病治筋"之精准治疗,大多能获得"以知为数"的疗效,即当时立刻见效;经香港大学中医临床教研中心 2 年临床观察,镇痛效果达 50% 以上,较"法不对症"的常规针刺(筋病刺脉调营针法),取效更快捷而高效。当然,筋针疗法能否取得速效高效,与取穴、定向正确与否,刺法技巧掌握的精准,辨筋识病能力的高低等密切相关。

(四)经济安全

筋针皮下浅刺,不深入肌层,留针期间不影响肢体活动,甚至腰背部筋针留针期间可仰卧再接受其他部位治疗,一般不伤及重要脏腑组织器官,可避免常规针刺出现的意外,如气胸、刺伤内脏、刺伤脊髓、刺伤脑髓等情况,故为较安全的一种浅刺针法。

筋针常用针具的价格近似毫针,远较其他特殊针具(刃针、小针刀、浮针、长圆针等)便宜得多,加之常用筋针仅有一种规格针具、临证取穴较少,使用针数较常规针刺要节省,有些筋病仅需 1 根筋针即可取效,故经济。

(五)简便易学

筋针疗法,取穴简捷,皮下浅刺,无须掌握针刺基本手法、辅助手法、单式补泻手法、复式补泻手法,简略了有关腧穴学、刺法灸法学基本理论、基本知识、基本技能的学习,故其学习较为简易,便于掌握。筋针常用的针具仅有 1 种,携带配备更为方便。筋病也较为单纯,一般可分为筋性痹病、筋性窍病、筋性腔病 3 类,主要为运动、神经系统病症,故辨筋施治即可,较常规针刺涉及内、外、妇、儿、五官等科的组织器官疾病要简单得多。当然,筋针穴无定处、强调定向浅刺、隐性得气,辨筋别病等难点也需特殊培训,方能掌握其基本要领。

二、筋针对软组织损伤即刻镇痛效果的临床观察

筋性痹病是筋病之主体,主要表现类似于软组织损伤类疾病,同时也是针灸科的常见病、多发病。为了验证筋针疗法在软组织损伤中的镇痛效果,我们设计了**"针刺对软组织损伤的即刻镇痛效果的临床观察"**的临床研究课题,得到了香港大学中医药学院领导的大力支持及学院下属中医临床教研中心各位同事的密切配合,尤其是任天培医师、向宇同学、陈雪荧女士的鼎力相助,并获香港医学伦理委员会审核批准,进行了为期 1 年的临床观察。为了能验证筋针的即刻镇痛效果,故设计通过疼痛视觉模拟评分表(VAS 评分表)评估的方法开展初步临床研究,观察筋针对软组织损伤治疗前后的即刻镇痛效果。现将研究情况报告如下:

1. 临床资料

(1)一般资料:所有病例均来源于香港大学中医药学院属下的两所中医临床教研中心,观察时间为 2012 年 12 月 1 日至 2013 年 11 月 30 日。共观察了 140 例,其中男 51 例,女 89 例;年龄 19~88 岁,平均(51±11)岁;患者疼痛部位为一处或数处,合计共治疗 676 例次数(以 1 次治疗 1 处为 1 例次数,如患者有几处软组织损伤,1 次同时治疗几处则计作几次治疗,称

几例次数）。本组 140 例软组织损伤患者部位分布见图 3-1。

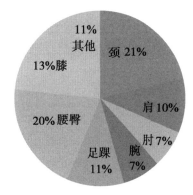

图 3-1　676 例次数软组织损伤部位分布

（2）诊断标准：参照郑筱萸主编的《中药新药临床研究指导原则》中的软组织损伤的诊断标准[1]。

（3）纳入标准：①合乎诊断标准者；②年龄 18 岁以上；③签署同意书，并能提供相关数据者。

（4）排除标准：①开放性软组织损伤；②伴有韧带完全断裂或骨折者；③有严重心脑、肝肾疾病者。

（5）剔除标准：①研究中自愿退出或资料不全者；②研究中出现严重并发症者。

2. 治疗方法

（1）针具：使用太极牌 0.30mm×30mm 或 0.30mm×40mm 一次性平头针灸针。

（2）治疗方法：治疗前，先让患者根据软组织损伤部位的疼痛程度填写 VAS 评分表，为针前疼痛指数。然后，按照"以痛为输"的取穴原则，根据损伤部位，每处循筋选取 1~3 个压痛点或筋结点为筋穴。常规皮肤消毒后进针，沿皮透刺 0.5~1.2 寸。如患者疼痛无明显减轻，可调整进针角度与方向，直至患者痛楚减轻。留针 5 分钟后，仍能维持镇痛效果，则完成治疗；如疼痛未减或加重，可重复上述操作 1 次。留针 20 分钟后出针，即刻填写 VAS 评分表，为针后疼痛指数。每次治疗采集针刺前后各 1 次记录。每周治疗 2~3 次。治疗与资料采集分别由专人负责。

3. 疗效观察

（1）疗效评定：对所有病例分别在治疗前及治疗后即刻填写 VAS 评分表，由专人负责采集数据，采集人不参与治疗。VAS 评分为 0~10 分，分别是 0 分为无痛，9~10 分为无法忍受疼痛，1~2 分为轻度疼痛，3~4 分为中度疼痛，5~6 分为重度疼痛，7~8 分为剧烈疼痛（表 3-1）。

表 3-1　疼痛视觉模似评分表

时间（Time）：

无痛 None	轻度疼痛 Mild		中度疼痛 Moderate		重度疼痛 Strong		剧烈疼痛 Severe		无法忍受 Unbearable	
0	1	2	3	4	5	6	7	8	9	10

签名（Signature）：

（2）统计学处理：将接受筋针治疗 5 次以内的有关数据，采用 SPSS 16.0 统计软件进行数据统计分析，数据以平均数 ± 标准差（$\overline{X}\pm S$）表示，分析采用 Wilcoxon signed-rank test 检验。并由第三者负责对数据进行统计学处理。

（3）治疗结果

1）本组 140 例软组织损伤患者共治疗 676 例次数，对治疗前后的 VAS 评分进行比较，见表 3-2。

表 3-2　140 例软组织损伤患者治疗前后 VAS 评分比较($\overline{X} \pm S$)

组别	例次数(%)	治疗前	治疗后	P
颈	145(21.45)	4.20 ± 1.73	2.25 ± 1.11	<0.001
肩	67(9.91)	5.16 ± 1.57	2.87 ± 1.25	<0.001
肘	47(6.95)	4.13 ± 1.76	2.50 ± 1.42	<0.001
腕	49(7.25)	4.12 ± 1.80	2.51 ± 1.51	<0.001
腰臀	137(20.27)	3.93 ± 1.65	2.25 ± 1.27	<0.001
膝	85(12.57)	3.89 ± 1.97	2.10 ± 1.07	<0.001
足踝	73(10.80)	4.41 ± 1.78	2.66 ± 1.31	<0.001
其他	73(10.80)	3.99 ± 1.71	2.64 ± 1.57	<0.001
总计	676(100)	4.20 ± 1.77	2.43 ± 1.30	<0.001

表 3-2 显示,经过筋针治疗后,颈、肩、肘、腕、腰臀、膝、足踝各组 VAS 评分皆分别明显下降,差异有统计学意义($P<0.001$)。提示筋针对颈、肩、肘、腕、腰臀、膝、足踝等不同部位的软组织损伤均有即刻镇痛效果。

2)治疗次数分析:按治疗次数分组,本组 140 例软组织损伤患者,最少治疗 1 次,最多治疗 5 次。对各次治疗前与治疗后的 VAS 评分进行比较,见表 3-3。

表 3-3　140 例软组织损伤患者分次筋针治疗前后 VAS 评分比较($\overline{X} \pm S$)

治疗次数	例次数	治疗前	治疗后	P
1	257	4.85 ± 1.67	2.51 ± 1.42	<0.001
2	172	4.03 ± 1.80	2.44 ± 1.39	<0.001
3	109	3.94 ± 1.77	2.34 ± 1.23	<0.001
4	74	3.35 ± 1.53	2.10 ± 0.90	<0.001
5	64	3.57 ± 1.51	2.20 ± 0.98	<0.001
共计	676	4.20 ± 1.77	2.43 ± 1.30	<0.001

表 3-3 显示,经不同治疗次数筋针治疗后,VAS 评分均有明显下降,差异有统计学意义($P<0.001$),提示筋针疗法在不同治疗次数时对软组织损伤均显示有即刻镇痛效果。

4. 讨论　筋针疗法是刘农虞在《黄帝内经》有关经筋理论研习的感悟中,经 40 年的针灸临床工作实践逐步提炼而研发的一种新型针刺疗法,是在经筋理论的指导下,利用特制的筋针,"以痛为输",浅刺皮下,激活卫气[2],无感得气[3],舒筋散津,从而速治筋性痹病、筋性腔病与筋性窍病的一种独特的经典针刺疗法。由于本法痛轻效速,安全易用,故有必要对其进行深入研究。

软组织损伤属中医筋性痹病范畴,又是针灸科的常见病、多发病。为了验证筋针对筋性痹病的快速止痛效果,同时揭示"以知为数"的内在含义,进行了筋针对软组织损伤的即刻镇痛效果的初步临床观察。由于疼痛为自觉症状,易受多种因素干扰,为了尽可能避免干扰,笔者采用了 VAS 评分表观察筋针治疗前后的即刻变化,摸索筋针镇痛的有关数据,为今后进一步研究提供依据。本次临床观察仅收集了治疗 5 次以内(包括 5 次)的临床数据进行分析,治疗了 140 例,共计 676 例次数的软组织损伤的病例,结果提示筋针对软组织损伤具有明显的即刻镇痛效果,不同部位软组织损伤经筋针治疗后均显示有明显即刻镇痛效果,且于不同治疗次数也显示筋针对软组织损伤有即刻镇痛效应。

软组织损伤属中医经筋病范畴,筋针疗法遵循《灵枢·经筋》原意,采用"燔针劫刺"[4]的刺法,在"以痛为输"[5]的取穴原则指导下,根据软组织损伤部位循筋选取筋穴,收到了"以知为数"[6]的快速镇痛的临床效果。

经筋与经脉,是既有联系更有区别的两个网络体系[7,8]。反观针灸临床,经筋病与经脉病不分,均采用传统针法进行治疗,故难以取得快速见效的临床效果。当然筋针与传统针法在治疗软组织损伤方面镇痛疗效的差异,还有待今后进一步深入研究,如引入循证医学的概念,采用随机对照、单盲的方法,揭示筋病治筋、脉病治脉的内涵,为临床诊疗提供依据。

筋针疗法对软组织损伤具有明显的即刻镇痛效果,不同部位的软组织损伤均显示有即刻镇痛效应,且于各治疗次数中均显示其即刻镇痛的优势,是治疗软组织损伤的一种古法新用的针刺疗法,值得研究并加以推广。

三、筋针的作用机制探析

(一) 得气与气至的关系

为了阐明筋针的作用机制,首先对"得气"与"气至"的有关概念加以分析,将有助于对筋针作用机制的理解。

得气是针灸学中的重要术语,历代医家十分重视,涉及准确定位、施行补泻、判断疗效、预测病情等方面。现今的《针灸学》教材中,将得气与气至并称,如得气古称"气至"。重温《黄帝内经》,感悟得气与气至的内涵有所不同,那么正确理解两者内涵,有助于领会《黄帝内经》原义。

1. **得气**　得气首见于《黄帝内经》,散见于《素问·离合真邪论》《灵枢·终始》《灵枢·小针解》《灵枢·热病》《灵枢·四时气》等篇中。其内容如下:

(1) 得气即气至针下:《素问·离合真邪论》述:"吸则内针,无令气忤,静以久留,无令邪布,吸则转针,以得气为故。候呼引针,呼尽乃去,大气皆出,故命曰泻……必先扪而循之,切而散之,推而按之,弹而怒之,抓而下之,通而取之,外引其门,以闭其神,呼尽内针,静以久留,以气至为故。如待所贵,不知日暮,其气以至,适而自护,候吸引针,气不得出,各在其处,推阖其门,令神气存,大气留止,故命曰补。"此处先后使用了"以得气为故""以气至为故",可见得气与气至,此处的概念是相同的,即通过适当的针刺手法配合呼吸,使气至针下而"得气"[9],也即得气指施用补泻刺法的一定阶段出现的某种反应,被视为针刺治疗作用的反映[10]。

(2) 得气是中穴标志:人体穴位是三维的,体表的定位是二维,"病有浮沉,刺有浅深"(《素问·刺要论》),通过针具随证刺入一定深度后[11],正气行至针下,内外感应而产生得气,即得气是刺中穴位的标志。故《灵枢·热病》述:"热病体重,肠中热,取之以第四针,于其腧及下诸指间,索气于胃胳,得气也。"《灵枢·四时气》更曰:"灸刺之道,得气,穴为定。"得气的强弱与正气有关,一般而言,正气强则穴区大、气感强、感应快,正气弱则穴区小、气感弱、感应慢。为此后世医家十分强调得气在针刺中的重要性。如《金针赋》曰:"气速效速,气迟效迟。"《标幽赋》还说:"气速至而效速,气迟至而不治。"至于"得气"是针刺补泻操作的基础与前提,则首见于《难经》。如《难经·七十八难》云:"当刺之时,先以左手厌按所针荥俞之处,弹而努之,爪而下之,其气之来,如动脉之状,顺针而刺之。得气,因推而内之,是谓补;动而伸之,是谓泻。"《难经·七十难》云:"春夏温,必致一阴者,初下针,沉之至肾肝之部,得气,引持之阴也。秋冬寒,必致一阳者,初内针,浅之浮之至心肺之部,得气,推内之阳也。"此论对后世影响较大,有关得气的论述,基本上都要求先得气,然后才进行针刺补泻操作[10]。

（3）医患均有得气感觉:《灵枢·小针解》述:"空中之机,清净以微者,针以得气,密意守气勿失也。"说明得气的感觉是很微妙的,要静心感悟,并需谨慎守护。得气的感觉,《灵枢·终始》述"邪气来也紧而疾,谷气来也徐而和",描述了"得气"的"气"中既有致病的邪气,也有气调的谷气。但缺少正虚气未至的描述,为此《标幽赋》加以补充完善,述:"轻、滑、慢而未来,沉、涩、紧而已至。既至也,量寒热而留疾;未至也,据虚实而候气。气之至也,如鱼吞钩饵之沉浮;气未至也,如闲处幽堂之深邃。"《灵枢·邪气脏腑病形》还述:"刺此者,必中气穴,无中肉节,中气穴则针染（游）于巷,中肉节即皮肤痛。"这些均可通过医者感悟而得,可见得气主要由医者所感悟[12]。得气感觉的表现形式既有"紧而疾""沉涩紧""轻滑慢""徐而和"的显性得气,也有"针染（游）于巷"的隐性得气。

此外,《黄帝内经》中也有描述患者感觉气至针下的记载。如《素问·针解》载:"刺虚则实之者,针下热也,气实乃热也。满而泄之者,针下寒也,气虚乃寒也。"又说:"刺实须其虚者,留针阴气隆至,乃去针也。刺虚须其实者,阳气隆至,针下热乃去针也。"《灵枢·四时气》述:"飧泄,补三阴之上,补阴陵泉,皆久留之,热行乃止。"是指虚实病证时,施行针刺补泻后,虚证得补则患者感针下热,实证得泻则患者感针下寒。这可理解为气至针下,即谷气至时,患者自觉的针下热或针下寒的感应。至于患者"酸麻胀重"等的针感是后世医家结合临床经验而增补的。

（4）得气为气调状态:《灵枢·终始》述:"男内女外,坚拒勿出,谨守勿内,是谓得气。"张湖德等[13]解释为:阳气内入,阴气外出,阴阳融通而调和,元气充盛而内守,邪气不得深入,这就是得气。李磊[14]解读为,"男内女外"说明了体内正气和外来病邪的不同性质,"男内"指正气在内,"女外"指邪气在外;"坚拒勿出"是指不可使正气外泄,"谨守勿内"是指不可使邪气内入。得气是指通过补泻等调气的手法后,正气存内、拒邪于外的气调状态,这也是虚实补泻中谷气至于针下的体现,正如《灵枢·终始》所述:"所谓谷气至者,已补而实,已泻而虚,故以知谷气至也。"此处是指虚实病证时,通过补泻调气,谷气至于针下而气调的状态。

可见,得气有两层含义,一是指针刺中穴位,或行针手法后产生"紧而疾"的显性得气,也有"针染（游）于巷"的隐性得气与"闲处幽堂之深邃"的不得气;二是指谷气至于针下而显现的"徐而和"的气调状态。《黄帝内经》强调医者手下感悟的重要性,在中穴辨气的基础上通过补泻手法调气["用针之类,在于调气"（《灵枢·刺节真邪》)],而达到"已补而实,已泻而虚"之谷气至的气调状态["凡刺之道,气调而止"（《灵枢·终始》)][15]。同时也不可忽视"针染（游）于巷"之隐性得气存在的临床意义。

2.　气至　气至始见于《黄帝内经》,散见于《素问·离合真邪论》《灵枢·终始》《灵枢·小针解》《灵枢·九针十二原》等篇中。其主要内容如下:

（1）气至针下:其含义基本与得气相近[9],包括正气至于针下、正邪相搏的得气与谷气至于针下气调的得气。

（2）气至而有效:《灵枢·九针十二原》述:"刺之而气不至,无问其数;刺之而气至,乃去之,勿复针……刺之要,气至而有效。"针刺的目的是为了取得疗效,故有效是气至的唯一标志,而非后世以经气感传至病位即"气至病所"(元代窦默《针经指南》)之义。

其有效的表现形式有两种:①即刻效应。《灵枢·九针十二原》述:"刺之要,气至而有效,效之信,若风之吹云,明乎若见苍天,刺之道毕矣。"杨上善解释:"针入不得其气,无由补泻,故转针以待气,不问其数也,得气行补泻已,即便出针,其病愈速,故譬恶风吹云见苍天也。"(《黄帝内经太素·九针要道》)说明针刺的疗效可即刻见效,"若风之吹云,明乎若见苍天"。《灵枢·经筋》又曰:"治在燔针劫刺,以知为数,以痛为输。"[4-6]即治疗经筋病症,"以痛为输",采用"燔针劫刺"之经筋刺法,能"以知为数"般地快速感知疗效。②滞后效应。《灵枢·终始》载:"所谓气至而有效者,泻则益虚,虚者脉大如其故而不坚也,坚如其故者,适虽言故,病未去也。补则益实,实者脉大如其故而益坚也,夫如其故而不坚者,适虽言快,病未去也。故补则实,泻则虚,痛虽不随针,病必衰去……所谓谷气至者,已补而实,已泻而虚,故以知谷气至也。邪气独去者,阴与阳未能调,而病知愈也。故曰补则实,泻则虚,痛虽不随针,病必衰去矣。"经文中讲述,"气至而有效"要经过针刺补泻调气后,"谷气至"而脉象得到改善,这是针刺取效的标志。针刺后患者未感到症状即刻改善,是因为"邪气独去者,阴与阳未能调"的缘故,或针刺后患者虽然感到症状改善,但脉象未改善,则疾病未必真正治愈。故对内在病位较深的病症,针后取效首先反映在脉象上,所以针刺补泻后,脉象得到改善,是获得稳固疗效的标志,而非以"痛随针""言快"为依据[16]。

实现气至有效的针法有两种:①补泻调气法。《灵枢·九针十二原》又述:"右主推之,左持而御之,气至而去之。"《灵枢·小针解》解释:"右主推之、左持而御之,言持针而出入也。气至而去之者,言补泻气调而去之也。"《灵枢·终始》又述:"所谓谷气至者,已补而实,已泻而虚,故以知谷气至也。"这里的气至是指虚实病证,通过针刺出入补泻,针下出现"徐而和"之谷气感觉,就达到了正气充实或病邪衰退,即"已补而实,已泻而虚"的效果,这就是后世"九六补泻法"中九六的内在含义[17]。②疏经调气法。《灵枢·终始》述:"凡刺之法,必察其形气,形肉未脱,少气而脉又躁,躁厥者,必为缪刺之,散气可收,聚气可布。深居静处,占神往来,闭户塞牖,魂魄不散,专意一神,精气之分,毋闻人声,以收其精,必一其神,令志在针,浅而留之,微而浮之,以移其神,气至乃休。"这里是指正气未虚,邪气入侵体表经络或经筋,通过左右缪刺,收敛耗散的正气,发散积聚的邪气,或精力集中,专注针下,"浅而留之,微而浮之",调气移神,气至筋柔的疏经调气法。

可见,气至针下的基本含义与得气相同,而气至而有效是气至的精髓。"凡刺之法,必察其形气",分清表里虚实,如正气未虚,邪气入侵体表筋脉,病在经络当左右巨刺、缪刺,病在经筋用"浅而留之,微而浮之"之舒筋浅刺针法,疏卫调气,方能收到"若风之吹云,明乎若见苍天""以知为数"般的治疗效果。脏腑虚实病证必须通过针刺迎随补泻,使针下出现"徐而和"之谷气感应,达到"已补而实,已泻而虚",但其"痛不随针",疗效滞后呈现,而脉象已有改善,故虚实病证,针刺补泻后,脉象改善是获得稳固疗效的标志,而非以"痛随针""言快"为依据,强调脉象在针灸治疗脏腑虚实病证中的重要意义。

综上所述,得气与气至的含义各有异同。得气突出医者在针刺过程(辨气、守气、调气)中的重要性,并提示隐性得气的临床意义。气至强调气至而有效,即临证当分清表里虚实、表浅经筋、脉络病候,可缪刺、巨刺、浅刺,收效快速;深里虚实病证,当补泻得谷气,虽见效滞后,但脉象可鉴,告诫不可忽视脉象在针灸学中的重要意义。

筋针疗法具有浅刺、隐性得气、快速见效等特点,其机制从中可略知一二。

（二）浅刺无感针法的临床文献研究

近几十年来，针灸临床涌现出多种多样的针刺疗法，从其针刺深度来分，主要可分为浅针刺的腕踝针、浮针、腹针、皮下针、皮内针、筋针等，与深针刺的小针刀、刃针、长圆针、筋骨针等。其中浅针刺类的针刺方法，因操作简单、取效迅速、经济安全而备受业界推崇。这类浅针刺法的共同特点有：①操作层面均在皮下疏松结缔组织，在此暂统称"皮下针"；②针刺感应不强或无；③可长时间留针；④其诊治的疾病主要集中于软组织损伤及部分神经系统疾病等。

香港大学中医药学院2013届针灸硕士研究生梁丽芳医师，检索了近20年公开发表的不要求酸、麻、胀、重、痛等患者主观针感的针刺疗法，且包含检索词"随机""对照"的文献，其中腕踝针的对照文献69篇，浮针的对照文献52篇，腹针的对照文献261篇，揿针的对照文献12篇，皮内针的对照文献22篇，皮下针的对照文献1篇，埋针的对照文献53篇，浅刺的对照文献0篇，合计470篇。根据随机对照原则，排除综合疗法、资料不全、重复报道等文献，最后纳入的文献共43篇。实验组样本量从19例至200例，共2 187例，对照组样本量从20例至110例，共1 923例，合计4 110例。其中，7项研究单用腕踝针对照单用体针或单用电针治疗各类疾病的疗效比较，15项研究单用浮针对照单用体针或单用电针治疗各类疾病的疗效比较，18项研究单用腹针对照单用体针或单用电针治疗各类疾病的疗效比较，3项研究单用揿针对照单用体针或单用电针治疗各类疾病的疗效比较，43项研究均比较了实验组及对照组在治疗疗程完结后的治疗总有效率及治愈率，6项研究比较了实验组及对照组5次针刺或以下的治愈率。

结果：43项实验组「不要求针感针刺法（NNSA）」与对照组「要求针感针刺法（NSA）」在治疗各类型疾患的整体有效率、治愈率方面有显著性差异，说明不要求针感针刺法（NNSA）对治疗各类型疾病的整体有效率、治愈率均优于要求针感针刺法（NSA）。34项实验组及对照组在治疗疼痛及麻木性疾病的整体有效率与治愈率方面有显著性差异，说明不要求针感针刺法（NNSA）对治疗疼痛及麻木性疾病的整体有效率、治愈率均优于要求针感针刺法（NSA）。6项实验组与对照组使用了5次或以下的针刺治疗的整体治愈率有显著性差异，说明不要求针感针刺法（NNSA）在5次或以下针刺治疗各类型疾病的整体治愈率方面优于要求针感针刺法（NSA）。其中腕踝针，7项研究中6项为疼痛及麻木性疾病，包括疼痛及麻木性疾病研究1项、急性腰扭伤2项、肩周炎1项、周围性面瘫1项、带状疱疹后遗神经痛1项，剩余的1项为呃逆研究；说明腕踝针治疗疼痛及麻木性疾病的整体有效率优于体针或电针。浮针，15项研究均为疼痛及麻木性疾病，包括颈椎病3项、腰椎间盘突出症4项、软组织损伤1项、急性腰扭伤1项、慢性腰肌劳损1项、第三腰椎横突综合征1项、肱骨外上髁炎1项、肩周炎1项、冈上肌腱炎1项、中风后肩-手综合征1项；总样本量为1 826例，表明了浮针治疗疼痛及麻木性疾病相对体针或电针有治疗优势。腹针，18项研究当中，11项为疼痛及麻木性疾病，包括落枕1项、颈椎病2项、肩周炎2项、腰椎间盘突出症2项、膝骨关节炎1项、周围性面神经麻痹1项、中风2项，其余7项为各类型病种，包括颈性眩晕2项、椎基底动脉供血不足1项、郁证2项、单纯性肥胖1项、脾虚证1项；总样本量为1 509例，说明腹针治疗疼痛及麻木性疾病的整体有效率优于体针或电针。1项研究关于腹针疗法在治疗期间引起针刺不适的情况（包括刺痛、局部青紫、弯针、滞针及晕针），明显低于体针。

可见疼痛及麻木性疾病是浅刺无感针法的主要适应证。而经筋病候主要包括经筋分布之处的筋肉挛急、掣引、痹痛、转筋、强直、弛缓、肢体不用等症。在经筋病候中,尤其以痛证为主。据《灵枢·经筋》记载的文字统计,在经筋病的证候之中,疼痛占总证候的 28.7%,占感觉异常证候的 63.5%,而临床实际远远超过该数据,为此有学者认为痛症占经筋病的83.33%。此外,经筋病还包括筋性腔病(息贲、伏梁、痫瘕及疝)和筋性窍病(面瘫、耳鸣目瞑、舌卷、阴器纽痛)。总体来说,经筋病的病候主要与软组织损伤病变、运动系统及神经系统的疾病相似,即头面躯体四肢的痛麻性疾病。所以经筋病是这些浅刺无感针法的主要适应证。

(三)卫筋学说(下)

重温《黄帝内经》以降的有关理论,结合临床观察,发现"筋针"刺激皮下浅深筋膜等结缔组织,主要适用于软组织损伤及部分神经系统疾病等,与经筋病候相似。为此,从筋针与经筋、卫气的关系来探讨"筋针"的作用机制——卫筋学说。

1. 皮下浅深筋膜类似经筋 数字人技术提供了一个从整体的高度研究人体经络的手段。原林等[18]利用数字人技术在人体结缔组织聚集处进行标记和三维重建,发现与传统的经络和穴位的描述密切吻合,如将所有的结缔组织全部标记,就会呈现一个完整的遍布全身的支架结构,该结构经过在尸体标本上验证,发现全身的结缔组织均与经络相关。这里所说的结缔组织在解剖学中称筋膜。筋膜的定义有广义与狭义之分。狭义的筋膜包括浅筋膜与深筋膜。浅筋膜位于皮下,富含脂肪组织,故称疏松结缔组织,包被全身各处。深筋膜内含脂肪组织少,故称致密结缔组织,位于浅筋膜深层,包被体壁、四肢肌肉、血管及神经等。广义筋膜形态多样,分布广泛,包含固有结缔组织与特殊结缔组织。固有结缔组织包括疏松结缔组织、致密结缔组织、脂肪组织和网状组织;特殊结缔组织包括骨组织、软骨组织、血液及淋巴等。"筋针"涉及的皮下组织,主要由疏松结缔组织与脂肪组织构成。脂肪组织充填于网状结构的疏松结缔组织之中,疏松结缔组织位于皮下,将皮肤与深层致密结缔组织连接起来,使皮肤既有一定的活动范围又不脱离机体,同时浅深筋膜互相联系,协同作用。十二经筋的分布与浅深筋膜的分布极为相似,位于皮下,联系皮肉骨脉;深入体腔,维系内脏稳定。

2. 经筋乃卫气输布之处——皮下 十二经筋联缀百骸,维络周身的分布情况在体表基本与经脉分布大体相近,入体腔形成网状筋膜而维系稳定内脏。在四肢,三阳筋分布于外侧,三阴筋分布于内侧。在躯干,三阳筋相对分布于体表,最后结聚于头面;三阴筋相对分布于体内,最终布散于胸腹。经筋在体表大体伴随十二经脉循行分布于皮下,结聚于周身关节与九窍(足太阳、足阳明结于鼻;足三阳与手太阳、手少阳属目;手足少阳与足阳明、手太阳循结于耳;与口齿相关的经筋有足阳明与手太阳、手少阳;足三阴与足阳明结聚阴器),深入体腔(足太阴与足阳明布散腹胸,并与足少阳布散胁肋;手三阴布散胸胁,手少阴与足太阴结系于脐),循布脊柱[足少阴与足太阳分别于内外沿脊柱上行经项结于枕,足少阳结尻(骶椎),足阳明属脊(胸椎),足太阴着脊(胸椎),手阳明挟脊(颈、胸椎)]。可见经筋主要分布于筋肉关节之处,与头面五官相连,入体腔布散胸胁、腹膜、贯通脊柱,与内脏无直接联系。而卫气"循皮肤之中,分肉之间,熏于肓膜,散于胸腹"(《素问·痹论》)的输布之处与经筋分布极为相似,故类似皮下浅深筋膜的经筋乃卫气输布之处,有赖于卫气的温养,正如《灵枢·本脏》所言"卫气者,所以温分肉,充皮肤,肥腠理,司开合者也……卫气和则分肉解利,皮肤调柔,腠理致密矣",而发挥"柔则养筋""主束骨而利机关"的生理功能。

3. 卫气与邪气相合则筋病 《灵枢·经筋》记载的全部病候共 114 个,其中感觉异常病候 73 个,运动障碍 23 个,其他脏器病候 18 个。其中以感觉异常为主,占 63.5%,尤以痛、转筋、支为主要病候,对痛的描述也最为详尽。①疼痛的性质:如痛、引痛、纽痛、转筋痛;②疼痛部位明确:如跟、内踝等;③有5条筋以"当所过者痛"描述(手太阳筋、手太阴筋、手阳明筋、手少阴筋与足少阴筋)。而"筋针"诊治的疾病主要集中于软组织损伤及部分神经系统疾病,与《灵枢·经筋》记载的"其病"之证候极为相似,故属中医筋病范畴。

有关经筋病的病变机制,《黄帝内经》有所阐述。如《素问·疟论》曰:"帝曰:夫子言卫气每至于风府,腠理乃发,发则邪气入,入则病作。今卫气日下一节,其气之发也不当风府,其日作者奈何?岐伯曰:此邪气客于头项循膂而下者也。故虚实不同,邪中异所,则不得当其风府也。故邪中于头项者,气至头项而病;中于背者,气至背而病;中于腰脊者,气至腰脊而病;中于手足者,气至手足而病。卫气之所在,与邪气相合,则病作。故风无常府,卫气之所发,必开其腠理,邪气之所合,则其府也。"又,《灵枢·岁露论》进一步解释:"夫风之与疟也,相与同类……风气留其处,疟气随经络。"即当卫气不足时,腠理开发,邪气乘机侵袭,邪气入则病。因风邪侵袭人体游走不定,只要卫气与之相应,腠理开发,邪气得以凑合,就能致病,其"卫气之所在,与邪气相合"之处即病变所在,"故邪中于头项者,气至头项而病;中于背者,气至背而病;中于腰脊者,气至腰脊而病;中于手足者,气至手足而病"。再如《灵枢·卫气失常》云:"筋部无阴无阳,无左无右,候病所在。"杨上善解释:"以筋为阴阳气之所资,中无有空,不得通于阴阳之气上下往来,然邪之入腠袭筋为病,不能移输,遂以病居痛处为输。"(《黄帝内经太素·经筋》)可见,筋痹的病机是卫气不充,腠理空虚,风夹寒湿,乘虚侵袭,入腠袭筋。因风邪善行速变,侵袭人体没有常处,只要卫气与之相应,邪气得以入腠袭筋,就能致病,加之经筋"中无有空",不能传输病邪,故其病变部位就是邪气侵入,"风气留其处",即入腠袭筋之处,且病位局限、病情浅轻、不易传变。所以,卫气与邪气相合则筋病。

4. 隐性得气是卫气的表现形式 得气是针灸学中的专有名词,是指将针刺入腧穴一定深度后,施以提插或捻转等行针手法,使针刺部位获得"经气"感应。医者通过针刺至穴,患者穴区出现酸麻胀重等的感觉为"感",这种感觉通过针具又回馈到医者手下出现沉重紧涩的反应为"应"。可见感应来自医患双方,而且强调得气在针刺中的重要性。如《标幽赋》云:"气速至而效速,气迟至而不治。"《针灸大成》亦云:"下针若得气来速,则病易痊而效亦速也;气若来迟,则病难愈而有不治之忧。"这都说明针刺必须得气,得气与否直接影响治疗效果。而"筋针"不强调针刺感应,甚至追求无感应,在临床也能取得治疗效果,对某类疾病甚至比传统针刺取效更快。为此,田道正先生提出隐性针感的概念,认为患者针刺后没有感觉到酸、麻、胀、重等主观针感,主要是由于刺激量、患者的体质及其他因素使患者的大脑皮质没有达到感觉的阈值,即"阈下刺激"。

"筋针"操作时不要求患者出现酸麻胀重及医者手下沉重紧涩感,可见其与患者体质等因素无关,而与刺激量、针刺组织相关,如肌肉有酸胀感、腱膜有沉重感、神经有麻电感、血管有疼痛感等。"筋针"的主要操作层面在皮下,皮下为经筋分布、卫气输布之处,皮下平刺可刺激经筋(肌腱、筋膜、韧带、神经等),激活"行于脉外"的卫气,由于卫气"慓疾滑利,不能入于脉也"(《素问·痹论》),加之"筋针"平刺,刺激量较弱,与针刺经穴激发"行于脉中"的营气的得气形式不同,故刺激皮下则为无感。西医学认为,各类传入神经纤维具有不同的兴奋阈值,Ⅰ(Aα)为肌梭和腱器官的传入神经纤维,Ⅱ(A)为皮肤的机械感受器(触、压、震动)传入神经纤维,Ⅲ(A)为皮肤、痛觉和肌肉深部压觉的传入神经纤维,Ⅳ(C)为无髓痛觉纤维及温度、机械感受器传入神经纤维。"筋针"可能与兴奋阈值低的Ⅰ类传入神经纤维有关,而与传统针刺经穴刺入肌层,兴奋阈值高的Ⅲ(A)、Ⅳ(C)传入神经纤维有所不同。

其实《黄帝内经》中也有"隐性得气"的描述,如《灵枢·邪气脏腑病形》曰"中气穴则针染(游)于巷",即针刺中穴,施术者手下有针入空巷的感应,而患者则无酸麻胀重之感觉,仅感针在皮下游动,这就是"筋针"操作时医患双方的感觉,称"游巷针感"。穴位大多分布于经脉之上,针刺之则激发行于脉中的营气,而产生酸麻胀重和医者沉重紧涩等的感应;分布于脉外,位置不定,"以痛为输"类的筋穴(为了与一般的腧穴加以区别而命名),针刺之则激活行于脉外的卫气,故无感而应。正如无色也是色,零也是数,而且是更有意义的"色"与"数",它所表达的意义更广、更深远,针感同样如此。无感是针感的一种特殊表现形式,在针刺治疗经筋痹病中具有特别重要的意义,为此特将其称为"隐性得气"。

"筋针"操作时有时也会出现刺痛或出血等,这是因为皮下组织除疏松结缔组织与脂肪组织外,还有小血管、小淋巴管、毛囊根、腺体、细小神经分支等。真皮层中富含神经末梢,而皮下神经末梢极少,故"筋针"一般无感觉,但进针或平刺行针时偶有疼痛,是穿过真皮或刺及附有神经末梢的皮下小血管、小淋巴管的缘故。正如《灵枢·邪气脏腑病形》曰:"刺此者,必中气穴,无中肉节,中气穴则针染(游)于巷,中肉节即皮肤痛。"故"筋针"强调隐性得气,疼痛则表示针刺太深、中肉节的缘故,要加以纠正,避免影响疗效。可见隐性得气是卫气的表现形式,更是"筋针"治疗经筋痹病的关键。

常规针刺有时也会出现无感,除体质虚弱者以外,当然也会激活卫气,但临床疗效较弱或无。究其原因,其刺激点为非经穴、非"以痛为输"的筋穴,针尖方向强调与穴位有关而非与病位有关,治疗的适应证是经络病、脏腑病而非经筋病,加之激发经气以营气为主而非卫气,因营卫之气同源异位,脉之内外相互影响,由卫气影响营气,而非直接激发营气,故其疗效较显性(有感)得气者弱,取效较慢。所以治疗脉病、脏腑病,当激发营气,显性(有感)得气,施行补泻,方能补虚泻实,调和阴阳,达到治疗目的。而筋针是激活卫气,隐性(无感)得气,配合运动,舒筋柔筋,而达治疗筋病的目的。

5. 疏调经筋,宣导卫气是取效的关键　经筋病(筋痹)的病机是卫气不足,腠理空虚,风夹寒湿,乘虚侵袭,入腠袭筋,即卫气与邪气相合则筋病。卫气与邪气结聚于筋,表现为筋结与压痛等。在卫邪相争的情况下,卫气盛则驱邪于外则病愈,邪气强则进,经孙络、络脉、经脉,进而影响脏腑。正如《素问·缪刺论》曰:"夫邪之客于形也,必先舍于皮毛,留而不去,入舍于孙脉,留而不去,入舍于络脉,留而不去,入舍于经脉,内连五脏,散于肠胃。"然卫气"慓疾滑利",喜布散而恶结聚,今与邪气相结则病。卫气不足,有两种含义,一是指正气不足而致;二是指皮下局部卫气不充,是因卫气不能布散所致的局部卫气不足。经筋病大多是因为后者而导致,即邪气与卫气相结,不得布散所致,故宣导卫气,疏调经筋,是治疗经筋病的关键。而筋针,作用于皮下,疏调经筋,皮下浅刺,宣导卫气,卫气充则邪气出,筋结散则疼痛止。正如《素问·调经论》曰:"卫气得复,邪气乃索。"

筋针作用于皮下,而经筋病主要因卫气与邪气相结于皮下经筋而发。经筋病大多属体表之疾,故宜浅刺不宜深刺。正如《灵枢·小针解》曰:"针太深则邪气反沉者,言浅浮之病,不欲深刺也,深则邪气从之入,故曰反沉也。皮肉筋脉各有所处者,言经络各有所主也。"另外,强调操作精神专注,寻求无感(隐性)得气,方能获得"气至乃休"之效。如《灵枢·终始》述:"必一其神,令志在针,浅而留之,微而浮之,以移其神,气至乃休。"加之经筋病病位局限、病情浅轻、不易传变,故只要辨筋正确,取穴精当,施术得法,均能收到"以知为数"的治疗效果。如《灵枢·九针十二原》所言:"刺之要,气至而有效,效之信,若风之吹云,明乎若见苍天,刺之道毕矣。"

综上所述，经筋主要是指筋膜、肌腱、韧带、神经等，位于皮下，类似于皮下浅深筋膜，而皮下为卫气布散之处，卫阳之气"柔则养筋"、充养肌肤，发挥协调运动与卫外的功能。一旦卫气不布或不充，腠理空虚，风夹寒湿，乘虚侵袭，入腠袭筋，卫气与邪气相合则筋病。所以治疗筋病，疏调经筋，宣导卫气是关键，而筋针的浮而浅刺、定向透刺、隐性（无感）得气，能最大限度地宣导卫气，达到疏调经筋的作用，从而实现"以知为数""气至乃休"的治疗效果。可见，经筋与卫气密切相关，卫气与邪气相合则筋病，筋针通过皮下定向浅刺，布散卫气，疏调经筋，而达到治疗筋病之目的。

（四）浅刺无感针法的研究

有关"筋针"的现代作用机制还在探讨，但与筋针相类似的浅刺无感针法（在此简称皮下针），许多学者对其进行了多学科、多方位、多角度的研究。其解释主要有：原林等[18]认为针刺的作用机制是，通过机械刺激结缔组织产生的生物学效应以起到对人体的功能调节（组织细胞的活性）和生命调节（组织细胞的修复和再生）。符仲华[19]认为皮下疏松结缔组织是液晶态，当浮针直接挤压、牵拉，特别是扫散运动时，可导致液晶状态的疏松结缔组织的空间构型的改变，由于压电效应，释放出生物电，当生物电到达病变组织，产生反压电效应，改变细胞离子通道，调动人体内的抗病机制，从而迅速化解病痛。薄智云[20]认为神阙系统具有向全身输布气血的功能和对机体宏观调控的作用，以神阙为轴心的大腹部不仅有一个已知的与全身气血运行相关的循环系统，而且还拥有一个被人们所忽略的全身高级调控系统，其可能为形成于胚胎期的调控系统，也可能是经络系统的母系统。陈耀龙等[21]认为皮下针并没有给人体输送物质，整个过程中，外界没有任何的物质消耗，进针过程或运针过程中，操作者花了力气，体内增加了动能，由此激发了人体的信号系统，产生对细胞、组织的良性影响，从而达到治疗疾病的目的。还有从脏腑-经脉-皮部相关学说等中医传统理论解释腕踝针等。

"筋针"不要求针感，甚至追求无感隐性针感，对此有学者进行研究。田道正先生提出了隐性针感的概念。患者针刺后没有感觉到酸、麻、胀、重等主观针感，主要是由于刺激量、患者的体质及其他因素使患者的大脑皮质没有达到感觉阈值的缘故。阈下刺激对机体的作用早已被证实，如红外线、紫外线、次声波及超声波等均不能被感官感受，但均能对视觉器官或接触部位的组织器官形成伤害。李莱田等在《全息医学大全》中将这种刺激形成的信息称为潜在信息，形成的是隐性感觉，它与阈上刺激形成的显性信息一样，均能成为一种治疗信息。黄晓卿[22]通过实验也发现了隐性针感同样会获效，她分别以胃电变化和心功能变化作为针效指标，观察不同针感状态对针效的影响，并对不同针感状态的针效做了比较，结果发现显性针感与隐性针感之间的针效无明显差异，两者均可产生效应。

隐性针感可能与兴奋阈值低的Ⅰ类和Ⅱ类传入神经纤维有关。根据现代神经学的认识，传入神经纤维主要分为4类：Ⅰ（Aα）为肌梭和腱器官的传入神经纤维；Ⅱ（A）为皮肤的机械感受器（触、压、震动）传入神经纤维；Ⅲ（A）为皮肤、痛觉和肌肉深部压觉的传入神经纤维；Ⅳ（C）为无髓痛觉纤维及温度、机械感受器传入神经纤维。各类传入神经纤维具有不同的兴奋阈值，其中Ⅰ类和Ⅱ类传入神经纤维刺激阈值低，可被触摸和震动等非伤害性刺激所兴奋；传导痛刺激的Ⅲ类、特别是Ⅳ类传入神经纤维的兴奋阈值高，损伤性刺激方能使其兴奋。筋针主要操作层面均在皮下疏松结缔组织，刺激肌梭和腱等器官，通过阈值低的Ⅰ（Aα）传入神经纤维而无明显针感。吕国蔚等[23]以刺激腓神经所引起的兔下颌运动和二腹肌电位作为痛反应指标,证明针刺足三里(单纯留针或轻弹针柄)所引起的镇痛效应,主要由腓神经中的纤维负责传递,足够数量的 A 纤维活动在针刺镇痛中具有重要作用。故筋针刺激能兴奋阈值低的Ⅰ类和Ⅱ类传入神经纤维,虽然没有酸麻胀痛等针感,但仍能达到治病镇痛的目的。

四、经筋六向评估

2015 年 12 月,刘农虞应邀去北京参加了在中国人民解放军总医院举办的"中国肌筋膜理论与技术高峰论坛",与中西医同道以及从事健康行业的专家进行了经筋理论与技术的交流。专家们大多在诊治前强调对机体的评估,并作为诊察病位的有效方法,而筋针疗法的诊断方法中没有评估之法,为此结合经筋的生理、病理特点,刘农虞研发了经筋六向评估方法。

人体有 600 多块肌肉,起止于各关节周围,在神经的支配下,筋骨联动,使人体产生运动。各关节具有不同的运动模式,概括起来不外乎六向运动,即前俯后仰、左右转侧、左右旋转,而机体的运动大多为肌群的协调运动。古人在长期医疗实践中,观察了人体的运动规律,根据阴阳、三才学说,将主管运动的经筋分为手足三阴、三阳经筋 12 条,而四肢关节处均循布三阴、三阳经筋,以实现人体的六向运动。经筋在运动中有主动筋、拮抗筋与协调筋之分,共同发挥作用,保障机体有节制地运动。

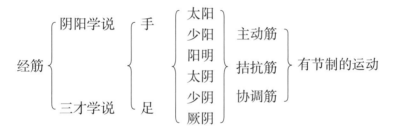

经筋六向评估方法:

关节活动度检查:经筋"主束骨而利机关也"(《素问·痿论》),主管肢体关节运动。当筋病时,"经筋之病,寒则反折筋急,热则筋弛纵不收,阴痿不用。阳急则反折,阴急则俯不伸"(《灵枢·经筋》),而出现筋急与筋纵,影响机体关节运动。临床主要表现为筋急(肌肉紧张)而致关节活动度减小、受限;筋纵(肌肉松弛)而致关节活动度增大甚至移位。所以,检查关节活动度有助于诊断。我们在掌握人体各关节生理活动范围的基础上,通过六向检查评估,测量关节的活动度,既可了解筋伤性质与程度,又能快速确定病变经筋,以便循筋取穴诊治。

人体各关节的生理活动范围如下:

中立位:为 0°。

颈:左右侧屈 45°,前俯后仰 35°~45°,左右旋转 60°~80°。

肩:前屈 90°,后伸 45°,外展 90°,上举 90°,旋内 80°,旋外 30°。

肘:屈曲 140°,旋前旋后各 90°,后伸 5°~10°。

腕:背伸 35°~60°,掌屈 50°~60°,桡偏 25°~30°,尺偏 30°~40°。

腰:前屈 90°,后伸 30°,侧屈 20°~30°,旋转 30°。

髋:屈曲 145°,后过伸 40°,内收、外展各 25°,旋内、旋外各 40°。

膝:屈 145°,伸 15°。

踝:背屈 20°~30°,跖屈 40°~50°。

各部位活动范围评估见表 3-4~ 表 3-10。

表 3-4 颈部活动范围评估

	主动筋	拮抗筋	协调筋
前俯 35°~45°	足少阴经筋	足太阳经筋	足阳明、手三阳经筋
后仰 35°~45°	足太阳经筋	足少阴经筋	足阳明、手三阳经筋
左右侧屈 45°	手足少阳、手阳明经筋	手足少阳、手阳明经筋	手足太阳、足阳明经筋
左右旋转 60°~80°	手三阳经筋	手三阳经筋	足三阳经筋

表 3-5 肩部活动范围评估

	主动筋	拮抗筋	协调筋
前屈 90°	手阳明、太阴经筋	手太阳、少阴经筋	手少阳、心主经筋
后伸 45°	手太阳、少阴经筋	手阳明、太阴经筋	手少阳、心主经筋
外展 90°	手三阳经筋	手三阴经筋	足太阳经筋
上举 90°	手三阳经筋	手三阴经筋	足太阳经筋
旋内 80°	手三阴、足太阳经筋	手三阳、足太阳经筋	足太阳经筋
旋外 30°	手三阳、足太阳经筋	手三阴、足太阳经筋	足太阳经筋

表 3-6 肘部活动范围评估

	主动筋	拮抗筋	协同筋
屈曲 140°	手三阴经筋	手三阳经筋	
后伸 5°~10°	手三阳经筋	手三阴经筋	
旋前 90°	手太阳、少阳经筋	手太阴、心主经筋	手阳明、少阴经筋
旋后 90°	手少阴、心主经筋	手阳明、少阳经筋	手太阳、太阴经筋

表 3-7 腕部活动范围评估

	主动筋	拮抗筋	协同筋
背伸 35°~60°	手三阳经筋	手三阴经筋	
掌屈 50°~60°	手三阴经筋	手三阳经筋	
桡偏 25°~30°	手阳明、太阴经筋	手太阳、少阴经筋	手心主、少阳经筋
尺偏 30°~40°	手太阳、少阴经筋	手阳明、太阴经筋	手心主、少阳经筋

表 3-8 腰部活动范围评估

	主动筋	拮抗筋	协调筋
前屈 90°	足少阴、阳明经筋	足太阳经筋	足太阴、足少阳、手阳明经筋
后伸 30°	足太阳经筋	足少阴、阳明经筋	足太阴、足少阳、手阳明经筋
侧屈 20°~30°	足少阳经筋	足少阳经筋	手足阳明经筋
旋转 30°	足太阳、手足阳明经筋	足太阳、手足阳明经筋	足太阴经筋

表 3-9 髋部活动范围评估

	主动筋	拮抗筋	协同筋
屈曲 145°	足阳明经筋	足太阳经筋	足少阳、三阴经筋
后过伸 40°	足太阳经筋	足阳明经筋	足少阳、三阴经筋
内收 25°	足三阴经筋	足少阳经筋	足阳明、太阴经筋
外展 25°	足少阳经筋	足三阴经筋	足阳明、太阴经筋
旋内 40°	足少阴、厥阴经筋	足阳明、少阳经筋	足太阳、太阴经筋
旋外 40°	足阳明、少阳经筋	足少阴、厥阴经筋	足太阳、太阴经筋

表 3-10 膝、踝部活动范围评估

	主动筋	拮抗筋	协调筋
膝屈 145°	足太阳经筋	足阳明经筋	足少阳、三阴经筋
膝伸 15°	足阳明经筋	足太阳经筋	足少阳、三阴经筋
踝背屈 20°~30°	足三阳、厥阴经筋	足太阴、少阴经筋	
踝跖屈 40°~50°	足太阴、少阴经筋	足三阳、厥阴经筋	

五、筋穴的取穴原则与方法

(一)取穴原则

1. 循筋(肌)取穴 十二经筋大体伴随十二经脉呈纵行束带状分布,结聚关节,布散头面九窍,深入胸腔、腹腔。一旦卫气不足,复感外邪,入腠袭筋或慢性劳损,经筋受伤,或脏腑经络气血不足,不能濡养经筋,均可导致筋病,并在其相应的经筋出现病理现象,如筋结、疼痛、舒适点等。循筋取穴,就是根据某一筋病所出现的病理现象,循筋选取相应的筋穴以治疗筋病的方法。从西医学角度来说,筋病大多表现为某一肌肉(肌群)或肌腱发生病变,大多在相应肌肉的肌腹或肌腱附着于骨之处出现病理反应,故将循经筋(肌肉纤维)分布寻找阳性物或阳性反应,作为选取筋穴的方法,即循筋(肌)取穴。

2. 穴不过"节" 经筋呈带状分布、结"节"相联,"中无有空"(《黄帝内经太素》),不能传递病邪,故临床筋病常表现为经筋上下跨"结(节)"之"支痛转筋",一般病位较局限,取穴以病变局部为主。从西医学角度来说,筋病大多表现为某一肌肉(肌群)或肌腱发生病变,而相应的某一肌肉,通过肌腱跨关节附着于骨而产生关节屈曲运动,且某一肌肉(肌腱)一般不会跨越2个关节,故某一肌肉(肌腱)的损伤,多局限于某一关节上下,即肌腹或附着于骨之肌腱处。如膝关节部筋病,一般在膝关节上下选取筋穴,且筋穴大多不会超过踝、髋关节,故曰:穴不过"节"。

3. 维筋刺(左右交叉取穴)《黄帝内经》有巨刺、缪刺之法,分别诊治经脉病与络脉病。经筋也有交叉分布,故有"维筋刺"之左右交叉取穴的方法。如足少阳经筋、手阳明经筋可致交叉病症,故临床可交叉取穴。如肢体关节疼痛可根据病筋部位交叉选取相应部位的筋穴;肢体瘫痪可根据瘫痪部位选取对侧头部筋穴治疗。

4. 阴病引阳,阳病引阴 经筋包括分布于阳部的阳筋和分布于阴部的阴筋,二者相互协调配合,而发挥"主束骨而利机关"的作用。解剖医学中将人体运动肌肉分为主动肌与拮抗肌,主动肌是肌肉活动的主体,而拮抗肌是对抗肌肉活动的肌肉,但二者是相辅相成的。如肱二头肌与肱三头肌在肘部的屈伸运动中相互拮抗、相互协调,使屈伸活动顺利进行。这种肌肉变短、关节屈曲的收缩称向心性收缩,而相对应的拮抗肌变长控制关节伸展的收缩称离心性收缩。在生理情况下,主动肌与拮抗肌在强度上是平衡的;在病理情况下,这种平衡遭到破坏,关节就会出现异常活动,表现为"阳急则反折,阴急则俯不伸"(《灵枢·经筋》)。如颈肩综合征患者,颈部转动时,有时同侧颈肩部掣痛,有时对侧颈肩部掣痛,同侧痛大多为主动肌病损,对侧痛大多为拮抗肌病损。阴病引阳,阳病引阴,就是针对这种拮抗肌病损情况而制定的选取筋穴的原则。

筋针取穴方法　　　　　　取穴原则与方法

(二)取穴方法

1. 以痛为输 经筋十二痹以疼痛为主要临床表现,为此《灵枢·经筋》提出了"以痛为输"之治疗筋病的取穴大法,是临证简捷有效的取穴方法。从西医学角度来说,筋病之疼痛,是物理、化学等因素刺激病灶而产生的痛觉反应,大多表现在相应某一肌肉(肌群)的肌腹或肌腱附着于骨关节之处,一般不超过上下关节,可循筋或循肌肉纤维走向寻取。循筋(肌)取穴时,用拇指指腹或示中环指指腹,由轻而重,用力均匀按压,注意与本筋上下及伴行之左右经筋比较,深在痛点不显时可配合特定方向活动,或做该肌抗阻力主动收缩而诱发疼痛或收缩无力,有助于暴露痛点而定取筋穴。如肱骨外上髁炎(网球肘),大多在肱骨外上髁处寻找痛点,或配合肱桡肌肌力检查(患者前臂置于中立位与旋后位之间,嘱其前臂旋前并屈肘,医师对此动作给予阻力),有助于暴露肱桡肌肌腹处病变部位,而定取筋穴。

2. 以结为腧 筋痹的病机为卫气不足,腠理空虚,风夹寒湿,乘机侵袭,入腠袭筋,或经筋反复劳损,筋急而挛为结,犹如"横络"卡压经脉的粘连结节。正如《灵枢·刺节真邪》说:"用针者,必先察其经络之实虚……一经上实下虚而不通者,此必有横络盛加于大经,令之不通,视而泻之,此所谓解结也。"《灵枢·九针十二原》又曰:"夫善用针者,取其疾也,犹拔刺也,犹雪污也,犹解结也,犹决闭也。疾虽久,犹可毕也,言不可治者,未得其术也。"《黄帝内经》将这种"以结为腧"的针法称为"解结"。筋结是经筋病灶的阳性反应物,可表现为皮下结节或条索状物等。颗粒状结节,多见于肌腱起止点、肌肉的引力点、腱鞘及关节周围,形状大小不等,小如粟米、中如绿豆、大如蚕豆,触之坚硬,多有压痛;条索状结节,多见于丰满肌肉的肌腹部位,如腰背、臀腿及颈肩部,形状不规则,有线条状、条索状、梭形状等,长短不一,触之坚韧,拨之弹响,压之酸胀。"筋结"一般不超过上下关节,可循筋或循肌肉纤维走向寻取。循筋(肌)取穴时,用拇指指腹侧峰,由轻而重,用力均匀触按或弹拨,注意与本筋上下及伴行之左右经筋比较,有时需与对侧对比。"筋结"不显时可配合特定方向活动,或做该肌抗阻力主动收缩而显露"筋结",定取筋穴。

附:经筋病灶也称筋结,是指机体筋肉器质性病变状态下所形成的具有形征可查的临床表现。经筋病灶同经筋组织成分、结构、形状、所处部位以及病情轻重、病程长短、机体状态等密切相关。根据远近来分,筋结可分为近侧筋结与远侧筋结,前者多在病灶周围,后者多在四肢关节部,尤其是末端。根据种类来分,筋结可分为局部筋结、固定筋结和疾病筋结。局部筋结是指在患者病灶局部的筋结。固定筋结是指无论何种病因,产生某一特殊症状,必然在某一固定位置存在的筋结,如头痛在双侧太阳穴及周围、双侧风池穴及周围可找到压痛筋结。疾病筋结是指某一部位,主要是骨关节,产生紊乱后在其解剖位置上的筋结,如颈椎病,虽然症状繁多,但多在颈椎局部有压痛筋结。由于病因各异,病位不同,筋结形征千变万化,但主要有两种情况——实质性筋结与感觉性筋结。实质性筋结可于病灶处扪及结节或条索物,在躯干的分布较广泛,其病灶的出现,同经筋病变部位吻合,但有主次及先后症状表现之分,结节多见于肌腱起止点、受力点、腱鞘部、关节等周围,常可触及小颗粒状结节,小者若芝麻、粟米,中者如绿豆,较大者若蚕豆样,边界清楚,多呈硬结样,触压异常敏感,甚则剧痛,即痛性结节;条索物则好发于肌肉丰厚处,如腰背部、臀部、颈肩部等,周围肌群多有紧张感,病灶呈线样、竹片样、索状、梭状等,弹拨之有酸胀麻痛感。感觉性结节可发于全身各处肌筋,在医者指端之下,虽未触及结节或条索物,但患者自觉有酸、痛、麻、胀、放射等异样感觉,病灶可呈点状、块状、线状或区域分布,如足太阳筋病变,可自颈、背、腰、臀及大小腿至足底,查出不同的节段性病灶。(韦坚,韦贵康.经筋疗法[M].北京:中国中医药出版社,2002:28-29)

3. 以舒为腧 《黄帝内经》中除了"以痛为输"外,还有"按之痛解"或"按之快然"的取穴法,如"邪在肺……取之膺中外输,背三节五脏之傍,以手疾按之,快然,乃刺之"(《灵枢·五邪》)与"则欲得而验之,按其处,应在中而痛解,乃其腧也"(《灵枢·背腧》)等。这种以按之"痛解"或"快然"(患者舒适感)为主取穴的方法,称"以舒为腧"。其机制,《素问·调经论》解释曰:"帝曰:寒湿之伤人奈何? 岐伯曰:寒湿之中人也,皮肤不收,肌肉坚紧,荣血泣,卫气去,故曰虚。虚者聂辟气不足,按之则气足以温之,故快然而不痛。"可见寒湿伤人,入腠袭筋,筋急而挛,肌肉坚紧,阻压经脉,荣血阻滞,不能化卫之气而虚,虚而邪阻则痛。按之舒筋通脉,气血得充,故快然而不痛。西医学认为,肌肉损伤引起肌肉过度持续收缩,影响肌肉中某些不耐牵拉、薄弱的部分而导致牵扯疼痛,而疼痛又进一步刺激肌肉使其愈加紧张;另一方面,肌肉紧张影响血液循环,使肌肉代谢产物堆积等,使病情加重或反复迁延,而按压可促进局部血液循环而暂时止痛。舒适痛减点大多在病变附近或局部,一般不超过上下关节,可循筋(肌)按压寻取,其方法同"以痛为输"。多见于劳损性筋病,如颈肩综合征或颈性颈椎病患者,大多按压同侧肩井穴附近筋穴时有痛减舒适之感。

4. 肌筋膜触发点 肌筋膜触发点是近年比较时兴的新观点,是风湿内科医师 Janet G. Travell 博士在大量临床观察与治疗中发现的,即在一束紧张的骨骼肌组织的结节上发现的一个点,它特别敏感并以一种特征性的方式引起或放射疼痛。后经 David G. Simons 在生理病理方面的研究,在《肌筋膜疼痛与功能障碍:激痛点手册》中,首先提出了肌筋膜触发点治疗的概念。肌筋膜触发点是由肌肉紧张引起的,如过度疲劳、重复性动作或突然过度牵拉等。其表现形式多样:自发性地引起患者相应疼痛的触发点,称自发性触发点;在触诊按压时产生的疼痛点,称潜在性触发点;在局部运动过程中显现的疼痛点,称活动性触发点;还有由肌肉紧张引起的原发性触发点与由原发性触发点引起的继发性触发点等等。这些肌筋膜触发点也可作为筋穴的取穴标志而应用。

5. 神经节段(躯干部) 对于一些比较特殊的筋病(如筋性腔病或脏腑病变影响经气紊乱者),或周身关节、肌肉疼痛的病患,或部分患者难以寻找其"筋结点""压痛点""痛减点""肌筋膜触发点"等,可根据西医学神经节段理论在背腰部脊柱旁开 0.5~1.5 寸之间选取筋穴。大体可参照夹脊穴的取穴原则定取穴位,如胸腔或心肺疾病,可选取上背(T_1~T_7)部筋穴治疗;横膈或肝胆疾病,可选取中背(T_5~T_9)部筋穴治疗;腹腔或胃肠疾病,可选取下背(T_7~T_{12})部筋穴治疗;盆腔或肾、膀胱、子宫疾病,可选取腰骶部筋穴治疗。

六、筋针的操作方法

(一)针具选择

筋针是专用于筋针疗法而特制的不锈钢针具(一次性使用),短柄(便于活动),针尖较一般毫针钝些(避免刺伤皮下血管),最为常用的规格是 0.30mm×30mm。带针管的单支筋针包装。(图 3-2)

视频4

筋针针具选择

(二)筋针体位

1. 筋针常用体位

(1)俯卧位:俯卧治疗床上,暴露背腰、臀腿。适用于选取背腰、臀腿部穴位进行筋针操作,并便于相应腰腿部活动。(图 3-3)

(2)仰卧位:仰卧治疗床上,暴露肩臂、胸腹及下肢前面。适用于选取头面、上肢、胸腹、下肢部穴位进行筋针操作,并便于相应胸腹部呼吸与四肢部活动。(图 3-4)

(3)侧卧位:侧卧治疗床上,暴露上肢、侧胸腹与下肢。适用于选取侧头、面颊、侧胸腹、下肢外侧部穴位进行筋针操作,并便于相应下肢部活动。(图 3-5)

(4)坐位:坐于治疗椅上,暴露项背。适用于选取头枕、颈项、肩背部穴位进行筋针操作,并便于相应颈肩部活动。(图 3-6)

(5)站位:患者站立,暴露腰臀、下肢。适用于选取腰骶、臀腿部穴位进行筋针操作,并便于相应腰腿部活动。(图 3-7)

体位一般采用卧位,尤其是初次筋针或精神紧张、年老体弱者,以避免晕针。

尽量选择一种体位操作,如多位病痛,可采用 2 种以上体位。由于筋针疗法选用刺激于皮下的浅针横刺法,一般不影响活动,但转换其他体位时要询问患者是否有疼痛等不适,如有则及时调整或不宜转换体位。如俯卧位转换成仰卧位时,患者无明显不适方可施行胸腹

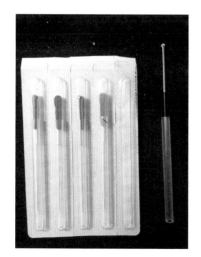

图 3-2 筋针

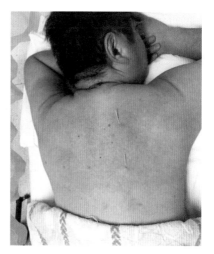

图 3-3 俯卧位

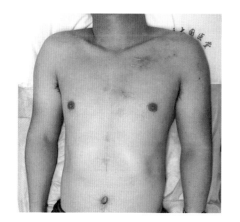

图 3-4 仰卧位

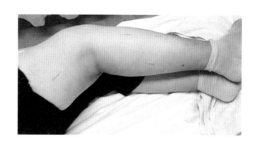

图 3-5 侧卧位

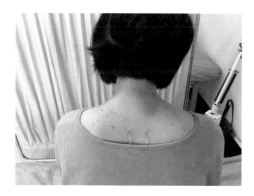

图 3-6 坐位

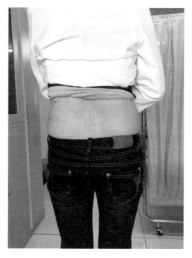

图 3-7 站位

部筋针操作,不然则待起针后再转换体位操作。

2. 筋针体位原则 正确选取体位,有助于筋针疗法的操作与取效。故选取体位时需遵循以下原则:①便于正确定取筋穴;②方便医者筋针操作;③留针期间患者肌肉放松并自觉舒适;④便于肢体做相应活动而无明显妨碍,有助于取穴与验证针效。

(三)消毒

消毒是针刺的医疗常规要求。对于筋针疗法,针具消毒一般与常规针刺的消毒要求相同,多采用一次性消毒筋针,并在有效期内而无失效;穴区消毒与常规针刺稍有不同。筋针操作时,针身贴近皮肤平刺,有时针身会接触皮肤,故除对所刺穴位处消毒以外,可能接触的皮肤部位也要消毒,如向左平刺时,穴位右侧的皮肤也需消毒。其他参照《针灸学》[全国高等中医药院校规划教材(第九版),王华、杜元灏主编。下同]毫针施术前的消毒要求(针具器械、医者手指、针刺部位、诊室消毒等)进行。

(四)进针方法

一般使用 0.30mm×30mm 筋针,故常用进针方法有以下几种:

1. 管针进针法 使用带管的筋针,操作时从包装中取出筋针,拿下固定栓,刺手拇、示指捏持针管与针柄,固定筋针在管内而不滑落,然后将针管置于所刺穴位皮肤表面,押手持管固定,用刺手示指叩击或中指弹击针尾而使筋针迅速进入皮下,取出针管即可。适用于 0.30mm×30mm 筋针的进针。

视频5

筋针刺法操作

2. 夹持进针法 使用不带管的筋针,操作时从包装中取出筋针,用刺手拇、示、中三指握持针柄,押手拇、示、中三指捏持消毒干棉球扶持筋针下端,针尖接触所刺穴位皮肤表面,刺手利用腕力向下快速插入或旋入的同时,押手向下用力,将筋针插入体内。适用于 0.30mm×30mm 筋针的进针。

3. 爪切进针法 使用不带管的筋针,操作时从包装中取出筋针,用刺手拇、示、中三指握持针柄,押手拇或示指指端切按穴旁,刺手将针尖接触于所刺穴位皮肤表面,利用腕力向下快速插入或旋入,即可将筋针插入体内。适用于 0.30mm×30mm 筋针的进针。

4. 单手进针法 使用不带管的筋针,操作时从包装中取出筋针,用刺手拇、示、中三指握持针柄,针尖接触所刺穴位皮肤表面,刺手利用腕力向下并缓慢旋入,如患者感觉刺痛,则将筋针稍离穴点 1mm 处再操作,一般即可无痛顺利进针。适用于 0.30mm×30mm 筋针的进针。适合具有一定毫针操作经验者使用。

进针后,将针稍退,有明显脱落感(针尖离开肌层或筋膜中的感觉),筋针平卧或斜卧于皮肤之上,根据病情需要,向病所沿皮下平刺 10~25mm。(图3-8)

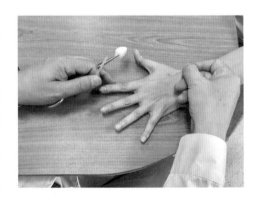

图 3-8 单手进针

附:皮纹网眼无痛进针法

对于针刺疗法,进针疼痛是患者拒绝针刺治疗的原因之一,也是学生学习针灸学中刺法灸法部分时遇到的一大障碍。如何做到无痛进针，是历代针灸医家研究并追求的目标。为此古今针灸医家均进行了多方面研究探索。

古代具有代表性的医家有：元代何若愚强调快速进针，"针入贵速，既入徐进"（《流注指微针赋》）；明代刘纯的随咳进针，"陷穴故教深，持针安穴上，令他嗽一声，随嗽归天部"（《医经小学》），为转移、分散注意力的方法；金元窦默重视押手进针的配合，"左手重而多按，欲令气散；右手轻而徐入，不痛之因"（《标幽赋》），押手重按穴位，以提高局部痛阈。现代研究认为，感觉形式的传递与传入神经纤维的粗细之间有明显关系。针刺时产生的刺痛是由较细的神经纤维传导的，而针刺前的循拍按压按揉穴位可以兴奋穴区的粗神经纤维，产生酸胀的感觉传导，且上行传速远快于前者。根据"闸门控制学说"，粗纤维的传入冲动通过兴奋 SG 细胞而使传入神经纤维末梢去极化，产生 T 细胞的突触前抑制，即降低 T 细胞的放电水平；而细纤维的传入冲动则通过抑制 SG 细胞而使传入神经纤维末梢超极化，产生 T 细胞的突触前易化，使 T 细胞的放电增加。因此，粗纤维传入冲动能关闭闸门，而细纤维传入冲动则使闸门开放。粗细两类纤维传入活动的相对平衡决定了 T 细胞的放电水平，即直接影响了痛的产生，因此针刺前对粗纤维的兴奋可抑制针刺时细纤维的冲动传导，从而减轻针刺疼痛。

为此，易伟民、张娟等分析了针刺产生疼痛的生理、心理基础与刺激量等原因，并提出了相应的预防措施。李颖、王富春等更提出了实现无痛或微痛进针的具体方法：医者要加强指力基本功的训练，快速透皮，缩短针尖在皮层的停留时间，减轻对皮层痛觉感受器的刺激，除此以外，还需掌握稳、准、轻等进针透皮的基本要领。还研创了许多进针方法，如单手进针法（单手叩入法、单手飞入法、插入法、捻入法等）、双手进针法（爪切法、夹持法、提捏法、舒张法、弹入法等）、器具进针法（管针刺入法、进针器刺入法）等。上述均为强调利用指力的"快速"进针方法。这对临床减轻进针疼痛发挥了一定的作用。但观之临床，有时即使做到上述要求，也难免出现刺痛。而临床有些针灸大家，如南京盛灿若的单手缓慢进针，也能达到无痛进针。那么，究竟针刺疼痛与进针的快慢有何关系？

沈阳针灸大家彭静山多年临证观察后发现，痛点一般都在汗毛孔的边缘，针刺避开汗孔，在汗孔间隙进针，可明显减轻刺痛。现代研究认为，体表毛囊根部分布密集的痛觉感受器，$1cm^2$ 皮肤内含有 100~200 个神经感受器，它们连属于不同性质的神经纤维，即使极细的点状刺激也极易刺激到许多感受器而产生痛感。

为此我们进行了观察研究，于香港大学中医药学院成立兴趣小组（5 人组成），对在校学生进行无痛进针的实验观察。方法：每位同学在左右头面、胸腹、腰背、上肢、下肢各选 1 个规定的穴位，如下关、天枢、大肠俞、曲池、内关、足三里、三阴交，左右共计 14 个穴位进行检测。分工：刘农虞进行腧穴定位与管针进针操作；2 位同学记录被检测者的疼痛反应；2 位同学将局部在高倍镜下摄像存储，观察针孔与汗孔的关系。

检测方法：被检测者平卧（仰卧或俯卧），闭眼或戴眼罩。被检测者抛硬币，港币紫金花面为左侧实验组，反之为右侧实验组。使用筋针，规格为 0.30mm×30mm 套管针。检测者手持管针或空管，定位消毒。实验组（左／右）：手持管针垂直按压出现印记后快速拍入毫针；对照组（左／右）：手持空管垂直按压出现印记后快速拍击空管。记录被检测者的痛感反应（痛，打√号；不痛，打 × 号）。用高倍镜观察局部管口内径是否与汗孔接触（触及，打√号；不触及，打 × 号）。（表3-11）

实验观察结果：进针疼痛针刺点与汗孔关系不大。但发现人体皮肤表面在高倍镜（50倍）

下呈现米字格皮纹(图 3-9),现代研究也发现皮肤上的痛觉神经末梢呈网状分布,那么二者之间有无相关性? 如二者是重叠的话,针刺点位于网格上大多出现刺痛,而在网眼中进针,则可避开痛觉感受器而减轻痛感,由此提出了皮纹网眼无痛进针的假设。

表 3-11 无痛进针调查表

被检测者: 姓名: 性别:

检测者: 日期:

抛硬币确定,实验组为 左侧 / 右侧

穴位名称		痛感	管口内径接触汗孔	备注
下关	左			
	右			
天枢	左			
	右			
大肠俞	左			
	右			
曲池	左			
	右			
内关	左			
	右			
足三里	左			
	右			
三阴交	左			
	右			

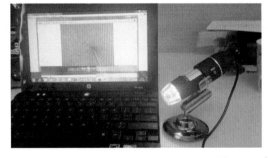
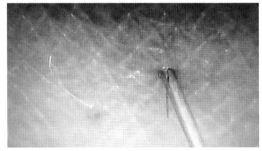

图 3-9 米字格皮纹

首先在自己身体上进行摸索,在确定穴位的基础上,单手缓慢捻转进针,大多无刺痛感觉,而对于少数遇有刺痛者,则在该点四周旁开 1~2mm 处任何一点再次进针,大多能实现无痛进针。为了进一步验证无痛进针与手法指力等的关系，将该法传授于学生，让初次学习针法的学生进行单手缓慢捻转进针，观察其能否做到无痛进针。结果：同学们在适当的指导下均能做到单手无痛进针。其后将此法在刺法灸法的实践操作课中应用多年，既克服了学生对针刺疼痛的恐惧心理，同时又培养了学生学习针灸学的兴趣，收到了良好的教学效果。

由此可见，无痛进针，除了与指力、进针速度的快慢有关以外，更关键的是要选择适宜部位进针，针尖如能避开皮肤表面的痛觉感受器，即在网眼中入针，即使缓慢进针也能实现无痛进针，由此提出了"皮纹网眼无痛进针法"（图 3-10）。

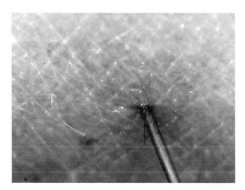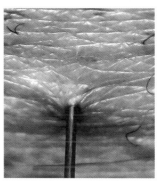

图 3-10　皮纹网眼进针

皮纹网眼无痛进针的具体操作方法：首先根据临证要求选取腧穴，常规消毒后，刺手单手持针，针尖斜向置于穴上，再慢慢直立针身，缓慢捻转向下刺入，待针身能直立于皮下时，即表明针尖已透过真皮层，如进针过程中无明显刺痛感觉，即表明毫针避开了网络痛觉感受器而在网眼中进针；如进针过程中出现刺痛，即表明刺及了网络痛觉感受器。临床一般较难肉眼看清皮纹米字网格，尤其是胸腹、四肢内侧等部位，对策是，当某些进针点对疼痛较敏感时（即网络痛觉感受器处），稍微偏离该进针点约 1~2mm，即网眼所在部位进针，则可大大减轻疼痛，实现无痛进针。

（五）筋针刺法

1. 根据经筋循向针刺

（1）顺逆平刺（纵刺）：一般治疗筋病，针刺方向对准病所，即针尖指向病所，可循经筋走向纵行浅刺或循肌肉纤维方向平刺。适用于大多数筋病的治疗。

（2）垂直平刺（横刺）：筋病大多发生于关节部位，筋针疗法的一个特点为留针时需配合活动，但有时顺逆平刺妨碍肢体运动，故将针向改为垂直于经筋循行方向或肌肉纤维走行方向而沿皮横向平刺。主要适用于关节部位病变之筋病的治疗。（图 3-11）

纵横刺 1　　　　纵横刺 2

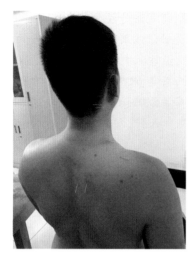
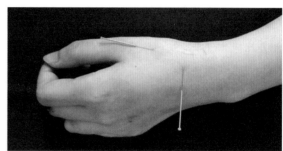

图 3-11　纵横刺

2. 根据筋病特点针刺

（1）傍入浮刺：《灵枢·官针》云："九曰浮刺；浮刺者，傍入而浮之，以治肌急而寒者也。"浮刺是十二刺之一，为肌肉浅刺，治肌急而寒者；由于筋之体阴包括肌肉，"经筋之病，寒则反折筋急"，筋急是筋病的主要证候，故筋针刺法以浮刺为基本大法。一般定取筋穴后，可循筋（肌）在穴之上下左右，旁开 1~2cm 左右处进针，沿皮向病所刺入 10~25mm。

（2）引皮直刺：《灵枢·官针》云："六曰直针刺；直针刺者，引皮乃刺之，以治寒气之浅者也。"直针刺是十二刺之一，用手提捏起皮肤而进针刺治，主要适用于寒邪较浅表的病变。"经筋之病，寒则反折筋急，热则筋弛纵不收。"寒热是筋病的主要病因，尤以寒邪为主。故筋针刺法以直针刺法为基本大法。一般定取筋穴后，可循筋（肌）在穴之上下左右，旁开 1~2cm 左右处沿皮进针，向病所刺入 10~25mm。

（3）关刺左右：《灵枢·官针》云："三曰关刺；关刺者，直刺左右，尽筋上，以取筋痹，慎无出血，此肝之应也，或曰渊刺，一曰岂刺。"关刺是五刺之一，直刺左右尽筋上。此法主要适用于病位较浅之肌腱、腱鞘病变，如网球肘、弹响指等。

（4）前后恢刺：《灵枢·官针》云："三曰恢刺；恢刺者，直刺傍之，举之前后，恢筋急，以治筋痹也。"恢刺是十二刺之一，为多向刺，治筋痹之法。适用于某群肌肉病变者，可在肌群交接点或交叉点，一针浅层多向透刺治疗。

（5）报刺游痹：《灵枢·官针》云："二曰报刺；报刺者，刺痛无常处也，上下行者，直内无拔针，以左手随病所按之，乃出针复刺之也。"报刺是十二刺之一，为刺而再刺，治痛无常处之病。适用于病位游走不定，或痛处此起彼伏者，可筋针浅刺痛减后稍退针，待痛又现时再复针刺。

（6）扬刺围剿：《灵枢·官针》云："五曰扬刺；扬刺者，正内一，傍内四，而浮之，以治寒气之博大者也。"扬刺是十二刺之一，为数针同用，治寒痹广大者。适用于病位较浅而面积较大者，可数针围刺，如股外侧皮神经麻痹、带状疱疹等。

3. 根据肌肉结构学针刺

肌肉结构学认为，肌纤维的排列与产生力量的轴线有关。肌纤维的排列决定肌肉和肌肉某一特定部分的运动学功能。肌肉特定部分的纤维方向决定其活动的方向和类型。其主要分为以下几种类型：羽状、平行状和聚集状，其中羽状包括单羽状、双羽状与多羽状。单羽状，其纤维与力量轴线形成单一角度，如股外侧肌和股内侧肌；双羽状,其纤维与力量轴线形成两个角度,如股直肌;多羽状,其纤维与力量轴线形成多个角度,如三角肌;平行状,其纤维与力量轴线平行,如肱二头肌;聚集状,其纤维从较宽阔的区域向较狭窄的部位聚集,形成扇状,如胸大肌。

筋针刺法可以肌肉结构学理论为基础选用刺法,具体有以下几种:

（1）地龙蠕动:筋针单针沿皮浅刺,如地龙皮下涌动之状。适用于单羽状肌肉病变,如股外侧肌和股内侧肌病变。

（2）双龙并进:筋针双针沿皮并行浅刺,犹如双龙皮下并涌之状。适用于双羽状、平行状肌肉病变,如股直肌、肱二头肌病变等。

（3）龙凤戏珠:筋针双针沿皮对向浅刺,犹如双龙戏珠之状。适用于单羽状、双羽状肌肉病变,如股外侧肌、股内侧肌与股直肌病变。

（4）多龙齐飞:筋针数针沿皮多向浅刺,犹如多龙戏珠之状。适用于多羽状、聚集状肌肉病变,如三角肌、胸大肌病变。

（5）宰头断尾:筋针沿皮垂直肌纤维横向浅刺,犹如宰头断尾之状。适用于常规沿皮浅刺,便于活动时运用。

（六）动筋激卫

动筋:活动筋肉;激卫:激活（激发）卫气。

动筋激卫是在卫筋学说的指导下,运用筋针诊治经筋病的一种特殊的诊疗方法。

卫气含义:卫气是循行于脉外具有主管运动、保卫机体作用的气。卫气与营气相对而言,属于阳,故又称"卫阳"。

卫气来源:营卫之气均来源于中焦脾胃所化生的精气,其清者行于脉中谓营气,其浊者行于脉外谓卫气。如《灵枢·营卫生会》云:"人受气于谷,谷入于胃,以传与肺,五脏六腑,皆以受气,其清者为营,浊者为卫,营在脉中,卫在脉外,营周不休,五十而复大会。阴阳相贯,如环无端。……营卫者精气也,血者神气也,故血之与气,异名同类焉。"营行脉中,变化为血,营为血之帅,血为营之母,营养五脏六腑;卫为悍气,行于脉外,血溢脉外为津为液,卫为津（液）之帅,津（液）为卫之母。其中,津,温煦皮肤、分肉、腠理等;液,润滑孔窍。如《灵枢·决气》云:"上焦开发,宣五谷味,熏肤、充身、泽毛,若雾露之溉,是谓气……腠理发泄,汗出溱溱,是谓津……谷入气满,淖泽注于骨,骨属屈伸,泄泽,补益脑髓,皮肤润泽,是谓液……中焦受气取汁,变化而赤,是谓血……壅遏营气,令无所避,是谓脉。"

$$水谷之精气\begin{cases}营气——清者,行脉中——血——营养五脏六腑——神气\\卫气——浊者,行脉外\begin{cases}津——温煦皮肤、分肉、腠理\\液——润滑孔窍\end{cases}\end{cases}$$

卫气循布:卫气为水谷之悍气,其性慓疾滑利,行于脉外,故其循布与营气流注不同,具体有 2 种形式（详见建子针法、百刻针法）。

"筋为刚",为筋之用阳的特性。筋在生理上发挥"主束骨而利机关"的功能,在病理上表现为疼痛、关节运动障碍。诊断时,肢体关节运动,显露病位有助于诊断,并可协助定取筋穴;而当治疗时,更需配合适当的肢体关节运动,一可提高疗效,二为判断筋针疗效的方法。

筋针治疗时,根据病情、病变部位,选择相宜的运动方式。一般筋病大多表现为运动受限,可根据患者病情,留针期间采用主动运动,如四肢关节、颈椎、腰椎病变等,根据关节的生理活动范围,进行相应的俯仰转侧、屈伸旋转等活动,如此则有助于调卫舒筋,增强疗效。如神经损伤不能主动运动者,可适当配合被动运动;如胸腔、腹腔脏器病变时,可配合呼吸运动,激活卫气。当沿皮浅刺达到要求时,可配合活动判断筋针效果,如疼痛或扯痛减轻50%以上者,即可留针,嘱患者每隔5~8分钟做相应活动,如疼痛加重,可再行调整针刺方向,达到疼痛或扯痛减轻50%以上,再留针;如无加重,则继续留针15~20分钟后,出针时再次活动,如仍保持针效者起针,治疗结束。如症情有所加重或未达到筋针治疗要求,可配合其他辅助疗法治疗。

(七) 皮下留针

筋针的皮下留针有两种:一是在诊室治疗期间的留针,使用短柄筋针,留针期间配合活动以增强效果,一般留针15~20分钟,每隔5~8分钟左右活动关节,并检验筋针效果;二是对顽固性筋病,反复发作无定时,针后难以维持疗效者,可延长留针时间,使用皮内针,皮下留针8~24小时,患者可带针离开诊室,到规定时间自行起针,或待下次针刺时起针。留针前必须与患者解释清楚,并得到患者同意。留针时用适当大小的胶布固定,并嘱患者活动,确认留针不影响肢体活动,并无任何不适后,方可允许患者离开诊室。留针期间,患部不可着水,以免感染。对胶布过敏者,不可使用本法。留针期间,如有任何不适,及时与医师联系,以便及时处理。对带针回家者,要将留针支数、部位,一一记录在病历上,以备下次处理。

(八) 出针

留针达到规定时间即可出针。出针时首先轻捻或轻提针柄,无紧涩感则向外慢慢退出,用消毒干棉球按压针孔片刻即可。如针下紧涩,可能因患者变动体位或体位不适、肌肉紧张所致,前者恢复原来体位,后者用轻微循按拍打手法放松肌肉,待针下空松感时即可退针。出针后要清点针数,避免筋针遗留体内发生意外。

七、筋针常见意外的处理与预防

(一) 皮下出血

筋针疗法属于皮下浅刺的一种治疗方法。皮下富含毛细血管与神经末梢。筋针操作时沿皮下推进的过程中,可避开显露的静脉,有时会误伤毛细血管而引起皮下出血(图3-12)。出针后出现血肿者,可用消毒干棉球轻柔按压片刻止血。皮下留有瘀斑者,一般不需处理,1周左右即可消散,如配合热敷,可促进消散。故筋针治疗前需注意以下几点:对筋穴局部的解剖有所认识,避开主要的动、静脉,避免损伤血管而出血;与患者说明、沟通,并得到认可后

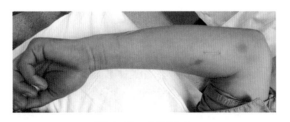

图3-12　皮下出血

方可施针;对血友病患者或有出血倾向者,避免筋针。(血肿的有关知识请参见《针灸学》针刺异常情况——血肿)

(二)筋针脱落

筋针疗法的特点是留针期间需要患者配合活动,有时活动时针体可游出体外而脱落,遗留衣服之内而引起刺痛。一般在诊室接受治疗期间留针,一般不需胶布固定,必要时也可用胶布固定,但出针时必定要清点针数,确保无筋针脱落。脱落的筋针务必寻找取出,方可让患者离开诊室。如需长时间留针,带针离开诊室者,需用胶布固定针具,检查患者不妨碍肢体活动而无明显不适后,才可同意患者离开诊室,并在病历上记录留针部位与针数,以便下次诊疗时取出针具。嘱咐患者,如有任何不适,可及时联系,或来诊室处理,避免发生意外。

(三)晕针

筋针作用于皮下,不深入肌层,故较一般针刺疗法安全。但筋针操作过程中,患者虽无酸麻胀重之感,但能感觉针在皮下推进,偶有刺痛(误刺及毛细血管、神经末梢),部分精神紧张、体弱或初次行筋针治疗的患者,尤其是站或坐位者,出现轻则头晕心慌、面白多汗、恶心欲吐、肢冷脉微、血压下降等,重则扑倒在地、不省人事等晕针现象。发生晕针后,即刻取出所有针具,平卧(不垫枕)保暖,饮些暖水或糖水,如呕吐者头侧向,避免呕吐物阻塞咽喉,休息片刻,其间观察血压、心率等,大多即可恢复。如仍未苏醒、血压下降、心率异常者,针刺人中、内关、涌泉等,或艾灸神阙、关元、气海等,并考虑配合其他急救处理。(晕针的有关知识请参见《针灸学》针刺异常情况——晕针)

八、建子针法与百刻针法

建子针法、百刻针法属于时间针法,是根据自然界一切事物的周期变化,研究时空同步的科学理论;结合针灸医学来说,是用它来说明人体气血运行,有着与自然界周期同步运行不息的关系,可谓"得天时而刺之"。如《素问·八正神明论》曰:"凡刺之法,必候日月星辰,四时八正之气,气定乃刺之。"《针灸甲乙经》曰:"随日之长短,各以为纪。谨候气之所在而刺之,是谓逢时。病在于阳分,必先候其气之加在于阳分而刺之;病在于阴分,必先候其气之加在于阴分而刺之。谨候其时,病可与期;失时反候,百病不除。"

研究时间针法,首先要研究人体的气血运行,即经气的运行。经气来源于后天脾胃所化生的水谷之气。水谷之精(清)气,称营气,位于脉中,化生血液,循脉上下运行,营养五脏六腑及四肢等组织器官;水谷之悍(浊)气,称卫气,慓疾滑利,不受脉之约束,浮行脉外,布散于皮肤、分肉之间,弥散体腔肓膜(胸膜、腹膜等)。如《灵枢·营卫生会》曰:"人受气于谷,谷入于胃,以传与肺,五脏六腑,皆以受气,其清者为营,浊者为卫,营在脉中,卫在脉外。"《素问·痹论》曰:"荣者,水谷之精气也,和调于五脏,洒陈于六腑,乃能入于脉也,故循脉上下,贯五脏,络六腑也。卫者,水谷之悍气也,其气慓疾滑利,不能入于脉也,故循皮肤之中,分肉之间,熏于肓膜,散于胸腹。"《灵枢·卫气》曰:"其浮气之不循经者,为卫气;其精气之行于经者,为营气。"《难经·三十难》曰:"荣行脉中,卫行脉外。"

$$
\text{经气——源自水谷之气}\begin{cases}\text{精气（清）——营气,化以为血,行脉中 —— 循脉上下运行,营}\\\qquad\qquad\qquad\qquad\qquad\qquad\quad\text{四末、注五脏六腑}\\\text{（与筋脉有关之气）}\\\text{悍气（浊）——卫气,慓疾滑利,行脉外 —— 布散皮肤分肉间,}\\\qquad\qquad\qquad\qquad\qquad\qquad\quad\text{熏肓膜散胸腹}\end{cases}
$$

根据"筋脉系统假说","营行脉中、卫行脉外",营气主要与脉络相关,而卫气主要与筋皮相联。营气阻滞则脉络病,卫气郁结则筋皮病;针灸治疗当分而治之,脉络病调营气为主,筋皮病调卫气为要。如《素问·调经论》曰:"病在脉,调之血;病在血,调之络;病在气,调之卫。"营气位于脉中,循脉上下,依据十二经脉的气血流注规律,即从手太阴肺经→手阳明大肠经→足阳明胃经→足太阴脾经→手少阴心经→手太阳小肠经→足太阳膀胱经→足少阴肾经→手厥阴心包经→手少阳三焦经→足少阳胆经→足厥阴肝经,再回到手太阴肺经,形成营气的流注循环。据此,金元窦默在《标幽赋》中载录了与"纳子法"相关的内容,徐凤在《针灸大全》"子午流注逐日按时定穴诀"中创立了"纳甲法"的具体推法,从而形成了子午流注针法。子午流注针法是以井荥输经合五输穴配合阴阳五行为基础,运用干支配合脏腑,干支计年月日时,以推算经气流注盛衰开合,按时取穴的一种针法。金元窦默在《针经指南》中具体又提出了"灵龟八法",又名"奇经纳卦法";它是运用古代哲学的九宫八卦学说,结合人体奇经八脉气血的会合,取其与奇经相通的 8 个经穴,按照日时干支的推演数字变化,采用相加、相除的方法,作出按时取穴的一种针法。

"子午流注针法""灵龟八法",属于调营气的时间针法,历代医家论述较多,当代医家也进行了大量的理论与临床研究,而对卫气的循布、调卫气的时间针法,研究者甚少。为此,我们进行了大胆的探索,在卫气循布的基础上,提出了"建了针法"。

（一）卫气行

卫气与营气一样,由饮食物的精华所化生,在中医文献中称"水谷之悍气",并具有"慓疾滑利"的性质。所谓"悍气"与"慓疾滑利",就是形容它布散的能力很强,渗透的面积很广。卫气在人体循行的形式与营气流注不同,营气运行于经脉之中,卫气散布经脉之外。根据"卫筋学说",溢于脉外之卫气,伴随经筋循布,扩散至十二皮部。卫气主要布散于体表筋皮之中,与十二经筋密切相关,使经筋得卫阳之气温煦,发挥动静结合、刚柔相济的功能而主管机体运动。如《素问·生气通天论》曰:"阳气者,精则养神,柔则养筋。"《灵枢·经脉》曰:"筋为刚。"《素问·痿论》曰:"宗筋主束骨而利机关也。"为此,探讨卫气循布轨迹,对调卫时间针法至关重要。卫气白昼散布头面、躯干、四肢的体表部位,夜晚蕴藏、运行于体腔脏腑。具体循布有 2 种轨迹:如《灵枢·胀论》曰:"卫气之在身也,常然并脉循分肉,行有逆顺,阴阳相随,乃得天和。"《灵枢·邪客》曰:"卫气者,出其悍气之慓疾,而先行于四末、分肉、皮肤之间而不休者也。昼日行于阳,夜行于阴,常从足少阴之分间,行于五脏六腑。"

$$
\text{卫气}\begin{cases}\text{溢于脉外,并脉顺走,与营俱行——始于目,昼行阳二十五周,夜行阴二十五}\\\qquad\qquad\qquad\qquad\qquad\qquad\qquad\text{周,周于五脏}\\\text{水谷悍气,剽疾滑利,脉外散行——始于四末,循皮肤之中,分肉之间,熏于}\\\qquad\qquad\qquad\qquad\qquad\qquad\qquad\text{肓膜,散于胸腹}\end{cases}
$$

1. **并脉顺走** 十二经筋大多与十二经脉相并顺行,水谷之精气-营气行走经脉之中,而溢于脉外之悍气-卫气循布温养筋皮。卫气并非如十二经脉依次传递环周全身,而是通过十二经筋、皮部布散于腠理、分肉、皮肤、胸腹之中。经气源自于胃。水谷之精气(营气)上输于肺,随脉上下,贯五脏络六腑;水谷之悍气(卫气)上冲于头目,并入于脑,所谓"胃气上注于肺,其悍气上冲头者,循咽,上走空窍,循眼系,入络脑"(《灵枢·动输》)。其后,卫气从目开始,经过经筋,布散全身,即白昼从眼目循布到手足三阳经筋,迅速弥散至全身腠理、分肉、皮肤及四肢;夜晚从足少阴筋脉,入体腔联系五脏六腑。具体来说,白昼以平旦(寅时)开始,卫气从目部,先循布手足太阳筋,其后循布手足少阳筋、手足阳明筋,再从足三阳筋的足心传递至足少阴筋,经足少阴筋、脉与阴跷脉的联系,上行于目部,这样形成1周循环,如此循环25周;夜晚从申时循行于五脏,具体是由足少阴筋入足少阴肾经,即卫气流注于肾、肾注于心、心注于肺、肺注于肝、肝注于脾,由脾回注于肾,循行五脏谓1周,如此25周。如《灵枢·卫气行》曰:"阳主昼,阴主夜。故卫气之行,一日一夜五十周于身,昼日行于阳二十五周,夜行于阴二十五周,周于五脏。是故平旦阴尽,阳气出于目,目张则气上行于头,循项下足太阳,循背下至小指之端。其散者,别于目锐眦,下手太阳,下至手小指之间外侧。其散者,别于目锐眦,下足少阳,注小指次指之间。以上循手少阳之分侧,下至小指之间。别者以上至耳前,合于颔脉,注足阳明,以下行至跗上,入五指之间。其散者,从耳下下手阳明,入大指之间,入掌中。其至于足也,入足心,出内踝下,行阴分,复合于目,故为一周……阳尽于阴,阴受气矣。其始入于阴,常从足少阴注于肾,肾注于心,心注于肺,肺注于肝,肝注于脾,脾复注于肾为周。是故夜行一舍,人气行于阴藏一周与十分藏之八,亦如阳行之二十五周,而复合于目。"(图3-13,图3-14)

2. **脉外散行** 《灵枢·经筋》记载十二经筋,先足太阳之筋,其后足少阳之筋、足阳明之筋、足三阴之筋、手三阳之筋,最后是手三阴之筋,均从四肢末端向心性循布至头面躯干。经筋从四肢末端禀受卫阳之气,循布四末、分肉、皮肤之间,进而进入体腔(胸腔、腹腔),弥散温养肓膜(胸膜、腹膜等)。如《灵枢·终始》云:"阳受气于四末,阴受气于五脏。"《灵枢·邪客》云:"卫气者,出其悍气之剽疾,而先行于四末、分肉、皮肤之间而不休者也。"《素问·痹论》云:"卫

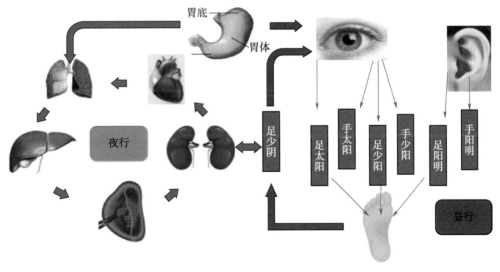

图3-13 卫气循布图

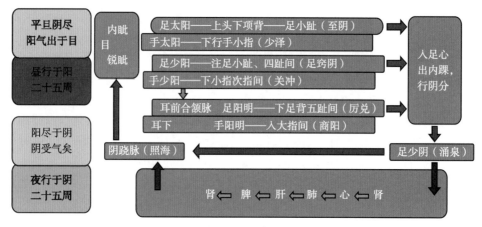

图 3-14　卫气行

者,水谷之悍气也,其气剽疾滑利,不能入于脉也,故循皮肤之中,分肉之间,熏于膏膜,散于胸腹。"经筋得卫阳之气温煦,则动静结合、刚柔相济,而发挥主管肢体关节运动与脏腑、九窍等组织器官活动等功能。如《素问·生气通天论》曰:"阳气者,精则养神,柔则养筋。"《灵枢·经脉》云:"筋为刚。"《素问·痿论》曰:"宗筋主束骨而利机关也。"卫阳之气充盛,则经筋得到温养而肢体活动强劲有力。如《素问·阳明脉解》云:"四支者,诸阳之本也,阳盛则四支实,实则能登高也。"反之则经筋失养,而出现筋肉僵硬、肢体关节活动障碍等筋病,其最多、最先累及的是足太阳筋脉。故《灵枢·经脉》曰:"膀胱足太阳之脉……是主筋所生病者……项、背、腰、尻、腘、踹、脚皆痛,小指不用。"《灵枢·经筋》曰:"足太阳之筋……其病:小指支,跟肿痛,腘挛,脊反折,项筋急,肩不举,腋支,缺盆中纽痛,不可左右摇。"

(二)建子针法

建子针法是基于北斗七星的斗柄在一年中对应二十八宿的方位,按十二地支划分,推算卫气循布经筋盛时(月辰),配合十二经筋病名,按时循筋取穴治疗筋病的一种针法。

建子:这个是按照北斗七星的斗柄在一年中对应二十八宿的方位来判断的。在正月的时候,由开阳、摇光二星组成的斗柄会指向二十八宿的心尾箕这个位置,而这个位置按十二地支划分在二十八宿的寅位。这个斗柄就像钟表的针,而那些二十八宿就像钟表的时刻。每年到正月的时候,斗柄都会指向这个位置,这是一种用天象来判断时间的历法。二十八宿与十二地支的关系如图 3-15 所示。

《灵枢·卫气行》曰:"黄帝问于岐伯曰:愿闻卫气之行,出入之合,何如?岐伯曰:岁有十二月,日有十二辰,子午为经,卯酉为纬。天周二十八宿,而一面七星,四七二十八星。房昴为纬,虚张为经。是故房至毕为阳,昴至心为阴。阳主昼,阴主夜。故卫气之行,一日一夜五十周于身,昼日行于阳二十五周,夜行于阴二十五周,周于五脏。"

我国古人将农历的一年划分为春、夏、秋、冬四季总共 12 个月,每 3 个月为一季,分别为"孟""仲""季",其中,春季的首月就是"孟春"。孟春指农历的正月,正月里的节气有立春和雨水。农历以正月、二月、三月为春季,分别称作孟春、仲春、季春;以四月、五月、六月为夏季,分别称作孟夏、仲夏、季夏;以七月、八月、九月为秋季,分别称作孟秋、仲秋、季秋;以十月、十一月、十二月为冬季,分别称作孟冬、仲冬与季冬。而《灵枢》认为,"岁有十二月",一年之中,卫阳之气每月流注一筋,十二经筋各有当令之月,如卫阳之气不能当令则筋病。如《素

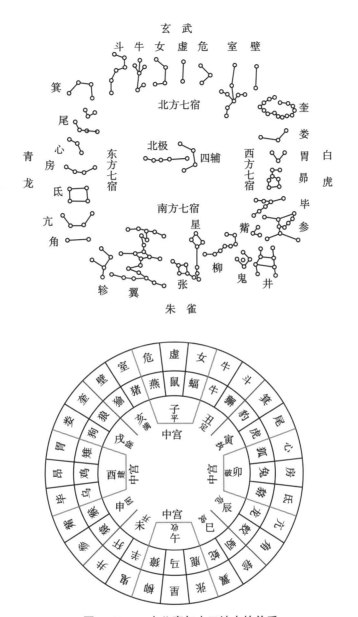

图 3-15　二十八宿与十二地支的关系

问·生气通天论》曰:"阳气者若天与日,失其所则折寿而不彰,故天运当以日光明。是故阳因而上,卫外者也。"故《灵枢·经筋》将经筋病分别用春夏秋冬结合孟仲季来命名,如"足太阳之筋……名曰仲春痹也;足少阳之筋……名曰孟春痹也;足阳明之筋……名曰季春痹也;足太阴之筋……命曰孟秋痹也;足少阴之筋……名曰仲秋痹也;足厥阴之筋……命曰季秋痹也;手太阳之筋……名曰仲夏痹也;手少阳之筋……名曰季夏痹也;手阳明之筋……名曰孟夏痹也;手太阴之筋……名曰仲冬痹也;手心主之筋……名曰孟冬痹也;手少阴之筋……名曰季冬痹也"。可见筋病与卫气当令之季具有内在关系,卫阳之气不能当令某筋则该筋得病。

对于发病与季节的内在关系,古代医家早有研究。古代医家受五行学说影响,根据五行与五季、五脏、五体的关系,结合临证观察,提出了"以冬遇此者为骨痹,以春遇此者为筋痹,以夏遇此者为脉痹,以至阴遇此者为肌痹,以秋遇此者为皮痹……故骨痹不已,复感于邪,内舍于肾。筋痹不已,复感于邪,内舍于肝。脉痹不已,复感于邪,内舍于心。肌痹不已,复感于邪,内舍于脾。皮痹不已,复感于邪,内舍于肺"(《素问·痹论》)。这是从季节与五脏及其所主而言,如筋为肝所主,春季风气当令,易侵筋而病,筋痹日久则内舍于肝,故曰"以春遇此者为筋痹……筋痹不已,复感于邪,内舍于肝"(《素问·痹论》)。清代吴谦等在《医宗金鉴·杂病心法要诀》中对五体痹的临床特征进行了更为详细的描述:"有曰五痹者,谓皮脉肌筋骨之痹也。以秋时遇此邪为皮痹,则皮虽麻,尚微觉痛痒也。以夏时遇此邪为脉痹,则脉中血不流行而色变也。以长夏时遇此邪为肌痹,则肌顽木不知痛痒也。以春时遇此邪为筋痹,则筋挛节痛,屈而不伸也。以冬时遇此邪为骨痹,则骨重酸疼不能举也。"认为五体痹的发病有其相应的季节,即在特定季节中,当令之气不同,影响人体营卫气血运行,易遭风寒湿邪侵袭,邪遏皮肉筋骨脉为病,而引起相应的五体痹。如失治或误治,复感外邪,可内侵五脏,而导致五脏痹。《灵枢·经筋》更提出了筋病与四季的关系,将十二筋病分别命名为孟春痹、仲春痹、季春痹、孟夏痹、仲夏痹、季夏痹、孟秋痹、仲秋痹、季秋痹、孟冬痹、仲冬痹、季冬痹。

为此,根据《灵枢·经筋》记载十二筋痹的顺序,结合四季节气,归纳了《灵枢·经筋》所载十二筋痹顺序表(表3-12)。可见,足三阳筋与春季相关、足三阴筋与秋季相关、手三阳筋与夏季相关、手三阴筋与冬季相关,而根据春生、夏长、秋收、冬藏的自然规律,可知人体阳气生发于春季足三阳筋,长盛于夏季手三阳筋,收藏于秋冬手足三阴筋,强调了足三阳筋尤其是足太阳筋在经筋中具有很重要的地位。

从《灵枢·经筋》条文中可知,经筋病属痹病范畴,并以四季十二建月命名,其内容见表3-12。

表3-12 《灵枢·经筋》所载十二筋痹顺序表

经筋	病名		注解		节气
足太阳之筋	仲春痹	春痹 足阳筋	二月建卯、仲春	花月	惊蛰、春分
足少阳之筋	孟春痹		正月建寅、孟春	端月	立春、雨水
足阳明之筋	季春痹		三月建辰、季春	桐月	清明、谷雨
足太阴之筋	孟秋痹	秋痹 足阴筋	七月建申、孟秋	瓜月	立秋、处暑
足少阴之筋	仲秋痹		八月建酉、仲秋	桂月	白露、秋分
足厥阴之筋	季秋痹		九月建戌、季秋	菊月	寒露、霜降
手太阳之筋	仲夏痹	夏痹 手阳筋	五月建午、仲夏	蒲月	芒种、夏至
手少阳之筋	季夏痹		六月建未、季夏	荔月	小暑、大暑
手阳明之筋	孟夏痹		四月建巳、孟夏	梅月	立夏、小满
手太阴之筋	仲冬痹	冬痹 手阴筋	十一月建子、仲冬	葭月	大雪、冬至
手心主之筋	孟冬痹		十月建亥、孟冬	阳月	立冬、小雪
手少阴之筋	季冬痹		十二月建丑、季冬	腊月	小寒、大寒

《灵枢·经筋》将筋痹分属十二建月。根据四季十二月的顺序重新排列了十二筋痹四季顺序表，从阴阳而言，春夏为阳，分属手足阳筋；秋冬为阴，分属手足阴筋。依据"岁有十二月"，一年四季十二月，每月均有阳气当令之筋，如仲春即农历二月，阳气当令足太阳之筋。详见十二筋痹四季顺序表（表 3-13）。

表 3-13　十二筋痹四季顺序表

	病名	经筋	注解	节气
春痹 足阳筋	孟春痹	足少阳之筋	正月孟春建寅、3—5 点	立春、雨水
	仲春痹	足太阳之筋	二月仲春建卯、5—7 点	惊蛰、春分
	季春痹	足阳明之筋	三月季春建辰、7—9 点	清明、谷雨
夏痹 手阳筋	孟夏痹	手阳明之筋	四月孟夏建巳、9—11 点	立夏、小满
	仲夏痹	手太阳之筋	五月仲夏建午、11—13 点	芒种、夏至
	季夏痹	手少阳之筋	六月季夏建未、13—15 点	小暑、大暑
秋痹 足阴筋	孟秋痹	足太阴之筋	七月孟秋建申、15—17 点	立秋、处暑
	仲秋痹	足少阴之筋	八月仲秋建酉、17—19 点	白露、秋分
	季秋痹	足厥阴之筋	九月季秋建戌、19—21 点	寒露、霜降
冬痹 手阴筋	孟冬痹	手心主之筋	十月孟冬建亥、21—23 点	立冬、小雪
	仲冬痹	手太阴之筋	十一月仲冬建子、23—1 点	大雪、冬至
	季冬痹	手少阴之筋	十二月季冬建丑、1—3 点	小寒、大寒

依据"日有十二辰"，将十二筋病与四季十二月的关系，结合地支，推演出建子月辰。即凌晨 3 点立春，到早 9 点立夏，这段时间为一天的春天，主足阳筋；早 9 点立夏到下午 3 点立秋，这段时间为一天的夏天，主手阳筋；下午 3 点立秋到晚 9 点立冬，这段时间为一天的秋天，主足阴筋；晚 9 点立冬到凌晨 3 点立春，这段时间为一天的冬天，主手阴筋。根据阴阳学说，上为阳、下为阴，左为阳、右为阴，绘制成一日四季图（图 3-16）。根据阴阳盛衰变化，结合四季十二辰二十四时，即冬至至夏至（1—12 时）是阳气由少到多的过程，小暑至大雪是阳气由盛渐衰的过程，绘制成太极阴阳线图（图 3-17）。

为此，我们根据《灵枢·卫气行》所载"是故谨候气之所在而刺之，是谓逢时。在于三阳，必候其气于阳而刺之；病在于三阴，必候其气在阴分而刺之"，以及《针灸甲乙经》所载"随日之长短，各以为纪。谨候气之所在而刺之，是谓逢时。病在于阳分，必先候其气之加在于阳分而刺之；病在于阴分，必先候其气之加在于阴分而刺之"，提出了"建子针法"。

建子针法具体有 2 种：

1. 逐月建子针法　根据"岁有十二月"之经义，推演出**逐月建子针法**（类似于子午流注针法中的纳子法），即逐月选取经筋，循筋取穴的针刺方法，具体为农历正月调治足少阳筋病、二月调治足太阳筋病、三月调治足阳明筋病、四月调治手阳明筋病、五月调治手太阳筋病、六月调治手少阳筋病、七月调治足太阴筋病、八月调治足少阴筋病、九月调治足厥阴筋病、十月调治手心主筋病、十一月调治手太阴筋病、十二月调治手少阴筋病（表 3-14）。

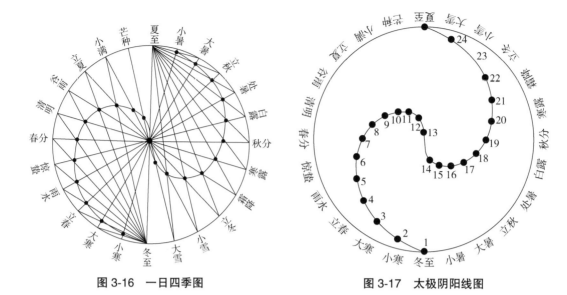

图 3-16　一日四季图　　　　　　　　图 3-17　太极阴阳线图

表 3-14　逐月建子针法

	经筋	病名	月
春痹足阳筋	足少阳之筋	孟春痹	孟春、正月
	足太阳之筋	仲春痹	仲春、二月
	足阳明之筋	季春痹	季春、三月
夏痹手阳筋	手阳明之筋	孟夏痹	孟夏、四月
	手太阳之筋	仲夏痹	仲夏、五月
	手少阳之筋	季夏痹	季夏、六月
秋痹足阴筋	足太阴之筋	孟秋痹	孟秋、七月
	足少阴之筋	仲秋痹	仲秋、八月
	足厥阴之筋	季秋痹	季秋、九月
冬痹手阴筋	手心主之筋	孟冬痹	孟冬、十月
	手太阴之筋	仲冬痹	仲冬、十一月
	手少阴之筋	季冬痹	季冬、十二月

2. 逐辰建子针法　逐月建子针法由于在临床使用中存在缺陷,每月仅能调治一筋。为此根据"日有十二辰"之经义,正月建寅(3—5 点)建子规律,推演出逐辰建子针法,即逐辰选取经筋,循筋取穴的针刺方法。

根据阳气的盛衰变化。子是兹的意思,指万物兹萌于既动之阳气下,即少阴;丑是纽,阳气在上未降,即太阴;寅是移、引的意思,指万物始生寅然也,即少阳;卯是茂,言万物茂也,即太阳;辰是震的意思,物经震动而长,即阳明;巳是起,指阳气之盛,即阳明;午是忤的意思,指万物盛大枝柯密布,即太阳;未是味,万物皆成有滋味也,即少阳。申是身的意思,指万物的身体都已成就,即太阴;酉是老的意思,万物之老也,即少阴;戌是灭的意思,万物尽灭,即厥阴;亥是核的意思,万物收藏,即厥阴。

　　子时:夜半,又名子夜、中夜,十二时辰的第 1 个时辰(北京时间 23—01 时)。

　　丑时:鸡鸣,又名荒鸡,十二时辰的第 2 个时辰(北京时间 01—03 时)。

　　寅时:平旦,又名黎明、早晨、日旦等,是夜与日的交替之际(北京时间 03—05 时)。

　　卯时:日出,又名日始、破晓、旭日等,指太阳刚刚露脸,冉冉初升的那段时间(北京时间 05—07 时)。

　　辰时:食时,又名早食等,古代中国人民"朝食"之时,也就是吃早饭时间(北京时间 07—09 时)。

　　巳时:隅中,又名日禺等,指临近中午的时候(北京时间 09—11 时)。

　　午时:日中,又名日正、中午等(北京时间 11—13 时)。

　　未时:日昳,又名日跌、日央等,指太阳偏西(北京时间 13—15 时)。

　　申时:晡时,又名日晡、夕食等(北京时间 15—17 时)。

　　酉时:日入,又名日落、日沉、傍晚,指太阳落山的时候(北京时间 17—19 时)。

　　戌时:黄昏,又名日夕、日暮、日晚等,此时太阳已经落山,天将黑未黑。天地昏黄,万物朦胧,故称黄昏(北京时间 19—21 时)。

　　亥时:人定,又名定昏等,此时夜色已深,人们也已经停止活动,安歇睡眠了。人定也就是人静(北京时间 21—23 时)。

　　据此,逐辰建子针法,具体为正月建寅,寅时(3—5 点)调治足少阳筋病;二月建卯,卯时(5—7 点)调治足太阳筋病;三月建辰,辰时(7—9 点)调治足阳明筋病;四月建巳,巳时(9—11 点)调治手阳明筋病;五月建午,午时(11—13 点)调治手太阳筋病;六月建未,未时(13—15 点)调治手少阳筋病;七月建申,申时(15—17 点)调治足太阴筋病;八月建酉,酉时(17—19 点)调治足少阴筋病;九月建戌,戌时(19—21 点)调治足厥阴筋病;十月建亥,亥时(21—23 点)调治手心主筋病;十一月建子,子时(23—1 点)调治手太阴筋病;十二月建丑,丑时(1—3 点)调治手少阴筋病(表 3-15)。

表 3-15　逐辰建子针法

	病名	经筋	建子时辰
春痹足阳筋	孟春痹	足少阳之筋	寅时(3—5 点)
	仲春痹	足太阳之筋	卯时(5—7 点)
	季春痹	足阳明之筋	辰时(7—9 点)
夏痹手阳筋	孟夏痹	手阳明之筋	巳时(9—11 点)
	仲夏痹	手太阳之筋	午时(11—13 点)
	季夏痹	手少阳之筋	未时(13—15 点)
秋痹足阴筋	孟秋痹	足太阴之筋	申时(15—17 点)
	仲秋痹	足少阴之筋	酉时(17—19 点)
	季秋痹	足厥阴之筋	戌时(19—21 点)

续表

病名	经筋	建子时辰
冬痹手阴筋 孟冬痹	手心主之筋	亥时（21—23点）
仲冬痹	手太阴之筋	子时（23—1点）
季冬痹	手少阴之筋	丑时（1—3点）

其中，手太阴筋与手少阴筋次序有颠倒，也许古人告诫后人，在掌握普遍规律的基础上，还需明了特殊性，临证不可拘泥，要圆机活法。

（三）百刻针法

百刻针法是根据昼夜漏水百刻，推算卫气流注经筋盛时，以病在阳刺其阳、病在阴刺其阴的原则，按刻循筋取穴治疗筋病的一种针法。

《灵枢·卫气行》曰："黄帝曰：卫气之在于身也，上下往来不以期，候气而刺之，奈何？伯高曰：分有多少，日有长短，春秋冬夏，各有分理，然后常以平旦为纪，以夜尽为始。是故一日一夜，水下百刻，二十五刻者，半日之度也，常如是毋已，日入而止，随日之长短，各以为纪而刺之。谨候其时，病可与期，失时反候者，百病不治。故曰：刺实者，刺其来也；刺虚者，刺其去也。此言气存亡之时，以候虚实而刺之，是故谨候气之所在而刺之，是谓逢时。"可见百刻为1昼夜，白昼50刻，夜晚50刻。

百刻针法具体有2种：

1. 阴阳分刺针法 根据卫气昼行于阳，夜行于阴，白昼卫气循布手足三阳经筋为主，依据"是故谨候气之所在而刺之，是谓逢时。在于三阳，必候其气于阳而刺之；病在于三阴，必候其气在阴分而刺之"（《灵枢·卫气行》）与"随日之长短，各以为纪。谨候气之所在而刺之，是谓逢时。病在于阳分，必先候其气之加在于阳分而刺之；病在于阴分，必先候其气之加在于阴分而刺之"（《针灸甲乙经》）经义，当阳筋病变时，在阳时（3—15点）循阳筋取穴针刺治疗；当阴筋病变时，在阴时（15—3点）循阴筋取穴针刺治疗。

2. 随刻针法 根据卫气循布，依据《灵枢·卫气行》所载"平旦阴尽，阳气出于目……水下一刻，人气在太阳；水下二刻，人气在少阳；水下三刻，人气在阳明；水下四刻，人气在阴分。水下五刻，人气在太阳；水下六刻，人气在少阳；水下七刻，人气在阳明；水下八刻，人气在阴分。水下九刻，人气在太阳；水下十刻，人气在少阳；水下十一刻，人气在阳明；水下十二刻，人气在阴分。水下十三刻，人气在太阳；水下十四刻，人气在少阳；水下十五刻，人气在阳明；水下十六刻，人气在阴分。水下十七刻，人气在太阳；水下十八刻，人气在少阳；水下十九刻，人气在阳明；水下二十刻，人气在阴分。水下二十一刻，人气在太阳；水下二十二刻，人气在少阳；水下二十三刻，人气在阳明；水下二十四刻，人气在阴分。水下二十五刻，人气在太阳，此半日之度也。从房至毕一十四舍，水下五十刻，日行半度，回行一舍，水下三刻与七分刻之四。大要曰：常以日之加于宿上也，人气在太阳。是故日行一舍，人气行三阳行与阴分，常如是无已，天与地同纪，纷纷盼盼，终而复始，一日一夜，水下百刻而尽矣"经义，卫气从平旦

（寅时3点）开始流注，每刻各流注1筋。一日百刻，24小时等于百刻；24乘以60分钟等于1 440分钟；那么一刻等于14.4分钟，即每筋流注时间为14分24秒。一刻太阳，二刻少阳，三刻阳明，四刻阴分；五刻太阳，六刻少阳，七刻阳明，八刻阴分；由此推演出卫气流注经筋时刻表（表3-16），据此逐筋取穴针刺以治疗筋病。

表3-16 卫气流注经筋时刻表 14分24秒/刻

周次	太阳	少阳	阳明	阴分
1~2周（平旦阴尽，阳气出于目）	3点—3点14分24秒	—3点28分48秒	—3点43分12秒	—3点57分36秒
3~4周	—4点12分	—4点26分24秒	—4点40分48秒	—4点55分12秒
5—6周	—5点9分36秒	—5点24分	—5点38分24秒	—5点52分48秒
7—8周	—6点7分12秒	—6点21分36秒	—6点36分	—6点50分24秒
9—10周	—7点4分48秒	—7点19分12秒	—7点33分36秒	—7点48分
11—12周	—8点2分24秒	—8点16分48秒	—8点31分12秒	—8点45分36秒
13—14周	—9点	—9点14分24秒	—9点28分48秒	—9点43分12秒
15—16周	—9点57分36秒	—10点12分	—10点26分24秒	—10点40分48秒
17—18周	—10点55分12秒	—11点9分36秒	—11点24分	—11点38分24秒
19—20周	—11点52分48秒	—12点7分12秒	—12点21分36秒	—12点36分
21—22周	—12点50分24秒	—13点4分48秒	—13点19分12秒	—13点33分36秒
23—24周	—13点48分	—14点2分24秒	—14点16分48秒	—14点31分12秒
25—26周	—14点45分36秒	—15点		

夜晚依据《灵枢·卫气行》所载"阳尽于阴，阴受气矣。其始入于阴，常从足少阴注于肾，肾注于心，心注于肺，肺注于肝，肝注于脾，脾复注于肾为周。是故夜行一舍，人气行于阴藏一周与十分藏之八，亦如阳行之二十五周，而复合于目"经义，卫气从申时（15点）"阳尽于阴，阴受气矣"开始，入注内脏，依次为肾 - 心 - 肺 - 肝 - 脾 - 肾，如此流注循环25周。卫气夜间（五十刻）循布25周，每二刻循行1周。二刻等于28分48秒，则每脏流注时间为5分45.6秒。由此推演出卫气流注内脏时刻表（表3-17），据此诊治。

表3-17 卫气流注内脏时刻表 5分45.6秒/脏

周次	肾	心	肺	肝	脾
1周（阳尽于阴，阴受气矣）	15点—15点5分45.6秒	—15点11分31.2秒	—15点17分16.8秒	—15点23分2.4秒	—15点28分48秒
2周	—15点34分33.6秒	—15点40分19.2秒	—15点46分4.8秒	—15点51分50.4秒	—15点57分36秒
3周	—16点3分21.6秒	—16点9分7.2秒	—16点14分52.8秒	—16点20分38.4秒	—16点26分24秒
4周	—16点32分9.6秒	—16点37分55.2秒	—16点43分40.8秒	—16点49分26.4秒	—16点55分12秒

续表

周次	肾	心	肺	肝	脾
5 周	—17 点 0 分 57.6 秒	—17 点 6 分 43.2 秒	—17 点 12 分 28.8 秒	—17 点 18 分 14.4 秒	—17 点 24 分
6 周	—17 点 29 分 45.6 秒	—17 点 35 分 31.2 秒	—17 点 41 分 16.8 秒	—17 点 47 分 2.4 秒	—17 点 52 分 48 秒
7 周	—17 点 58 分 33.6 秒	—18 点 4 分 19.2 秒	—18 点 10 分 4.8 秒	—18 点 15 分 50.4 秒	—18 点 21 分 36 秒
8 周	—18 点 27 分 21.6 秒	—18 点 33 分 7.2 秒	—18 点 38 分 52.8 秒	—18 点 44 分 38.4 秒	—18 点 50 分 24 秒
9 周	—18 点 56 分 9.6 秒	—19 点 1 分 55.2 秒	—19 点 7 分 40.8 秒	—19 点 13 分 26.4 秒	—19 点 19 分 12 秒
10 周	—19 点 24 分 57.6 秒	—19 点 30 分 43.2 秒	—19 点 36 分 28.8 秒	—19 点 42 分 14.4 秒	—19 点 48 分
11 周	—19 点 53 分 45.6 秒	—19 点 59 分 31.2 秒	—20 点 5 分 16.8 秒	—20 点 11 分 2.4 秒	—20 点 16 分 48 秒
12 周	—20 点 22 分 33.6 秒	—20 点 28 分 19.2 秒	—20 点 34 分 4.8 秒	—20 点 39 分 50.4 秒	—20 点 45 分 36 秒
13 周	—20 点 51 分 21.6 秒	—20 点 57 分 7.2 秒	—21 点 2 分 52.8 秒	—21 点 8 分 38.4 秒	—21 点 14 分 24 秒
14 周	—21 点 20 分 9.6 秒	—21 点 25 分 55.2 秒	—21 点 31 分 40.8 秒	—21 点 37 分 26.4 秒	—21 点 43 分 12 秒
15 周	—21 点 48 分 57.6 秒	—21 点 54 分 43.2 秒	—22 点 0 分 28.8 秒	—22 点 6 分 14.4 秒	—22 点 12 分
16 周	—22 点 17 分 45.6 秒	—22 点 23 分 31.2 秒	—22 点 29 分 16.8 秒	—22 点 35 分 2.4 秒	—22 点 40 分 48 秒
17 周	—22 点 46 分 33.6 秒	—22 点 52 分 19.2 秒	—22 点 58 分 4.8 秒	—23 点 3 分 50.4 秒	—23 点 9 分 36 秒
18 周	—23 点 15 分 21.6 秒	—23 点 21 分 7.2 秒	—23 点 26 分 52.8 秒	—23 点 32 分 38.4 秒	—23 点 38 分 24 秒
19 周	—23 点 44 分 9.6 秒	—23 点 49 分 55.2 秒	—23 点 55 分 40.8 秒	—24 点 1 分 26.4 秒	—24 点 7 分 12 秒
20 周	—24 点 12 分 57.6 秒	—24 点 18 分 43.2 秒	—24 点 24 分 28.8 秒	—24 点 30 分 14.4 秒	—24 点 36 分
21 周	—24 点 41 分 45.6 秒	—24 点 47 分 31.2 秒	—24 点 53 分 16.8 秒	—24 点 59 分 2.4 秒	—1 点 4 分 48 秒
22 周	—1 点 10 分 33.6 秒	—1 点 16 分 19.2 秒	—1 点 22 分 4.8 秒	—1 点 27 分 50.4 秒	—1 点 33 分 36 秒
23 周	—1 点 39 分 21.6 秒	—1 点 45 分 7.2 秒	—1 点 50 分 52.8 秒	—1 点 56 分 38.4 秒	—2 点 2 分 24 秒
24 周	—2 点 8 分 9.6 秒	—2 点 13 分 55.2 秒	—2 点 19 分 40.8 秒	—2 点 25 分 26.4 秒	—2 点 31 分 12 秒
25 周	—2 点 36 分 57.6 秒	—2 点 42 分 43.2 秒	—2 点 48 分 28.8 秒	—2 点 54 分 14.4 秒	—3 点

根据卫气流注阴阳经筋与内脏时刻表,临床按表对刻循筋取穴进行针刺治疗。如白昼太阳筋病时,可在 7 点 48 分至 8 点 2 分 24 秒间循太阳筋取穴针刺;少阳筋病时,可在 8 点 2 分 24 秒至 8 点 16 分 48 秒间循少阳筋取穴针刺;阳明筋病时,可在 8 点 16 分 48 秒至 8 点 31 分 12 秒间循阳明筋取穴针刺;阴筋病变时,可在 8 点 31 分 12 秒至 8 点 45 分 36 秒间循足少阴筋取穴针刺,如此循环按刻取穴针刺。夜晚脏腑病变时,根据某脏虚实情况,依据"刺实者,刺其来也;刺虚者,刺其去也"(《灵枢·卫气行》),按刻循相应筋脉取穴针刺。如肾实证时,可在 15 点至 15 点 5 分 45.6 秒间,循足少阴筋取筋穴或选取足少阴肾经经穴进行针刺治疗;如肾虚证时,可在 15 点 5 分 45.6 秒至 15 点 11 分 31.2 秒间,循足少阴筋取筋穴或选取足少阴肾经经穴进行针刺治疗。也可根据"虚则补其母,实则泻其子",当心虚证时,肝木生心火,可在 15 点 17 分 16.8 秒至 15 点 23 分 2.4 秒间,循足厥阴筋取筋穴或选取肝经经穴,

针刺补法治之;如心实证时,心火生脾土,可在 15 点 23 分 2.4 秒至 15 点 28 分 48 秒间,循足太阴筋取筋穴或选取脾经经穴,针刺泻法治之。

建子针法与百刻针法,是根据《灵枢·卫气行》等经文推演而成,临床观察发现,阳时(8—15 点)较阴时(15—18 点)针刺治疗筋病效果较好,可能与临床阳筋病变多见有关。但分筋按时刻针治,能否提高针刺疗效,还有待大量的临床研究加以验证。

九、其他辅助疗法

筋针疗法未能达到预期针效要求(即刻减痛 50% 以上),或病情反复时,需配合其他疗法,以便提高疗效。常用辅助疗法如下:

(一) 电针疗法

筋针留针期间,可配合电针,波型一般多取疏密波,如效果不佳,筋急之肌肉、韧带、肌腱的慢性疼痛可改用连续波,筋纵之瘫痪、痿证可改用断续波。刺激强度以患者能耐受为度。一般刺激时间为 15~20 分钟,如电针期间需配合活动时,应关闭电针后进行。对筋纵之瘫痪、痿证者,电针时根据不同肌群的瘫痪情况,通电情况下调整穴位的深度与角度,以瘫痪肌群产生活动或肢体出现相应运动为准。由于筋针浅刺皮下,电针期间筋针容易脱落,故需注意电针的放置位置,并密切观察。(电针的有关知识请参见《针灸学》电针法)

(二) 腕踝针疗法

对于筋病区域较大,涉及面较广时,可在筋针局部治疗的同时,配合腕踝针治疗,以增进疗效。

腕踝针是在腕、踝部各 6 点进针治疗人体相应部位疾病的一种浅刺针法。其穴位分区及主治情况如下:

以前后任、督脉为基线,将人体两侧由前向后划分为六区,近似于十二皮部。

1 区:前后正中线两侧区域,包括额、眼、鼻、舌、咽喉、气管、食管、心脏、腹部、会阴,类似于任脉、足少阴皮部及头面部督脉分布区域。主治:前额痛,眼、鼻、口舌、咽喉病,咳喘,胃脘病,心悸,痛经,白带,遗尿等。

2 区:躯干前面(1 区)的两侧,包括颞部、面颊、后牙、颌下部、乳房、肺及侧腹部。类似于足太阴、足厥阴皮部区域。主治:头颞痛,面痛面风,牙痛,哮喘及胸胁痛。

3 区:躯干前面(2 区)的外缘,范围较窄,包括耳郭前缘的头面部、沿腋窝前缘垂直向下的侧胸腹部。类似于足少阳皮部区域。主治:颞浅动脉病,侧胸腹部病。

4 区:躯干前后面交界区域,包括头项、耳、腋窝垂直向下的侧胸腹部。类似于足少阳、足厥阴皮部区域。主治:头顶痛,耳鸣耳聋,腋中线部位的侧胸腹部病。

5 区:躯干后面的两旁(与 2 区相对),包括头、颈后外侧、肩胛区、脊柱两旁、下肢外侧部。类似于足少阳、足太阳皮部区域。主治:枕后痛,落枕,肩背痛,侧腰痛等。

6 区:躯干后正中线两侧区域(与 1 区相对),包括后头、枕项、脊柱、骶尾部。类似于督脉、足太阳皮部区域。主治:后头痛,项强痛,腰脊尾骶痛等。(腕踝针的有关知识请参见《针灸学》腕踝针法或《腕踝针》)

（三）皮内针疗法

对筋针疗效不显者，可用揿钉型皮内针埋在筋结或痛点部位，如为条索状筋结则可用麦粒型皮内针垂直条索状筋结埋针，胶布固定。一般留针 3~5 日。病历记录留针部位与针数，并告知患者，留针期间，如有任何不适，及时与医师联系，以便及时处理。（皮内针的有关知识请参见《针灸学》皮内针法）

（四）艾灸疗法

对"寒则筋急"者，可在留针期间配合灸法，常用隔姜灸，中或大艾炷 3~5 壮，或艾条灸、温灸器灸 10~15 分钟。（灸法的有关知识请参见《针灸学》灸法）

（五）拔罐疗法

对筋急较甚、肌肉紧张者，可配合拔罐法。筋针出针后，在局部走罐、闪罐或留罐 10 分钟左右。但需注意，拔罐后不利于筋结的检查，一般不作为首选的辅助疗法，当慎用。治疗筋病常需配合活动，故选取易罐（橡胶材料的）使用较方便。（拔罐法的有关知识请参见《针灸学》拔罐法）

（六）经络整脊疗法[24]

对骨节错位者，可配合经络整脊疗法。经络整脊疗法是刘农虞将传统的推拿疗法与西方整脊疗法有机整合而研创的一种新的自然疗法。该法是在中医整体观与经络理论的指导下，在掌握脊柱解剖的基础上，利用脊柱的生物力学原理，通过特定的推拿整脊手法（包括松解类手法与矫正类手法），疏通经络，调整脊柱各组织之间的解剖位置关系，恢复相对稳定状态，从而达到诊治脊柱病及脊柱相关病的一种医疗方法。

（七）胶布疗法

对筋针疗效反复或慢性劳损者，出针后用宽 0.5cm 的胶布，在筋病部位，顺筋（顺肌肉纤维）贴敷，根据病变部位大小，选择胶布长度，一般以痛点为中心左右 3~5cm 长，再平行贴敷 3~5 条胶布，并再垂直贴敷略宽于 5~7 条胶布条，形成米字格形。一般保留 1~2 日。对胶布过敏者，慎用此法。

（八）制动疗法

筋痹大多由慢性劳损所致，治疗期间患者难以避免患部再次受损。如中医传统的小夹板固定，或西医学的一些医疗辅助器械，可限制局部关节活动，有利于血液循环，避免再次活动受伤，可根据筋伤的部位选择使用。具体选择参照有关专业意见。

（九）膏油疗法

中医的伤科外用膏药或伤湿止痛膏，或西医的外用止痛膏等可局部敷贴、涂敷，或药油的涂擦，均可配合使用，以提高疗效。皮肤过敏者慎用。

十、筋针疗法的适应证——经筋病证

筋针疗法属于经筋疗法,是经筋针法中的一种浅刺针法,属《黄帝内经》调卫针法,适用于经筋病证。根据《灵枢·经筋》的病候记载,经筋病证主要可分为筋性痹病、筋性窍病、筋性腔病3类。筋性痹病以主要临床表现为疼痛、运动障碍的运动系统疾病为主,部分涉及神经系统疾病。筋性窍病是指分布于头面五官、前后二阴部位的经筋病变,导致经筋急纵,影响相应五官九窍,窍气不利而发生的病证。筋性腔病是指分布于胸腹腔的筋膜病变,影响腔内脏腑气机紊乱所出现的病证。筋针治疗,通过调卫布津,舒筋解肌,解除经筋之挛弛(急纵)病态,恢复经筋刚柔之性,从而达到治疗筋性痹病、筋性窍病、筋性腔病的目的,甚至对筋病涉及的骨病、脉病、皮病,均有一定的治疗作用。(详见筋针临床应用部分)。

$$经筋病\begin{cases}筋性痹病(类似于软组织损伤等运动神经系统疾病)\\筋性腔病(类似于脏腑病证)\\筋性窍病(类似于五官九窍病证)\end{cases}$$

参考文献

[1] 郑筱萸. 中药新药临床研究指导原则(试行)[M]. 北京:中国医药科技出版社,2002:343.

[2] 刘农虞. 经筋与卫气[J]. 中国针灸,2015,35(2):185-188.

[3] 刘农虞. "得气"与"气至"[J]. 中国针灸,2014,34(8):828-830.

[4] 刘农虞. 议"燔针劫刺"[J]. 中国针灸,2013,33(S1):102-104.

[5] 刘农虞. 析"以痛为输"[J]. 针灸临床杂志,2014,30(2):55-57.

[6] 刘农虞. 谈"以知为数"[J]. 针灸临床杂志,2013,29(6):67.

[7] 薛立功,张海荣. 经筋理论与临床疼痛诊疗学[M]. 北京:中国中医药出版社,2002:2.

[8] 赵京生. 针灸经典理论阐释[M]. 上海:上海中医药大学出版社,2003:76-77.

[9] 杨子雨. 试论针刺"气至而有效"[J]. 天津中医学院学报,1994(3):20-21.

[10] 赵京生,杨峰,李素云,等. 针灸关键概念术语考论[M]. 北京:人民卫生出版社,2012:340-350.

[11] 刘农虞. 深刺犊鼻、内膝眼穴治疗膝骨关节炎临床观察[J]. 上海针灸杂志,2013,29(10):857-858.

[12] 赵京生. "针游于巷"正义[J]. 四川中医,1990(4):3-4.

[13] 张湖德,马裂光,童宣文.《黄帝内经》通释[M]. 北京:人民军医出版社,2009:220.

[14] 李磊. 释得气[J]. 世界科学技术:中医药现代化,2010,12(1):86-87.

[15] 杨国秀. 浅谈得气、守气与气至[J]. 江苏中医,1999,20(1):37.

[16] 赵京生,史欣德. 针灸与脉诊之关系初探[J]. 江苏中医,1990(6):19-21.

[17] 刘农虞. 九六补泻法刍议[J]. 南京中医学院学报,1992,8(1):40-41.

[18] 原林等. 筋膜学[M]. 北京:清华大学出版社,2011:7-8.

[19] 符仲华. 浮针疗法[M]. 北京:人民卫生出版社,2011.104.

[20] 薄智云. 神阙布气说与腹针的关系[J]. 北京中医杂志 1993(4):13-14.

[21] 陈耀龙,陈淑慧,陈荣钟. 皮下针的作用规律及取效机理[J]. 新中医,2012,44(3):108-109.

[22] 黄晓卿. "得气"现象与针效关系的初步观察[J]. 中国针灸,1999,19(1):19-21.

［23］吕国蔚,梁荣照,谢竟强,等."足三里"针刺镇痛效应外周传入神经纤维的分析［J］.中国科学,1979(5):495-503.

［24］刘农虞.经络整脊疗法治疗腰椎间盘突出症27例［J］.南京中医药大学学报:自然科学版,2001,17(3):176-177.

第四章

筋针临床应用

第一节 | 筋性痹病

一、头面部经筋病

头痛（偏头痛）

【概说】头痛是临床常见的自觉症状,可散见于多种疾病之中,如高血压、颅内疾病、偏头痛、神经血管性头痛、感染发热性头痛及原因不明性头痛等。头痛的病因繁多,但不越外感、内伤两类。头痛的病位可分为脏腑、经络、经筋3类。本节讨论的主要是病位在经筋,或脏病及筋、脉病及筋所致的急性、慢性头痛。

【有关经筋理论】十二经筋主要有手足阳筋分布于头部,具体分布如下:

足太阳之筋……其直者,结于枕骨,上头下颜,结于鼻……其支者,入腋下,上出缺盆,上结于完骨。

足少阳之筋……直者,上出腋,贯缺盆,出太阳之前,循耳后,上额角,交巅上,下走颌,上结于頄。

手太阳之筋……循颈出走太阳之前,结于耳后完骨……本支者,上曲牙,循耳前,属目外眦,上颌(额),结于角。其痛当所过者支转筋。

手少阳之筋……其支者,上曲牙,循耳前,属目外眦,上乘颌,结于角。其病:当所过者即支转筋。

手阳明之筋……直者,上出手太阳之前,上左角,络头,下右颌。其病:当所过者支痛及转筋。

头部主要与手足阳筋有关。头枕部以足太阳筋分布,巅顶部以足少阳、足太阳筋分布,侧头部以手三阳、足少阳筋分布,前头部以足太阳筋、手太阳筋分布。其中,足太阳筋纵行分布于头部(头枕、巅顶、前额部),足少阳筋、手阳明筋横向交叉分布于头部(侧头、巅顶、侧头部),手三阳筋均分布于侧头部(角),手太阳、手少阳筋还涉及侧面部之目外眦、耳、上牙及颌下,足少阳筋、手阳明筋涉及对侧面颊、颌下。

与本病有关的经筋主要是手足三阳经筋,一旦筋病则当所过者支痛及转筋。

【病因病机】卫气不足,腠理空虚,易受风寒湿邪入侵,入腠袭筋,邪结筋挛则痛而为病;

或因邪阻经脉,或外伤瘀阻络脉,气血受阻,经筋失充,导致脉病及筋性头痛;或脏腑虚损,气血不足,经筋失养,导致脏病及筋性头痛。

【临床表现】

1. **筋性头痛**　病程较短,有明显的感受风寒湿邪病史,头痛局限于侧头、头枕或巅顶部,疼痛以掣痛、抽痛或胀痛为主,疼痛涉及范围较局限,有压痛或筋结条索点,一般无明显外感表证的症状。舌淡红,苔薄白,脉弦。筋针治疗后大多能即刻见效。

2. **脉性头痛**　有感受外邪或外伤病史。根据邪阻经脉的不同,可表现为前额(阳明)痛,后头(太阳)痛,侧头(少阳)痛以及巅顶(厥阴、督脉)痛;根据感邪不同,可表现为游走性(风性)头痛,困重如裹之(湿性)头痛,胀痛如裂之(热性)头痛,缩痛剧烈之(寒性)头痛,肿痛如刺之(瘀性)头痛;或可伴有相应外感表证,如恶寒发热、头痛鼻塞、咳嗽流涕、无汗少汗、脉浮等。

3. **脏性头痛**　头痛迁延日久,根据脏腑虚损的不同,可表现为:头痛而眩,心烦易怒,夜寐不宁,胸胁胀痛,口苦咽干,舌红脉弦之肝阳上亢型头痛;头痛且空,耳鸣目涩,眩晕少寐,腰膝酸痛,带下遗精,舌红少苔,脉细无力之肾精亏虚型头痛;头痛绵绵,遇劳加重,神疲乏力,心悸气短,面色少华,食少便溏,舌淡脉弱之气血不足型头痛;头痛昏蒙,胸脘痞闷,泛恶吐痰,苔腻脉滑之痰浊型头痛。

【鉴别诊断】

1. **脑肿瘤性头痛**　出现原因不明的头痛,呈进行性加剧,伴呕吐、视力模糊、复视,结合头颅 MRI 检查有助于确诊。

2. **脑出血性头痛**　如中老年患者,有高血压或动脉硬化病史,突然出现头痛伴头晕、意识障碍、言语不清、偏瘫等,可考虑脑出血的可能。如青壮年骤然发生剧烈头痛,伴呕吐、轻度意识障碍时,可考虑蛛网膜下腔出血的可能。结合头颅 MRI 检查有助于确诊。

3. **脑外伤性头痛**　有明显的头部外伤史,受伤后出现,有短暂的神志丧失,清醒后不久再度发生剧烈头痛,伴呕吐、烦躁不安,神志逐渐不清,可考虑到颅内损害。结合头颅 MRI 检查有助于确诊。

【治疗】

1. **筋针疗法**　适用于筋性头痛。

取穴:根据头痛部位循筋寻找压痛点、筋结点,或压之痛减点,即是筋穴。

操作:以 0.30mm × 30mm 筋针,沿皮循筋纵刺或横刺 20~25mm,配合头部转动牵动头皮,观察镇痛效果,如取效未及 50%,则调整针刺深度、方向,以取效为度。留针 20 分钟左右,留针期间,每隔 8~10 分钟再活动头皮,检测其针效,如效弱,再调整针刺深度、方向,以取效为度。如在头痛间歇期,难以观察即刻疗效,则留待下次复诊。头部筋针,一般不采用长时间留针,因有头发,不宜用胶布固定,并且针柄外露,易生意外。每日或隔日 1 次,5 次为 1 个疗程。

2. **辅助疗法**

(1) 电针疗法:可在上述取穴筋针的基础上,通电以疏密波刺激,电流强度以患者能忍受为度。每次 20 分钟左右。每日 1 次或隔日 1 次,5 次为 1 个疗程。

(2) 艾灸疗法:对于头部紧缩而冷痛的患者,可配合局部艾条温和灸,每次 10~15 分钟。每日 1 次或隔日 1 次,5 次为 1 个疗程。

(3) 脉针疗法:适用于脉性、脏性头痛。

1）脉性头痛

取穴：根据头痛部位分经选取经穴。

前额头痛，取上星、印堂、内庭、合谷。

巅顶头痛，取百会、四神聪、脑户、太冲。

偏头痛，取率谷、角孙、外关、丘墟。

后头痛，取天柱、大椎、养老、昆仑。

配合辨证取穴：

游走不定之（风性）头痛，加风池。

困重如裹之（湿性）头痛，加阴陵泉。

胀痛如裂之（热性）头痛，加大椎。

局部瘀肿之（外伤）头痛，加阿是穴。

操作：毫针，头部局部穴位以透刺为主，远部穴位针刺泻法，寒湿性头痛局部加灸，瘀血性头痛局部点刺放血。

如脉病及筋性头痛，可在上述选穴治疗的基础上，配合筋针治疗，以提高疗效。如筋病、脉病难以分辨时，可先筋针治疗，如无效再加上述针灸治疗。

2）脏性头痛

取穴：根据头痛部位分经选取局部经穴为主，配合辨证取穴。

肝阳上亢型头痛，加百会、风池、行间、三阴交。

肾精亏虚型头痛，加四神聪、肾俞、肝俞、悬钟、太溪。

气血不足型头痛，加百会、脾俞、足三里、气海。

痰浊阻络型头痛，加头维、阴陵泉、丰隆。

操作：毫针，根据脏腑虚实或虚实夹杂的情况，分别使用补法、泻法或平补平泻法。

如脏病及筋性头痛，可在上述选穴治疗的基础上，配合筋针治疗，以提高疗效。如筋病、脏病合病时，可先筋针治疗，如无效再加上述针灸治疗。

【按语】

1. 临证当分清筋性头痛或脉性头痛、脏性头痛，分而别之调治。筋性头痛，如误治或失治而迁延日久，可筋病及脉，甚至影响脏腑功能；反之，经络脉性头痛或脏腑失调虚损头痛，也会累及经筋而致脉病及筋或脏病及筋性头痛。筋性头痛，一般病程短，以掣痛、抽痛为主，筋针治疗大多能即刻见效；脉病及筋性头痛，一般病程较长，先有经络头痛的临证表现而后影响经筋，以酸痛、刺痛为主，局部按摩后疼痛可缓解；脏病及筋性头痛，病程长久，有脏腑虚损的临证表现，以空痛、隐痛为主，劳累可诱发或加重。

2. 一般筋性头痛较易治疗，疗效明显；脏病及筋、脉病及筋性头痛，筋针疗法配合应用，可提高疗效；脉性头痛、脏性头痛，可采用脉针疗法治疗。

3. 针刺多次仍未见明显止痛效果者，应再进一步查明病因，结合 CT 或 MRI 检查，排除颅内占位性、出血性等病变。

【病案举例】

案例 1：何某，男，67 岁。2013 年 8 月 9 日初诊。

主诉：后头痛 55 年，加重 2 年。

病史：患者 12 岁开始出现后头痛，1 个多月发作 1 次，后逐渐加重至 10 天 1 次，服用收缩血管药控制病情。2 年半前退休回港后病情进一步加重，4~5 天发作 1 次，每天服 5 片止痛药(减慢心率)预防,发作时再加服强效收缩血管药方能止痛,不然持续疼痛3天,曾因此3次住院注射吗啡方能止痛,吃酸味食物或巧克力易诱发头痛。刻下:每周发作4~5次,发作时先后头痛,继则向前部双眼扩展,自觉双眼外突(曾眼科检查眼压不高),疼痛加重,每需再服止痛药方能控制,发作时喜欢睡卧卫生间水泥地上,半日后方逐渐缓解。夜间不停乱思,服药后自觉精神疲乏,睡眠一般,BP 120/80mmHg。

查:枕项部触及条索状或点状筋结压痛点,颈椎无明显压痛,颈部活动未见异常。舌暗红,苔花剥,脉细濡。

诊断:头痛(筋脉型)。

治疗:选取帽状腱膜枕部条索状压痛点及枕部肌肉点状筋结点为筋穴,用0.30mm×30mm筋针沿皮循筋纵刺、并于上下项线处沿皮横刺20mm左右,留针20分钟。(图4-1)

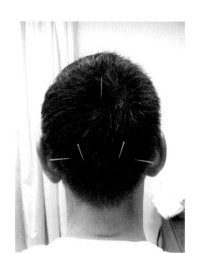

图4-1 筋针治疗头痛

8月12日二诊:针后连续3天头痛加重,需服药控制。患者自述,以往换用治疗方法时,均有这种现象出现。守法图治。

8月16日三诊:针后次日头痛消失至今,但仍服用预防性头痛药5片/d。

8月19日四诊:针后至今7天头痛未作,除预防性头痛药5片/d外,未服强效收缩血管药。

8月23日五诊:20日头痛始作,服药控制。这次连续8天未痛,是近2年来少见的征象。

8月26日六诊:这几日头痛作,但程度较前轻,故未服强效收缩血管药,但针刺过程中,自觉呕心、眼胀突,预感头痛即将发作而当即服用强效收缩血管药。后检查发现前发际区域有筋结压痛点,于是在前发际处取筋穴沿皮横刺20mm,在前头部取筋穴沿皮循筋纵刺20mm。

9月2日七诊:头痛于服药后消失,至今未发作。

9月9日八诊:9月4—5日头痛,服药后消失,至今未发作。

9月16日九诊:头痛消失,至今未发作。

9月27日十诊:近日头痛发作数次,服药控制,但程度较轻。

11月15日十六诊:去日本旅游乘坐飞机后,近半月头痛发作3次,今发作。自述每次乘坐飞机后均有此现象,根据乘坐时间长短,头痛持续时间3~5天,本周头痛3天。继续守法筋针治疗。

随后每周筋针治疗1~2次,头痛有所控制,程度减轻,发作时间延长至10~15天发作1次。患者表示坚持治疗。

案例2:金某,女,48岁。2016年11月28日初诊。

主诉:右偏头痛10年,加重9天。

病史:10年来经常右侧偏头痛发作,常受风寒诱发或加重,需服止痛药方能逐渐缓解,但由于长期服药导致胃痛,担心胃病,故寻求针灸治疗。

2016年11月20日因感受风寒而头痛加重,痛如掣,右侧头痛牵引耳后及颈项。

检查:右侧耳后及颈项有筋结与压痛点。

诊断:偏头痛,足少阳筋痹。

治疗:循足少阳筋在颈项耳后寻及筋结痛点,予筋针治疗,头痛即刻减轻八成。(图 4-2)

11 月 30 日复诊:右侧头痛减轻,守法治疗。

12 月 2 日三诊:近日天气寒冷,昨日头痛又作,但程度较前轻些,需卧床休息。上法增率谷穴区,寻及筋穴,筋针治疗。

12 月 5 日四诊:头痛减轻,守法治疗。

12 月 21 日十诊:经 9 次筋针治疗,头痛基本消失,达到临床治愈。

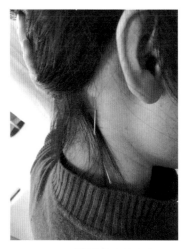

图 4-2　筋针治疗偏头痛

面　　瘫

【概说】面瘫即面神经麻痹,以一侧口眼向一侧㖞斜为主症,故又称"口眼㖞斜",《灵枢·经筋》称"僻"。该病任何年龄均可发病,以青壮年多见,好发于春秋季节。

【有关经筋理论】十二经筋主要有手足阳筋分布于面部(详见三叉神经痛)。面瘫主要与足阳明筋、手太阳筋有关。

足阳明之筋……上颈,上挟口,合于顺,下结于鼻,上合于太阳,太阳为目上网,阳明为目下网;其支者,从颊结于耳前。其病……卒口僻,急者目不合,热则筋纵,目不开。颊筋有寒则急引颊移口;有热则筋弛纵缓不胜收,故僻。治之以马膏,膏其急者,以白酒和桂,以涂其缓者,以桑钩钩之,即以生桑灰置之坎中,高下以坐等,以膏熨急颊,且饮美酒,啖美炙肉,不饮酒者,自强也,为之三拊而已。治在燔针劫刺,以知为数,以痛为输。

足之阳明、手之太阳,筋急则口目为僻,眦急不能卒视,治皆如右方也。

足太阳之筋……其支者,为目上网。

面瘫为足阳明筋病,与手足太阳筋有关。足阳明筋病则卒口僻,急者目不合,热则筋纵,目不开。颊筋有寒则急引颊移口;有热则筋弛纵缓不胜收,故僻。足阳明、手太阳筋急则口目为僻。

【病因病机】中医认为本病多因正气不足,络脉空虚,迎风睡眠、乘车当窗、贪凉吹风等,风寒或热毒之邪乘虚侵入面部经筋,以致筋气阻滞,筋肉纵缓不收而发。久之筋病及经,经脉受阻,气血阻滞则筋挛,出现"倒错"现象;气血不足,经筋失养则筋颤,出现"面风"(面肌痉挛)的征象。

【临床表现】

1. **筋性面瘫**　发病突然,大多在清晨醒来时,或洗脸刷牙时,发现一侧面部板滞、麻木、松弛,口角歪向对侧,漏齿,鼓腮漏气,眼睑不能闭合,流泪,不能蹙眉、皱眉,额纹消失,鼻唇沟变浅。部分患者可见耳后或耳下疼痛,听觉过敏,或兼有患者舌前 2/3 味觉减退或消失,或先见耳周、头面部出现红色疱疹等症。一般病程较短,不超过 1 个月。

2. **脉性面瘫**　筋性面瘫没有及时治疗或失治、误治,病程迁延日久,大多超过 1 个月,甚至 3 个月以上,口眼㖞斜仍旧,并可出现口角歪向健侧的"倒错现象",甚则患侧面部或眼睑出现抽动的"面风"征象。多见于年老体弱者。

【鉴别诊断】

中枢性面瘫　大多由脑血管意外所致,好发于中老年人。除口角㖞斜外,还有半身不遂、言语不清等症状,部分患者后期有眼睑下垂(目不开)、不能上抬之症,但与周围性面瘫的眼睑不能闭合（目不合）不同。多见于脑血管病变、脑肿瘤和脑炎等。正如《灵枢·经筋》载："足阳明之筋……太阳为目上网，阳明为目下网……其病……卒口僻，急者目不合"；"足少阳之筋……维筋急，从左之右，右目不开，上过右角，并跷脉而行，左络于右，故伤左角，右足不用，命曰维筋相交"。可见中枢性面瘫以足少阳筋病为主，而周围性面瘫以足阳明筋病为主。一般来说，周围性面瘫病轻，易治；中枢性面瘫病重，难疗。

【治疗】

1. **筋针疗法** 主要适用于筋性面瘫（周围性面瘫）。

取穴：口角㖞斜：在地仓、颊车、颧髎、风池、翳风、下关、牵正穴区寻找筋穴。

露睛流泪：在阳白、鱼腰、四白、球后、攒竹、丝竹空穴区寻找筋穴。

鼻唇沟变浅：在迎香、口禾髎穴区寻找筋穴。

人中沟偏歪：在水沟穴区寻找筋穴。

颏唇沟偏歪：在承浆穴区寻找筋穴。

操作：以 0.30mm×30mm 筋针，在上述筋穴常规消毒后进针，一般在患侧面部地仓、颊车、颧髎、翳风、下关、牵正等穴区寻找筋穴，沿皮下纵刺或横刺 20~25mm。在眼部阳白、攒竹或丝竹空、四白等穴区寻找筋穴，沿皮下纵刺或横刺 15~20mm，针刺时注意避免刺伤眼球。所有筋针，均无须有感得气（酸麻胀痛），以无感得气为佳。留针 20~30 分钟。每日 1 次或隔日 1 次治疗。一般 10 次左右见效。（图4-3）

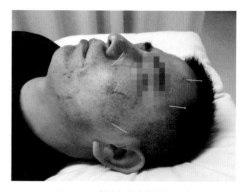

图 4-3 筋针治疗筋性面瘫

2. **辅助疗法**

（1）皮内针法：在主要筋穴可用图钉型皮内针埋针，用透明或肉色胶布固定。一般留针 1~2 天，注意局部避免着水或水浸，以免感染。如要洗脸或洗澡时，可在半小时前取下。

（2）膏熨饮酒法："足阳明之筋……治之以马膏，膏其急者，以白酒和桂，以涂其缓者，以桑钩钩之，即以生桑灰置之坎中，高下以坐等，以膏熨急颊，且饮美酒，啖美炙肉，不饮酒者，自强也，为之三拊而已。"（《灵枢·经筋》）可中药调敷或药巾热敷熏蒸患部，配合饮酒（黄酒或葡萄酒）1 杯、局部按摩，每日 1 次，直至病愈。

（3）脉针疗法：主要适用于脉性面瘫。

经筋针治疗 10 次仍未见效，病程超过 1 个月者，或顽固性面瘫，并出现倒错、面肌抽动者。多见于年老体弱者。

取穴：同筋针。年长体弱者，配合谷、太冲、足三里、三阴交等。

操作：取 30 号 1~1.5 寸毫针，面部常用穴位消毒后进针，向上斜刺或横向斜刺，一般针刺深入肌层，有明显得气感，行平补平泻法。足三里、三阴交，行补法。留针 30 分钟。隔日 1 次。如经过针刺数十次，或病程超过 1 个月仍未见效，可用电针增强刺激。为了达到电针效果，通电后要根据病情，调整针刺角度、方向与深度，寻找最佳刺激点，使额肌或面颊肌产生跳动，电流强度以患者能忍受为度。留针 20~30 分钟左右。隔日 1 次。10 次为 1 个疗程。

顽固性面瘫，或 3 个月仍未恢复者，上眼睑不能闭合或下眼睑上合困难者，可采用穿睑法（彭静山《眼针疗法》）：用 32 号 0.5~1 寸毫针，常规消毒后，押手上提眼睑进针，由目内眦或目外眦，向外或内，沿皮下横向透刺 0.3~0.8 寸。注意：必须穿在眼睑皮的中层，操作手法宜缓慢,行进时轻挑眼睑,验证毫针在中层之间,缓慢推进,避免刺伤血管出血。出血眼睑局部瘀肿者,冰敷止血。留针 20~30 分钟左右。隔日 1 次。10 次为 1 个疗程。

病久面部出现倒错现象者,采用透刺法,必要时可配合健侧面部穴位同时针刺治疗。取患侧地仓透颊车、颧髎透牵正。余穴同上。取 28 号 1.5 寸毫针,常用穴位消毒后进针斜刺深入肌层,有明显得气感后,小角度单向捻转,使肌纤维轻微缠绕针身,然后小幅度抽离,反复操作 3~5 次;或大角度单向捻转,使肌纤维缠绕针身,将口角牵拉至中线,并持续此状态 5 分钟左右。其余穴位结合电针疗法。留针 20~30 分钟左右。隔日 1 次。10 次为 1 个疗程。

病久面肌痉挛者,取地仓、颊车、颧髎、人迎、下关、四白与足三里、太冲、翳风、风池。人中沟偏歪,配水沟;颏唇沟偏歪,配承浆。以 30 号 0.5~1 寸毫针,在上述穴位常规消毒后进针直刺,颧髎、人迎、下关、四白得气后小幅度提插,每穴提插 1~2 分钟,其余穴位得气后施行补法。留针 20~30 分钟左右。隔日 1 次。10 次为 1 个疗程。

【按语】

1. 早期面瘫,刺激量宜轻,平刺浅刺,筋针治疗,一般不用电针。

2. 对病毒所致的面瘫,要配合点刺放血或清热解毒中药内服,协同增强效果。

3. 对老年面瘫患者,要加强整体调补,扶正而祛邪,必要时配合补气活血中药调理,增强效果。

4. 对病程较长的顽固性面瘫,要配合点刺放血、拔罐、艾灸、电针、中药内服外敷等综合疗法治疗。

5. 对面神经撕裂或断裂,如外伤或手术所致者,针灸疗法仅能改善症状,难以根治。

6. 面瘫、面痛(三叉神经痛)、面风(面肌痉挛)是常见的面部三病。三者既有区别,也有联系,互相影响,临证当辨病识证,分清主次,别而施治。一般面瘫易治;面痛难疗,容易复发;面风效差,需取穴精当,手法得宜,随机应变,方能显效。

【病案举例】

案例 1:秦某,女,68 岁。2021 年 4 月 5 日初诊。

主诉:左侧面瘫 3 天。

病史:2021 年 4 月 3 日无明显诱因出现口角㖞斜,次日医院检查,BP 190/96mmHg,神清,言语清,左侧鼻唇沟变浅。头颅 CT:未出血,两侧脑室旁及两侧基底节区腔梗死、缺血灶、老年性改变。

检查:左眼睑闭合不全,伴口角㖞斜,无味觉下降、耳后疼痛,无外耳道疱疹,无耳鸣、头晕。喝水漏水,左眉不能上抬,左眼睑闭合无力,口角右偏,鼓腮漏气。左侧面部肌肉僵硬。排除中枢性面瘫。

诊断:面瘫;面部筋病,足阳明、手太阳筋病。

治疗:筋针疗法。

在面部循筋寻及筋结点,筋针治疗(图 4-4),加足三里、三阴交、太冲、合谷行脉针治疗。

4 月 14 日五诊:左眉出现轻微活动,左眼睑能闭合,口角右偏改善。

4 月 28 日十诊:左额纹基本恢复,左眉能上抬,

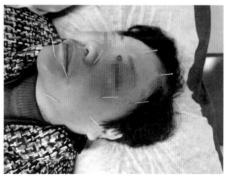

图 4-4 筋针治疗面瘫(秦某)

左眼睑能闭合且有力,左鼻唇沟恢复,口角稍右偏,鼓腮漏气由重度转为轻度,左侧咀嚼功能恢复。左侧额头偶感牵扯紧。继续守法治疗。

5月7日十四诊:闭眼有力,左眉上抬正常,口角恢复正常,饮食无影响,基本达到临床治愈。

案例2:房某,男,42岁。2018年9月21日初诊。

主诉:面瘫2天。

病史:患者是体育老师,近期经常在操场进行体育训练,2018年9月19日晨起洗脸时自觉刷牙漏水,感左侧面部僵硬,左面肌活动无力,左眼睑下垂,左眼不能闭合,右眼闭合正常,咀嚼无力,只能以右侧吃饭(患者诉前一段时间骑电瓶车上班)。无颈项不适,病发前无感冒症状。检查:左额纹消失、眼睑闭合不全,左眉不能上抬;左鼻唇沟变浅,鼓腮重度漏气,左侧无肿胀,面部板滞,口角右偏,流泪;无耳周、头面部红色疱疹等症;听力正常;味觉正常;四肢肌力及肌耐力正常;舌淡红苔薄白。

诊断:①西医:周围性面瘫;②中医:口僻,足阳明筋病。

治疗:筋针疗法。

循筋寻取左侧印堂、阳白、丝竹空、四白、颧髎、下关、大迎、缺盆穴区之筋穴。留针20分钟后取针。嘱:现病情为发展期,还未完全稳定,少熬夜劳累和避免吹风等。

9月24日复诊:自述病情有所加重。告知:因发病仅为4天,病情还没有稳定,故属正常现象,不必紧张。

10月3日五诊:左额纹恢复,左眉可上抬,左眼睑闭合稍欠缺,左鼻唇沟恢复,鼓腮漏气由重度转为轻度,口角仍右偏,左侧咀嚼功能基本恢复。

继续开始后5次的治疗,开始加大刺激量。在颧髎、丝竹空、下关、水沟、缺盆穴区附近寻找筋穴。另外,加合谷、足三里。(图4-5)

左眉能上抬、左眼睑能闭合、但尚欠,口角恢复正常,饮食无影响,自觉好转九成。

后经4次巩固治疗,面瘫基本恢复,达到临床治愈。(图4-6)

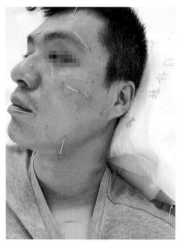
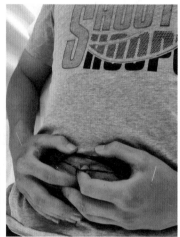
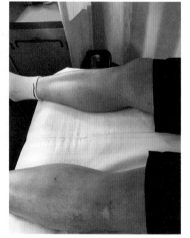

图4-5 筋针治疗面瘫一

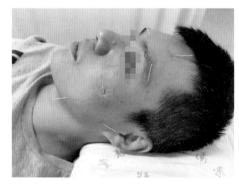
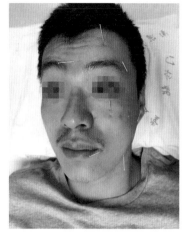
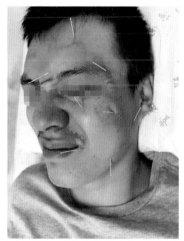
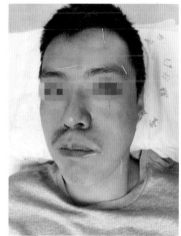

图 4-6　筋针治疗面瘫二

案例 3:陆某,男,21 岁。2019 年 6 月 17 日初诊。

主诉:左侧口眼㖞斜 4 天。

病史:2019 年 6 月 13 日晚上出现左侧面部僵硬,同时左侧咬肌稍肿胀,咀嚼无力。次日左眼睑下垂,左面肌无力,刷牙漏水。左眼睑闭合无力,右眼睑闭合正常。14 日到某三甲医院检查诊断为面瘫,服用西药,余无其他治疗。刻下:左眼睑闭合不全,左眉上抬无力,口角右偏,左侧鼓腮漏气。检查:左额纹消失、眼睑闭合不全,左眉不能上抬,左鼻唇沟变浅,鼓腮重度漏气,面部板滞,舌淡红苔薄白,无耳周、头面部红色疱疹等症,脉细弱,味觉正常,四肢肌力及肌耐力正常。

诊断:周围性面瘫;手足阳明筋病,筋肉型。

治疗:初诊时口角㖞斜,在地仓、颊车、颧髎、下关等穴区附近寻找筋穴平刺。额:阳白、丝竹空穴区寻找筋穴。鼻唇沟、下颌及唇:迎香、承浆等穴区寻找筋穴。用 0.30mm×30mm 筋针平刺病所。30 分钟后结束。(图 4-7)

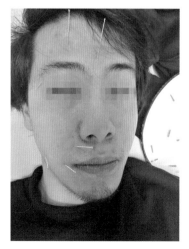

图 4-7　面瘫初诊

6月21日三诊：面部及抬眉感轻松，鼓腮稍㖞斜，左侧刷牙仍有漏水。询：近期有熬夜。嘱治疗期间11点前左右睡觉，心情要愉悦。

7月1日六诊：抬眉轻松，额纹出现，鼻唇沟变深，鼓腮无漏气及口角㖞斜，下巴正位。患者诉：基本好了。要求继续筋针治疗几次巩固。

7月8日八诊：左眼内眦及左口角仍有轻度不适，加攒竹、地仓穴区筋穴。（图4-8）

十诊：左侧口眼㖞斜恢复正常，已无明显不适，情况良好。嘱近期避免面部吹风，保证早睡习惯，后续有异常第一时间来复诊。

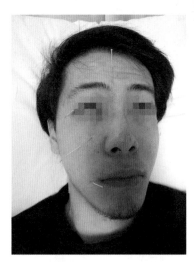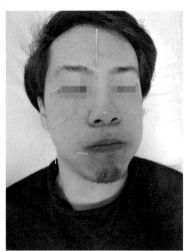

图4-8　面瘫八诊

三叉神经痛

【概说】三叉神经痛分原发性和继发性两种。原发性三叉神经痛是指面部三叉神经分布区反复发作的、短暂的剧烈疼痛，无三叉神经损害体征；多见于40岁以上女性，绝大多数为单侧；常突然发作面部三叉神经分布区剧烈疼痛，如刀割、电击、针刺、火烙、撕裂样，历时数秒到十几分钟不等，1天发作几次甚至几十次；劳累、情绪变化、营养不良、天冷等情况下易发病。继发性三叉神经痛是继发于其他疾病而继发的症状。三叉神经痛，中医称面痛，可分为筋性、脉性两类。本节主要介绍原发性三叉神经痛中属于经筋病所致面痛者。

【有关经筋理论】十二经筋主要有手足阳筋分布于面部，具体分布如下：

足太阳之筋……其直者，结于枕骨，上头下颜，结于鼻；其支者，为目上网，下结于頄……上出缺盆，上结于完骨；其支者，出缺盆，邪上出于頄。

足少阳之筋……直者，上出腋，贯缺盆，出太阳之前，循耳后，上额角，交巅上，下走颔，上结于頄；支者，结于目眦为外维。

足阳明之筋……上颈，上挟口，合于頄，下结于鼻，上合于太阳，太阳为目上网，阳明为目下网；其支者，从颊结于耳前。

手太阳之筋……结于耳后完骨；其支者，入耳中；直者，出耳上，下结于颔，上属目外眦。其病……应耳中鸣，痛引颔，目瞑良久乃得视……本支者，上曲牙，循耳前，属目外眦，上颔，结于角。其痛当所过者支转筋。

手少阳之筋……其支者，当曲颊入系舌本；其支者，上曲牙，循耳前，属目外眦，上乘颔，结于角。其病：当所过者即支转筋。

手阳明之筋……其支者，上颊，结于顺；直者，上出手太阳之前，上左角，络头，下右颔。其病：当所过者支痛及转筋。

三叉神经分为 3 支，即眼支、上颌支、下颌支。

足太阳筋分布于顺、鼻、颜、目上网，与眼支、上颌支有关。

足少阳筋分布于顺、额，与上颌支、下颌支有关。

足阳明筋分布于顺、鼻、颜、颊、目上网、目下网，与眼支、上颌支、下颌支有关。

手太阳筋分布于颔、上曲牙，与上颌支、下颌支有关。

手少阳筋分布于曲颊、颔、上曲牙，与上颌支、下颌支有关。

手阳明筋分布于顺、颊、额，与上颌支、下颌支有关。

即：眼支与足太阳、足阳明筋有关；上颌支与手足太阳、手足少阳、手足阳明筋有关；下颌支与手太阳、手足少阳、手足阳明筋有关。

与本病有关的经筋主要是手足三阳经筋，一旦筋病则当所过者支痛及转筋。

【病因病机】卫气不足，腠理空虚，易遭风寒湿邪入侵，入腠袭筋，邪结筋挛，气津不布则痛；或筋病挛急，卡压经脉，或邪阻经脉，经气失和，气血阻滞而痛；或筋病日久，或气血不足，不耐风寒，经筋失养而痛。

【临床表现】

1. **主症** 面痛突然发作，呈闪电样剧痛，有时为刀割、针刺、烧灼样疼痛，持续时间短暂，一般数秒至数分钟，反复发作，发作无先兆，可在洗脸、刷牙、吃饭甚至讲话时诱发疼痛。间隙期无疼痛。患者由于害怕发作而整日处于恐惧之中，精神紧张。

2. **筋性面痛** 一般病程较短，皮肤较敏感，常因触及面部某些部位而诱发面痛，称"触发点"或"扳机点"，皮下可现阳性反应物（结节、凹陷）等。筋针治疗见效较快。

3. **脉性面痛** 一般病程较长，反复发作，皮肤较粗糙，疲劳体弱时发作，可伴有面肌抽搐，或面红，结膜充血，流泪、流涎等。

【鉴别诊断】

1. **牙痛** 任何年龄均可发病，且无性别差异，并有牙周炎、龋齿等病史，以下颔痛为主，为持续性跳痛或胀痛，非电击、刀割样痛，夜间加重，冷、热刺激可诱发，局部红肿触痛等。

2. **偏头痛** 多见于青年女性，疼痛多在眶周、额颞部，呈搏动性、胀痛、钻痛，夜间和午睡后发作，持续数小时至几天不等，每日或数周、数月 1 次，发作时情绪激动，踱步不止，无扳机点，伴有流涕、鼻塞、流泪，发作前多有视物模糊、闪光、暗点等先兆症状。

【治疗】

1. **筋针疗法** 主要适用于筋性面痛。

取穴：根据疼痛部位循筋寻找筋结点或扳机点，即为筋穴。（图 4-9）

操作：以 0.30mm×30mm 筋针，在筋穴常规消毒后，沿皮下循筋纵刺、横刺；或以筋结点或扳机点为中心用 4 针沿皮扬刺。每日 1 次或隔日 1 次，5 次为 1 个疗程。

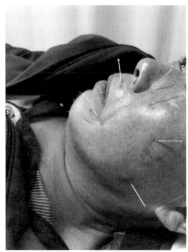

图 4-9 筋针治疗筋性面痛

2. 辅助疗法

（1）电针疗法：可在上述穴位，通电以疏密波刺激，电流强度以患者能忍受为度。每次20~30 分钟左右。每日 1 次或隔日 1 次,5 次为 1 个疗程。

（2）皮内针疗法：在筋结点或扳机点可用图钉型皮内埋针，用肉色胶布固定。一般留针 1~2 天,注意局部避免着水或水浸，以免感染。如要洗脸或洗澡时，可在 2 小时前取下。

（3）脉针疗法：主要适用于脉性面痛。

取穴：根据疼痛部位与三叉神经分布的关系取穴。

主穴：下关、足三里、合谷。

配穴：额　支：阳白、丝竹空、鱼腰。

上颌支：四白、颧髎、巨髎、地仓、迎香、口禾髎。

上颌支：翳风、颊车、大迎、承浆。

操作：以 28 号 1 寸毫针，对下关、丝竹空、鱼腰、四白、大迎行提插泻法，其余穴位行平补平泻法。

如筋病及脉者，或脉病及筋者，可用筋针疗法结合脉针治疗。

【按语】

1. 对于原发性三叉神经痛，临床较难区分筋病、脉病。一般而言，脉病病程较长而筋病较短，老年体弱者多见脉病。从治疗效果而言，筋病易治，见效较快；脉病难疗，见效较慢，且易反复发作。临床有时较难鉴别，可两种针刺方法结合使用，一般 3~5 次见效者多为筋病。

2. 继发性三叉神经痛以治疗原发病为主，可辅以筋针疗法，或毫针疗法，以治其标。

【病案举例】

案例 1：戴某，女，80 岁。2014 年 3 月 28 日初诊。

主诉：右侧面痛年余。

病史：2013 年初出现右侧面痛，经西医诊断为三叉神经痛，服用止痛药，但仍频繁发作，后经中药、针灸等治疗，稍有减轻。刻下：右侧面痛，遍布前额、面颊、下颌等区均有触电样灼痛，每日发作 2~3 次，每次数秒至数十秒，讲话、吃饭、刷牙等均可诱发。右侧面部触及数个激发点。舌淡红有瘀点，苔薄白，脉细涩。有高血压病史。

诊断：右三叉神经痛，筋脉型。

治疗：右额部阳白、鱼腰穴区与迎香、大迎穴区触及激发点，常规消毒后，用 0.30mm×30mm 筋针，在额、下颌、面颊部筋穴皮下向外横刺，在鼻旁部筋穴皮下向下纵刺。配合下关、四白脉针治疗，留针 20 分钟。

3 月 31 日二诊：右侧面痛减轻，守法治疗。

4 月 1 日三诊：右侧面痛多次发作 2 天，次数较前增加。守法治疗。

4 月 7 日四诊：近 2 天面痛明显减轻。守法治疗。

4 月 11 日五诊：近 2 天右侧面痛未作。守法治疗。

4 月 14 日六诊：昨晚面痛又作。上法加电针治疗 20 分钟。

4 月 25 日七诊：针后数天面痛未作，但近 1 周，面痛频作。守法治疗。

4 月 28 日八诊：右侧面痛发作频次、程度减轻，守法治疗。

5 月 2 日九诊：面痛昨天至今未作。双膝疼痛多年，要求兼治。上法加膝眼、足三里等行脉针治疗。

5 月 5 日十诊：面痛消失，但吃饭仅于第 1 口时仍有轻痛。双膝酸痛减轻。守法治疗。

5月9日十一诊:面痛基本消失,偶有小作,双膝酸痛明显减轻,上下台阶基本无影响。守法治疗。

5月11日十二诊:面痛消失,膝痛基本控制。

其后每周针刺1次,逐渐减为每半月、每月1次,巩固治疗至面痛未作。

案例2:黄某,女,59岁。2021年1月6日初诊。

主诉:右面痛7年余。

病史:2014年出现阵发性右侧面痛,诊断为三叉神经痛,排除牙病。接受卡马西平等药物治疗,但未能控制。2018年5月在南京某三甲医院行三叉神经微血管减压术,术后疼痛缓解。但2020年3月又出现轻度面痛,其后逐渐面痛加重,11月至脑科医院,MRI提示右侧三叉神经术后,右侧三叉神经血管关系密切。口服普瑞巴林胶囊、甲钴胺片,稍有缓解。

刻下:右上口唇撕裂痛,讲话、饮食时诱发或加重疼痛,有时牵扯至颧骨与太阳穴附近。

既往史:2010年子宫切除术。

体征:右上口唇触痛,脉弦,舌淡红苔薄白。

诊断:①西医:三叉神经痛(上颌支、眼支);②中医:面痛(阳明筋脉病)。

治疗:初次治疗循阳明筋在面部寻及筋结痛点,筋针治疗。合谷针刺。(图4-10)

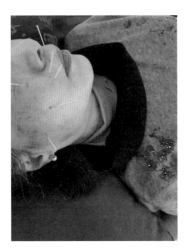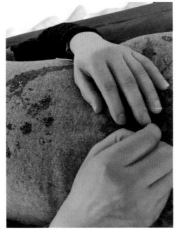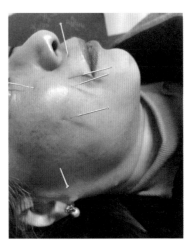

图4-10 筋针治疗三叉神经痛

1月13日五诊:经4次筋针治疗,右上唇刺痛减轻,能忍受,范围局限于右上唇至颧骨附近,太阳穴处扯痛消失,但讲话、吃饭时仍诱发疼痛,然程度较前减轻,右上唇时有抽动。右口禾髎穴区有触痛。筋针配合子午捣臼法。

2021年2月3日,上述筋针治疗基础上配合唇内筋针治疗后,今晨起自觉右上唇疼痛明显减轻,轻触已无痛感。(图4-11)

2月5日十诊:近几日右上唇疼痛基本消失,触压均无疼痛,讲话时无痛,但饮食时仍诱发疼痛。

2月8日十一诊:右上唇疼痛基本消失已1周,但饮食于第1口时仍有痛感,程度减轻能忍受,其后疼痛逐渐减弱。

2月19日十二诊:过年期间面痛基本消失,但初五与朋友聚餐吃火锅后再次出现右上唇刺痛,且牵引右额痛。继续上法治疗,当即疼痛缓解。

2月26日十五诊:经3次筋针治疗,右上唇及右额痛基本消失,达到临床治愈。(图4-12)

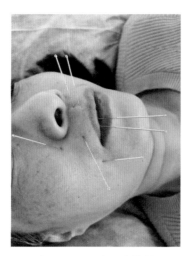

图4-11　配合唇内筋针

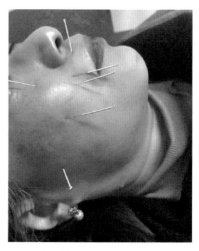

图4-12　筋针治疗右上唇及右额痛

面 肌 痉 挛

【概说】本病以一侧面肌不自主的、不规则的抽搐为特征,多见于中年女性;病因未明,可能为面神经之膝状神经节受病理性刺激所致,也有人认为由面神经管的纤维增生或血管对面神经的压迫所致。面肌痉挛,中医称面风,可分为筋性、脉性与脏性3类。本节主要介绍面肌痉挛中属于经筋病者。

【有关经筋理论】十二经筋主要有手足阳筋分布于面部,具体分布如下:

足太阳之筋……其直者,结于枕骨,上头下颜,结于鼻;其支者,为目上网,下结于頄……上出缺盆,上结于完骨;其支者,出缺盆,邪上出于頄。

足少阳之筋……直者,上出腋,贯缺盆,出太阳之前,循耳后,上额角,交巅上,下走颔,上结于頄;支者,结于目眦为外维。

足阳明之筋……上颈,上挟口,合于頄,下结于鼻,上合于太阳,太阳为目上网,阳明为目下网;其支者,从颊结于耳前。

手太阳之筋……结于耳后完骨;其支者,入耳中;直者,出耳上,下结于颔,上属目外眦。其病……应耳中鸣,痛引颔,目瞑良久乃得视……本支者,上曲牙,循耳前,属目外眦,上颔,结于角。其痛当所过者支转筋。

手少阳之筋……其支者,当曲颊入系舌本;其支者,上曲牙,循耳前,属目外眦,上乘颔,结于角。其病:当所过者即支转筋。

手阳明之筋……其支者,上颊,结于頄;直者,上出手太阳之前,上左角,络头,下右颔。其病:当所过者支痛及转筋。

与本病有关的经筋主要是手足三阳经筋,一旦筋病则当所过者支痛及转筋。

【病因病机】中医认为,多为正气不足,复感外邪,寒则筋急,经筋刚柔失衡而致筋性面风;或邪阻脉络,筋肉失去濡养,阳筋失柔而致脉性面风;或肝肾不足,或阴血亏虚,筋肉失养,虚风内动而致脏性面风。

【临床表现】

1. **主症**　起病于一侧下眼睑,呈轻微的肌肉抽动,逐渐可向面颧部扩展,尤以口角抽搐最明显,抽动时常伴眼裂缩小,甚则睁眼困难,于精神紧张、疲劳时抽动加重,睡眠时症状消失。严重者整个面肌可强烈痉挛,伴轻微肌无力和肌萎缩。

2. **筋性面风**　一般病程较短,皮肤较敏感,常因触及面部某些部位而诱发面肌抽动,称"触发点"或"扳机点",皮下可寻及阳性反应物(结节、凹陷)等。筋针治疗见效较快。

3. **脉性面风**　一般病程较长,反复发作,或面瘫日久不愈,皮肤较粗糙,疲劳体弱时发作,或可伴有面痛,舌淡红苔薄白,脉紧或涩等。

4. **脏性面风**　一般病程较久,多见年老体弱,头晕眼花,耳鸣耳聋,腰膝酸软,或伴有面肌萎缩、无力等,舌红少苔,脉细数等。

【鉴别诊断】

眼肌痉挛　是梅热综合征中的一种类型。表现为眼睑刺激感,眼干,畏光,瞬目频繁,后发展成不自主睁眼、闭眼。痉挛可持续数秒至数分钟,多数为双眼,影响读书、行走,甚至出现功能性失明等症状。

【治疗】

1. **筋针疗法**　主要适用于筋性面风。

取穴:根据痉挛部位循筋寻找筋结点或扳机点即为筋穴,多见于瞳子髎、颧髎、地仓、大迎、翳风、缺盆等穴区。

操作:以 0.30mm×30mm 筋针,在筋穴常规消毒后,沿皮下循筋纵刺、横刺。隔日 1 次,10 次为 1 个疗程。

2. **辅助疗法**

(1)皮内针疗法:在筋结点或扳机点可用图钉型皮内针埋针,用肉色胶布固定。一般留针 1~2 天,注意局部避免着水或水浸,以免感染。如要洗脸或洗澡时,可提前取下。

(2)脉针疗法:主要适用于脉性面风。

主穴:四白、太阳、印堂、攒竹、阳白、地仓、风池、翳风、合谷、太冲。

配穴:肝肾阴虚配太冲、太溪;阴血亏虚配足三里、三阴交。

操作:以 30 号 1 寸毫针,对面部穴位行提插泻法,或用 28 号 3 寸毫针行太阳透颊车、地仓透翳风、四白透下关等,其余穴位行平补平泻法。虚证配穴用补法。

【按语】

1. 针灸治疗面肌痉挛有一定疗效。筋性面风,筋针治疗手法宜轻,见效较快;脉性面风,手法以泻法或平补平泻为主,可配合透刺,疗程相对较长;脏性面风,以调补手法为主,较难针治,必要时可配合中药等治疗,以增进疗效。

2. 平时保持心情乐观,面部避免风寒,注意保暖;饮食宜清淡,忌辛辣等刺激性饮食;按时作息。

【病案举例】陆某,女,62 岁。2021 年 3 月 8 日初诊。

主诉:左侧面肌抽动 4 年余。

病史:2017 年初不明原因出现左眼角跳动,因抽动程度较轻,发作次数不多,未引起重视。2019 年 3 月左眼角抽动影响左颧部,情绪激动时加重,抽动时诱发左耳鸣如车轮声。至医院诊治,诊断为肝风内动,用中药、针灸等治疗月余,未见显效。刻下:左侧面肌抽动,由眼角开始,逐渐向下至颧部、口角,抽动时睁眼困难,口角左偏,耳鸣如车轮声,每日频繁发作,每小时 3~5 次，每次数分钟。面部触摸或受到外来冷热刺激均可诱发抽动。检查:左面部较敏感,有数个扳机点,面肌活动正常。舌红少苔,脉细涩。

诊断:面肌痉挛;面风,以足阳明筋脉病为主。

治疗:循足阳明筋在面部触及扳机点与筋结点,行筋针治疗。

3 月 19 日五诊:经 4 次筋针治疗,面部抽动未见显效,自觉面部有松动感。守法治疗。

4 月 2 日十诊:经 1 个疗程治疗,面部抽动有所缓解,发作次数减少,且抽动持续时间缩短,抽动时耳鸣基本消失。上法加项部与锁骨区筋结点,行筋针治疗。

4 月 16 日十五诊:面部抽动显著减弱,次数减少,但触摸扳机点仍诱发抽动,但程度较轻。配合太冲、合谷、太溪、足三里等穴,脉针治疗。

4 月 30 日二十诊:经 2 个疗程筋针治疗,面部抽动基本控制,每日仅抽动 2~3 次,且程度较轻,面部触及扳机点时偶有抽动。守法治疗。

5 月 28 日三十诊:经 3 个疗程治疗,面部抽动基本消失,数日偶有发作 1 次,扳机点消失。基本达到临床治愈。嘱:注意休息,局部保暖,如有反复可再来就诊。(图 4-13)

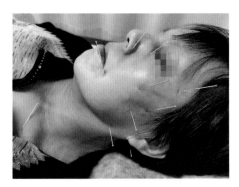

图 4-13　筋针治疗面肌痉挛

中风（维筋病）

【概说】中风是指以突然昏倒、不省人事,或突发口角喝斜、半身不遂,或仅见言语不清、半身乏力等为主症的一种疾病。西医学认为本病是由脑出血、脑血栓形成、脑栓塞、蛛网膜下腔出血、短暂性脑缺血发作所致。本病多见于中老年人。

【有关经筋理论】十二经筋主要有手足阳筋分布于头部,具体分布见头痛(偏头痛)。其中与中风(维筋病)关系较密切的有足少阳筋、手阳明筋与手少阳筋。

足少阳之筋,起于小指次指,上结外踝,上循胫外廉,结于膝外廉;其支者,别起外辅骨,上走髀,前者结于伏兔之上,后者结于尻;其直者,上乘䏚季胁,上走腋前廉,系于膺乳,结于缺盆;直者,上出腋,贯缺盆,出太阳之前,循耳后,上额角,交巅上,下走颔,上结于頄;支者,结于目眦为外维。其病:小指次指支转筋,引膝外转筋,膝不可屈伸,腘筋急,前引髀,后引尻,即上乘䏚季胁痛,上引缺盆膺乳颈,维筋急,从左之右,右目不开,上过右角,并跷脉而行,左络于右,故伤左角,右足不用,命曰维筋相交。

手阳明之筋,起于大指次指之端,结于腕,上循臂,上结于肘外,上臑结于髃;其支者,绕肩胛,挟脊;直者,从肩髃上颈;其支者,上颊,结于頄;直者,上出手太阳之前,上左角,络头,下右颔。其病:当所过者支痛及转筋,肩不举,颈不可左右视。

手少阳之筋……其支者,当曲颊入系舌本;其支者,上曲牙,循耳前,属目外眦,上乘颔,结于角。其病:当所过者即支转筋,舌卷。

经筋之病,寒则反折筋急,热则筋弛纵不收,阴痿不用。阳急则反折,阴急则俯不伸。

经筋中左右交叉分布者仅 2 条,即足少阳之筋与手阳明之筋。手足各有 1 条阳筋交叉左右,沟通左右经筋卫气,以更好地发挥经筋的整体协调能力。故一旦这些交叉的经筋出现病变,则左右交叉为患。即"足少阳之筋……其病……维筋急,从左之右,右目不开,上过右角,并跷脉而行,左络于右,故伤左角,右足不用,命曰维筋相交"与"手阳明之筋……其病:

当所过者支痛及转筋,肩不举,颈不可左右视",以及"手少阳之筋……其支者,当曲颊入系舌本……其病:当所过者即支转筋,舌卷"。上述症情的描述如目不开、足不用、肩不举、不可左右视、舌卷等,与中风的病症极为相似。故维筋病属于中风范畴。

【病因病机】中医认为,本病多因风、火、痰、瘀为患,涉及心、肝、肾、脾等脏。当痰瘀流窜经络,可进而影响气血输布于经筋;心、肝、肾、脾等脏病变,使气血化生不足,经筋失养,复感寒邪则筋急,遇热则筋纵。下肢阳筋拘急(阳急阴缓)则伸而不屈,上肢阴筋拘急(阴急阳缓)则屈而不伸。

【临床表现】针灸临床大多以中风后遗症之半身不遂、口角㖞斜为主,故治疗时当分清中经络还是中脏腑后遗中经络之证,是单纯经络病还是维筋病,方能辨证择穴施术,提高疗效。

1. **中风先兆** 突发言语不清或舌强,一侧肢体乏力或麻木,兼有头晕、心悸等症。

2. **中脏腑**

闭证:突然昏倒,不省人事,牙关紧闭,半身不遂,口角㖞斜,双手紧握,面赤气粗,喉中痰鸣,二便不通,舌红苔黄腻,脉弦滑数。

脱证:突然昏迷,目合鼻鼾,口张息微,手撒肢冷,二便失禁,脉微细。

3. **中经络** 半身不遂,言语不清,神情淡漠,肌肤麻木不仁,口角㖞斜,舌暗红,脉弦滑或弦紧。部分中脏腑患者,经抢救治疗后而后遗半身不遂、口角㖞斜、眼睑下垂、舌强语涩等症者,为中脏腑后遗症。

4. **维筋病** 一般出现在中风后遗症的中后期,表现为对侧肢体瘫痪、眼睑下垂、偏视、舌卷等,后期可见患侧肢体关节拘挛或弛纵、活动不利等,如手拘挛、肘屈曲而足内翻、下肢强直体位,呈现中风特殊步态。精细动作难以协调活动等。

【鉴别诊断】

周围性面瘫 为面神经核或面神经受损时引起,出现病灶同侧全部面肌瘫痪,从上到下表现为不能皱额、皱眉、闭目,角膜反射消失,鼻唇沟变浅,不能露齿、鼓腮、吹口哨,口角下垂(或称口角歪向病灶对侧,即瘫痪面肌对侧),部分还可出现舌前 2/3 味觉障碍或听觉障碍。多见于受寒、耳部病变或神经纤维瘤等引起的周围型面神经麻痹。

【治疗】

1. **筋针疗法** 主要适用于维筋病。

对于脏病及筋或脉病及筋所致的患侧肢体关节拘挛或弛纵,即下肢阳急阴缓、上肢阴急阳缓等表现,筋针可舒筋,阳急治阳,阴急治阴,协调阴阳,促进肢体关节功能的恢复。

(1)头部筋针

头部筋穴:在头部两耳至头顶区域之足少阳筋、手阳明筋分布区域,相当于头针的顶中线、顶颞前斜线、顶颞后斜线、顶旁 1 线、顶旁 2 线、颞前线等处,寻找到的筋结点或压痛点或压舒点,即为筋穴。(图 4-14)

操作:以 0.30mm×30mm 筋针,常规消毒后进针,循筋沿皮纵刺或横刺 20~25mm,并嘱患者活动患肢,如不能自主活动,可配合被动活动患肢 1 分

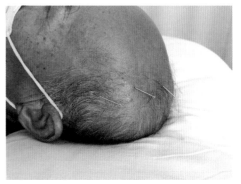

图 4-14 头部筋穴

钟左右,随后留针 20~30 分钟,每隔 10 分钟行针 1 次并配合患肢活动。隔日 1 次。10 次为 1 个疗程。

（2）四肢筋针

患肢筋穴:根据"阳急则反折,阴急则俯不伸""阳缓则阴急,阳急则阴缓"之义,阴阳经筋相互协调产生运动,阴筋或阳筋病变均会影响到阳筋或阴筋而发生肢体拘挛,手指、足趾活动不利。临证观察触摸患肢内外侧肌肉,何侧肌肉紧张拘急则病在何侧;在患侧触摸循筋寻找筋结点,按压处有轻微压痛或酸胀感或舒适感,患者拘挛肢体关节活动稍有轻松感,即是筋穴。一般患侧下肢筋结点多见于足三阳筋区域,上肢筋结点多见于手三阴筋区域。（图 4-15）

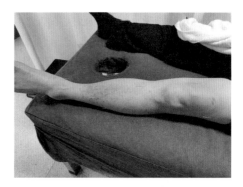

图 4-15 患肢筋穴

操作:取 0.30mm×30mm 筋针,常规消毒后进针,沿皮循筋纵刺 25~30mm,并嘱患者活动患肢,关节部位一般沿皮横刺 15~20mm,如不能自主活动,可被动活动,以自觉患肢有轻松感为度,如无则调整针刺方向,随后留针 20~30 分钟,每隔 10 分钟活动患肢并调整针向 1 次。手指或足趾在指（趾）间关节侧面,以筋针,常规消毒后进针,沿皮下纵刺 10~15mm,留针 20~30 分钟。隔日 1 次。10 次为 1 个疗程。

（3）面部筋针

面部筋穴:参照面瘫治疗。（图 4-16）

需要注意的是,中风后遗症患者一般眼部不受累,病久可影响患侧眼部,但临证表现有所不同。面瘫表现为眼睑不能闭合、露睛流泪,主要为下眼睑上抬无力;中风后遗症为眼睑不能上抬,眼睑下垂,影响视物,主要为上眼睑不能上抬所致。正如《灵枢·经筋》载:"足太阳之筋……其支者,为目上网";"足阳明之筋……太阳为目上网,阳明为目下网……其病……卒口僻,急者目不合";"足少阳之筋……维筋急,从左之右,右目不开。"

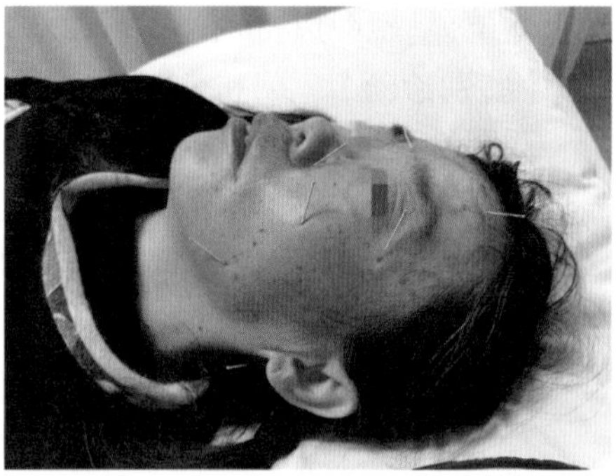

图 4-16 面部筋穴

故取穴以阳白、攒竹、丝竹空、鱼腰等足太阳经筋分布区域筋穴为主,取 0.30mm×30mm 筋针,常规消毒后进针,循筋沿皮纵刺或横刺。隔日 1 次,10 次为 1 个疗程。

2. 辅助疗法

（1）皮内针法:在筋结等主要筋穴,可用图钉型皮内针埋针,用肉色胶布固定。一般留针 1~2 天,注意局部避免着水或水浸,以免感染。如要洗澡时,可在半小时前取下。

（2）电针疗法:可在上述针刺的基础上通电刺激,采用连续波,电流强度以患者能忍受为度。隔日 1 次。10 次为 1 个疗程。

（3）脉针疗法

1）中风先兆:调理经络,理气化痰。

取穴:百会、曲池、合谷;风市、丰隆、足三里。

操作:毫针行平补平泻法。

2)中脏腑

A. 闭证:清热豁痰,醒脑开窍。

取穴:井穴、水沟、太冲、劳宫、丰隆。

操作:井穴点刺放血,水沟、劳宫以泻法开窍;太冲、丰隆平补平泻,导气豁痰息风。

B. 脱证:回阳固脱。

取穴:关元、神阙(隔盐灸)。

操作:以艾条或艾炷重灸,灸至脉起神回。

3)中经络:疏通经络,活血化瘀

取穴:上肢:肩髃、曲池、手三里、外关、合谷。

　　　下肢:环跳、阳陵泉、血海、足三里、解溪、昆仑。

　　　口角㖞斜:地仓、颊车、内庭、颧髎。

　　　眼睑下垂:阳白、攒竹、丝竹空。

对于中脏腑后遗半身不遂者,在上述选穴治疗的基础上,再加下极泉、内关、三阴交、委中等穴,针刺时每穴有触电样针感为好,但点到即止,不必反复捣针,以免损伤神经。

对于肢体瘫痪者,可加电针疗法以增强疗效,即在上述针刺的基础上通电刺激,采用连续波。为了达到刺激效果,通电后要调整针刺深度与角度,寻找最佳刺激点,以某一肌肉或肌群、关节产生所希望的活动为度,电流强度以患者能忍受为度。

对于肘膝手足拘挛者,可用透刺法,如足拘挛加丘墟透照海、八风向上透刺,手拘挛加三间或合谷透后溪、八邪向上透刺,肘拘挛加少海透曲池、膝拘挛加阴陵泉透阳陵泉、血海透梁丘等。

对于患侧肢体怕冷乏力者,可加督脉及相关阳性经穴,如上肢怕冷加大椎、肩外俞,下肢怕冷加腰阳关、白环俞等,并可配合灸法。

【按语】

1. 针灸治疗中风,尤其是中风后遗症,是目前治疗的主要方法之一,须长期坚持治疗,同时配合物理、言语等治疗方法,可增强效果。

2. 对脏病及筋或脉病及筋的维筋病,在针灸治疗的基础上,采用针对头面与肢体的筋针治疗,有利于肢体关节功能的恢复,改善患肢的痉挛状态,增强疗效。

3. 针灸治疗中风的时机很重要,但须分清缺血性还是出血性脑血管意外。缺血性脑血管意外,宜尽早针灸干预治疗;出血性脑血管意外应待病情稳定后再行针灸干预治疗。一般治疗最佳时机为 3 个月以内,超过半年大多遗留后遗症。

【病案举例】

案例1:蒙某,男,32 岁。2013 年 2 月 1 日初诊。

主诉:左侧肢体活动不利月余。

病史:2012 年 12 月 24 日上午出差乘飞机返港,中午突感左侧肢体麻木,步行回家后出现呕吐,逐渐左侧肢体活动无力,急入院诊治,经 CT 检查诊断为右脑血栓,接受溶血治疗后好转,转入康复医院治疗。刻下:步入诊室,神志清楚,言语清晰,对答自如正确,左侧肢体活动不利,左侧面部麻木,左侧手下垂、背伸困难,左腿足穿脚托固定,左足下垂。

查:左侧肌力 4 级,肌张力略亢进,腱反射亢进,左手腕下垂、背伸困难,手指轻度屈曲而难伸,左下肢外侧牵扯痛,左足内翻,足趾屈曲困难,触觉减退。病理反射未明显引出。舌暗红,苔薄黄腻,脉细弦。

诊断:中风(右脑血栓)经络型。

治疗:取左侧肩髃、曲池、手三里、外关、合谷;阳陵泉、足三里、丘墟、昆仑、足临泣。脉针治疗,平补平泻,留针20分钟。每周2次,10次为1个疗程。

3月18日五诊:左手指屈曲力度加大,手指能轻度伸展。守上法治疗。

5月6日十诊:左手能握拳但握力较弱,前臂伸直状态下手指能轻度伸展,但拇指、示指、小指较差,左足趾能轻度屈曲,但足仍内翻,小腿外侧肌肉紧张。上法加电针治疗。

7月5日二十诊:左手能握拳,力度增强,前臂伸直状态下手指能伸展,拇指、示指、小指接近中指水平;左足趾能屈曲,但足仍内翻,小腿外侧肌肉紧张。上法加电针定位刺激,使左小指、示指上翘运动,左足背向外背伸运动。

9月30日四十诊:左手握拳力度明显增强,前臂伸直状态下手指伸展力度增强,示指、小指力度较弱,尤其是示指;左足趾能屈曲,足仍内翻,小腿外侧肌肉紧张。上法仍电针定位刺激。加血海、阴陵泉、三阴交、太冲;少海、间使、内关、鱼际、劳宫、少府等穴治疗。

11月15日五十诊:左手握拳力度明显增强,手腕屈曲状态下手指能缓慢伸展、力度较弱,拇指上翘力度加大,示指能伸展,尤其是示指;下肢行走较前平稳有劲,但左足仍内翻,小腿外侧肌肉紧张。本月开始恢复半日工作。患者病程历经1年,虽有明显改善,但脉病及筋,出现维筋病症。上法加筋针治疗。取手指侧面近端指间关节筋穴、肘膝关节以下筋结点,常规消毒后,用0.30mm×30mm筋针,皮下纵刺。

12月23日六十诊:左手握拳后手指伸展速度加快,力度增强,拇指、小指上翘接近中指,示指略差;足内翻改善,行走较前轻松,小腿外侧肌紧张略减。

2014年4月7日七十诊:左手握拳有力,手指伸展速度、力度增强,拇指、小指上翘力度增强,示指能缓慢伸展但无力;足内翻改善,行走轻松,小腿外侧肌紧张明显减弱。患者表示治疗。

案例2:潘某,男,65岁。2018年3月9日初诊。

主诉:左侧肢体活动不利3年余。

病史:2016年2月突然言语不清,继则左侧肢体活动不利,行走不便,急诊入院,经头颅CT检查,提示右侧脑梗死(口述,未见报告);住院月余,行中西药、针灸等治疗,言语渐清,左侧肢体活动稍有好转而出院。但左侧面部麻木,时有流口水,左侧肢体活动不利,行走不便。在门诊继续针灸治疗2年多,症情未见明显改善。刻下:家人陪同,扶持步入诊室,神志清楚,对答自如,言语欠清,左侧面部板滞,时流口水,左侧肢体活动不利,怕冷,神疲乏力,饮食尚可,二便调。

查:左侧肢体肌力4级,肌张力亢进,病理反射未明显引出。伸舌偏歪,舌红少苔,脉细涩。

诊断:脑梗死;中风,筋脉型。

治疗:左侧肢体循筋寻及的筋结点即为筋穴,在太阳、颧髎、地仓、颊车、风池、肩髃、曲池、外关、合谷、环跳、风市、足三里、丘墟等穴区。取0.30mm×30mm筋针,常规消毒后进针,循筋沿皮纵刺25~30mm,并嘱患者活动患肢,留针20~30分钟,其间行针1次并配合患肢活动。

3月23日五诊:面部板滞减轻,左侧肢体活动所有好转,能自行步入诊室,但肢体怕冷、神疲乏力。加大椎、肩井、肾俞、腰阳关等穴,进行脉针治疗。

4月6日十诊:面部板滞减弱,言语渐清,行走较前有劲,肢体怕冷改善。加头针(顶颞前斜线、顶中线、顶旁1线、颞前线)治疗。

5月25日二十诊:面部板滞基本消失,言语清,口水偶流,左侧肢体活动力增强,能自行步入诊室,肢体怕冷明显改善。左侧肢体、右头部配合电针治疗。

6月29日三十诊:神清语清,面部板滞消失,左侧肢体活动基本正常,能在公园散步半小时。

8月31日四十诊:随着气温升高,肢体活动基本恢复正常(肌力5级),言语清晰。嘱:病情基本康复,其后每周巩固治疗1次。(图4-17)

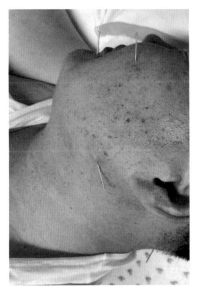
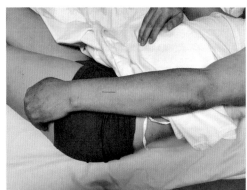
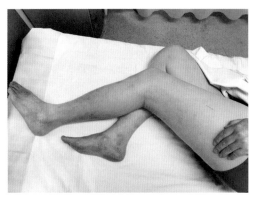

图4-17　筋针治疗中风(筋脉型)

案例3:柳某,男,59岁。2021年9月1日初诊。

主诉:言语不清80天。

病史(家人代述):2021年6月18日无明显原因出现言语不清,急赴当地医院检查,MR提示左侧额叶脑梗死、冠状动脉硬化。6月28日入住某省级医院,诊断为中风,脑梗死、高血压2级。接受倍他司汀、阿司匹林、中药、针灸等治疗30天,言语功能有所改善后出院。疫情期间在家休息月余,症情未见进一步改善,开诊后同事介绍前来就诊。刻下:步入诊室,神志清楚,舌窍不灵活,言语不清,能勉强听懂,但命名功能丧失。四肢活动功能尚可。查:伸舌居中,舌瘦苔薄黄,脉细濡;四肢肌力5级,肌张力稍亢进,腱反射亢进,病理反射不明显。BP 136/97mmHg。

诊断:脑梗死;中风(命名性失语)。

治疗:循足太阳、手少阳筋在颈项、颌部触及筋结点,行筋针治疗。(图4-18)

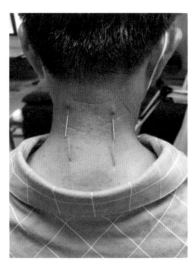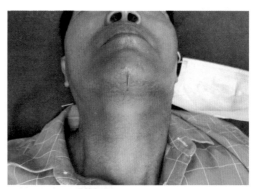

图4-18 筋针治疗中风(命名性失语)

9月3日复诊:针后回家路上就自觉讲话较前有劲、轻松些了。上法加天柱穴区筋穴。(图4-19)

9月6日三诊:针后自觉讲话较前有劲、轻松些,但不愿多讲话。上法加夹廉泉穴区筋穴、通里、照海穴脉针。嘱:多讲话练习。(图4-20)

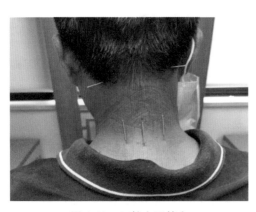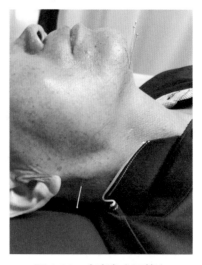

图4-19 天柱穴区筋穴   **图4-20 夹廉泉穴区筋穴**

9月13日六诊:针后自觉讲话较前清晰了。家属说,他开始愿意讲话了。上法加左右神聪、悬厘。嘱:鼓励多讲话,做伸舌活动。(图4-21)

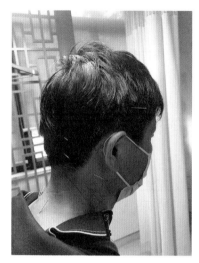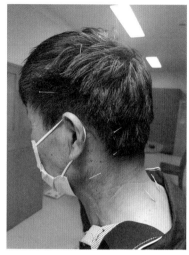

图 4-21　筋针治疗中风（六诊）

9 月 17 日八诊：讲话清楚，较前流畅了，生活中语言交流无妨碍，也愿意与人交流了。但部分物品命名功能仍未改善。

颞下颌关节紊乱综合征

【概说】颞下颌关节由下颌骨的下颌头与颞骨的下颌窝和关节结节组成。颞下颌关节受到超强外力损伤或慢性劳损、寒冷刺激或周围炎症波及引起筋伤、移位而出现的一系列症状与体征，称颞下颌关节紊乱综合征，亦称颞下颌关节错缝。该病多见于青壮年女性。

【有关经筋理论】十二经筋主要有手足阳筋分布于颞下颌关节部。

足太阳之筋……其支者，为目上网，下结于烦……其支者，出缺盆，邪上出于烦。

足少阳之筋……下走颌，上结于烦。

足阳明之筋……上颈，上挟口，合于烦，下结于鼻……其支者，从颊结于耳前。

手太阳之筋……直者，出耳上，下结于颌，上属目外眦……本支者，上曲牙，循耳前，属目外眦。

手少阳之筋……其支者，当曲颊入系舌本；其支者，上曲牙，循耳前，属目外眦，上乘颌，结于角。

手阳明之筋……其支者，上颊，结于烦。

颞下颌关节主要与手三阳筋、足阳明筋有关。其中，足阳明筋从颊结于耳前；手阳明筋上颊，结于烦；手太阳筋、手少阳筋上曲牙，循耳前。

一旦上述筋病则颞下颌关节疼痛，运动障碍。

【病因病机】中医认为，该病多因面部受寒，或哈欠过度，或面颊受伤，导致面部经筋受损，筋急挛缩；或因肝肾亏虚，筋骨失养，筋缓萎缩，导致关节周围经筋急纵移位而痛，活动受限。

【临床表现】

1. **主症**　患者张口或闭口受限，并诱发颞下颌关节区疼痛、酸胀，活动时有弹响，多见于一侧。

检查：张口受限，局部有压痛，活动时能触及弹跳感。X 线片提示，早期下颌髁突位置不正,后期颞下颌关节炎和关节凹形态改变,或骨皮质不完整。

2. 本病可分筋痹与骨痹

（1）筋痹:病程较短,常有咬硬物或张口过大的病因,青年人多见,局部疼痛较剧,压痛明显,甚至局部肿胀,影响吃饭或人声讲话,其余无明显症状。

（2）骨痹:病程较长,无明显病因,老年人多见,局部酸痛为主,压痛不明显,一般吃饭或讲话无影响,牙龈萎缩,齿寒怕冷,腰酸背痛,膝软足跟痛等。

【鉴别诊断】

1. 颞下颌关节脱臼　好发于女性。不能闭口,下颌中线偏向健侧,语言不清,唾液外流,下颌前伸,额部下移,面形相应变长。检查可见双侧髁突突出于关节结节前下方,喙突突出于颧骨之下。关节区与咀嚼肌疼痛,特别在复位时明显。X线检查可明确诊断。

2. 三叉神经痛　三叉神经上颌支病变也可表现为面痛,但呈闪电样剧痛,或刀割、针刺、烧灼样疼痛,持续时间短暂,一般数秒至数分钟,反复发作,发作无先兆,可在洗脸、刷牙、吃饭甚至讲话时诱发疼痛。间歇期无疼痛。患者由于害怕发作而整日处于恐惧之中,精神紧张。常因触及面部"触发点"或"扳机点"而诱发面痛。

【治疗】

1. 筋针疗法　主要适用于筋痹。

取穴:在颞下颌关节上下循筋寻找筋结点,一般在上关与下关穴区上下附近,按压处有轻微压痛或酸胀感,并令患者活动颞下颌关节而疼痛减轻者,即是筋穴。（图 4-22）

操作:以 0.30mm × 30mm 筋针,在上述筋穴常规消毒后进针,沿皮下向颞下颌关节方向纵刺、横刺20~25mm,再嘱患者张口闭口活动,如疼痛减轻或张口受限改善即可留针 5~10 分钟。如未减轻或无改善则调整针刺方向,或再加颧髎向颞下颌关节皮下透刺,直至痛减为止。每日或隔日 1 次,直至病愈。

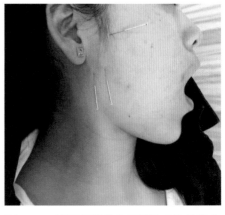

图 4-22　颞下颌关节上下循筋寻找筋结点

2. 辅助疗法

（1）皮内针疗法:可用图钉型皮内针在颞下颌关节压痛点或筋结点埋针,透明胶布固定,并嘱患者活动颞下颌关节并无明显不适即可。一般留针 1~2 日,注意局部避免着水或水浸,以免感染。如要洗脸或洗澡时,可在半小时前取下。

（2）电针疗法:可在上述针刺的基础上通电刺激,选用疏密波,电流强度以局部肌肉微动而患者能忍受为度,留针 15~20 分钟。隔日治疗 1 次,直至病愈。

（3）脉针疗法:主要适用于骨痹。

取穴:阿是穴;肾俞、绝骨、太溪等。

操作:在下颌髁突部找到压痛点,用 30 号 1 寸毫针 2~3 支,2 针傍针刺或 3 针齐刺直达骨面,局部酸胀得气后留针 20 分钟,或必要时可配合电针,如齿寒怕冷者可加温针灸或隔姜灸 3~5 壮或艾条灸 5~7 分钟等。肾俞、绝骨、太溪等穴得气后采用补法。留针 15~20 分钟,隔日治疗 1 次,10 次为 1 个疗程。

【按语】

1. 筋针对筋性颞下颌关节紊乱综合征效果较好。对骨病所致者,如使用筋针治疗 5 次仍未见效,可采用治骨痹针法治疗。临床有时筋、骨痹难以分辨,则二法联合使用。

2. 治疗期间避免咬硬物或过度张口。局部保暖。

【病案举例】

案例 1:郭某,女,62 岁。2013 年 11 月 8 日初诊。

主诉:双侧颞下颌关节疼痛 1 周

病史:近 1 周双侧颞下颌关节弹响疼痛,不能充分张口,吃硬食物诱发右侧下颌痛。舌暗,苔薄白,脉细弦。查:双侧颞下颌关节无明显红肿,但有压痛,以右侧为甚。

诊断:颞下颌关节炎,筋肉型。

治疗:在上关、下关、听宫穴区触及筋结或压痛点,常规消毒后,用筋针,皮下纵刺或横刺。嘱活动下颌,根据痛减程度微调针向,留针 20 分钟,当即痛减(VAS 4~2)。

11 月 11 日复诊:针后颞下颌关节弹响疼痛明显减轻,今局部疼痛消失。嘱:局部注意保温,避免吃硬食物。(图 4-23)

案例 2:黄某,男,18 岁。2018 年 6 月 8 日初诊。

主诉:右颞下颌关节疼痛伴张嘴受限 2 年。

病史:2016 年出现右颞下颌关节疼痛,其间服药无好转。刻下:右侧牙关疼痛,不能充分张嘴,面部肌肉感觉僵硬,吃硬物诱发右下颌痛。检查:张口受限(1 指),右颞下颌关节压痛。

诊断:颞下颌关节紊乱综合征;筋性痹病,筋肉型。

治疗:在右上关和下关穴上下附近、颞下颌关节上下循筋寻及筋穴,按压有微痛或酸胀感。常规消毒后,取筋针进针,沿颞下颌关节纵刺或横刺 25mm 左右,再嘱患者做开合口型动作,患者张嘴明显大了,没有了之前的僵硬感。留针 20 分钟后起针。嘱先治疗 5 次。(图 4-24)

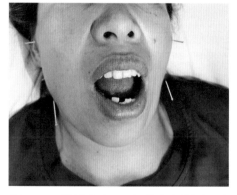

图 4-23 筋针治疗颞下颌关节炎(筋肉型)

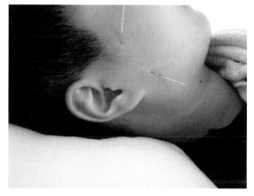

图 4-24 筋针治疗颞下颌关节紊乱综合征

6 月 11 日二诊:右侧颞下颌关节疼痛减轻,张口增大(2 指),好转一半。守法治疗。

6 月 13 日三诊:右侧颞下颌关节明显好转,几乎没有张口受限(3 指),面部也不僵硬了,好转八成了。

6 月 15 日四诊:针后右侧颞下颌关节酸痛消失,局部无压痛。达到临床治愈。嘱:局部注意保暖,近期避免吃生硬食物。

二、颈项部经筋病

落　枕

【概说】落枕是临床常见的颈部筋伤病之一,又称"失枕"。大多无明显外伤史,晨起或突感颈部肌肉僵痛,颈部活动明显受限。多见于青壮年,男性多于女性,好发于冬春季。

【有关经筋理论】有如下经筋分布于颈项部:

足太阳之筋……上挟脊上项;其支者,别入结于舌本;其直者,结于枕骨……其病……脊反折,项筋急……不可左右摇。

足少阳之筋……贯缺盆,出太阳之前,循耳后……其病……痛,上引缺盆膺乳颈。

足少阴之筋……循脊内挟膂,上至项,结于枕骨,与足太阳之筋合。其病……所过而结者皆痛及转筋……在外者不能俯,在内者不能仰。

手太阳之筋……上绕肩胛,循颈出走太阳之前,结于耳后完骨……其病……腋下痛,腋后廉痛,绕肩胛,引颈而痛……颈筋急则为筋瘘颈肿。

手少阳之筋……上肩走颈,合手太阳;其支者,当曲颊入系舌本……其病:当所过者即支转筋。

手阳明之筋……直者,从肩髃上颈……其病:当所过者支痛及转筋,肩不举,颈不可左右视。

颈项部有6条经筋循行分布,从分布特点来看:足太阳筋与足少阴筋分布于颈项表里内外;由后向前分布于侧颈部的有手太阳筋、足少阳筋、手少阳筋、手阳明筋。

与本病关系较密切的经筋有足太阳之筋、足少阴之筋、手阳明之筋、手太阳之筋及足少阳之筋。足太阳筋病则项筋急、颈不可左右转动、不能前俯;手阳明筋病则颈不可左右转视;手太阳筋病则颈痛牵引肩胛;足少阳筋病则颈痛牵引缺盆膺乳等。

【病因病机】落枕可因长时间低头劳作,使颈部筋肉牵拉挛急而发生静力性损伤所致;或因枕头过高、过低或过硬,加之睡姿不正,使一侧颈部筋肉紧张过度而挛急所致;也有因睡眠时遭受风寒侵袭,卫气与邪气相合,卫气不能布散津气,经筋失于温养,筋急拘挛而成。

【临床表现】大多晨起方觉颈项僵痛,左右活动不利,颈部常歪向患侧,处于强迫体位。有时可影响患侧肩部,转头时常与上半身同时转动。

查:颈部肌肉紧张压痛,可触及筋结点,受损肌肉常见胸锁乳突肌、斜方肌等。可在相应肌肉的起止点或肌腹出现压痛或筋结点,颈部俯仰、转侧运动受限,以前俯、健侧旋转受限为主。X线检查:颈椎侧位片常见生理弧度变直,甚至反弓,一般椎间隙无明显改变。

【鉴别诊断】

1. 颈部急性扭伤　有明显外伤史,一般颈痛常在1~2天后加重,或可兼有吞咽困难、头重头痛、耳鸣、嗳气等交感神经刺激症状,甚至出现脊髓中央综合征。

2. 儿童斜颈　一般出生2周左右出现斜颈,称肌性斜颈或先天性斜颈;如儿童突然发生,应排除特发性寰枢关节半脱位或其他颈部疾患后,方可诊断。

【治疗】

1. 筋针疗法

取穴:一般在手足太阳筋、足少阳筋、手阳明筋的颈肩部分布区(胸锁乳突肌肌腹中上部或耳后乳突附近,或 C_7~T_5 棘突及棘上韧带与患侧及肩胛冈附近)寻找压痛点或筋结点,相

应筋肉活动可诱发疼痛或显露病位,有助于确定筋穴。(图 4-25)

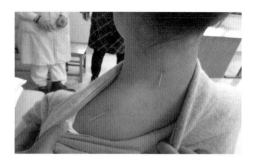

图 4-25 颈肩部筋穴

操作:取 0.30mm×30mm 筋针,在上述筋穴常规消毒后进针。颈项部筋穴,沿皮下向乳突部纵刺 20~25mm;枕(乳突)部筋穴,沿皮下向颈部横刺 20~25mm;项背部筋穴,沿皮下向上纵刺或向外上横刺 20~25mm;肩胛冈部筋穴,沿皮下向脊柱横刺 20~25mm。可配合相应活动验证疗效,如效果不显,可调整针刺方向,以取效为准。留针 20 分钟,每日 1 次,直至病愈。

2. 辅助疗法

(1)电针疗法:可在上述筋穴通电以疏密波刺激,电流强度以患者能忍受为度。留针 20 分钟,每日 1 次,直至病愈。

(2)皮内针疗法:在筋结点或压痛点可用图钉型皮内针埋针,用胶布固定。一般留针 1~2 天,注意局部避免着水或水浸,以免感染。如要洗澡时,可在半小时前取下。

(3)拔罐疗法:对筋针治疗后疗效不显而筋肉紧张者,可在局部相应筋肉处用小口径玻璃罐走罐 2~3 分钟,或再选用适宜玻璃罐局部留罐 5~8 分钟,每日 1 次,直至病愈。

(4)艾灸疗法:对局部受寒所致落枕伴有局部寒冷者,可用艾条悬灸局部筋肉筋结压痛点 8~10 分钟。每日 1~2 次,直至痊愈。

(5)脉针疗法:在患侧落枕穴或后溪穴,寻找压痛敏感点后,取 30 号 1.5 寸毫针,在上述穴位常规消毒后进针 0.8~1.2 寸,局部产生酸麻胀重的强烈针感后,配合颈部活动,行针 1~2 分钟。留针 20 分钟,留针期间每隔 10 分钟行针 1 次,每日治疗 1 次,如 2 次治疗无效则改为局部穴位(颈夹脊、天柱、肩井、大椎等)治疗,每日 1 次,直至病愈。

【按语】

1. 一般落枕 1 周左右即可缓解,如经常落枕者,需进行 X 线检查以排除颈椎病变。

2. 筋针治疗的同时配合活动是取效的关键,是筋之"体阴用阳"的具体体现。

3. 一般颈项背部肌肉紧张者,常配合拔罐治疗,但拔罐后影响筋结点的寻找,故一般治疗 3 次左右仍未取得明显效果者,再配合拔罐治疗。

4. 睡眠时选择硬度适宜、高低合适的枕头,避免感受风寒。尽量避免长时间低头劳作,或期间每隔 2 小时活动颈部 5 分钟,调适颈部肌肉。

【病案举例】

案例 1:某男,22 岁。2017 年 9 月 26 日初诊。

今日带教"中医七 141 班"上点穴实验课,主要点任督脉的部分重点经穴,先示教,后分组点穴实践。临下课时有位男同学,寻求诊治颈项僵痛。

主诉:颈项僵痛 3 天。

病史:2017 年 9 月 24 日下午出现颈项僵痛,逐渐加重,颈部活动受限,今晨起床均感困难,需同学帮助才能起身。刻下:颈项僵痛,颈部活动受限,转侧需转动身体。

检查:颈项僵硬,局部压痛,前俯后仰 5°,转侧 20°,以右侧为甚。经筋六向评估,确定右侧足太阳经筋病变。

诊断:落枕,足太阳筋病。

治疗:循足太阳经筋在颈项肩部寻及筋结痛点,行筋针治疗。当即带针验效,颈部疼痛减轻,活动度改善明显,前俯后仰转侧基本接近正常。因下课仅留针 10 分钟。

下次上课时随访,述:当日针后颈项僵痛明显减轻,次日痊愈。(图 4-26)

案例 2:华老师,41 岁。

主诉:落枕 4 天。

病史:近期工作较忙,周五在实验室疲劳后入睡,次日晨起自觉颈项强痛,转侧俯仰困难,以往曾有类似情况,休息几日就好了,故没有重视。但这次持续了 4 天,病情非但未减轻,反而有所加重,特来诊。刻下:颈项僵痛,活动明显受限,呈痛苦貌步入诊室。

检查,右侧项肌紧张,局部明显压痛,前俯 10°,后仰 10°,左右转侧 5°。

诊断:落枕,足太阳筋病。

治疗:循足太阳经筋在颈项部寻及筋结痛点,行筋针治疗。当即疼痛减轻,活动度加大(前俯 70°,后仰 25°,左右转侧 80°,左右侧屈 20°)。留针 20 分钟。次日痛除,临床治愈。(图 4-27)

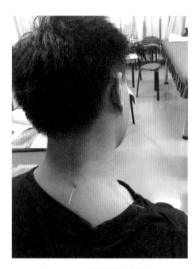

图 4-26　筋针治疗落枕

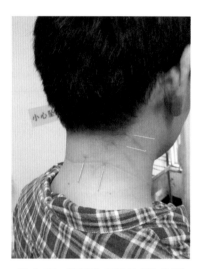

图 4-27　筋针治疗落枕(华老师)

颈 椎 病

【概说】颈椎病是指颈椎间盘组织退行性变(脱水、纤维环退化)、椎间隙变窄、周围韧带松弛、椎体失稳等致使内源性稳定系统(静力平衡)得到破坏,同时与颈部肌肉韧带调控的外源性稳定系统(动力平衡)所形成的颈椎生物力学平衡也被打破,导致椎体边缘骨质增生、黄韧带增厚、钩椎关节增生及关节突关节的继发性改变,使椎管及椎间孔变形变窄,刺激或压迫局部肌肉、颈神经根、脊髓、血管、交感神经等组织而引起的综合症候群,故又称颈椎综合征。本病是一种较为常见的中老年病,但随着计算机等电子产品的普及,近年来呈现年轻化趋势。临床上一般可分为颈型、神经根型、脊髓型、椎动脉型、交感神经型、混合型等。

【有关经筋理论】有如下经筋与颈椎有关:

足太阳之筋……上挟脊上项;其支者,别入结于舌本;其直者,结于枕骨……其病……脊反折,项筋急……不可左右摇。

足阳明之筋……至缺盆而结,上颈,上挟口。

足少阳之筋……贯缺盆,出太阳之前,循耳后……其病……痛,上引缺盆膺乳颈。

足少阴之筋……循脊内挟膂,上至项,结于枕骨,与足太阳之筋合。其病……所过而结者皆痛及转筋……在外者不能俯,在内者不能仰。

手太阳之筋……上绕肩胛,循颈出走太阳之前,结于耳后完骨……其病……绕肩胛,引颈而痛……颈筋急则为筋瘘颈肿。

手少阳之筋……上肩走颈,合手太阳;其支者,当曲颊入系舌本……其病:当所过者即支转筋。

手阳明之筋……其支者,绕肩胛,挟脊;直者,从肩髃上颈……其病:当所过者支痛及转筋,肩不举,颈不可左右视。

颈项部有 7 条经筋循行分布,具体有手、足阳筋及足少阴经筋,从其分布特点来看:足太阳筋与足少阴筋分布于颈项表里内外;由后向前分布于侧颈部的有手太阳筋、足少阳筋、手少阳筋、手阳明筋;足阳明筋分布于颈前两旁。颈椎主要与足太阳筋、足少阴筋与手阳明筋关系密切,如足太阳筋与足少阴筋分别从内外沿脊柱上行颈项结于枕,分布于颈椎表里内外,而手阳明筋挟脊上颈,与颈、胸椎有关。

与本病关系较密切的经筋有手足三阳之筋与足少阴之筋。足太阳筋病则项筋急、颈不可左右转动、不能前俯;足少阴筋病则颈不能后仰;手阳明筋病则颈不可左右转视;手太阳、足少阳筋病则颈痛牵引肩胛;足少阳筋病则颈痛牵引缺盆膺乳;足太阳、手少阳筋病则喉中似有异物感等。

【病因病机】中医认为,年高体弱、肝肾不足、正气亏虚、筋骨失养为本病内因,颈部扭伤、劳损或感受风寒、湿热之邪为本病外因,二者相互作用,致使经气运行不利,营卫气血运行受阻,初则卫气不能布散津气,筋肉失去温养而挛急,继则筋挛卡脉,气血阻滞,经脉闭阻不通,久之气滞血瘀,瘀阻筋骨,机化骨化,筋骨失充而发病。一般可分为筋痹、肉痹、骨痹、脉痹,由于筋肉相合、筋脉伴行、筋附着骨,故临床常见筋肉、筋骨、筋脉同病,而分为筋肉型、筋脉型、筋骨型。

【临床表现】

1. 筋肉型 以颈项疼痛为主,单侧多见,常因疲劳、低头劳作过久,或感受风寒诱发,活动时疼痛加重,颈部活动受限,颈部僵硬不适,呈持续性疼痛或刺痛,疼痛可牵引枕项或肩背。久之,头部转动时可闻及弹响,甚则头重难持,需双手抱头。主要涉及的经筋为手足三阳筋。

检查:颈项肌肉僵硬,颈部活动受限,颈椎棘突及其旁有压痛,压痛点可在棘突或棘突旁与胸锁乳突肌之间,可触及条索状钝厚的筋结。常见受累肌肉有胸锁乳突肌、肩胛提肌、斜方肌、头颈夹肌等。X 线检查可显示颈椎生理弧度改变或椎间关节不稳等表现。类似于颈型颈椎病。

[鉴别诊断]

(1)颈部急性扭伤:有明显外伤史,一般颈痛常在 1~2 天后加重,或可兼有吞咽困难、头重头痛、耳鸣、嗳气等交感神经刺激症状,甚至出现脊髓中央综合征。

(2)落枕:有疲劳受寒史,晨起方觉颈项僵痛,左右活动不利,颈部常歪向患侧,处于强迫体位,转头时常与上半身同时转动。其转动受限程度较重,但病程较短。大多初次发作。如多次反复发作,应检查排除颈性颈椎病。

（3）肩周炎：好发于 50 岁左右女性，以夜间静止性肩痛为主，初期肩痛为甚，后期以肩关节运动障碍为主，一般颈椎活动无明显受限，X 线检查可显示颈椎无明显病理现象。

2. 筋脉型　该型是由于筋病卡压相邻经脉，导致经脉不通，故其临床表现根据受累筋脉的不同而异。以持续性颈肩臂部疼痛、阵发性加重为主要症状，患侧上肢可出现明显的根性症状，手指麻木、疼痛、无力、肌肉萎缩，咳嗽或颈部活动至某个体位时可诱发或加重。有时可出现颈性眩晕或交感神经症状，甚至脊髓受损症状。颈部活动时可诱发上肢放射痛。主要涉及的筋脉有足少阴筋脉、督脉、足太阳筋脉、手太阴筋脉、手阳明筋脉、手少阳筋脉、手太阳筋脉等。

检查：颈部活动受限，在相应棘突及其旁有压痛，压头试验或臂丛神经牵拉试验或旋颈试验阳性。X 线检查可见颈椎生理弧度变浅或消失，或节段性不稳定，椎间隙变窄，椎间孔缩小变形等改变；或椎动脉造影或数字减影椎动脉造影（DSA）提示椎动脉 Ⅱ 段受压所引起的基底动脉供血不全的情况。CT 或 MRI 等可见椎间盘膨出或突出，与临床表现相符。

（1）足少阴筋督病：多见于混合型颈椎病（以脊髓型为主，兼有椎动脉型或交感型）。表现为颈项僵痛，牵引肩背，项背腰脊酸软无力，上肢或下肢一侧或双侧麻木、酸软无力、颈颤臂抖，甚至可表现为不同程度的不全痉挛性瘫痪（如活动不便、步态笨拙、走路不稳）而卧床不起，甚至呼吸困难。或见头痛、眩晕、恶心、呕吐、出汗异常，舌淡、脉沉迟缓或沉迟无力等。四肢肌张力高，腱反射减弱或消失，出现病理反射等感觉或运动障碍。X 线片显示椎间隙变窄、椎管狭窄。CT 或 MRI 显示椎间盘向后突出压迫脊髓，或后纵韧带、黄韧带增厚压迫脊髓。涉及颈椎间盘、黄韧带、后纵韧带、项韧带、棘间韧带、头颈夹肌、斜方肌等。

（2）足太阳筋脉病：多见于混合型颈椎病（以颈型伴椎动脉型或交感型多见），好发于 C_4 以上。表现为颈项僵痛及后枕部疼痛或麻木，痛温觉减退，颈项肌压痛，伴有不同程度的颈项肌无力和萎缩。有时可出现同侧耳后或眼区和鼻根部反射痛，个别患者可出现幻听、幻视异常。颈部活动不利，颈部转动或侧屈至某一位置而诱发或加重眩晕，多伴有交感神经症状，如头昏、心悸、恶心、呕吐、耳鸣耳聋、视力减退等。涉及颈交感神经、椎动脉、头颈夹肌、斜方肌、竖脊肌、半棘肌、枕下肌群等。

（3）手太阴筋脉病：多见 C_{4-5} 椎间隙（C_5 脊神经根）病变，表现为颈部疼痛，放射至胸、上臂内侧及前臂桡侧至腕部，拇指麻木，肱二头肌无力或萎缩，C_4、C_5 棘突及其旁有压痛。涉及胸大肌、胸小肌、肱二头肌、肱桡肌、腕横韧带、拇长短屈肌等。

（4）手阳明筋脉病：多见 C_{5-6} 椎间隙（C_6 脊神经根）病变，表现为颈部疼痛，放射至肩、上臂外侧及前臂桡侧至腕部，示指麻木，三角肌无力或萎缩，C_5、C_6 棘突及其旁有压痛。涉及胸锁乳突肌、斜角肌、冈上肌、斜方肌、三角肌、肱三头肌、旋后肌、拇长短伸肌、拇长短展肌、桡侧腕长短伸肌等。

（5）手少阳筋脉病：多见 C_{6-7} 椎间隙（C_7 脊神经根）病变，表现为颈痛牵引肩臂至手，环指和中指麻木，肱三头肌无力或萎缩、腱反射障碍，C_6、C_7 棘突及其旁有压痛，肩胛部肌肉时有压痛。涉及斜角肌、肩胛提肌、冈上肌、冈下肌、三角肌、肱三头肌、旋后肌、示指固有伸肌、指总伸肌等。

（6）手太阳筋脉病：多见 C_7-T_1 间隙（C_8 脊神经根）受累，表现为颈痛牵引肩胛，放射至上臂内侧和前臂尺侧，小指麻木，手部肌肉无力或萎缩，C_7、T_1 棘突及其旁或肩胛区有压痛。涉及大小圆肌、菱形肌、肱三头肌、尺神经、小指固有伸肌、尺侧腕伸肌等。

[鉴别诊断]

(1)外眼源性眩晕:多由眼肌麻痹、屈光不正(尤以散光)所致,眩晕在闭目时即可消失。椎动脉型颈椎病大多在转头时诱发或加重眩晕。

(2)耳源性眩晕:多由内耳淋巴回流受阻引起水肿所致,其特点为发作性眩晕、耳鸣、波动性或感音性听力减退等。前庭功能检查有助于鉴别。

(3)颈背肌筋膜炎:以颈部疼痛牵引项背,可呈持续性钝痛或突发性锐痛,阴雨天或疲劳时加重,项背部肌肉紧张,可触及筋结点或条索状物,局部压痛明显,一般无放射痛。臂丛神经牵拉试验、压颈试验阴性,X线检查一般无明显椎间盘退变或椎体骨质增生改变等。

(4)心绞痛:C_7脊神经根受压可出现类似心绞痛的胸前区疼痛。心绞痛一般多见于中老年人,有高血压、高血脂病史,以窒息样疼痛为主,局部无明显压痛,口服硝酸甘油可缓解疼痛,心电图有相应改变。而颈椎病引起的胸痛,有压痛,局部封闭可缓解疼痛。

(5)正中神经损伤:正中神经由C_7~T_1脊神经组成,损伤时因大鱼际肌萎缩而出现猿手畸形,背侧指尖及第1~3指掌侧感觉障碍,多见灼痛,常伴有潮红、多汗等交感神经症状。

(6)胸廓出口综合征:是指臂丛神经与锁骨下动脉、静脉在胸廓出口受压而产生的症候群,即前斜角肌症候群、颈肋综合征和肋锁综合征。表现为上肢尺侧疼痛、麻木、乏力等,间歇性发作,以夜间为重,常可痛醒,疼痛可涉及颈肩,上臂抬举症状加重,但咳嗽、打喷嚏无影响(神经根型颈椎病可加重),有时出现类似心绞痛的症状(如颈肋综合征,心电图检查有助于鉴别)。锁骨上窝处可触及前斜角肌的条索状物或骨性颈肋,按压或深吸气运动可诱发或加重症状,但椎旁一般无明显压痛;斜角肌压迫试验阳性,而压颈试验阴性。X线片提示颈肋或C_7横突过长等。

(7)桡神经损伤:桡神经由C_5~C_7、T_1脊神经组成,损伤时指、腕伸肌失用而出现手腕下垂,有时影响伸肘功能,第1~3指尖以外及前臂背侧感觉障碍,而第1~2指掌面无影响。肱二头肌、肱三头肌反射无影响。

(8)尺神经损伤:尺神经由C_7~C_8、T_1脊神经组成,损伤时因骨间肌萎缩而出现爪形手,小指及环指尺侧感觉障碍,肘后尺神经沟压痛,并可触及条索状物。

3. 筋骨型 一般病程较久,持续性颈肩臂疼痛难以缓解,可伴有患侧上肢根性症状,或可出现颈性眩晕或交感神经症状,甚至可见下肢酸软无力、颈颤臂抖等不同程度的不全痉挛性瘫痪。多见于中老年人。

检查:颈部活动受限,在相应棘突及其旁有压痛,压头试验或臂丛神经牵拉试验或旋颈试验阳性或阴性。X线片可见颈椎间隙变窄,椎体严重骨质增生,椎间孔缩小变形等改变。CT或MRI等可见黄韧带钙化骨化,或后纵韧带钙化骨化;钩椎关节、关节突关节增生,与临床表现相符合。

当发生退行性变性后,颈椎椎间盘变薄,相应的椎间关节、钩椎关节和寰枢关节等发生紊乱、失稳,于是在颈椎运动过程中,筋骨牵拉扯伤,导致炎症水肿,瘀血机化,受损关节边缘骨质增生。根据其增生部位、方向、大小等的不同,导致不同类型的颈椎病。

【鉴别诊断】

1. 食管炎 多因饮食时不慎被鱼刺或硬物损伤导致,食管钡餐或食管镜检查有助于鉴别,一般X线片上颈椎前缘无骨质增生显示。

2. 食管癌 一般多见于中老年人,吞咽困难,但发病缓慢。食管镜检查有助于鉴别。

【治疗】

1. 筋针疗法

（1）筋肉型

取穴：一般在手足三阳筋（肌腹中部或颈椎横突后结节，或患侧 C_1~C_4 横突及肩胛骨内侧缘的肩胛冈以上部分及肌腹）附近循筋寻找压痛点或筋结点（活动时可诱发疼痛或显露病位，有助于确定筋穴）。

操作：取 0.30mm×30mm 筋针，在上述筋穴常规消毒后进针。颈项部筋穴，沿皮下向上纵刺或向后横刺 20~25mm（针刺时要触摸颈动脉、锁骨下动脉、锁骨下静脉的位置，避开血脉，以免刺伤）；肩部筋穴，沿皮下向督脉横刺 20~25mm。可配合相应活动验证疗效，如效果不显，可调整针刺方向，以取效为准。

（2）筋脉型

取穴：①足少阴筋督病：一般在患侧项部（项韧带及两侧肌肉）附近寻找压痛点或筋结点（作为筋穴），大多能触及筋束并有弹响；②足太阳筋脉病：一般在项背部两旁筋肉附近或枕项部（上项线）附近寻找压痛点或筋结点，或在上背部脏腑背俞穴附近寻找压痛点或舒适点（作为筋穴）；③手阴、阳筋脉病：一般在患侧颈部（颈椎棘突与横突后结节间）筋肉处寻找压痛点或筋结点（配合活动可诱发疼痛或显露病位，有助于确定筋穴）。如疼痛牵引肩臂及手部，可循相应的筋脉寻找压痛点或筋结点（配合活动可诱发疼痛或显露病位，有助于确定筋穴）。

操作：取 0.30mm×30mm 筋针，在上述筋穴常规消毒后进针。枕项部筋穴，沿皮下横刺 20~25mm；颈部筋穴，可沿皮下向上纵刺或横刺 20~25mm；背部筋穴，沿皮下向督脉（脊柱）横刺或向上循筋（平行脊柱）纵刺 20~25mm；前胸部筋穴，可向肩峰横刺 20~25mm；肩部筋穴，可向肩峰纵刺或横刺 20~25mm；上肢部筋穴，向肩峰循筋纵刺 25~30mm；手部筋穴，向腕部循筋纵刺 15~20mm。可配合相应活动验证疗效，如效果不显，可调整针刺方向，以取效为准。

（3）筋骨型

取穴：一般在枕项部（颈椎棘突或棘突旁筋肉及上下项线内 1/2 处，或颈椎横突后结节）附近筋肉处循筋寻找压痛点或筋结点，如能配合影像学检查，在明确定位基础上，再配合颈部活动，可诱发疼痛或显露病位，有助于确定筋穴。

操作：取 0.30mm×30mm 筋针，在上述筋穴常规消毒后进针。项部筋穴，沿皮下横刺 20~25mm；颈部穴位，沿皮下向上纵刺 20~25mm；侧颈部穴位，沿皮下向督脉（颈椎棘突）横刺 20~25mm。配合相应活动检验针效，如效果不显，可调整针刺方向，以取效为准。如关节错位，可即刻解除疼痛；如关节增生，需多次治疗方能见效。

2. 辅助疗法

（1）电针疗法：可在上述穴位，通电以疏密波刺激，电流强度以患者能忍受为度。每次 20 分钟左右。

（2）皮内针疗法：在筋结点或压痛点可用图钉型皮内针埋针，用胶布固定。一般留针 1~2 天，注意局部避免着水或水浸，以免感染。如要洗澡时，可在半小时前取下。

（3）拔罐疗法：对筋针治疗后疗效不显而筋肉紧张者，可在局部相应肌群用小口径玻璃罐走罐 3~5 分钟，或选用适宜玻璃罐留罐 8~10 分钟。

（4）腕踝针疗法：一般选取下 1、下 6；手太阴筋脉病者取上 4；手阳明、手少阳筋脉病者取上5、下5;手太阳筋脉病者取上6、下6。取毫针,皮内埋针,用胶布固定。一般留针1~2天,注意局部避免着水或水浸,以免感染。如要洗澡时,可在半小时前取下。

(5)脉针疗法:在患侧颈椎病痛部位,配合影像学检查,在明确定位的基础上,确定病位,在病位及上下同取。如C_{5-6}病变,可选取C_4~C_6三椎棘突旁0.5寸与1寸,六点同刺,取30号1.5寸毫针,在上述穴位常规消毒后进针,直刺或向颈椎斜刺0.8~1.2寸;如C_{5-6}钩椎关节或关节突关节增生或椎体后缘骨质增生,向颈椎病位直刺或斜刺1~1.5寸,采用《灵枢·官针》输刺、短刺法,直达病灶,局部得气后,行针1分钟。留针20分钟,留针期间每隔10分钟行针1次,隔日治疗,10次为1个疗程。

如足少阴筋督病者,可配大椎、身柱、风府、太溪、照海等;手太阴筋脉病者,配天府、云门等;手阳明筋脉病者,配手三里、合谷等;手少阳筋脉病者,配外关、液门等;手太阳筋脉病者,配支正、腕骨、后溪等。毫针常规操作,行平补平泻法。留针20分钟,留针期间每隔10分钟行针1次,隔日治疗,10次为1个疗程。

【按语】

1. 颈椎病筋肉型、筋脉型、筋骨型的3型分类,是根据"治病必求其本"的原则而提出的。以往的行痹、痛痹、着痹、热痹的分型,并不能完全适用于针灸的辨证分型施治。针灸强调随证选穴施术,虽有根据行痹、痛痹、着痹、热痹等分型的辨证取穴,但反观针灸临床,治疗颈椎病的取穴以局部取穴为主,而针灸的刺激方法是取效的关键。《灵枢·官针》中提出的皮痹、肉痹、筋痹、骨痹、脉痹的针刺方法,可有效而灵活运用于颈椎病的各型之中。

2. 筋针疗法的重点是针对筋痹进行治疗,然而由于筋与肉、骨、脉的特殊关系,临床常以筋肉、筋骨、筋脉同病的形式出现。因此,筋针疗法在治疗筋病的同时,也间接通过舒筋达到解肌、通脉、松骨的治疗目的。临床诊治时,可首先考虑使用筋针疗法,如取效不理想时再结合相应的肉痹、脉痹、骨痹刺法,以增进疗效。

3. 脉针疗法也是较为有效的治疗颈椎病的方法,临证可选择或结合使用。

4. 对久治无效的颈椎病,尤其是严重的脊髓型颈椎病或伴有严重骨质增生、椎体滑脱者,建议外科会诊,手术治疗。

【病案举例】

案例1:刘某,男,31岁。2021年8月30日初诊。

主诉:颈项僵痛牵引右手臂半月。

病史:可能与经常抱幼儿有关,半月来颈项僵痛,牵引肩臂,以右侧为甚,右臂、手麻,以小指、环指为主。查:项肌僵硬,颈项两侧及右肩胛区压痛,颈部转侧时诱发肩背扯痛。臂丛神经牵拉试验阴性。

诊断:颈椎病(颈型);颈痹,筋肉型。

治疗:循足太阳筋在项背部寻及筋结痛点,行筋针治疗。局部神灯照射30分钟。(图4-28)

9月3日三诊:颈项僵痛明显减轻,右手麻木基本消失,晨起自觉双手乏力,单指活动时有劲儿,近2天左手中指、环指出现轻度麻木。上法加双手臂筋穴治疗,留针期间配合颈部活动。

9月13日五诊:颈项肩臂疼痛及手麻木基本消失,握拳有劲儿,继续巩固治疗。今陪同其妻[因无痛分娩(腰麻)导致腰痛]前来就诊。

案例2:潘某,男,56岁。2021年6月7日初诊。

主诉:颈背胸痛伴右手臂痛麻2个月余。

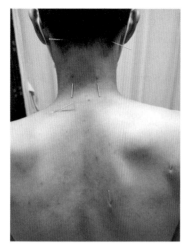
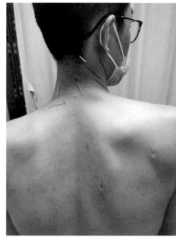
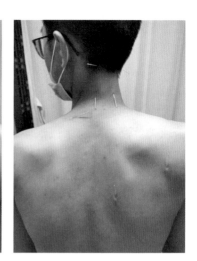

图 4-28　筋针治疗颈椎病（颈型）

病史：2021 年 4 月出现颈项僵痛，牵扯右胸及后背痛，右手臂痛麻，在医院诊治，MRI 提示颈椎退变、C_3~T_1 椎间盘膨隆、C_{3-4}、C_{5-7} 椎间盘突出，接受甘露醇输液等治疗，症情未见好转。近期来省城学习，颈项僵痛更甚，牵引右胸、后背痛，右肩臂麻痛，右手拇示中指麻木，因颈胸背痛甚，夜间难以入睡，几乎彻夜难眠。经友人介绍来诊。（图 4-29）

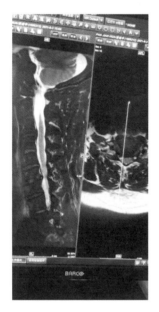
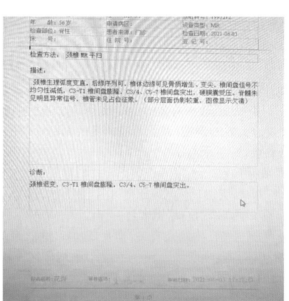

图 4-29　颈椎 MRI

检查：颈项肌肉僵硬，局部压痛，俯仰转侧诱发右前胸、后背及右肩肘痛，手麻。臂丛神经牵拉试验阳性。

诊断：颈椎病（神经根型）；项痹，筋脉型。

治疗：循足太阳筋在颈项、右胸背寻及筋穴，行筋针治疗。（图 4-30）

6 月 9 日复诊：治疗后当晚，颈项、胸背痛减轻，右手臂麻痛依旧，但次日颈肩臂痛复作。夜间难以入睡。守法治疗。

6月11日三诊：颈项、胸背痛明显减轻，右肩臂肘痛减轻，但手臂麻依旧。夜间睡眠有所改善。

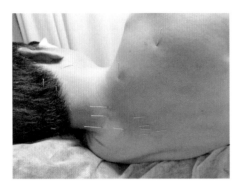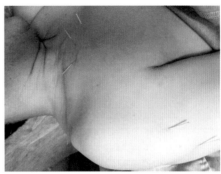

图4-30 筋针治疗颈椎病（神经根型）

6月16日四诊：过端午节休息数日，回当地医院接受针灸、封闭治疗，症情如前。守法治疗。

6月18日五诊：颈项、胸背痛基本控制，右肩臂肘痛明显减轻，手臂麻依旧，睡眠改善，某些体位仍影响睡眠。上法加脉针电针治疗。（图4-31）

6月21日六诊：颈项、胸背痛基本控制，右肩肘痛明显减轻，手臂麻有所减轻，睡眠明显改善，但某些睡姿仍诱发疼痛而影响睡眠。守法治疗。

6月23日七诊：颈项、胸背痛基本控制，但颈部快速俯仰时诱发前胸、颈项痛，右肩肘痛减轻，手臂麻减轻，睡眠改善。守法治疗。

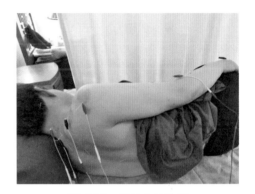

图4-31 脉针电针治疗

6月25日八诊：颈项、胸背痛基本消失，右肩肘痛明显减轻，手臂麻减轻，睡眠改善。守法治疗。

6月27日九诊：颈项、胸背痛消失，右肩臂疼痛基本消失，右手臂麻木程度明显减轻，目前右手示指仍有麻木，呈持续性。睡眠好，任何睡姿均无影响。继续治疗。

6月29日十诊：颈项、胸背痛消失，右肩臂疼痛基本消失，右手臂麻木程度明显减轻，目前右手示指仍有麻木，呈持续性。睡眠好，任何睡姿均无影响。继续治疗。

7月5日十一诊：颈项、胸背痛消失，右肩臂疼痛消失，右手臂麻木基本消失，但右手示指仍有麻木，程度减轻。睡眠好，任何睡姿均无影响。继续治疗。

7月7日十二诊：颈项、胸背痛消失，右肩臂疼痛消失，右手臂麻木消失，右手示指在上肢下垂或改变体位时诱发数分钟麻木，其后消失。睡眠好，任何睡姿均无影响。因学习结束返回本地工作，结束治疗。基本达到临床治愈。嘱：如有不适再联系。

案例3：卢某，男，41岁。2018年12月14日初诊。

主诉：胸闷、气短、头晕、心慌2年，加重近1年。

病史：颈椎病5年。从2017年后开始偶发胸闷、气短、头晕等，当时做过系统检查，心脏彩超、心电图、血压24小时监测等均无任何异常，后MRI检查提示$C_3 \sim C_7$退变。2018年初，颈项严重不适，影响生活及工作，经常出现胸闷、气短、头晕、心慌、恶心等，在某省级三甲医院针灸及推拿等科治疗 20 次左右,刚开始有所缓解,后无明显改善,反而加重。2018 年 12 月初,每天都是头晕、胸闷、气短、心慌、脚踩棉花的感觉,晚上坐立不安,甚至感觉整个人要晕倒。12 月中再次去医院做系统检查而仍无任何异常,在多家三甲医院治疗均无疗效,整个人感觉很绝望,对治疗也失去了信心,后经朋友介绍前来就诊。刻下:每天持续性胸闷、气短、头晕、心慌,有脚踩棉花的感觉,整个人处于浑噩的状态。

检查:椎间孔挤压试验(+),叩顶试验(+),臂丛神经牵拉试验(+),枕骨粗隆及肩井处压痛。抬头、低头、左右扭转时均诱发胸闷、恶心。

影像:MRI 示 C_{4-5}、C_{5-6} 椎间盘后突,相应硬囊膜前缘受压,枕大池蛛网膜囊肿。$C_3 \sim C_7$ 退变。

诊断:颈椎病(混合型);筋性痹病,筋脉同病。

治疗:先循足少阴筋在枕部两侧寻筋穴向督脉横刺,后沿足太阳筋在项肩背部两旁寻筋穴横刺或纵刺,再于背部俞穴附近寻筋穴纵刺,另加膻中、四关、百会行脉针治疗。TDP 照射 20 分钟。(图 4-32)

六诊:前几次治疗没啥变化,第五诊后,脚踩棉花感明显减轻,头晕现象减少,走路踏实不轻飘了,胸闷、气短、心慌仍存在。

九诊:整个人浑噩的感觉消失,头晕及胸闷在上午和傍晚时偶发,不像之前整日持续存在。

十诊:脚踩棉花的感觉消失,胸闷、气短好转,偶发头晕、心慌,颈项活动自如,右侧肩背部出现牵扯痛。

小结:第 1 个疗程结束后,颈椎病引发的脚踩棉花感、气短、恶心等症状基本消失,临床治疗基本达到 60% 疗效。(图 4-33)

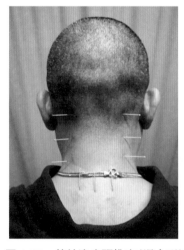

图 4-32 筋针治疗颈椎病(混合型)

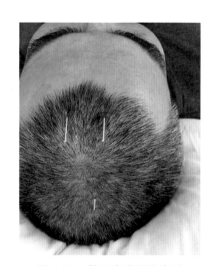

图 4-33 第 1 个疗程结束后

十二诊:当天筋针后,后脑勺、右侧颈椎微痛,现右侧颈项有牵扯痛,偶发胸闷、头晕脑胀、心慌,频率 3 天左右发作 1 次。

十六诊:头间歇性疼痛。胸闷消失,头晕脑胀缓解一半。心慌偶发。

二十诊:头痛、头晕脑胀、心慌基本消失。目前右肩隐痛,偶头晕,阵发性胸闷,其他一切状态都挺好,能正常与友人聚餐。

小结：第 2 个疗程结束后，头痛、头晕脑胀、心慌基本消失，工作和生活恢复正常，生活质量提高，临床疗效达到 90%。

继续第 3 个疗程：第 3 个疗程治疗以来有一个半月的时间，其间病情没有反复，颈项痛引发的胸闷、气短、头晕、心慌以及脚踩棉花感等基本消失，偶工作太累时会有轻度头晕、胸闷，目前整个精神状态特好。后续打算一直用针灸调理脏腑问题。经过 2 个疗程的治疗，以及后续 1 个半疗程的巩固，混合型颈椎病采用筋针等治疗基本达到临床治愈。

案例 4：鲍某，女，46 岁。2018 年 7 月 23 日初诊。

主诉：吞咽困难伴腹胀痛反复发作 1 年余。

病史：2017 年 6 月出现腹胀痛反复发作，进食后加重，胀痛由上腹逐渐发展至全腹，大便不成形。进食后胸骨后有梗阻感，喉咙内总感觉有东西吐不出、咽不下，平躺睡觉时喉咙堵得疼，翻身更疼，影响睡觉。在医院行胃肠镜检查，诊断为食管反流。西药调治数月，没有好转。2018 年 3 月开始看中医，诊断为肝气郁结，连续服用中药 3 个月无改善。来国医堂接受针灸治疗。刻下：喉咙内总感觉有东西吐不出、咽不下，伴有腹胀。

诊断：食管反流。

治疗：在了解患者病情后，对其颈椎进行了检查，因西医诊断为食管反流，患者也一再强调反胃、腹胀，故第一次针对肠胃进行了针灸调治，要求患者下次将颈椎正侧位片带来。

7 月 25 日二诊：颈椎正侧位片示颈椎生理曲线稍直，C_{5-6} 椎间隙变窄伴椎体缘见唇状骨质增生，前纵韧带钙化，颈椎退行性改变。（图 4-34）

修正诊断：颈椎病（食管型）；颈痹，筋性窍病。

治法：筋针疗法。在项韧带及两侧肌肉附近循足太阳筋寻找筋穴。在项部风池穴区筋穴横向进针，在肩部筋穴沿皮下向督脉横刺等。筋针配合神灯照射 30 分钟。嘱先治疗 1 个疗程，隔日复诊。（图 4-35）

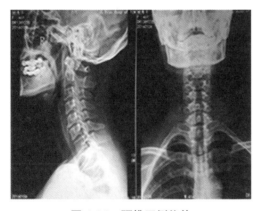

图 4-34　颈椎正侧位片

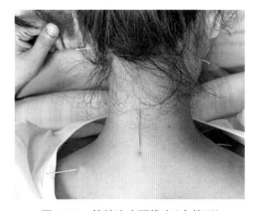

图 4-35　筋针治疗颈椎病（食管型）

7 月 30 日四诊：患者一大早过来说，咽部异物感减轻，昨晚睡觉时明显感觉吞咽疼痛减轻了，且睡眠质量变好了。今天要求继续以颈椎病来治疗。

8 月 3 日六诊：5 次筋针治疗结束后，患者进食后胸骨后堵塞感、喉咙异物感、平躺喉咙堵疼、翻身更疼等症状完全消失。

8 月 5 日七诊：吞咽异物感没有了，腹胀问题也消失了，现在睡眠质量很好。

患者惊喜地说，自己找不同的医师诊治了 1 年多，一直以胃肠病来治疗，难怪没有疗效，原来根本不是胃肠病,而是颈椎病。针灸几次就把 1 年多的病给治好了,筋针太神奇了!

胸廓出口综合征

【概说】胸廓出口综合征是指臂丛神经与锁骨下动、静脉在胸廓出口受压而产生的症候群,即前斜角肌症候群、颈肋综合征和肋锁综合征。

【有关经筋理论】

足太阳之筋……其支者,入腋下,上出缺盆,上结于完骨;其支者,出缺盆,邪上出于頄。其病……脊反折,项筋急,肩不举,腋支,缺盆中纽痛,不可左右摇。

足少阳之筋……其直者,上乘眇季胁,上走腋前廉,系于膺乳,结于缺盆;直者,上出腋,贯缺盆……其病……季胁痛,上引缺盆膺乳颈。

足阳明之筋……上循胁,属脊……上腹而布,至缺盆而结,上颈……其病……腹筋急,引缺盆。

手太阴之筋……入腋下,出缺盆,结肩前髃,上结缺盆,下结胸里……其病:当所过者支转筋痛。

与本病关系较密切的经筋有足三阳之筋与手太阴之筋,上述经筋均结、贯或出入缺盆。一旦筋病,如足太阳筋病则项筋急,肩不举,腋支,缺盆中纽痛,不可左右摇;足少阳筋病则筋急颈痛,牵引缺盆、膺乳;足阳明筋病则腹筋急,牵引缺盆痛;手太阴筋病则缺盆痛引肩胸等。

【病因病机】长时间低头劳作,使颈部筋肉牵拉挛急;或复受风寒侵袭,卫气与邪气相合,卫气不能布散津气,颈部经筋失于温养,筋急拘挛卡压经脉而成本病。或禀赋不足,先天畸形,颈肋或横突过长,刺激卡压筋脉所致。一般临床可分为筋肉型与筋骨型。

【临床表现】

1. **筋肉型**　多为前斜角肌综合征,上肢后侧痹痛、麻木、臂重乏力、易疲劳等,时作时止,夜间为甚,常可痛醒,疼痛可涉及颈肩,上臂抬举时症状加重,但咳嗽、打喷嚏无影响。

检查:锁骨上窝处可触及前斜角肌的条索状物,按压可诱发或加重症状,但椎旁无明显压痛;斜角肌压迫试验阳性(令患者端坐,头略后仰,深吸气后屏住呼吸,将头转向患侧,医者一手于患者下颌处给予阻力,另一手摸患侧桡动脉,如动脉减弱或消失为阳性),臂丛神经牵拉试验与肩部下压试验阳性,但压颈试验阴性。

2. **筋骨型**　多为颈肋综合征和肋锁综合征,颈痛肩重,上肢后侧麻痛,体倦乏力,夜间为甚,常可痛醒,疲劳或转头时诱发或加重,上臂抬举时症状加重,但咳嗽、打喷嚏无影响。有时出现类似心绞痛的胸痛症状。

检查:锁骨上窝处可触及骨性颈肋,深吸气屏气按压可诱发或加重症状,但椎旁一般无明显压痛;斜角肌压迫试验阳性,臂丛神经牵拉试验与肩部下压试验阳性,但压颈试验阴性。X 线片提示颈肋或 C_7 横突过长等。

【鉴别诊断】

神经根型颈椎病　以持续性肩臂部疼痛,呈阵发加重为主要症状,患侧上肢可出现明显的根性症状,手指麻木、疼痛、无力、肌肉萎缩,但一般颈部疼痛不明显,咳嗽或颈部活动于某个体位时可诱发症状加重。检查:颈部活动受限,病变棘突患侧压痛伴上肢放射痛。压头试验或臂丛神经牵拉试验阳性。X 线检查有助于鉴别诊断。

【治疗】

1. 筋针疗法

（1）筋肉型

取穴：一般在足三阳筋颈肩胸部区域（C_2~C_6横突或第1肋骨上缘和斜角肌、胸大肌肌腹）附近，循筋寻找压痛点或筋结点，头颈前俯或侧屈患侧并使面部转向斜上，可诱发疼痛或显露病位，有助于确定筋穴。（斜角肌分为前斜角肌、中斜角肌、后斜角肌，其中前斜角肌位于胸锁乳突肌深层，分别由C_3~C_6横突前结节发出纤维，向下斜外，止于第1肋骨内侧缘和斜角肌结节；中斜角肌位于前斜角肌的后方，起于C_2~C_6横突后结节，肌纤维向外下方，止于第1肋骨上面、锁骨下动脉沟以后的部位）（图4-36）

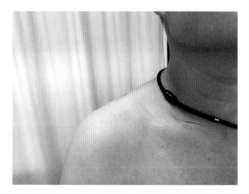

图4-36 胸廓出口综合征的筋穴

操作：取0.30mm×30mm筋针，在上述筋穴常规消毒后进针，沿皮向督脉（颈椎）横刺或循筋向上纵刺25mm左右。配合活动，根据针效调整针刺方向。留针20分钟左右。如效果不显，可恢刺、关刺局部肌肉之筋结点。留针20分钟左右。每周治疗2~3次，5次为1个疗程。

（2）筋骨型

取穴：一般在足三阳筋颈肩部区域（C_2~C_7横突或前、中斜角肌肌腹）附近，循筋寻找压痛点或筋结点，头颈转侧可诱发疼痛或显露病位，有助于确定筋穴。

操作：取0.30mm×30mm筋针，在上述筋穴常规消毒后进针，沿皮向侧颈部横刺或循筋向上纵刺25mm左右。配合活动，根据针效调整针刺方向。如效果不显，可输刺、短刺C_5~C_7横突。留针20分钟左右。每周治疗2~3次，7次为1个疗程。

2. 辅助疗法

（1）皮内针疗法：在筋结点或压痛点可用图钉型皮内针埋针，用胶布固定。一般留针1~2天，注意局部避免着水或水浸，以免感染。如要洗澡时，可在半小时前取下。

（2）拔罐疗法：对筋针治疗后疗效不显而筋肉紧张者，可在局部相应肌群用小口径玻璃罐走罐2~3分钟，或选用适宜玻璃罐留罐8~10分钟。每周治疗2~3次，5次为1个疗程。

（3）脉针疗法

取穴：天柱、C_2~C_7夹脊穴、阿是穴、缺盆、足三里、外关。

操作：取30号1~1.5寸毫针，在上述穴位常规消毒后进针。颈部穴直刺0.5寸左右，缺盆穴向外平刺0.3~0.5寸。针刺时注意避开颈动脉。如效果仍不显而横突过长者，先定C_7横突，可深刺至C_7横突或横突尖，行小幅度提插。留针20分钟左右。每周治疗2~3次，7次为1个疗程。输刺、短刺时注意避免损伤颈部动、静脉等组织器官，避免深刺引发气胸。

【按语】筋针疗法对胸廓出口综合征之筋肉型者，即斜角肌病变所致前斜角肌综合征疗效较好，而对颈肋综合征和肋锁综合征之筋骨型者疗效一般，仅可作为辅助疗法应用。

【病案举例】王某，男，45岁。2017年7月10日初诊。

主诉：右肩臂酸痛2年，加重3个月。

病史：2015年年中出现右肩臂酸痛，接受物理治疗后减轻，但其后反复发作，症情时作时止，疲劳时加重。2017年4月出现右手臂麻痛，手臂上举活动时诱发或加重，接受针灸治疗 10 多次,未见明显改善。刻下:右肩酸痛,牵引右手臂麻痛,右臂上举时诱发手臂麻痛,但咳嗽、打喷嚏无影响。查:颈椎及椎旁无明显压痛,而锁骨上窝处可触及前斜角肌的条索状物,斜角肌紧张,按压可诱发或加重手臂麻痛,头颈俯仰无明显受限,但转侧时牵引右肩臂麻痛。斜角肌压迫试验阳性,臂丛神经牵拉试验与肩部下压试验阳性,压颈试验阴性。舌淡红,苔薄白,脉细弱。

诊断:胸廓出口综合征,筋肉型。

治疗:右侧缺盆、天窗、天容、天牖、天池、天府附近触及筋结或压痛点,右臂上举活动时尤为明显。用 0.30mm × 30mm 筋针,局部消毒后,由内向外皮下横刺,并嘱患者右臂上举,手臂麻痛稍有减轻,针向稍作调整后,当即手臂麻痛明显减轻一半,留针 20 分钟。

7 月 12 日二诊:针后肩臂麻痛减轻半日后又复作,守法筋针治疗,当即手臂麻痛明显减轻六成,留针 20 分钟。

7 月 14 日三诊:肩臂酸痛、手臂麻痛明显减轻 2 天,昨日在家劳作 1 天,今晨起颈肩臂痛又作。守法治疗后,当即肩臂酸痛、手臂麻痛消失,留针 20 分钟。嘱注意休息,不可劳作太过,局部注意保暖,避免复发。(图 4-37)

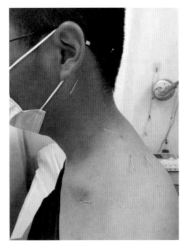
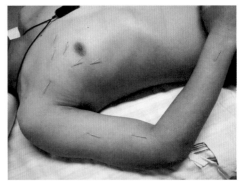

图 4-37 筋针治疗胸廓出口综合征

三、胸背部经筋病

背肌筋膜炎

【概说】背肌筋膜炎是指背部筋膜与肌肉等组织在各种病因作用下发生的无菌性炎症,又称背肌筋膜纤维织炎。主要表现为背部僵硬疼痛、活动不利等,多见于从事体力劳动的男性或长期伏案工作坐姿不良者。

【有关经筋理论】

足太阳之筋……上挟脊上项……结于枕骨……其病……脊反折,项筋急。

足少阴之筋……循脊内挟膂,上至项,结于枕骨……其病……所过而结者皆痛及转筋……在外者不能俯,在内者不能仰。故阳病者腰反折不能俯,阴病者不能仰。

背脊主要为足太阳与足少阴经筋分布,如足太阳筋,上挟脊上项,结于枕骨;足少阴筋,循脊内挟膂,上至项,结于枕骨,与足太阳之筋合。一旦筋病则脊反折、项筋急,太阳筋病则背脊反折不能俯,少阴筋病则脊背不能仰等。

【病因病机】长期伏案工作,或坐姿不当,导致背部经气不畅,卫气不足,气不布津则筋肉失濡;或汗出睡卧湿地,寒湿入侵,邪困卫气,不能温煦筋肉;或直接外伤,损伤筋肉,络伤血溢,"聚沫为痛"。

【临床表现】一般多见于伏案工作者或中年妇女。背痛,一侧或双侧,呈弥漫性钝痛,酸胀困重,可向颈肩或腰部反射,以两肩胛区为甚。背痛间作,晨起较重,活动后减轻,阴雨天气常诱发或加重,局部按摩、热敷可减轻、缓解。

检查:筋伤者,一般无明显红肿,局部肌肉紧张、压痛,可触及筋结等阳性反应物,一般腰背活动轻度受限,重者影响腰脊关节、俯仰受限,或累及胸肋关节,胸痛而呼吸受限。而络伤者,肿痛明显,局部瘀斑。X线检查可排除骨折。

【鉴别诊断】

胸椎病变 无外伤史,背痛呈持续性,有叩击痛。血常规检查结合X线检查,可提示骨结核、肿瘤、骨折等病变。

【治疗】

1. 筋针疗法

取穴:在背痛之压痛点作标记,循筋上下、左右寻找筋结点或痛减点,按压处有轻微压痛或酸胀感,并令患者俯仰转侧而背痛减轻者,即是筋穴。(图4-38)

操作:以0.30mm×30mm筋针,在上述局部筋穴常规消毒后进针,沿皮下向压痛点方向纵刺或横刺25~30mm,再嘱患者俯仰转侧,以背痛减轻或消失为准,如未减轻则调整针刺方向,直至痛减为止。每日或隔日1次,5次为1个疗程。针刺时注意深度,避免刺入胸腔引发气胸。

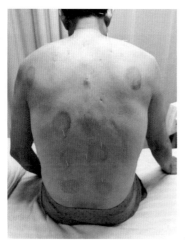
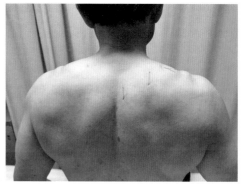

图4-38 背肌筋膜炎的筋穴

2. 辅助疗法

(1)皮内针疗法:可用图钉型皮内针在相应压痛点、筋结点或痛减点埋针,用胶布固定,并嘱患者转侧俯仰而无明显不适即可。一般留针1~2天,注意局部避免着水或水浸,以免感染。如要洗澡时,可在半小时前取下。

（2）电针疗法：连接同侧背部二穴，选用疏密波，强度以患者能忍受为度，通电 10~15 分钟，可增强止痛疗效。每日或隔日 1 次，5 次为 1 个疗程。有心脏病者，尤其是安装起搏器者，禁用电针。

（3）刺络拔罐法：对局部板滞麻木或直接外伤致局部瘀肿明显者，可用梅花针局部叩刺后拔罐，活血通络；或用三棱针点刺出血后拔罐，但要注意点刺深度，以免发生气胸。隔日 1 次，5 次为 1 个疗程。

（4）胶布疗法：用 5~7 条，宽 0.3cm、长 12~15cm 的医用胶布，以背痛点为中心横向贴附，并再取 15~20 条，宽 0.3cm、长 5cm 的医用胶布，纵向均匀贴附其上，形成米字格。一般留1~2 天，注意局部避免着水或水浸，如皮肤过敏出现瘙痒则即刻去除。

【按语】

1. 注意保暖，避免受凉。

2. 长期伏案工作者，注意调整休息，适当活动项背部肌肉。

3. 对胸椎结核、肿瘤、骨折等病，筋针只能辅助治疗，仅能缓解疼痛但不能根治。

【病案举例】

案例 1：曹某，女，52 岁。2018 年 7 月 4 日初诊。

主诉：项背痛半年多。

病史：平时喜欢运动、练气功，几乎每天晨起坚持在公园锻炼、练气功，但 2018 年初出现项背酸痛，认为可能受凉所致，局部热敷、敷贴药膏后有所减轻，但其后仍有酸痛，且逐渐加重，自觉背部僵直、酸痛难忍，曾接受推拿、针灸等治疗，时好时坏，症情反复，经朋友介绍，前来就诊。刻下：项背酸痛，背部感觉僵硬不适，似有纸贴敷于此，受寒加重，得温则减。无上肢麻木之症。

检查：项背肌肉僵硬，颈椎与胸椎棘突及两侧均有压痛，以右侧为甚，颈部俯仰活动时项背牵涉痛，脉弦，舌暗红苔薄白。

诊断：背肌筋膜炎；筋肉型。

治疗：循足太阳筋在项背部寻及筋结痛点（作为筋穴），常规消毒后，用 0.30mm×30mm 筋针，于脊柱及两侧筋穴皮下纵刺，令患者颈部俯仰活动，根据疼痛减弱程度微调针向。留针 20 分钟，局部神灯照射，针后疼痛明显减轻八成。（图 4-39）

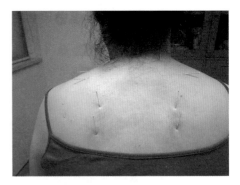

图 4-39 筋针治疗背肌筋膜炎（曹某）

7 月 6 日二诊：项背酸痛减轻，但局部板滞如纸贴敷感仍存，守法筋针治疗，局部加走罐。

7 月 9 日三诊：项背酸痛基本消除，局部板滞感也明显减轻，颈部活动时几乎无牵涉痛感，守法筋针、走罐治疗。

7 月 11 日四诊：项背酸痛消失，局部僵硬板滞感消失，颈部活动无牵涉痛。患者很高兴地说："我好了！筋针太神奇了。"嘱：晨练时要注意保暖，避免风寒侵袭。

案例 2：黄某，男，46 岁。2016 年 12 月 2 日初诊。

主诉：右背痛月余。

病史：今日门诊同事带其丈夫前来就诊。1 个多月来，右肩背痛，活动时扯痛。自敷药膏不能缓解。

检查:第4、第7肋椎关节处压痛,右肩活动时右背部扯痛,转身时牵引右腰扯痛。

诊断:筋伤,手阳明筋病。

治疗:循手阳明筋寻及右背部筋结痛点,筋针治疗后带针活动验效,右背痛消失,神灯照射20分钟收效。(图4-40)

案例3:房某,男,45岁。2018年12月14日初诊。

主诉:右肩胛区疼痛月余。

病史:无外伤病史,1个月前出现右肩胛区周围疼痛,白天隐痛,睡前为甚。未接受治疗。刻下:右臂活动屈伸不受限制,但起身活动时右肩胛骨周围疼痛,上臂外侧偶痛。

检查:右肩胛下角及肩胛骨内侧缘压痛。

诊断:背肌筋膜炎;筋性痹病,筋肉型。

治疗:循手阳明、足太阳筋,在右肩髎、臑会、肩井、肩胛下角及$T_3 \sim T_7$背俞穴部位寻及筋穴。常规消毒后,取筋针向患处针刺。嘱活动右肩关节,根据显痛部位再微调针尖方向。

三诊:2次筋针治疗后有明显好转,继续上法治疗。今在右天宗、肩贞穴区增加两针。

四诊:3次治疗后已无明显疼痛,起身动作时右肩胛区无疼痛。达到临床治愈。现左侧肩胛区疼痛,后续进行左侧治疗。(图4-41)

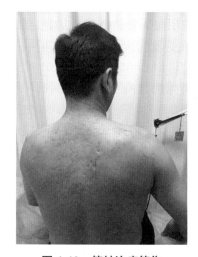

图4-40 筋针治疗筋伤

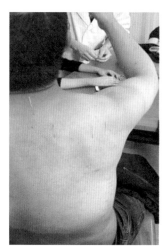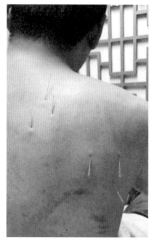

图4-41 筋针治疗背肌筋膜炎(房某)

胸椎后小关节紊乱

【概说】胸椎后小关节紊乱是指胸椎后关节、肋椎小关节、肋横突关节在旋转外力作用下发生关节错位或滑膜嵌顿所致的以疼痛、功能受限等为主要临床表现的疾病。多见于青壮年。

【有关经筋理论】

足太阳之筋……上挟脊上项……结于枕骨……其病……脊反折,项筋急……腋支。

足少阳之筋……其直者,上乘眇季胁,上走腋前廉,系于膺乳,结于缺盆……其病……上乘眇季胁痛,上引缺盆膺乳颈。

足阳明之筋……上循胁,属脊……其病……腹筋急,引缺盆。

足太阴之筋……循腹里,结于肋,散于胸中;其内者,着于脊。其病……两胁痛,引膺中脊内痛。

足少阴之筋……循脊内挟膂,上至项,结于枕骨……其病……所过而结者皆痛及转筋……在外者不能俯,在内者不能仰。故阳病者腰反折不能俯,阴病者不能仰。

手太阴之筋……上结缺盆,下结胸里,散贯贲,合贲下,抵季胁。其病:当所过者支转筋痛,甚成息贲,胁急、吐血。

手心主之筋……结腋下,下散前后挟胁;其支者,入腋,散胸中,结于臂。其病:当所过者支转筋,前及胸痛,息贲。

手少阴之筋……挟乳里,结于胸中……其病:当所过者支转筋,筋痛。

背脊部为足筋(无足厥阴筋)与手三阴筋分布之处,一旦筋病则出现背脊痛牵引胸胁(所过而结者皆痛及转筋)。如足太阳之筋病则脊反折,项筋急,腋支;足少阳之筋病则上乘眇季胁痛,上引缺盆膺乳颈;足阳明之筋病则腹筋急,引缺盆;足太阴之筋病则两胁痛,引膺中脊内痛;足少阴之筋病则在外者不能俯,在内者不能仰,阳病者腰反折不能俯,阴病者不能仰;手太阴之筋病则胁急;手心主之筋病则胸痛、息贲等。

【病因病机】长期从事体力劳动,劳损背脊筋肉,骨节松弛,出现背脊筋肉不适、疼痛,当突然旋转、用力喷嚏咳嗽时,导致"骨错缝,筋出槽",即胸椎后小关节错位或滑膜嵌顿,筋气阻滞而痛。

【临床表现】一般有慢性劳损史,在突然旋转或用力喷嚏、咳嗽等诱因下发生。多见于体力劳动的青壮年。平时背脊酸痛间作,一侧或双侧,疲劳或阴雨天气常诱发或加重,活动或局部按摩、热敷后减轻而缓解。在受寒、突然转侧等诱因下突然发作,背脊剧痛,可向胸胁、腰部放射,转侧受限,深呼吸困难。

检查:患椎棘突偏歪或隆突、棘旁压痛,肌肉紧张压痛。X线检查无明显改变,可排除胸椎骨折。

【鉴别诊断】

胸椎病变 有明显外伤史,背脊痛呈持续性,有叩击痛。X线检查可提示胸椎结核、肿瘤、骨折等病变。

【治疗】

1. 筋针疗法

取穴:在背脊部寻找压痛点,循筋上下、左右寻找筋结点或痛减点,按压处有轻微压痛或酸胀感,并令患者深呼吸、咳嗽或转侧而背痛减轻者,即是筋穴。(图4-42)

操作:以 0.30mm×30mm 筋针,在上述局部筋穴常规消毒后进针,沿皮下向患椎痛点方向纵刺或横刺 25~30mm,再嘱患者深呼吸或咳嗽,以背脊痛减轻或消失为准,如未减轻则调整针刺方向,直至痛减为止。针刺时注意深度,避免气胸。每日1次,直至治愈。

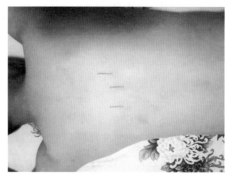

图 4-42 胸椎后小关节紊乱的筋穴

2. 辅助疗法

(1)皮内针疗法:可用图钉型皮内针在相应压痛点或筋结点、痛减点埋针,用胶布固定,并嘱患者深呼吸或咳嗽而无明显不适即可。一般留针 1~2 天,注意局部避免着水或水浸,以免感染。如要洗澡时,可在半小时前取下。

（2）胶布疗法：用 5~7 条，宽 0.3cm、长 12~15cm 的医用胶布，以背脊痛点为中心纵向贴附，并再取 15~20 条，宽 0.3cm、长 5cm 的医用胶布，横向均匀贴附其上，形成米字格。一般留 1~2 天，注意局部避免着水或水浸，如皮肤过敏出现瘙痒则即刻去除。

（3）电针疗法：连接同侧背部二穴，选用疏密波，强度以患者能忍受为度，通电 10~15 分钟，可增强止痛疗效。每日 1 次，直至治愈。有心脏病者，尤其是安装起搏器者，禁用电针。

（4）拔罐疗法：背脊肌肉痉挛明显者，可在局部拔罐，先走罐致局部出现紫斑，后留罐 10 分钟，松解肌肉。每日或隔日 1 次，直至病愈。

（5）经络整脊法：对筋针治疗效果不佳之胸椎后关节错位者，可在局部行一指禅、滚、推、按、揉等松解手法后，用扩胸扳法或抱胸按压法纠正错位关节。治疗前须排除胸椎结核、骨折、肿瘤等椎体病变后，方能实施手法。

【按语】

1. 本病及时治疗，往往症状即可控制，如慢性发病者须多次治疗。

2. 平时适当运动，如游泳等，强化背脊筋肉，稳固筋骨关节，减少发病。

3. 平常注意保暖，纠正错误含胸伏案工作姿势，避免过于劳累，经常做扩胸锻炼。

【病案举例】刘某，女，54 岁。2013 年 5 月 2 日初诊。

主诉：背脊痛半月。

病史：患者为同事，近期伏案备课劳作，导致背脊酸痛，经推拿治疗稍有缓解。2013 年 4 月中旬喷嚏后突发上背脊疼痛，低头或转侧可诱发疼痛，经针灸、推拿治疗，仍未缓解。

刻下：背脊痛，低头时诱发，弯腰转侧均受限，咳嗽时诱发背脊痛。

查：上背脊肌肉紧张，T_4、T_5 棘突及两侧压痛。

诊断：胸椎后小关节紊乱，筋骨型。

治疗：在上背脊循筋触及筋结压痛点，常规消毒后，用 0.30mm×30mm 筋针，在棘突处筋穴沿皮下纵刺 20~25mm，在棘突两侧筋穴沿皮下向棘突横刺 20~25mm，并嘱深呼吸，根据疼痛减轻程度调整针向与深度，当即背脊痛减轻 50% 左右，留针 10 分钟。其后在背部行一指禅、滚、按、揉等松解手法后，行扩胸扳法纠正错位关节。背脊痛当即消失。（图 4-43）

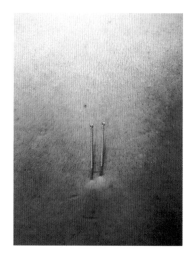

图 4-43 筋针治疗胸椎后小关节紊乱

胸壁扭挫伤

【概说】胸部因胸廓相对稳定而损伤较小，但自身突然扭转、举重或屏气搬运重物牵拉肌肉、韧带，或直接外伤胸壁，导致胸部疼痛者，称胸部扭挫伤。

【有关经筋理论】

足太阳之筋……其支者，入腋下，上出缺盆……其病……肩不举，腋支，缺盆中纽痛，不可左右摇。

足少阳之筋……其直者，上乘眇季胁，上走腋前廉，系于膺乳，结于缺盆；直者，上出腋，贯缺盆……其病……上乘眇季胁痛，上引缺盆膺乳颈。

足阳明之筋……上循胁，属脊……聚于阴器，上腹而布，至缺盆而结……其病……腹筋急,引缺盆。

足太阴之筋……循腹里,结于肋,散于胸中;其内者,着于脊。其病……两胁痛,引膺中。

手太阴之筋……上结缺盆,下结胸里,散贯贲,合贲下,抵季胁。其病:当所过者支转筋痛,甚成息贲,胁急。

手心主之筋……结腋下,下散前后挟胁;其支者,入腋,散胸中……其病:当所过者支转筋,前及胸痛,息贲。

手少阴之筋……挟乳里,结于胸中……其病:当所过者支转筋,筋痛。

胸部为足三阳、太阴筋与手三阴筋分布之处,一旦筋病则出现胸胁痛(所过而结者皆痛及转筋)。如足太阳之筋病则肩不举,腋支,缺盆中纽痛,不可左右摇;足少阳之筋病则上乘䏚季胁痛,上引缺盆膺乳颈;足阳明之筋病则腹筋急,引缺盆;足太阴之筋病则两胁痛,引膺中;手太阴之筋病则胁急,息贲;手心主之筋病则胸痛,息贲等。

【病因病机】不慎扭转、屏气用力不当,导致胸部筋气错乱,卫气受困,气不布津则筋结而痛;或直接外伤,损伤络脉,血溢脉外则瘀阻筋肉而肿痛。

【临床表现】有明显的外伤史或扭挫伤史。胸肋痛可于受伤即刻或数小时、1~2天后出现,疼痛有时涉及背部,咳嗽或深呼吸时诱发或加重,转侧受限。筋肉损伤以疼痛为主,而络脉损伤以瘀肿为主。

检查:筋伤者,局部压痛明显,无明显肿胀;而络损者,肿痛明显,局部瘀斑。X线检查一般无明显变化,但可排除肋骨骨折。

【鉴别诊断】

1. 肋骨骨折 大多有直接外伤史,胸肋疼痛较剧,胸廓挤压试验阳性,并有骨擦音,X线检查提示骨折。

2. 气胸血胸 有明显外伤史,胸痛较轻,而见胸闷,呼吸困难,咳血、咯血。X线检查可协助诊断。

【治疗】

1. 筋针疗法

取穴:在胸肋部压痛点作标记,并循筋上下左右寻找筋结点或痛减点,按压该点并令患者深呼吸或咳嗽而胸痛减轻者,即是筋穴。

操作:以0.30mm×30mm筋针,在上述筋穴常规消毒后进针,沿皮下向压痛点方向纵刺或横刺20~25mm,再嘱患者深呼吸或咳嗽,以胸痛减轻或消失为准,如未减轻则调整针刺方向,直至痛减为止。针刺时注意尽量沿肋骨上缘平刺,避免损伤肋间神经、血管。每日1次,直至治愈。

2. 辅助疗法

(1)皮内针疗法:可用图钉型皮内针在相应压痛点或筋结点、痛减点埋针,用胶布固定,并嘱患者深呼吸或咳嗽而无明显不适即可。一般留针1~2天,注意局部避免着水或水浸,以免感染。如要洗澡时,可在半小时前取下。

(2)胶布疗法:用5~7条,宽0.3cm、长12~15cm的医用胶布,以胸肋痛点为中心横向贴附,并再取15~20条,宽0.3cm、长5cm的医用胶布,纵向均匀贴附其上,形成米字格。一般留1~2天,注意局部避免着水或水浸,如皮肤过敏出现瘙痒则即刻去除。

(3)电针疗法:连接同侧胸部二穴,选用疏密波,强度以患者能忍受为度,通电10~15分钟,可增强止痛疗效。每日1次,直至治愈。有心脏病者,尤其是安装起搏器者,禁用电针。

（4）刺络拔罐：直接外伤致使局部瘀肿明显者，或病程较长、瘀肿不退者，可用梅花针局部叩刺后拔罐，消除皮下瘀血。隔日 1 次，直至治愈。

【按语】

1. 治疗前当分清筋伤与络损，筋病舒筋，络病放血，分而治之。

2. 对气胸、血胸、骨折者，及时转诊，急诊就医救治。

【病案举例】 马某，女，53 岁。2013 年 5 月 13 日初诊。

主诉：左胁痛半年，加重 3 天。

病史：2012 年 1 月 18 日在公交车上被人肘部撞击导致左胁疼痛，经针刺治疗，胁痛减轻而好转。2013 年 5 月 11 日在家中不慎摔倒导致左胁肋、肘腕膝损伤，局部疼痛，经自行艾灸治疗稍有减轻。刻下：左胁肋痛，呼吸尤其咳嗽时诱发或加重，左腕背痛。

检查：左肘及膝有瘀伤，左腕背伸时疼痛，左第 5~7 肋骨压痛，局部有瘀伤。舌暗，苔薄黄，脉弦细。建议 X 线检查排除骨质病变。

诊断：左胸壁扭挫伤，筋肉型。

治疗：在左侧第 5~7 肋间隙寻找压痛点作标记，用 0.30mm×30mm 筋针，由左侧脊旁沿肋骨上缘于皮下横刺，每肋间平刺 2~3 针，并嘱患者深呼吸或咳嗽，根据痛减程度调整针向。留针 20 分钟。（图 4-44）

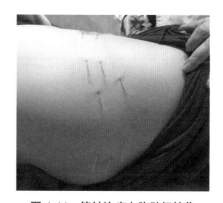

图 4-44　筋针治疗左胸壁扭挫伤

5 月 20 日二诊：针后左胁痛减轻。X 线片提示肋骨未见明显病变。守法治疗。

5 月 31 日三诊：左胸胁痛减轻，针后轻度头晕，BP 150/80mmHg，休息片刻好转。

6 月 7 日四诊：针后左胁痛基本消失，但挂晾衣服时左胁仍有轻度扯痛。局部筋针治疗，当即胁痛消失，达到临床治愈。

肋间神经痛

【概说】 肋间神经痛是指一侧单支或多支肋间神经支配区的发作性疼痛，分为原发性与继发性两类。

【有关经筋理论】

足太阳之筋……其支者，入腋下，上出缺盆……其病……腋支。

足少阳之筋……其直者，上乘眇季胁，上走腋前廉，系于膺乳，结于缺盆；直者，上出腋，贯缺盆……其病……上乘眇季胁痛，上引缺盆膺乳颈。

足阳明之筋……上循胁，属脊……上腹而布，至缺盆而结……其病……腹筋急，引缺盆。

足太阴之筋……循腹里，结于肋，散于胸中；其内者，着于脊。其病……两胁痛，引膺中。

手太阴之筋……上结缺盆，下结胸里，散贯贲，合贲下，抵季胁。其病：当所过者支转筋痛，甚成息贲，胁急。

手心主之筋……结腋下，下散前后挟胁；其支者，入腋，散胸中……其病：当所过者支转筋，前及胸痛，息贲。

手少阴之筋……挟乳里，结于胸中……其病：当所过者支转筋，筋痛。

胸胁部为足三阳、太阴筋与手三阴筋分布之处，一旦筋病则出现胸胁痛（所过而结者皆痛及转筋)。如足太阳之筋病则腘支;足少阳之筋病则上乘䏚季胁痛,上引缺盆膺乳颈;足阳明之筋病则腹筋急,引缺盆;足太阴之筋病则两胁痛,引膺中;手太阴之筋病则胁急,息贲;手心主之筋病则胸痛,息贲等。

【病因病机】由于情绪不遂,肝胆经气郁滞,气血运行不畅,或感受风寒湿邪,邪阻经气,影响筋肉;或闪挫损伤筋肉,筋气受损,气不布津;或感受热毒,侵犯少阳筋脉所致。

【临床表现】一般无明显外伤史。一侧胸胁疼痛,沿肋间神经分布区域放射,可涉及同侧胸背及肩部,一般不超越对侧。疼痛区域较固定,夜间加重,咳嗽、深呼吸或喷嚏时诱发疼痛。如肝郁气滞者,可见胸胁胀痛,时作时止,随情绪而变化,嗳气则舒,口苦,脉弦等。

检查:一侧相应肋间神经分布区域感觉过敏、疼痛,疼痛性质多为刺痛或灼痛,相应肋骨、胸椎棘突旁、腋中线、胸骨旁压痛。

如感受热毒,可见一侧胸胁灼痛,数日内出现带状疱疹,夜间痛甚,数周后疱疹消退,后遗皮肤色素沉着,胸胁刺痛,阴雨天加重。

【鉴别诊断】

肋骨骨折 大多有直接外伤史,胸肋疼痛较剧,胸廓挤压试验阳性,并有骨擦音,X线检查提示骨折。

【治疗】

1. 筋针疗法

取穴:在胸胁痛的分布区域,循筋沿肋间前后寻找筋结点或敏感点,按压该点并令患者深呼吸或转侧而胸胁痛减轻者,即是筋穴。(图4-45)

操作:以0.30mm×30mm筋针,在上述局部筋穴常规消毒后进针,在皮下沿肋骨上缘横刺20~25mm,再嘱患者深呼吸或咳嗽,以胸胁痛减轻或消失为准,如未减轻则调整针刺方向,直至痛减为止。针刺时注意深度,避免发生气胸。每日1次,5次为1个疗程。

2. 辅助疗法

(1)电针疗法:连接同侧胸胁部筋穴,选用疏密波,强度以患者能忍受为度,通电10~15分钟,可增强止痛疗效。每日1次,5次为1个疗程。有心脏病者,尤其是安装起搏器者,禁用电针。

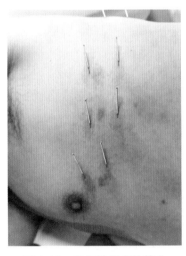

图 4-45 肋间神经痛的筋穴

(2)皮内针疗法:可用图钉型皮内针在相应压痛点或筋结点、痛减点埋针,用胶布固定,并嘱患者深呼吸或咳嗽而无明显不适即可。一般留针1~2天,注意局部避免着水或水浸,以免感染。如要洗澡时,可在半小时前取下。

(3)胶布疗法:用5~7条,宽0.3cm、长12~15cm的医用胶布,以胸胁痛点为中心横向贴附,并再取15~20条,宽0.3cm、长5cm的医用胶布,纵向均匀贴附其上,形成米字格。一般留1~2天,注意局部避免着水或水浸,如皮肤过敏出现瘙痒则即刻去除。

(4)脉针疗法

取穴:皮损局部阿是穴与同侧相应夹脊穴、支沟、阳陵泉、行间。

配穴:肝经火毒——太冲、侠溪。

脾经湿热——阴陵泉、血海。

瘀血阻络——合谷、血海。

便秘配天枢;心烦配神门。

操作:以 30 号 1~1.5 寸毫针,于皮损局部围刺或浅刺,在疱疹带的头、尾各刺 1 针,两旁则根据疱疹带的大小选取数点,向疱疹带中央沿皮平刺。或用三棱针点刺疱疹及其周围并加拔罐,令每罐出血 3~5ml。夹脊穴向脊柱方向斜刺 1.5 寸,行捻转泻法,可用电针。其他穴位行泻法或平补平泻法。高龄患者可配合大剂量清热解毒中药内服。

【按语】

1. 需分清原发性与继发性,对肋骨骨折、胸膜炎者,以治疗原发病为主。

2. 对带状疱疹后遗热毒留滞筋肉而疼痛者,可配合筋针治疗,以缓解疼痛。

【病案举例】

案例 1:杨某,女,68 岁。2021 年 5 月 10 日初诊。

主诉:右胁肋痛半年,加重月余。

病史:无明显外伤史,2020 年 12 月出现右侧胁肋痛,时重时轻,不影响生活,但近月胁肋痛加重,休息时不痛,做家务时加重,前来就诊。刻下:右胁肋痛,呼吸或转侧时诱发或加重。检查:局部无疱疹、瘀斑,第 8~10 肋骨有压痛。脉细弦,舌红少苔。

诊断:肋间神经痛,筋肉型,足少阳、阳明筋病。

治疗:循足少阳、阳明筋在胁肋部寻及筋结痛点(作为筋穴),常规消毒后,用 0.3mm × 30mm 筋针,沿右侧肋骨上缘于皮下横刺,每肋间平刺 2~3 针,并嘱患者深呼吸或咳嗽,根据痛减程度调整针向。留针 20 分钟。

5 月 12 日二诊:针后右胁肋痛减轻五成。守法治疗。

5 月 14 日三诊:右胁肋痛明显好转,但咳嗽时仍有扯痛。守法治疗。

5 月 17 日四诊:针后右胁肋痛基本消失,咳嗽或深呼吸均无诱发疼痛,达到临床治愈。(图 4-46)

案例 2:张某,男,60 岁。2014 年 5 月 5 日初诊。

主诉:左胁痛 3 个月余。

病史:2014 年 2 月 3 日左侧胸胁刺痛,次日逐渐出现疱疹,经西医诊治,诊断为带状疱疹,接受消炎止痛等西药治疗近月,疱疹逐渐消退,刺痛减轻但仍时有,尤其疲劳或阴雨天加重,因此情绪烦躁,影响生活与工作。经友人介绍前来应诊。刻下:左侧胸胁时有刺痛,疲劳或阴雨天加重,咳嗽或转侧时诱发疼痛,心烦,睡眠差,饮食可,二便调。舌红少苔,脉细数。

查:左胸胁可见束带状散在色素斑,局部轻压痛。

诊断:左侧带状疱疹后遗痛,筋脉型。

治疗:在左侧第 6~9 肋(胸胁部)寻找压痛点或筋结点,并作标记,用 0.30mm × 30mm 筋针,由内向外沿肋骨上缘于皮下横刺,每肋间平刺 3~4 针,并嘱患者转侧或咳嗽,根据痛减程度调整针向。留针 20 分钟。(图 4-47)

5 月 9 日二诊:针后左胁刺痛减轻半日,当晚刺痛又作。守法治疗。

5 月 12 日三诊:左胸胁痛明显减轻,转侧或咳嗽均无影响。

5 月 23 日四诊:最近出差停诊 10 天,在外可能疲劳,刺痛又作。守法治疗,当即痛减。

前后经 6 次筋针治疗,左胸胁痛消失而愈。

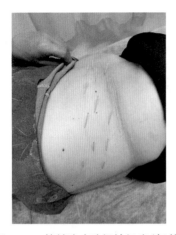

图 4-46　筋针治疗肋间神经痛（杨某）

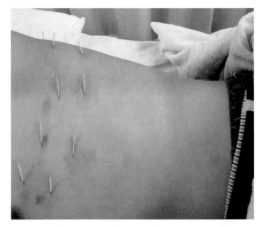

图 4-47　筋针治疗左侧带状疱疹后遗痛

四、上肢部经筋病

肩关节周围炎

【概述】肩关节周围炎主要指肩关节周围组织,包括关节囊、滑液囊、韧带以及肩部内外两层肌肉(外层肌肉为三角肌、大圆肌;内层则是由冈上肌、冈下肌、小圆肌和肩胛下肌所组成的肌腱袖)发生的慢性非特异性炎症,简称肩周炎。由于本病好发于 50 岁左右的人,故有"五十肩"之称。因本病病因与风有关,故又称"漏肩风";本病后期以肩关节活动受限为主,故又称"肩凝症"。发病率女性高于男性。其致病机制较为复杂,局部原因为关节周围结缔组织、肌筋膜的退行性病变。该病大多可自愈,但病程一般为 1~2 年。

【有关经筋理论】

足太阳之筋……其支者,从腋后外廉,结于肩髃;其支者,入腋下,上出缺盆,上结于完骨……其病……脊反折,项筋急,肩不举,腋支,缺盆中纽痛,不可左右摇。

足少阳之筋……其直者,上乘䏚季胁,上走腋前廉,系于膺乳,结于缺盆;直者,上出腋,贯缺盆。

手太阳之筋……其支者,后走腋后廉,上绕肩胛,循颈出走太阳之前……其病……肘内锐骨后廉痛,循臂阴入腋下,腋下痛,腋后廉痛,绕肩胛,引颈而痛……其痛当所过者支转筋。

手少阳之筋……循臂结于肘,上绕臑外廉,上肩走颈……其病:当所过者即支转筋。

手阳明之筋……上循臂,上结于肘外,上臑结于髃;其支者,绕肩胛,挟脊;直者,从肩髃上颈……其病:当所过者支痛及转筋,肩不举,颈不可左右视。

手太阴之筋……上循臂,结肘中,上臑内廉,入腋下,出缺盆,结肩前髃,上结缺盆。

上述 6 条经筋均分布于肩部,具体为:

肩前部:手太阴、手阳明、足太阳、足少阳之筋分布。

肩外侧:手少阳之筋分布。

肩胛部:手太阳、手阳明之筋分布。

腋　下:足太阳、足少阳、手太阴之筋分布。

筋病则当所过者支转筋痛。如足太阳筋病则项筋急,肩不举,腋支,不可左右摇;手太阳筋病则肘内锐骨后廉痛,腋下痛,腋后廉痛,绕肩胛,引颈而痛;手阳明筋病则肩不举,颈不可左右视等。

【病因病机】手三阳筋与手太阴筋结聚肩部,足太阳筋、足少阳筋也分布于肩前、腋下。上述经筋联属肌肉与肩关节而产生屈伸、旋转、展收等运动。由于长期重复劳作或局部急性损伤,经筋受损,导致气凝津聚;或中年气衰,卫气不足,复受风寒湿邪入侵,邪结经筋,气结津聚而成。病久气津胶凝,筋病及骨,机化骨化,而致筋骨同病;或筋病及经,筋挛卡脉,而致筋脉同病。

【临床表现】本病起病缓慢,逐渐出现肩关节疼痛,单侧多见,偶见双侧,疼痛性质为钝痛或酸痛,可向颈部或上臂放射,按压时反而减轻,夜间疼痛加重,常因此影响睡眠或从梦中痛醒。平时患者多呈自卫姿势保护患肢,偶尔过度活动可引起剧烈锐痛。进而肩关节活动受限,上肢不能外展、上举和外旋,影响梳头、穿衣、摸背等日常生活。后期出现肌肉萎缩,疼痛减轻,肩关节活动功能部分或全部丧失,或肩关节活动逐渐增加,先旋外,继则外展、内旋逐渐恢复。病程较长,可达数月,重者可长达1~2年。X线检查一般无明显改变,病久者可见肱骨头有斑点状骨质疏松,肱骨大结节有不规则增生和致密阴影。临证一般可分为筋肉型、筋骨型、筋脉型。

1. **筋肉型** 多见于发病初期。肩部疼痛,昼轻夜重,上臂活动尚可。寒盛者,疼痛较剧,痛有定处,遇寒痛增,得热则减,苔薄白,脉弦紧;湿盛者,肩部酸痛重着,稍见肿胀,痛有定处,两手沉重,肌肤麻木不仁,苔白腻,脉濡缓。

2. **筋骨型** 多见于病变中期或有外伤史。肩部疼痛或肿痛,夜间疼痛加重,上臂活动受限,动后疼痛加剧,呈弥散性疼痛,舌暗,脉涩。X线片可见肱骨头有斑点状骨质疏松,肱骨大结节有不规则增生和致密阴影。

3. **筋脉型** 多见于病变后期。肩部疼痛有所减弱,上臂活动明显受限,肩部肌肉萎缩,舌淡苔白,脉细。

【鉴别诊断】

1. **神经根型颈椎病** 除肩部疼痛外,还有颈项痛、上肢反射痛及手指麻木,肩关节一般活动无明显受限。颈椎有压痛,臂丛神经牵拉试验阳性,椎间孔挤压试验阳性,颈椎X线片大多有阳性改变。

2. **冈上肌腱炎** 压痛位于肱骨大结节附近。疼痛弧试验阳性(令患者患肩外展,当外展至60°~120°范围时,冈上肌在肩峰上摩擦出现疼痛为阳性)有助于诊断冈上肌腱炎。

3. **肱二头肌长头腱鞘炎** 肱二头肌长头位于肩关节结节间沟处肿痛、压痛,肩关节用力前屈后伸时诱发或加重疼痛,局部能触及细碎的摩擦感。肱二头肌抗阻力试验(患者屈肘90°,检查者一手扶住患者肘部,一手握住腕部,令患者屈肘、外展、外旋,检查者给予阻抗,如肱骨结节间沟疼痛为肱二头肌长头肌腱炎,如肱二头肌腱滑出为肱二头肌长头肌腱滑脱)有助于诊断肱二头肌长头肌腱是否发炎或滑脱。

4. **肩峰下滑囊炎** 疼痛位于肩部外侧,肩关节旋转或外展时诱发或加重疼痛,且伴有活动受限。急性发作时,因滑囊膨出呈现三角肌前缘球形鼓出,使肩轮廓增大。

5. **肩关节脱位** 有明显外伤史,肩部疼痛,活动受限,外形呈"方肩"。搭肩试验(患者屈肘,将手搭于对侧肩上,如肘部不能靠近胸壁为阳性,或能将肘部靠近胸壁而手不能搭于对侧肩上,也为阳性)阳性;直尺试验(正常情况下,肩峰位于肱骨外上髁与肱骨大结节连线的内侧。如检查者用直尺,一端置于肱骨外上髁,另一端能与肩峰接触为阳性)可判断肩关节是否脱位或肱骨颈骨折移位。

【治疗】

1. 筋针疗法　主要适用于筋肉型。

（1）筋肉型

取穴：在患侧肩部周围寻找压痛点，根据压痛点的肩前、外、后侧的不同，循筋上下寻找筋结点或痛减点（作为筋穴），大多分布于天泉、臂臑、手五里、臑会、肩贞附近。

操作：以 0.30mm×30mm 筋针，在上述筋穴常规消毒后进针，沿皮下向肩部压痛点透刺 25~30mm，再嘱患者活动肩部或做拮抗运动，以疼痛减轻为准，如屈伸、旋转、展收时仍有疼痛则调整针刺方向，直至疼痛减轻。如此处痛减而彼处显现疼痛，可如上法治疗。隔日治疗 1 次，5 次为 1 个疗程。（图 4-48）

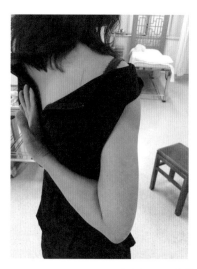
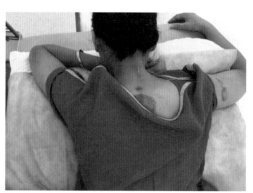

图 4-48　肩关节周围炎（筋肉型）的筋穴

（2）筋骨型：适用于病久多次筋针效果不显，关节活动明显受限，X 线检查可见肱骨头有斑点状骨质疏松，肱骨大结节有不规则增生和致密阴影者。

取穴：阿是穴、肩髃、肩髎、肩内陵穴区筋穴等。

操作：对痛有定处，病位较浅者，用齐刺法，即在痛处的筋穴或阿是穴上用 0.30mm×30mm 筋针，先直刺一针，后在其左右或上下再直刺两针，形成三针并行直刺的齐刺法。或在阿是穴或筋穴采用短刺、关刺。对痛有定处，病位较深者，用偶刺法，即在肩前后的筋穴或阿是穴处进针的同时向痛处深刺，形成一前一后透刺的偶刺法。或采用输刺，也可使用一针多向透刺如合谷刺和恢刺法。对痛区较广，呈弥散性疼痛者用报刺法，即令患者活动上肢并仔细寻找痛点，一般能找到数点；首先在疼痛较重的点上用 28 号 1.5~2 寸毫针针刺，得气后行提插泻法，再将针提至皮下，令患者活动上肢，如疼痛依旧则再如上法针刺；如疼痛减轻，而其他痛点显现时，则将针留在皮下，然后在其他较重的痛点处按上法治疗。一般 1 次选 2~3 个痛点针刺。隔日治疗 1 次，7 次为 1 个疗程。

2. 辅助疗法

（1）病久取效不显者，可加电针治疗。常取疏密波，强度以患者能忍受舒适为度，一般通电 20 分钟左右。隔日治疗 1 次，10 次为 1 个疗程。

（2）灸法：适用于寒盛痛剧者。

取穴:阿是穴、肩髃、肩髎、肩内陵、臂臑、臑会、肩贞等穴区。

操作:艾条温和灸,每穴 3~5 分钟,使局部潮红为度;或隔姜灸,每穴用中艾炷灸 3~5 壮,每日或隔日 1 次,10 次为 1 个疗程。或以阿是穴为中心 4 针皮下扬刺,留针期间隔姜灸,每次用中艾炷灸 3~5 壮,每日或隔日 1 次,10 次为 1 个疗程。

(3)皮内针疗法:可用图钉型皮内针在肩部压痛点埋针,或用麦粒型皮内针在上臂筋结点埋针,用胶布固定。并嘱患者活动肩部,无明显不适即可。一般留针 1~2 天,注意局部避免着水或水浸,以免感染。如要洗澡时,可在半小时前取下。

(4)胶布疗法:用 3~5 条,宽 0.3cm、长 8~10cm 的医用胶布,以肩部痛点为中点纵行贴附,并再取 8~10 条,宽 0.3cm、长 3cm 的医用胶布,横向均匀贴附其上,形成米字格。活动肩部无明显妨碍即可。一般留 1~2 天,注意局部避免着水或水浸,如皮肤过敏出现瘙痒者,可即刻去除。

(5)脉针疗法:主要适用于经脉病或筋脉型者。

取穴:肩髃、肩髎、肩内陵、肩贞、天宗、臂臑、臑会、巨骨、曲池、手三里、足三里、气海等。

配穴:肩前部痛,条口透承山或手三里。

　　　　肩外部痛,阳陵泉透阴陵泉或外关。

　　　　肩胛部痛,养老或中渚。

操作:病变初期,先根据肩痛部位选用配穴,选用 28~30 号毫针,穴位常规消毒后,进针得气后活动肩关节,如经 2 次治疗肩痛不减者,改为主穴治疗。肩部穴得气后行平补平泻法或提插补法,足三里、气海行捻转补法。后期可配合温针治疗,每针温灸 3~5 壮。隔日治疗 1 次,10 次为 1 个疗程。

(6)火针:适用于病久寒凝痛剧骨痹者。

取穴:阿是穴、肩髃、肩髎、肩内陵等。

操作:可选取 1~2 个痛点,常规消毒后,将火针置酒精灯上烧红透亮后,迅速点刺痛点。针后局部消毒,覆盖创可贴。3~5 天后,如仍有疼痛,则再依法点刺 1 次。

【按语】

1. 针灸治疗肩关节周围炎有较好的效果,但必须明确诊断,排除肩关节结核、肿瘤、骨折、脱臼等肩部疾病,以及与颈椎病等引起的关联痛相区别。

2. 掌握针灸治疗肩周炎的时机。一般病程越短,效果越好,对病程较长的可采用 1~2 种疗法综合治疗。对组织产生粘连、肌肉萎缩者,结合推拿治疗,以提高疗效。

3. 正确处理好止痛与运动的关系。因肩周炎后期病变组织产生粘连而致功能障碍,故止痛的同时加强运动锻炼,避免后遗症的发生。

4. 肩周炎是肩关节周围软组织的退行性、炎症性病变,故平时要注意肩部保暖,避免风寒侵袭,应坚持肩关节功能锻炼,在医师指导下进行。

附:爬墙锻炼

患者侧面站立,靠近墙壁,上举患肢,以手指接触墙壁逐步向上移动,做肩外展、上举动作致肩部疼痛但能忍受为度,并在墙壁画一高度,以后逐日比较。每日锻炼 2~3 次,每次 5~10 分钟。

【病案举例】

案例 1:刘某,女,46 岁。2013 年 5 月 31 日初诊。

主诉:左肩痛 1 年。

病史：2012年5月出现左肩痛，经物理治疗减轻，但10月突然加重，影响活动，经骨科医师检查，诊断为肩周炎，服消炎止痛药，并进行物理治疗。刻下：左肩痛，有时夜间痛醒，活动明显受限。

检查：颈椎无明显压痛，颈部活动时颈项有牵拉感，左侧项肩背部肌肉僵硬，左肩上举90°、外展70°，后伸可摸及臀部。左肩后外、背部有压痛。舌暗紫，苔薄黄，脉弦细。

诊断：肩周炎，筋肉型。足太阳筋病。

治疗：在肩井、肩贞、肩髎、天宗、夹脊穴、手三里等穴区触及筋结痛点，常规消毒后，用0.30mm×30mm筋针，于背部筋穴向下纵刺25mm左右，于肩部筋穴向下或向颈部横刺25mm左右，于臂部筋穴向肩部纵刺。根据痛减程度微调针向，留针20分钟，当时左颈项疼痛减轻（VAS 3~2），左肩臂背疼痛减轻（VAS 5~3）。

6月3日二诊：针后颈痛、左肩背痛减轻，活动度改善。但仅维持1天。守法治疗。

7月15日六诊：针后颈痛、左肩背痛减轻，但症情改善不大，增加颈项部大椎、天柱、天宗、肩中俞穴区筋穴治疗。颈项疼痛减轻（VAS 2~1.5），左肩背臂疼痛减轻（VAS 3~2.5）。

前后经15次治疗，疼痛程度虽无明显进步（VAS 2左右），但睡眠改善，左上肢活动度逐步改善，由前臂上举90°逐步改善至170°。嘱局部保暖，注意休息，避免劳损而加重。（图4-49）

案例2：甄某，女，45岁。2017年8月7日初诊。

主诉：双肩酸困，上举乏力3个月。

病史：2017年4月以来可能因受凉导致右侧肢体发凉，双肩酸困乏力，虽经推拿、针灸、中药等治疗，无明显改善。刻下：双肩酸困，右侧上肢上举乏力，活动受限，肢体怕冷，舌淡脉细。

检查：颈部活动无明显受限，右上肢上举120°、后伸至腰，右肩前后局部压痛，自觉怕冷，得温则舒。

诊断：肩周炎；肩痹，手、足太阳筋病。

治疗：循筋在右肩髃、肩髎、肩井、天宗、臑俞穴区触及筋结痛点，行筋针治疗，当即右臂酸困基本消失，抬举后伸活动正常。加神灯照射治疗30分钟，患者自觉右侧肢体冷感缓解许多。（图4-50）

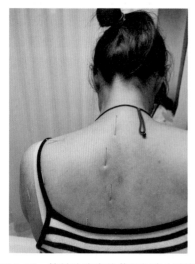

图4-49　筋针治疗肩关节周围炎（刘某）

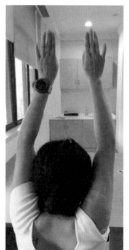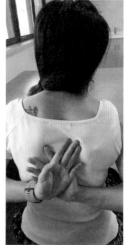

图4-50　筋针治疗肩关节周围炎（甄某）

8月11日三诊：双肩臂酸痛沉重感消失，双臂活动自如。继续巩固治疗。

肱二头肌长头肌腱炎

【概说】肱二头肌长头肌腱炎常因肱二头肌长头肌腱在活动过程中与结节间沟反复摩擦导致腱鞘充血、水肿、增厚，进而发生粘连等损伤而形成。多见于体力劳动者，如码头工人或从事棒球、投掷的运动员。本病属于中医"筋痹"范畴。

【有关经筋理论】

足太阳之筋……其支者，从腋后外廉，结于肩髃……其病……脊反折，项筋急，肩不举，腋支，缺盆中纽痛，不可左右摇。

手阳明之筋……上循臂，上结于肘外，上臑结于髃；其支者，绕肩胛，挟脊；直者，从肩髃上颈……其病：当所过者支痛及转筋，肩不举，颈不可左右视。

手太阴之筋……上循臂，结肘中，上臑内廉，入腋下，出缺盆，结肩前髃，上结缺盆。

本病主要与足太阳、手阳明、手太阴经筋有关，三筋分布于肩前区。一旦筋病则当所过者支转筋痛，肩不举，有时可牵引颈项及前胸。

【病因病机】手阳明筋、手太阴筋与足太阳筋结于肩髃，经筋联属肌肉与肩关节而产生屈伸、旋转、展收等运动。由于长期重复劳作或局部急性损伤，经筋受损，导致气凝津聚；或卫气不足，复感风寒湿邪入侵，邪结经筋，气结津聚而成。病久气津胶凝，筋病及骨而致筋骨同病。

【临床表现】急性发作时，以肩前部疼痛为主，可放射至三角肌下方，有时呈现弥漫性疼痛，病位难以确定。可引起肱二头肌长头肌腱滑动的动作均可诱发疼痛。故为避免上肢旋转诱发疼痛，常将上臂紧贴身体，阻止肩部活动。常因局部受冷而加重。慢性损伤者，症状缓慢出现，患者常难以叙述病史，仅有三角肌弥漫性隐痛、酸痛，结节间沟常有压痛。上臂外展、上举、后伸时诱发肩前疼痛。

检查：肩关节结节间沟明显压痛，外展、旋外、后伸或伸肘旋外时均可牵拉肱二头肌长头肌腱而引发疼痛。肱二头肌长头肌腱紧张试验阳性（屈肘旋后拮抗时，肩前部内侧出现疼痛）或肱二头肌抗阻力试验阳性（患者屈肘90°，检查者一手扶住患者肘部，一手握住腕部，令患者屈肘、外展、外旋，检查者给予阻抗，如肱骨结节间沟疼痛为肱二头肌长头肌腱炎）。X线检查：结节间沟变浅、狭窄，沟底或侧壁有骨赘形成等。

【鉴别诊断】

1. **肱二头肌长头肌腱滑脱**　当横韧带劳损或撕裂或结节间沟变浅时，易致肱二头肌长头肌腱滑脱。诊断时令患者屈肘90°并主动或被动旋前、旋后，检查者一手置于肩前结节间沟处，能感觉肌腱在沟中滑动，并有弹响及疼痛。

2. **肱二头肌长头肌腱断裂**　有明显外伤史，或前臂旋后位提拿上举重物等导致肱二头肌长头肌腱急性断裂，多见于青壮年体力劳动者。突然感到肩部撕裂样疼痛，三角肌下方肿胀，于上臂前方有明显的凹陷缺损，而肱二头肌肌腹回缩隆起。断裂处有压痛，上臂无力，屈肘功能障碍，建议外科手术治疗。慢性肱二头肌长头肌腱断裂多为老年人，主要是肱二头肌腱慢性炎症形成后，结节间沟发生退变引起肌腱断裂，一般症状不明显，功能无显著改变，可继续保守治疗。

【治疗】

1. 筋针疗法

（1）筋肉型

取穴：在患侧肩前部压痛点附近，循筋上下寻找筋结点或痛减点（作为筋穴），大多分布于臂臑、肩内陵穴区附近。（图 4-51）

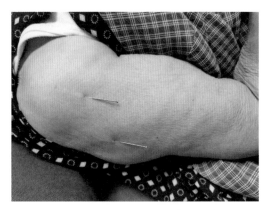

图 4-51　肱二头肌长头肌腱炎的筋穴

操作：以 0.30mm×30mm 筋针，在上述局部筋结点或痛减点常规消毒后进针，沿皮下向肩前部或压痛点透刺 25~30mm，再嘱患者活动肩部，以疼痛减轻为准，如肩部活动仍有疼痛则调整针刺方向，直至疼痛减轻。每日或隔日 1 次，7 次为 1 个疗程。

（2）筋骨型：适用于病久、多次筋针治疗效果不显，关节活动明显受限，X 线检查可见结节间沟变浅、狭窄，沟底或侧壁有骨赘形成者。

取穴：阿是穴、肩髃、肩髎、肩内陵等。

操作：对明显压痛点，用齐刺法，即在痛处的筋穴或阿是穴上用 0.30mm×30mm 筋针，先直刺一针，后在其上下再直刺两针，形成三针并行直刺。或在阿是穴或筋穴采用短刺、关刺；每日或隔日治疗 1 次，7 次为 1 个疗程。如活动度改善而疼痛加重者，可在痛点使用皮内针法埋针减痛。

2. 辅助疗法

（1）电针疗法：适用于病久取效不显者。在上述筋穴上通电，常取疏密波，强度以患者能忍受舒适为度，一般通电 15 分钟左右。每周 2~3 次。每日或隔日 1 次，7 次为 1 个疗程。

（2）灸法：适用于寒盛痛剧者。

取穴：阿是穴、肩髃、肩髎、肩内陵等穴区。

操作：艾条温和灸，每穴 5 分钟左右，使局部潮红为度；或隔姜灸，每穴用中艾炷灸 3~5 壮，每日或隔日 1 次，7 次为 1 个疗程。或以阿是穴为中心，4 针皮下扬刺，留针期间隔姜灸，每次用中艾炷灸 3~5 壮，每日或隔日 1 次，7 次为 1 个疗程。

（3）皮内针疗法：可用图钉型皮内针在肩部压痛点埋针，或在上臂筋结点用麦粒型皮内针埋针，用胶布固定，并嘱患者活动肩部，无明显不适即可。一般留针 1~2 天，注意局部避免着水或水浸，以免感染。如要洗澡时，可在半小时前取下。

（4）胶布疗法：用 3~5 条，宽 0.3cm、长 8~10cm 的医用胶布，以肩部痛点为中点纵行贴附，并再取 8~10 条，宽 0.3cm、长 3cm 的医用胶布，横向均匀贴附其上，形成米字格。活动肩部无明显妨碍即可。一般留1~2天,注意局部避免着水或水浸,如皮肤过敏出现瘙痒者可即刻去除。

（5）火针:适用于病久寒凝痛剧骨痹者。

取穴:阿是穴、肩髃、肩髎、肩内陵等。

操作:可选取1~2个痛点,常规消毒后,将火针置酒精灯上烧红透亮后,迅速点刺痛点。针后局部消毒,覆盖创可贴。3~5天后,如仍有疼痛则再依法点刺1次。

【按语】

1. 治疗期间,注意休息,避免打球等运动而致再次损伤,加重炎症。

2. 如肌腱断裂或肌腱滑脱,建议外科手术,术后可配合筋针疗法,促进康复。

【病案举例】

案例1:叶某,女,45岁。2012年12月3日初诊。

主诉:右肩酸痛3个月,加重1个月。

病史:喜欢运动,经常打羽毛球,2012年9月出现右肩酸痛,自涂药油缓解,但近月有所加重,涂药油不能缓解,颈项转侧时诱发右肩牵扯痛,右肩抬举乏力,右肩前压痛。右肩活动范围无明显受限,但抬举乏力,转动到某些体位时诱发酸痛。舌淡红,苔薄白,脉细弦。

诊断:肱二头肌长头肌腱炎,筋肉型。

治疗:在肱二头肌腱处触及筋结压痛点,常规消毒后,用0.30mm×30mm筋针,于皮下向肩纵刺,配合活动微调针向,留针20分钟。针后当时肩痛明显减轻七成。

2013年11月4日来诊求治大腿拉伤时,询问得知,1年前针刺治疗后右肩痛消失至今。（图4-52）

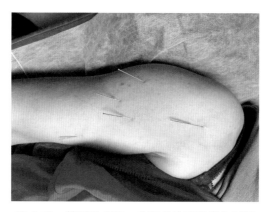

图4-52 筋针治疗肱二头肌长头肌腱炎（叶某）

案例2:徐某,女,43岁。2017年9月18日初诊。

主诉:右肩疼痛5天。

病史:9月14日可能劳累后出现右肩痛,活动受限不明显,但卧床休息于右侧卧时诱发疼痛,右手臂盖被、提物困难。

检查:右肩内侧明显压痛,右上臂抬举时诱发右肩内侧及右胸外侧部疼痛,右手提物、卧床盖被时诱发肩痛,活动无明显受限。

诊断:肱二头肌长头肌腱炎;肩痹,手太阴筋病。

治疗:循手太阴经筋肩前区触及痛点,行筋针治疗,当即活动验效,肩痛减七成。

9月20日二诊:右肩痛基本消失,晚上能用右手盖被了。今巩固治疗。（图4-53）

案例3：戴某,男,72岁。

主诉：右肩疼痛5年。

病史：5年前骑车时摔倒损伤右肩,当时轻度肩痛,仍骑单车回家。但次日晨起右肩疼痛,不能活动,处于后伸15°强迫位。X线检查排除骨质病变,经外敷、针灸等治疗半年多,肩痛逐渐减轻,肩关节活动度改善。但其后右上臂抬起至30°~50°时上臂前内侧酸痛,平时自贴膏药治疗。

检查：右上臂抬起至30°~50°时诱发上臂前内侧酸痛,局部压痛不明显。

诊断：肩外伤;右肩筋伤,手太阴、心主筋病。

治疗：在其局部触及筋结点,以结为腧,经筋针治疗后,上臂抬起时酸痛消失(图4-54)。

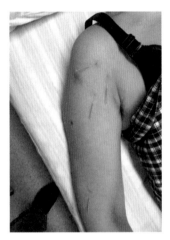 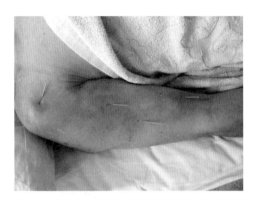

图4-53　筋针治疗肱二头肌长头肌腱炎(徐某)　　图4-54　筋针治疗肱二头肌长头肌腱炎(戴某)

冈上肌腱炎

【概说】冈上肌腱炎是由于急性外伤、慢性劳损或感受风寒湿等外邪,导致冈上肌腱发生的无菌性炎症,表现为局部疼痛、功能障碍,其中以上肢外展出现疼痛弧为临床特征;多见于右肩,好发于40岁以上的体力劳动者、家庭主妇、运动员等。

【有关经筋理论】

足太阳之筋……其支者,从腋后外廉,结于肩髃;其支者,入腋下,上出缺盆,上结于完骨……其病……脊反折,项筋急,肩不举,腋支,缺盆中纽痛,不可左右摇。

手阳明之筋……上循臂,上结于肘外,上臑结于髃;其支者,绕肩胛,挟脊;直者,从肩髃上颈……其病：当所过者支痛及转筋,肩不举,颈不可左右视。

本病主要与手阳明、足太阳之筋有关,一旦二筋有病,则筋急而痛,肩不举等。

【病因病机】本病大多与感受风寒湿邪、慢性劳损、外伤等有关。手阳明、足太阳之筋分布肩部,主上肢外展运动。急性肩部外伤可致冈上肌腱损伤,经筋损伤,或上肢的频繁活动,加之年龄增大、长期反复受累造成冈上肌腱自身退变而致经筋脆弱,易遭风寒湿等外邪入侵,邪侵气郁,气津不布,经筋拘挛,筋结而痛,不欲运动。

【临床表现】以肩外侧部(肩峰大结节处)疼痛为主,并可放射至颈、肩和上肢。肩关节活动受限,以肩关节外展60°~120°引起明显疼痛为主要特征,大于或小于这一范围及肩关节其他活动不受限制,亦无疼痛。在肱骨大结节处常有压痛,并随肱骨头的旋转而移动。局部封闭治疗有效。X线检查一般无明显改变,晚期可见冈上肌腱钙化、骨质疏松等。

【鉴别诊断】

1. 肩关节周围炎 肩部疼痛以夜间静止痛为特征,无明显疼痛弧(外展60°~120°疼痛),整个运动幅度内均有疼痛及局部压痛。

2. 粘连性肩关节滑囊炎 活动开始时不痛,外展70°以上出现疼痛,随外展角度加大而疼痛明显加重。

3. 肌腱断裂 有明显外伤史,如投掷运动等,肩前方疼痛伴大结节近侧或肩峰下区域压痛,主动外展困难。落臂试验(患者站位,将患者被动外展90°,然后令患臂慢慢放下,如不能缓慢放下而直落者为阳性)有助于诊断腱袖是否断裂。冈上肌腱断裂试验(嘱患者肩外展,当外展至30°~60°时,可看到三角肌明显收缩,但不能再外展上举上肢,越用力越耸肩。若被动外展超越90°,则患者就能主动外展上举上肢为阳性)有助于诊断冈上肌腱是否断裂或撕裂。

【治疗】

1. 筋针疗法

(1)筋肉型

取穴:在患侧肩外部与冈上窝区循筋寻找筋结点或压痛点,大多分布于肩井、巨骨、肩髃、肩髎、臂臑附近。(图4-55)

操作:以0.30mm×30mm筋针,在上述局部筋结点或压痛点常规消毒后进针,沿皮下向肩峰部或压痛点透刺25~30mm,再嘱患者活动肩部,检测疼痛弧的变化,如上肢外展时仍有疼痛则调整针刺方向,直至疼痛减轻为止。留针20分钟左右。隔日治疗1次,5次为1个疗程。

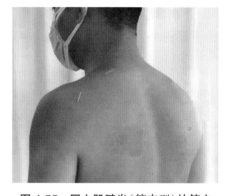

图4-55 冈上肌腱炎(筋肉型)的筋穴

(2)筋骨型:适用于多次筋针治疗效果不明显而X线片提示冈上肌腱钙化、骨质疏松者。

取穴:在患侧肩前外部循筋寻找筋结点或压痛点,大多为分布于肩井、巨骨、肩髃、肩髎附近的阿是穴。

操作:上述筋穴常规消毒后,可用0.30mm×30mm筋针,短刺、关刺,或一针多向透刺如恢刺,或一穴多针刺如齐刺和傍针刺。留针15~20分钟。隔日治疗1次,7次为1个疗程。

2. 辅助疗法

(1)病久取效不显者,可加电针治疗。在上述筋穴通电,选用疏密波,强度以患者能忍受舒适为度,一般通电20分钟左右。隔日治疗1次,7次为1个疗程。

(2)灸法:适用于寒凝痛剧或病久筋骨型。

取穴:阿是穴。

操作:艾条温和灸,每穴5分钟左右,使局部潮红为度。每日或隔日1次,10次为1个疗程。或隔姜灸,每穴用中艾炷灸3~5壮,每日或隔日1次,10次为1个疗程。或以阿是穴为中心,4针皮下扬刺,留针期间隔姜灸,每次用中艾炷灸3~5壮,每日或隔日1次,10次为1个疗程。

（3）火针疗法：适用于病久寒凝痛剧骨痹者。

取穴：阿是穴。

操作：可每次选取 1~2 个压痛点作标记，常规消毒后，将火针置酒精灯上烧红透亮后，迅速点刺痛点。针后局部消毒，覆盖创可贴。3~5 天后，如仍有疼痛则再依法点刺 1 次。

（4）皮内针疗法：可用图钉型皮内针在肩前外部压痛点埋针，或在上臂筋结点用麦粒型皮内针埋针，用胶布固定，并嘱患者活动肩部，无明显不适即可。一般留针 1~2 天，注意局部避免着水或水浸，以免感染。如要洗澡时，可在半小时前取下。

（5）胶布疗法：用 3~5 条，宽 0.3cm、长 8~10cm 的医用胶布，以肱骨大结节为中点纵行贴附，并再取 6~8 条，宽 0.3cm、长 3cm 的医用胶布，横向均匀贴附其上，形成米字格。活动肩部无明显妨碍即可。一般留置 1~2 天，注意局部避免着水或水浸，如皮肤过敏出现瘙痒者可即刻去除。

【按语】

1. 因工作或运动而引发的，要避免类似运动，注意日常工作姿势，以免疼痛持续。

2. 筋针疗法对肌腱炎症有一定治疗效果，但观察疼痛程度的同时也需注意关节活动度的改善，综合判断疗效。如因肌腱断裂者，疗效较差，可外科手术治疗。

3. 饮食上应多补充 B 族维生素，多吃些胡萝卜和动物肝脏等，有利于肌腱的康复。

【病案举例】

案例 1：张某，女，67 岁。2014 年 5 月 14 日初诊。

主诉：右肩疼痛 3 个月。

病史：2014 年 2 月熨衣服用力时突感右肩扯痛，其后右肩疼痛，活动时诱发或加重疼痛。西医诊治时排除骨质病变。接受物理治疗，仍未能缓解。

刻下：右肩胛冈上疼痛、肩前疼痛，上肢活动诱发或加重疼痛。舌尖边红，苔薄黄，脉弦细。

检查：右肩前、肩胛冈上压痛，触及条索状物，上肢上举 50° 时开始诱发肩痛。

诊断：冈上肌腱炎，筋肉型。

治疗：在巨骨、肩髎、臑会、肩髃、臂臑穴区触及筋结或压痛点，常规消毒后，用 0.30mm×30mm 筋针，于皮下向肩部痛点纵横刺。嘱活动右肩关节，根据痛减程度微调针向。针刺后当即上举过程中疼痛明显减轻，但垂下 100° 时开始诱发疼痛，需左手扶右肘下垂。后加刺肩井穴区筋穴，留针 20 分钟，肩痛减轻（VAS 4~2）。（图 4-56）

5 月 21 日二诊：针后肩痛减轻，活动度有所改善。上举 70°~110° 时疼痛，下垂 100°~60° 时疼痛为甚。上法再加手三里穴区筋穴治疗，右肩痛减轻（VAS 4~3）。

6 月 4 日四诊：针后肩痛减轻，活动度有所改善。上举 90° 以上扯痛，下垂基本不痛（VAS 4~3.5）。

6 月 18 日七诊：针后肩痛减轻，活动度明显改善。上举 120° 以上扯痛，下垂基本不痛（VAS 4~3.5）。

前后经 9 次治疗肩痛消失。

案例 2：李某，男，38 岁。2021 年 4 月 7 日初诊。

主诉：右肩疼痛 4 个月余。

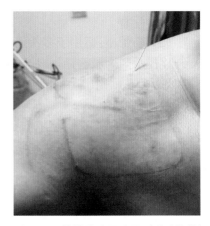

图 4-56 筋针治疗冈上肌腱炎（张某）

病史:2020 年 12 月底右肩不明原因疼痛至今,右肩臂平举向上活动时诱发疼痛,其他活动正常。近期肩痛加重,影响睡眠。其间无其他治疗,无外伤史、手术史。平常酷爱运动,左膝及右腰均有疼痛不适。

检查:肩上举受限,平举 90°,冈上、下肌群压痛,内外旋、屈肘后伸无明显受限;无肌肉萎缩现象。

诊断:冈上肌损伤;肩痛;筋性痹病。

治疗:筋针治疗。

初诊:循手太阳筋,遵"以痛为腧""以结为腧"原则在右侧肩井、天宗穴区寻及筋穴,筋针纵刺、横刺;嘱患者带针活动验效。肩痛立刻减轻,肩平举上抬 170°。留针 30 分钟。(图 4-57)

4 月 9 日复诊:右肩疼痛消失,右肩平举上抬 180°。达到临床治愈。患者随后要求诊治右髋关节及左膝疼痛。

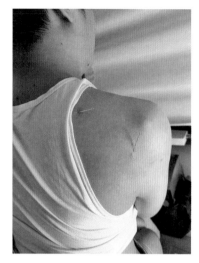

图 4-57 筋针治疗冈上肌腱炎
(李某)

肱骨外上髁炎

【概说】肱骨外上髁炎是指由于外伤或积累性劳损导致肱骨外上髁、桡骨头、肱桡关节滑囊处发生的无菌性炎症。因好发于网球、羽毛球运动员,故俗称网球肘。

【有关经筋理论】

手阳明之筋,起于大指次指之端,结于腕,上循臂,上结于肘外,上臑结于髃……其病:当所过者支痛及转筋。

手少阳之筋,起于小指次指之端,结于腕中,循臂结于肘,上绕臑外廉……其病:当所过者即支转筋。

与本病有关的经筋主要为手阳明、少阳经筋。一旦筋病则当所过者即支痛转筋。

【病因病机】中医认为,手三阴三阳经筋结聚肘部,经筋联属肌肉与关节而产生屈伸、旋转运动。肘部外侧有手阳明、少阳经筋分布,由于长期慢性劳作或局部急性损伤,经筋受损,导致气凝津聚;或卫气不布,复受风寒湿邪入侵,邪结经筋,气结津聚而成本病。病久气津胶凝,筋病及骨而成骨痹。

【临床表现】大多逐渐出现肘关节前外侧疼痛。病变初期,仅在做某一动作时诱发疼痛,休息后缓解;其后逐渐加重,呈持续性疼痛,握物无力,用力握拳及绞毛巾时疼痛加剧。严重时疼痛可向前臂或肩臂部放射,甚至提重物时有"失物"现象。

检查:大多于肱骨外上髁处有局限性压痛。密耳试验阳性(肘、腕、指屈曲,前臂被动旋前并逐渐伸直时,肱骨外上髁处出现疼痛;或令患者屈肘 90°,前臂旋前位,掌心向下半握拳,检查者握持患者手背被动屈腕,嘱患者伸腕并加以阻力拮抗,此时诱发肱骨外上髁处疼痛为阳性),X 线检查一般无明显异常。病久骨痹者,肱骨外上髁附近有钙化现象。

【鉴别诊断】

颈椎病 神经根型颈椎病可表现为颈项僵痛,以及上肢外侧疼痛,为放射性痛,手及前臂有感觉障碍区,无局限性压痛。臂丛神经牵拉试验阳性等。

【治疗】

1. 筋针疗法

（1）筋肉型

取穴：在患侧肘部外侧寻找压痛点作标记，再循手阳明、少阳筋上下寻找筋结点或痛减点（作为筋穴），大多分布于手三里或手五里穴区附近。（图4-58）

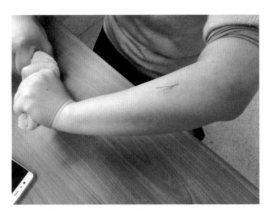

图4-58　肱骨外上髁炎（筋肉型）的筋穴

操作：以0.30mm×30mm筋针，在上述局部筋结点或痛减点常规消毒后进针，沿皮下向肘部压痛点透刺25~30mm，再嘱患者屈伸活动肘部，以疼痛减轻为准，如屈伸或前臂旋前时仍有疼痛则调整针刺方向，直至疼痛减轻。隔日1次，5次为1个疗程。

（2）筋骨型：对病久多次筋针治疗效果不明显者，大多筋病及骨而成筋骨痹。

取穴：以压痛点等为筋穴。

操作：以0.30mm×30mm筋针，在上述局部筋穴常规消毒后进针，可用一针多向透刺如合谷刺和恢刺，或一穴多针刺如齐刺和傍针刺。留针15~20分钟。隔日治疗1次，7次为1个疗程。

2. 辅助疗法

（1）电针疗法：病久取效不显者，上述筋穴可加电针治疗。常用疏密波，强度以患者能忍受舒适为度，一般20分钟左右。隔日治疗1次，7次为1个疗程。

（2）皮内针疗法：可用图钉型皮内针在肘部压痛点埋针，或在前臂或上臂筋结点用麦粒型皮内针埋针，用胶布固定，并嘱患者活动肘部，无明显不适即可。一般留针1~2天，注意局部避免着水或水浸，以免感染。如要洗澡时，可在半小时前取下。

（3）灸法：适用于病久寒凝痛剧骨痹者。

取穴：阿是穴、肘髎、曲池、手三里。

操作：艾条温和灸，每穴5分钟左右，使局部潮红为度，每日1~2次，10次为1个疗程。或隔姜灸，每穴用中艾炷灸3~5壮，每日或隔日1次，10次为1个疗程。或针灸结合，用温针灸3~5壮，每日或隔日治疗1次，7次为1个疗程。或以阿是穴为中心，4针皮下扬刺，留针期间隔姜灸，每次用中艾炷灸3~5壮，每日或隔日1次，10次为1个疗程。

（4）火针：适用于病久寒凝痛剧骨痹者。

取穴：阿是穴。

操作：可选取1~2个痛点作标记，常规消毒后，将火针置酒精灯上烧红透亮后，迅速点刺痛点。针后局部消毒,覆盖创可贴。3~5天后,如仍有疼痛则再依法点刺1次。

【按语】

1. 治疗期间,避免打球等前臂旋前的劳作。

2. 为避免局部组织粘连而肘关节僵硬,每日主动操练握拳、屈肘、旋前、用力伸直出拳等动作,有利于康复。

【病案举例】张某,女,55岁。2013年11月22日初诊。

主诉:左肘疼痛1年半。

病史:2010年摔倒导致左尺桡骨骨折(未见片子),行手术治疗。平时喜欢打高尔夫球,2012年6月出现左肘疼痛,诊断为网球肘,采取服用消炎止痛药、局部封闭、物理、中药、针灸等治疗,前后1年半,症情无明显改善。刻下:左肘疼痛,牵引整个上臂,不能用力,拧毛巾困难,阴雨天酸痛难忍。舌暗红,苔薄黄,脉弦。查:左手臂内侧纵行瘢痕5~6cm长,左肘肱骨外上髁压痛,网球肘试验阳性。

诊断:左肱骨外上髁炎(网球肘),筋骨型。

治疗:在左肘部手三里穴区触及筋结点,常规消毒后,用0.30mm×30mm筋针,于皮下向痛点纵刺,配合肘部活动微调针向,留针20分钟(VAS 8~5)。(图4-59)

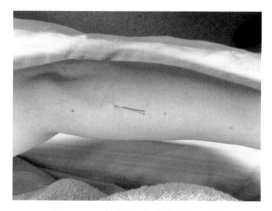

图4-59 筋针治疗肱骨外上髁炎

11月25日二诊:左肘疼痛减轻,近日颈项肩疼痛,希望兼治。上法加肩井、天柱、大椎穴区筋结压痛点作为筋穴,行筋针治疗(VAS 6~3)。

11月29日三诊:左肘疼痛明显减轻,颈项肩疼痛减轻,守法治疗。肘部疼痛减轻(VAS 5.5~4)。

12月6日四诊:左肘疼痛明显减轻,颈项肩疼痛减轻,但近日右侧腰臀与双膝疼痛,希望兼治。嘱待上述疼痛好转后再调治腰膝疼痛。守法治疗。肘部疼痛减轻(VAS 3~2)。

肱骨内上髁炎

【概说】肱骨内上髁炎又称前臂屈肌总腱损伤或尺侧屈腕肌损伤,是指肱骨内上髁周围软组织发生的无菌性炎症。因好发于高尔夫球运动员,故俗称高尔夫球肘。

【有关经筋理论】

手太阳之筋,起于小指之上,结于腕,上循臂内廉,结于肘内锐骨之后,弹之应小指之上,入结于腋下……其病:小指支,肘内锐骨后廉痛。

手心主之筋,起于中指,与太阴之筋并行,结于肘内廉,上臂阴,结腋下……其病:当所过者支转筋。

手少阴之筋,起于小指之内侧,结于锐骨,上结肘内廉,上入腋……其病……下为肘网。其病:当所过者支转筋,筋痛。

与本病有关的经筋主要为手太阳、手心主、手少阴经筋。一旦筋病则当所过者支痛转筋,活动受限。

【病因病机】中医认为,手三阴三阳经筋结聚肘部,经筋联属肌肉与肘关节而产生屈伸、旋转运动。肘部内侧有手太阳与手心主、手少阴经筋分布,由于长期反复劳作或局部急性损伤,经筋受损,导致气凝津聚;或卫气不布,复受风寒湿邪入侵,邪结经筋,气结津聚而成本病。病久气津胶凝,筋病及骨而成骨痹。

【临床表现】大多表现为肘关节内侧疼痛,屈伸活动时诱发或加重疼痛。疼痛可向前臂放射。

检查:肱骨内上髁局限性压痛。前臂旋前拮抗试验阳性,即做对抗性前臂旋前时,可诱发肱骨内上髁肌腱附着处疼痛。主动用力伸指、伸腕的同时,前臂旋后也可诱发该处疼痛。X线检查一般无明显异常,病久骨痹者肱骨内上髁附近有钙化现象。

【鉴别诊断】

肱骨外上髁炎　表现为肘关节外侧局限性疼痛或持续性酸痛,尤其是前臂旋转、腕关节主动背伸时,疼痛更为明显。疼痛可放射至前臂、腕部或上臂。有的夜间痛。握物无力,提暖壶倒水、扫地、拧衣等动作困难。压痛点局限于肱骨外上髁、环状韧带或肱桡关节间隙处。

【治疗】

1. 筋针疗法

(1)筋肉型

取穴:在患侧肘部内侧寻找压痛点作标记,再循筋上下寻找筋结点或痛减点(作为筋穴),大多分布于支正或青灵穴区附近。

操作:以 0.30mm×30mm 筋针,在上述局部筋结点或痛减点常规消毒后进针,沿皮下向肘部压痛点纵刺25~30mm,再嘱患者屈伸活动肘部,以疼痛减轻为准,如对抗性前臂旋前时,或主动用力伸指、伸腕的同时前臂旋后时,仍有疼痛则调整针刺方向,直至疼痛减轻。隔日治疗 1 次,5 次为 1 个疗程。

(2)筋骨痹:对病久、多次筋针治疗效果不明显者,大多筋病及骨而成骨痹。

取穴:阿是穴。

操作:以 0.30mm×30mm 筋针,在上述局部阿是穴常规消毒后进针,可用一针多向透刺如合谷刺和恢刺,或一穴多针刺如齐刺和傍针刺,留针 5~10 分钟。隔日治疗 1 次,7 次为 1 个疗程。

2. 辅助疗法

(1)电针疗法:病久取效不显者,在上述筋穴可加电针治疗。常用疏密波,强度以患者能忍受舒适为度,一般 15 分钟左右。隔日治疗 1 次,7 次为 1 个疗程。

(2)皮内针疗法:可用图钉型皮内针在肘部压痛点埋针,或在前臂或上臂筋结点用麦粒型皮内针埋针,用胶布固定。并嘱患者活动肘部,无明显不适即可。一般留针 1~2 天,注意局部避免着水或水浸,以免感染。如要洗澡时,可在半小时前取下。

(3)灸法:适用于寒凝痛剧者。

取穴:阿是穴、少海、小海等。

操作:艾条温和灸,每穴5分钟左右,使局部潮红为度;或隔姜灸,每穴用中艾炷灸3~5壮,每日1~2次,10次为1个疗程。或针灸结合,用温针灸3~5壮,每天或隔日治疗1次,7次为1个疗程。或以阿是穴为中心,4针皮下扬刺,留针期间隔姜灸,每次用中艾炷灸3~5壮,每日1次,10次为1个疗程。

(4)火针疗法:对病久寒凝痛剧骨痹者,可用火针治之。

取穴:阿是穴。

操作:可选取1~2个痛点作标记,常规消毒后,将火针置酒精灯上烧红透亮后,迅速点刺痛点。针后局部消毒,覆盖创可贴。3~5天后,如仍有疼痛则再依法点刺1次。

【按语】

1. 治疗期间避免打球等前臂旋后的劳作。

2. 为避免局部组织粘连而肘关节僵硬,每日主动操练屈肘、过伸等动作,每日3~5次。

【病案举例】李某,女,35岁。2018年1月17日初诊。

主诉:双肘疼痛80余天。

病史:2017年10月初,无明显原因出现右肘疼痛,医院诊断为网球肘,接受理疗月余,症情未见明显改善,左侧肘部也出现疼痛,并影响内外侧,经朋友介绍前来就诊。刻下:双肘内外侧疼痛,连吃饭也感困难,不能拧毛巾,洗脸只能使用湿纸巾。检查:双肘肱骨内外侧髁压痛,以右侧为甚。

诊断:肱骨内外侧髁炎;手阳明、少阴筋病。

治疗:循手阳明、少阴经筋寻及筋结点,用筋针治疗,当即疼痛减轻,带针验效,能提重物,但拧毛巾时诱发内侧髁痛,调整针向后疼痛减轻八成。

1月19日二诊:肘痛有所减轻,但针后仅能维持1天左右,今天吃饭时仍有右肘酸痛。继续守法治疗,带针验效,肘痛几乎消失。(图4-60)

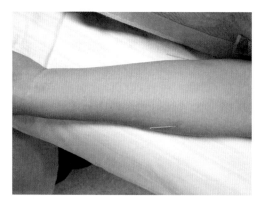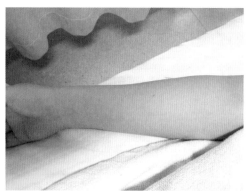

图4-60 筋针治疗肱骨内上髁炎

肱三头肌腱损伤

【概说】肱三头肌腱损伤由各种急性外伤或长期慢性劳损导致,伴有炎症水肿,表现为局部肿痛、肘关节伸屈活动受限等。

【有关经筋理论】

手太阳之筋,起于小指之上,结于腕,上循臂内廉,结于肘内锐骨之后,弹之应小指之上,入结于腋下……其病……肘内锐骨后廉痛……腋后廉痛,绕肩胛,引颈而痛。

手少阳之筋,起于小指次指之端,结于腕中,循臂结于肘,上绕臑外廉,上肩走颈,合手太阳……其病:当所过者即支转筋。

与本病有关的经筋主要为手太阳、手少阳经筋。一旦筋病则肘后"锐骨后廉痛"及"当所过者即支转筋"等。

【病因病机】中医认为,手三阴三阳经筋结聚肘部,经筋联属肌肉与肘关节而产生屈伸、旋转运动。肘部后侧有手太阳与手少阳经筋分布,由于长期反复劳损或局部急性损伤,经筋受损,导致气凝津聚;或卫气不布,复受风寒湿邪入侵,邪结经筋,气结津聚而成本病。

【临床表现】运动或休息时肘后侧疼痛或肿胀,以及手肘活动受到限制,伸肘时诱发疼痛,于肌腱的位置可以触摸到压痛点。若肌腱完全断裂,则会丧失伸肘功能。

【鉴别诊断】

1. 肱三头肌腱断裂 表现为肘后部突然发生剧痛、压痛,伸肘功能丧失,即自动伸肘困难,可被动屈伸。

2. 颈椎病 肱三头肌腱鞘炎有时疼痛部位在肩后部肩胛骨外下缘处,疼痛可沿上臂后侧放射至肘部,抬臂无力,常误诊为颈椎病。颈椎病有颈项疼痛,局部压痛,臂丛神经牵拉试验阳性,X 线检查有助于诊断。

【治疗】

1. 筋针疗法

取穴:在患侧肘后部寻找压痛点作标记,再循筋上下寻找筋结点或痛减点(作为筋穴)。

操作:以 0.30mm×30mm 筋针,在上述局部筋结点或痛减点常规消毒后进针,沿皮下向肘部压痛点纵刺 20~25mm,再嘱患者屈伸活动肘部,以疼痛减轻为准,如活动时仍有疼痛则调整针刺方向,直至疼痛减轻。每日 1 次,5 次为 1 个疗程。

2. 辅助疗法

(1)电针疗法:病久取效不显者,在上述筋穴可加电针治疗。常用疏密波,强度以患者能忍受舒适为度,一般 15 分钟左右。每日 1 次,7 次为 1 个疗程。

(2)皮内针疗法:可用图钉型皮内针在肘部压痛点埋针,或在前臂或上臂筋结点用麦粒型皮内针埋针,用胶布固定,并嘱患者活动肘部,无明显不适即可。一般留针 1~2 天,注意局部避免着水或水浸,以免感染。如要洗澡时,可在半小时前取下。

(3)灸法:适用于寒凝痛剧者。

取穴:阿是穴、少海、小海等。

操作:艾条温和灸,每穴 5 分钟左右,使局部潮红为度;或隔姜灸,每穴用中艾炷灸 3~5 壮,每日 1~2 次,10 次为 1 个疗程。或针灸结合,用温针灸 3~5 壮,每日或隔日治疗 1 次,7 次为 1 个疗程。或以阿是穴为中心,4 针皮下扬刺,留针期间隔姜灸,每次用中艾炷灸 3~5 壮,每日 1 次,10 次为 1 个疗程。

【按语】

1. 局部注意保暖,休息,避免劳作。

2. 筋针疗法对肌腱炎症疗效较好,对肌腱部分撕裂者也有疗效,但需结合局部固定;如肌腱完全断裂,建议外科手术治疗。

【病案举例】陈某,女,45 岁。2013 年 4 月 15 日初诊。

主诉:双肘后疼痛 5 个月。

病史:可能与长期照顾孩子有关。2012 年 11 月出现双肘后疼痛,抱孩子时诱发加重,发力困难。舌淡红,苔白腻,脉沉细。查:双尺骨鹰嘴窝压痛,肱骨内外侧髁无压痛。

诊断:肱三头肌腱损伤,筋肉型。

治疗:在清冷渊、天井穴区触及筋结压痛点,常规消毒后,用 0.30mm×30mm 筋针,沿皮下向肘部痛点纵横刺。嘱活动肘关节,根据痛减程度微调针向,留针 20 分钟,当即疼痛消失(VAS 4~1)。

8 月 5 日二诊:2013 年 7 月外出旅游提行李时损伤右肩,导致上肢上举时诱发或加重肩痛而来就诊。询问方知,针后双肘疼痛消失至今。

腕关节扭伤

【概说】腕关节扭伤是因外力导致的腕关节周围软组织损伤,涉及关节与韧带较多,是临床常见关节损伤之一。临床表现以腕关节肿胀疼痛、活动受限为主,多见于青年男性或运动员。

【有关经筋理论】

手太阳之筋,起于小指之上,结于腕,上循臂内廉。

手少阳之筋,起于小指次指之端,结于腕中,循臂结于肘……其病:当所过者即支转筋。

手阳明之筋,起于大指次指之端,结于腕,上循臂,上结于肘外……其病:当所过者支痛及转筋。

手太阴之筋,起于大指之上,循指上行,结于鱼后,行寸口外侧,上循臂,结肘中……其病:当所过者支转筋痛。

手心主之筋,起于中指,与太阴之筋并行,结于肘内廉……其病:当所过者支转筋。

手少阴之筋,起于小指之内侧,结于锐骨,上结肘内廉……其病:当所过者支转筋,筋痛。

手筋均分布结聚腕部,其中手三阳之筋分布腕背,手太阳筋分布腕背尺侧,手阳明筋分布腕背桡侧,手少阳筋分布腕背中央;手三阴之筋分布腕掌,手太阴筋分布腕掌桡侧,手少阴筋分布腕掌尺侧,手心主筋分布腕掌中央。一旦手筋损伤可出现相应部位的"当所过者支痛及转筋"的临床表现。

【病因病机】中医认为,由于外伤或劳作、反复过用久用等,损伤局部经筋,导致手部经筋气阻;或正气不足,卫气护外能力下降,遭受风寒湿邪,邪气与卫气互结,筋结气阻则腕痛,腕关节活动受限。

【临床表现】多有明显外伤或劳损史。轻则腕部疼痛无力,重则局部肿痛拒按、活动受限。如手阳明筋病则腕部桡骨茎突部疼痛(桡侧副韧带损伤),如手太阳筋病则尺骨茎突部疼痛(尺侧副韧带损伤),如手少阳筋病则腕背伸时疼痛(背侧韧带或伸肌腱损伤),如手三阴筋病则掌屈时疼痛(掌侧韧带或屈肌腱损伤)。如手太阳、少阳筋病,则腕尺部背侧肿痛、前臂旋转功能受限、握力下降、前臂旋前时尺骨头向背侧明显突出,检查时可感到下尺桡关节松弛、腕部略增高、尺骨头压痛;X 线片示下尺桡关节间隙增大则为下尺桡关节损伤。如手太阳、少阴筋病,则腕尺侧肿痛、握力显著下降、持物易落、尺偏时疼痛加重、摇腕时有弹响,检查可见腕部活动及前臂旋转活动均受限,压痛在关节间隙与尺骨茎突远侧,三角纤维软骨盘挤压试验阳性;X 线造影示桡腕关节与下尺桡关节相通则为三角纤维软骨盘损伤。

【鉴别诊断】

1. **腕骨骨折**　腕骨由大多角骨、小多角骨、头状骨、钩骨、手舟骨、月骨、三角骨、豌豆骨组成,而 50% 的腕骨骨折都是手舟骨骨折,常被误诊为扭伤而延迟治疗,造成手舟骨不愈合或坏死及腕部关节炎。手舟骨骨折大多有明显外伤史,腕部肿胀,鼻烟窝部压痛明显,X 线检查有助于诊断。

2. **腕管综合征**　病变初期,仅在夜间或用手劳作后出现手指麻木,手指运动无明显受限,其后手指麻木逐渐加重,甚至刺痛,以第 3、4 指为主,影响用手工作,有时疼痛牵引前臂、肩部,夜间痛甚且影响睡眠。屈腕试验阳性(屈腕加压正中神经 1~2 分钟,手指麻木感加重,疼痛放射到中指、示指;用手指叩击腕掌侧,中指麻木为阳性)。

【治疗】

1. 筋针疗法

取穴:在腕部寻找病灶压痛点作标记,并以此为根据确定经筋损伤部位,上下循筋寻找筋结点作为筋穴,按压筋穴并令患者活动腕关节而腕痛减轻者即是。(图 4-61)

操作:以 0.30mm×30mm 筋针,在上述局部筋结点常规消毒后进针,沿皮下向腕关节方向纵刺或横刺 20~25mm,再嘱患者活动腕关节,以腕痛减轻或消失为准,如未减轻则调整针刺方向,直至痛减为止。隔日治疗 1 次,5 次为 1 个疗程。

2. 辅助疗法

(1)皮内针疗法:可用图钉型皮内针在腕部压痛点或筋结点埋针,用胶布固定,并嘱患者活动腕部无明显不适即可。一般留针 1~2 天,注意局部避免着水或水浸,以免感染。如要洗澡时,可在半小时前取下。

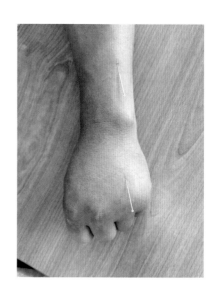

图 4-61　腕关节扭伤的筋穴

(2)电针疗法:病久取效不显者,可加电针治疗。常取疏密波,强度以患者能忍受舒适为度,一般通电 15 分钟左右。隔日治疗 1 次,7 次为 1 个疗程。

(3)胶布疗法:用 2~3 条,宽 0.3cm、长 5~6cm 的医用胶布,以腕关节痛点为中点纵行贴附,并再取 5~6 条,宽 0.3cm、长 1.5cm 的医用胶布,横向均匀贴附其上,形成米字格。一般留 1~2 天,注意局部避免着水或水浸,如皮肤过敏出现瘙痒则即刻去除。

【按语】

1. 筋针疗法对腕关节扭伤的镇痛效果较好。对骨折或伴有骨裂的患者,应请外科处理,术后可配合筋针治疗,促进康复。

2. 注意休息,避免手腕进一步损伤,最好在白天时佩戴医用腕托保护,夜间除下,可增强疗效。

【病案举例】陈某,女,47 岁。2017 年 1 月 10 日初诊。

主诉:右手腕疼痛经常反复发作 5 年,加重 4 天。

病史:患者为校图书馆工作人员,需经常搬运整理上架书籍,久之劳损,导致右手腕疼痛,2012 年以来经常反复发作,劳则甚、休则轻,时作时息,作时自涂药膏药油缓解。上周五整理上架书籍后腕痛加重,手腕不能用力抓物,手腕背伸诱发前臂痛。检查:右手握力减弱,腕部阳池穴区压痛,腕背伸阻抗无力、尤以中环指为甚。

诊断:腕部指总伸肌腱损伤,手少阳筋病。

治疗:循少阳经筋寻找筋结痛点治之。带针活动验效,当即痛减九成,腕背伸有力且牵引前臂痛消失。神灯照射 20 分钟收效。(图 4-62)

医嘱:近期减少整理上架书籍的工作,不然易劳损复发。

4 月 18 日再诊:自述上次筋针治疗后右手腕疼痛消失至今,但近半月来左手腕疼痛又现,尤其屈腕时诱发腕痛,不能发力。检查:左手腕背伸尚可,但屈腕困难,屈腕时诱发腕痛,腕部指总伸肌腱阳池穴区压痛,屈腕无力。

诊断:腕痛(指总伸肌腱炎),手少阳筋病。

治疗:循手少阳经筋寻及前臂部与腕部筋结痛点,行筋针纵横刺治疗,当即带针活动验效,屈腕时腕痛几乎消失,屈腕阻抗未诱发腕痛。留针 30 分钟,留针期间配合神灯照射治疗。

4 月 25 日三诊:述上次左手腕疼痛,经筋针治疗后至今腕痛未作。但昨日在家大扫除时,左手拉移沙发时不慎损伤导致左手疼痛,不能握拳,手指活动时指间关节钻心刺痛,不能拿碗吃饭,今前来求诊。检查:示指掌指关节压痛,大鱼际处压痛,拇示指不能发力,局部肿胀。

诊断:示指伸肌腱损伤;手阳明筋病。

治疗:循手阳明经筋偏历穴区触及筋结点,行筋针治疗,当即带针活动,示指掌指关节疼痛减轻九成,能发力握拳,留针 30 分钟后再次检查,示指掌指关节疼痛消失。(图 4-63)

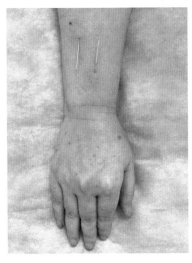

图 4-62 筋针治疗指总伸肌腱损伤

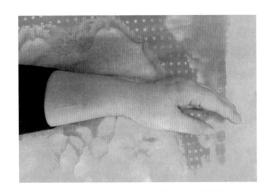

图 4-63 筋针治疗示指伸肌腱损伤

桡骨茎突狭窄性腱鞘炎

【概说】桡骨茎突狭窄性腱鞘炎是指桡骨茎突狭窄部腱鞘因磨损而引起的炎症改变。临床表现为桡骨茎突肿胀压痛、拇指活动受限等,多见于家庭主妇,或从事腕力工作者。

【有关经筋理论】

手太阴之筋,起于大指之上,循指上行,结于鱼后,行寸口外侧,上循臂,结肘中。

手阳明之筋,起于大指次指之端,结于腕,上循臂,上结于肘外。

与本病有关的经筋主要涉及手太阴、手阳明经筋。一旦筋病则当所过者支痛及转筋。

【病因病机】中医认为,由于劳作或反复过用久用手腕、拇指等,损伤局部经筋,导致手太阴、手阳明经筋气阻;或正气不足,卫气护外能力下降,遭受风寒湿邪,邪气与卫气互结,筋结气阻则痛作,活动受限。

【临床表现】多数缓慢发生,大多在腕部用力时出现桡侧腕痛或提物时乏力而就医确诊。表现为桡侧腕部疼痛,桡骨茎突局部轻度肿胀,且压痛,也可触及摩擦感,严重时疼痛影响全手或肘臂,夜间更甚。拇指不能用力,握拳时诱发或加重疼痛。

检查:桡骨茎突部肿胀,硬结隆起,甚至有弹响。握拳试验(令患者拇指屈曲,然后其余四指握拳并向尺侧倾斜时引起腕痛为阳性。令拇指背伸,医师给予阻抗而出现腕痛为阳性)有助于确诊。

【鉴别诊断】

桡骨茎突骨折 多有跌倒手掌着地外伤史,伤侧腕部桡骨远端呈现肿胀、疼痛及压痛等症状。尺偏试验阳性(将腕关节向尺侧偏斜时桡侧出现剧痛)。正位 X 线片上可见到一横行骨折线,起于手舟骨、月骨关节面相交处,向外走行,止于桡骨茎突顶端约 1cm 处。

【治疗】

1. 筋针疗法

取穴:在腕部桡侧寻找病灶压痛点,并以此循筋上下寻找筋结点作为筋穴,按压筋穴并令患者活动拇指而腕痛减轻者即是。(图 4-64)

操作:以 0.30mm × 30mm 筋针,在上述局部筋结点常规消毒后进针,沿皮下向腕关节方向纵刺 20~25mm,再嘱患者活动拇指,以腕痛减轻或消失为准,如未减轻则调整针刺方向,直至痛减为止。每日 1 次,5 次为 1 个疗程。

2. 辅助疗法

(1)电针疗法:病久取效不显者,可加电针治疗。常取疏密波,强度以患者能忍受舒适为度,一般通电 15 分钟左右。每日 1 次,5 次为 1 个疗程。

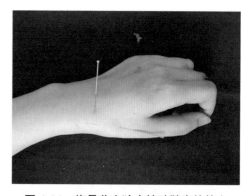

图 4-64 桡骨茎突狭窄性腱鞘炎的筋穴

(2)皮内针疗法:可用图钉型皮内针在桡骨茎突压痛点或筋结点埋针,用胶布固定,并嘱患者活动腕部无明显不适即可。一般留针 1~2 天,注意局部避免着水或水浸,以免感染。如要洗澡时,可在半小时前取下。

(3)胶布疗法:用 2~3 条,宽 0.3cm、长 5~6cm 的医用胶布,以桡骨茎突痛点为中点纵行贴附,并再取 5~6 条,宽 0.3cm、长 1.5cm 的医用胶布,横向均匀贴附其上,形成米字格。一般留 1~2 天,注意局部避免着水或水浸,如皮肤过敏出现瘙痒则即刻去除。

【按语】

1. 治疗期间尽量少用拇指活动,以便休养,避免进一步损伤。

2. 有条件者白天可用护腕、护拇指的医疗用品局部制动,避免加重负担或损伤。

【病案举例】

案例 1:王某,女,34 岁。2017 年 2 月 8 日初诊。

主诉:右手腕疼痛月余。

病史:2017 年初出现右手腕疼痛,可能与长期电脑工作有关,右手腕不能发力,拇指活动时牵扯疼痛。检查：右手腕活动欠利，右手拇指活动时牵扯痛，拇指可发力，桡骨茎突压痛。

诊断：桡骨茎突狭窄性腱鞘炎；腕痹，筋肉型。

治疗：循手阳明筋在前臂部寻及筋结痛点，行筋针治疗，当即手腕活动自如，拇指活动时的牵扯痛也消失了，但痛点上移；再次在右拇指筋结痛点处行筋针治疗，当即痛点消失，活动自如。出针时拇指处有出血，局部有轻度血肿，用干棉球轻柔按摩片刻，肿消痛减。

2月10日二诊：右手腕疼痛基本消失，能正常工作，拇指瘀肿消散了。守法巩固治疗。（图4-65）

案例2：龚某，女，32岁。2018年8月22日初诊。

主诉：左腕疼痛月余。

病史：2018年4月分娩，可能哺乳姿势不当，7月出现左手腕疼痛，无法用力。检查：左手桡骨茎突压痛，拇指上翘阻抗试验阳性，拇示指不能充分分开，五指不能充分伸展，无法用力。

诊断：桡骨茎突狭窄性腱鞘炎；筋性痹病，手阳明筋病，筋肉型。

治疗：循手阳明筋寻及筋结点，行筋针治疗，当即疼痛缓解，留针20分钟。（图4-66）

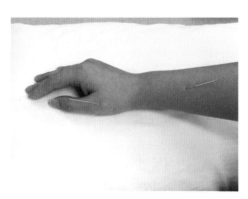

图4-65　筋针治疗桡骨茎突狭窄性腱鞘炎
（王某）

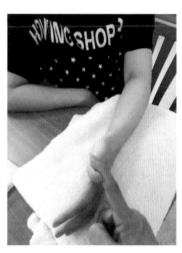

图4-66　筋针治疗桡骨茎突狭窄性
腱鞘炎（初诊）

8月24日二诊：左手腕疼痛减轻，能自行梳头。拇指背伸阻抗试验阴性，五指伸展基本恢复正常，但抱孩子稍久即出现手腕疼痛。

8月27日三诊：左手腕疼痛基本消失，能自行梳头、提物等。但手腕扭动到某个角度时仍有轻痛。以痛为腧横刺。现：拇指背伸阻抗试验阴性，五指伸展正常。嘱：做家务、抱孩子时佩戴护腕保护。

8月29日四诊：昨日抱孩子时不慎导致左手腕疼痛再现，晚上带孩子时再次损伤，现五指不能充分伸展，伸展时诱发桡骨茎突处疼痛。筋针针刺，腕痛即刻消除。留针20分钟收功。嘱：做家务、抱孩子时佩戴护腕保护。（图4-67）

8月31日五诊：左手腕疼痛基本消失，五指能充分伸展，拇指上翘阻抗试验阴性，但握拳转到某个体位时稍有疼痛。继续筋针治疗，即刻消失。嘱：注意休息，抱孩子时佩戴护腕保护。

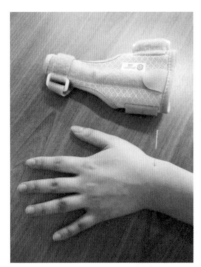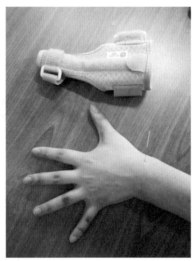

图 4-67　筋针治疗桡骨茎突狭窄性腱鞘炎（四诊）

指屈肌腱狭窄性腱鞘炎

【概说】指屈肌腱狭窄性腱鞘炎又称扳机指、弹响指,多与劳损有关,主要表现为患指屈、伸活动过程中,在掌指关节掌侧感觉酸胀、疼痛,严重者会出现弹响,甚至绞锁,导致屈、伸指功能障碍等。

【有关经筋理论】

手太阴之筋,起于大指之上,循指上行,结于鱼后,行寸口外侧,上循臂,结肘中……其病:当所过者支转筋痛。

手心主之筋,起于中指,与太阴之筋并行,结于肘内廉……其病:当所过者支转筋。

手少阴之筋,起于小指之内侧,结于锐骨,上结肘内廉……其病:当所过者支转筋,筋痛。

与本病有关的经筋主要涉及手三阴经筋,一旦筋病则"当所过者支痛及转筋"。

【病因病机】中医认为,由于反复劳作或久持硬物,最易损伤手掌局部阴筋,导致手三阴经筋气阻;或卫气不足,易受风寒湿邪入侵,邪结阴筋则手指屈伸不利而痛。

【临床表现】早期手指屈伸不畅,用力时疼痛,自行热敷或活动后减轻。继则屈伸不利,并出现弹跳动作,并诱发疼痛,手工劳作后加重,甚则能屈不能伸,或能伸不能屈。多数患者此时才就医诊治。（图 4-68）

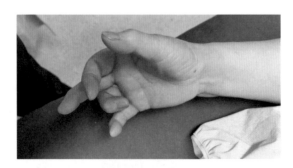

图 4-68　指屈肌腱狭窄性腱鞘炎的临床表现

检查:在病变的相应掌指关节处能触及米粒状结节,且有压痛,嘱患者屈伸手指时有弹响,严重者手指不能自行屈伸,需帮助方能伸直或屈曲。

【鉴别诊断】

指伸、屈肌腱断裂　手部肌腱断裂大多由外伤所致。指伸肌腱断裂时,指间关节屈曲后不能自主伸直,指屈肌腱回缩明显,形成锤状指。指深浅屈肌腱断裂时,手指不能屈曲。固定近端指间关节,如远端指间关节不能自主屈曲,则为指深屈肌腱断裂。如固定掌指关节而近远端指间关节均不能屈曲,则为指深浅屈肌腱均断裂。固定第1掌指关节,如拇指指间关节不能屈曲则为拇长屈肌腱断裂。

【治疗】

1. 筋针疗法

取穴:在相应掌指关节处找到米粒状结节压痛点,并观察其位于掌指关节的近端还是远端,一般多见于近端而出现手指能屈不能伸,见于远端则手指能伸不能屈。上下循筋寻找筋结点,一般在鱼际穴尺侧、劳宫、少府穴区附近,按压处有轻微压痛或酸胀感,并令患者活动相应手指而手痛减轻者即是。

操作:以 0.30mm×30mm 筋针,在上述局部筋结压痛点常规消毒后进针,沿皮下向掌指方向透刺 15~25mm,再嘱患者活动相应手指,以疼痛减轻或手指能自行屈伸为准,如仍不能屈伸则调整针刺方向,直至能自行屈伸。

2. 辅助疗法

(1)电针疗法:病久取效不显者,可加电针治疗。常取疏密波,强度以患者能忍受舒适为度,一般通电 15 分钟左右。每周 2~3 次,5 次为 1 个疗程。

(2)皮内针疗法:可用图钉型皮内针在掌指关节压痛点或筋结点埋针,用胶布固定,并嘱患者活动手指无明显不适即可。一般留针 1~2 天,注意局部避免着水或水浸,以免感染。如要洗澡时,可在半小时前取下。

(3)温针灸法:经筋针多次治疗仍无效者,在局部阿是穴,用 32 号 1 寸毫针,直刺得气后,行提插泻法,然后温针灸 3~5 壮。每日 1 次,5 次为 1 个疗程。

【按语】

1. 手指部皮下组织较少,筋针时较痛,屈伸活动关节时部分患者局部疼痛加重,此时不必紧张,疼痛可随活动度加大或屈伸滑利程度的改善而减轻。

2. 局部手指注意休息,避免劳作加重病情。

【病案举例】

案例 1:江某,女,76 岁。2021 年 6 月 2 日初诊。

主诉:右手环指关节疼痛 5 年,加重 3 个月。

病史:2 年前曾患肩周炎,经 5 次筋针治疗痊愈。这次因右手环指关节疼痛前来就诊。2016 年以来右手指关节疼痛,时作时止,近 3 个月疼痛加重,尤以右手环指为甚,因指痛难以握拳(能伸指不能握拳),局部掌指关节压痛。检查:血沉高,抗 O 试验、类风湿因子阴性,C 反应蛋白偏高,尿酸偏高。

诊断:风湿性关节炎(痛风?);筋痹,筋骨型。

治疗:循手少阳筋在前臂部寻及筋结点,行筋针治疗,留针活动验效,当即握拳时指痛明显减轻,环指屈曲度明显改善,基本接近正常。握拳后却出现环指能屈不能伸,呈扳机指状态。后再在手心主筋掌心处触及痛点,行筋针治疗,留针活动验效,当即环指屈伸自如。

（图 4-69）

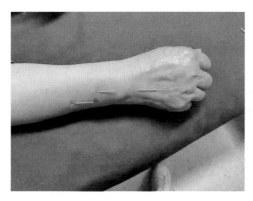
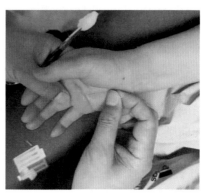

图 4-69　筋针治疗

6月4日复诊：环指屈伸自如，但自觉仍有轻度胀痛感。要求继续筋针治疗。

［注］《灵枢·终始》云："手屈而不伸者，其病在筋；伸而不屈者，其病在骨。在骨守骨，在筋守筋。"马蒔注曰："此言屈伸可验筋骨之病，当各守其法以刺之也。凡手虽能屈而实不能伸者，正以筋甚拘挛，故屈易而伸难，其病在筋……不可误求之骨也。手虽能伸而实不能屈者，正以骨有所伤，故伸易而屈难，其病在骨……不可误求之筋也。"张介宾将之引申为在骨在筋之病，均要遵守"在骨守骨，在筋守筋"的针灸治疗原则："是虽以手为言，然凡病之在筋在骨者，可于此而类求矣。"

案例 2：吴某，女，54 岁。2017 年 11 月 7 日初诊。

主诉：右手拇指疼痛伴屈伸不利 2 个月余。

病史：2017 年 8 月出现右手拇指关节疼痛，自行贴膏药、涂药油等均未能缓解。刻下：右手拇指关节疼痛，屈伸不利伴有弹响，拇指不能用力，影响日常生活、工作。

检查：右手第 1 掌指关节压痛，触及黄豆样结节，屈伸不利伴有弹响。

诊断：右手拇指腱鞘炎（扳机指）；指痹。

治疗：循手太阴筋在掌指关节处寻及筋结痛点，纵、横向平刺，当即验效，右手拇指屈伸弹响消失，屈伸活动较前滑利，拇指关节疼痛减轻八成。留针 20 分钟后再次验效，拇指屈伸自如。（图 4-70）

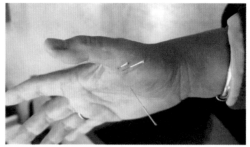

图 4-70　筋针治疗扳机指

腱 鞘 囊 肿

【概说】腱鞘囊肿是指关节部腱鞘内的囊性肿物，是一种关节囊周围结缔组织退变所致的病症。内含无色透明或橙色、淡黄色的浓稠黏液，多发于手腕、手背和足背部。患者多为青壮年，女性多见。

【有关经筋理论】

手太阳之筋，起于小指之上，结于腕，上循臂内廉……其痛当所过者支转筋。

手少阳之筋，起于小指次指之端，结于腕中，循臂结于肘……其病：当所过者即支转筋。

手阳明之筋,起于大指次指之端,结于腕,上循臂……其病:当所过者支痛及转筋。

足太阳之筋,起于足小指,上结于踝,邪上结于膝,其下循足外踝,结于踵,上循跟,结于腘;其别者,结于踹外,上腘中内廉,与腘中并上结于臀……其病:小指支,跟肿痛,腘挛。

足少阳之筋,起于小指次指,上结外踝,上循胫外廉,结于膝外廉……其病:小指次指支转筋,引膝外转筋,膝不可屈伸,腘筋急。

足阳明之筋,起于中三指,结于跗上,邪外上加于辅骨,上结于膝外廉……其病:足中指支,胫转筋,脚跳坚。

足太阴之筋,起于大指之端内侧,上结于内踝;其直者,络于膝内辅骨……其病:足大指支,内踝痛,转筋痛,膝内辅骨痛。

足少阴之筋,起于小指之下,并足太阴之筋,邪走内踝之下,结于踵……其病:足下转筋,及所过而结者皆痛及转筋。

足厥阴之筋,起于大指之上,上结于内踝之前,上循胫,上结内辅之下,上循阴股……其病:足大指支,内踝之前痛,内辅痛,阴股痛转筋。

本病主要与手三阳经筋有关,也涉及足三阳、足三阴经筋,一旦筋病则筋结、筋痛,或胭挛等。

【病因病机】中医认为,手足或胭部等处为人体关节活跃之处,经筋联属肌肉与关节而产生运动。由于反复劳作或局部损伤,经筋受损,导致气津凝聚皮下;或卫气不足,复受风寒湿邪入侵,邪结经筋,气结津聚皮下而成本病。

【临床表现】手背或足背出现囊样突起,一般无不适,少数有酸胀痛感。腕部出现囊肿时,腕力减弱,用力时有酸胀或痛楚感。胭部腱鞘囊肿,屈膝时不易发现,当伸膝时胭部出现圆形肿块,屈伸膝部牵扯挛急不适。

检查:可触及一外形光滑、边界清楚的圆形包块,囊肿多坚韧,少数柔软,均有囊性感。囊肿表面皮肤无粘连可推动,但根基固定,不能活动。B超检查可帮助确定肿块的性质。囊肿大小一般与病情轻重无关,而与质感有关;囊壁柔软者轻,坚硬如石者重。

【鉴别诊断】

桡动脉瘤 一般桡动脉瘤很少见,且大多为假性桡动脉瘤,与动脉插管或外伤有关,真性更罕见。局部肿块位于腕关节掌侧桡动脉处,质地较软,手指疼痛,彩色多普勒超声检查有助于诊断。

【治疗】

1. 筋针疗法

取穴:在相应囊肿上下循筋寻找筋结点,按压该点有轻微压痛或酸胀感即是。

操作:以 0.30mm×30mm 筋针,在上述局部筋结压痛点上常规消毒后进针,沿皮下向囊肿方向透刺 20~25mm,再嘱患者活动相应手背或足背,用力活动时以酸胀或痛楚感减轻或囊肿减小为准,如不减轻或减小者则调整针刺方向,以减轻或减小为度。

2. 辅助疗法

(1)三棱针疗法

取穴:囊肿部位阿是穴。

操作:用消毒的三棱针,在上述局部筋结囊肿点常规消毒后,进针刺破囊壁,起针后挤压囊壁,挤出胶冻状淡黄色或白色黏液,一般囊肿即刻明显缩小,然后用消毒敷料加压包扎。如 2 天后仍有囊肿,可再如法治疗 2~3 次,直至囊肿消失。

（2）火针疗法：适用于多次治疗仍有复发而顽固者。

取穴：囊肿部位阿是穴。

操作：在上述局部筋结囊肿点标记后常规消毒，医者手指局部固定囊肿，火针于酒精灯上烧至透亮后，快速进针刺破囊壁起针，其后挤压囊壁，挤出胶冻状淡黄色或白色黏液，一般囊肿即刻明显缩小，然后用消毒敷料加压包扎。如2天后仍有囊肿，可再如法治疗2~3次，直至囊肿消失。

（3）温针疗法：适用于囊肿较小，或三棱针、火针后仍有残留者。

取穴：囊肿部位阿是穴。

操作：以24号1~1.5寸毫针，在上述局部筋结囊肿点常规消毒后，在囊肿中央进针刺破囊壁，再由四周向中央透刺囊壁，用枣核大艾团固定于针柄点燃，每次3~5壮，每日或隔日1次，直至囊肿消失为止。

【按语】手背、足背部腱鞘囊肿较易治疗，但针后必须用消毒敷料加压包扎，不然容易复发。

【病案举例】陈某，女，25岁。2008年8月10日初诊。

主诉：右手腕背局部肿块3个月。

病史：因奶奶腰痛，患者陪同前来诊所接受针刺治疗，经数次筋针治疗后奶奶腰痛明显减轻。奶奶提出能否给其孙女治疗手腕上的肿块。右手腕背桡侧有一局限性肿块，活动时轻度酸痛，按压局部较硬。

诊断：腱鞘囊肿，筋型。

治疗：因患者害怕针刺疼痛，采用26号毫针围刺肿块四周，并加温针3壮，出针后按压片刻。但囊肿无明显缩小。建议三棱针治疗，患者同意后，局部消毒，用三棱针快速刺破囊壁后出针，当即从针孔中挤出米黄色黏稠液体，囊肿基本消失，局部加压包扎。

12日复诊，局部囊肿明显缩小，再次守法治疗。

13日三诊时，囊肿消失而愈。

腕管综合征

【概说】腕管综合征由腕管内压力增高卡压正中神经所致。多见于中年女性。

【有关经筋理论】

手太阴之筋，起于大指之上，循指上行，结于鱼后，行寸口外侧，上循臂，结肘中……其病：当所过者支转筋痛。

手心主之筋，起于中指，与太阴之筋并行，结于肘内廉……其病：当所过者支转筋。

手少阴之筋，起于小指之内侧，结于锐骨，上结肘内廉……其病：当所过者支转筋，筋痛。

与本病有关的主要涉及手三阴经筋，病发则当所过者指麻转筋痛等。

【病因病机】中医认为，手腕为人体关节活跃之部，经筋联属肌肉与关节而产生运动。由于反复劳作或损伤手三阴经筋，经筋受损，导致气凝津聚；或卫气不足，复受风寒湿邪入侵，邪结经筋，气结津聚，津聚则肿，卡压筋脉而成本病。

【临床表现】病变初期，仅在夜间或用手劳作后出现手指麻木，手指运动无明显受限，少数在做精细动作时不够灵活；其后手指麻木逐渐加重，甚至刺痛，以第3、4指为主，影响用手工作，有时疼痛牵引前臂、肩部，夜间痛甚影响睡眠。

检查：屈腕试验阳性（屈腕加压正中神经1~2分钟，手指麻木感加重，疼痛放射到示中指;用手指叩击腕掌侧,中指麻木为阳性),检查时两侧对比,有利于明确诊断。

【鉴别诊断】

颈椎病 神经根型颈椎病临床可见手指麻木症状,伴有颈项肩臂酸痛,臂丛神经牵拉试验阳性,而屈腕试验阴性,颈椎 X 线有助于诊断。(详见颈椎病章节)

【治疗】

1. 筋针疗法

取穴:在患侧腕部掌侧寻找压痛点,然后循筋上下寻找掌中或前臂筋结点,即是筋穴。(图 4-71)

操作:以 0.30mm×30mm 筋针,在上述筋穴常规消毒后进针,沿皮下向腕中压痛点纵刺或横刺 15~25mm,再嘱患者屈伸活动腕部,以手指麻木、疼痛减轻为准,如手腕屈伸时仍有手指麻木疼痛感则调整针刺方向,直至疼痛麻木减轻为止。每日 1 次,5 次为 1 个疗程。

2. 辅助疗法

（1）电针疗法:病久取效不显者,可加电针治疗。常取疏密波,强度以患者能忍受舒适为度,一般通电 15 分钟左右。每周 2~3 次,5 次为 1 个疗程。

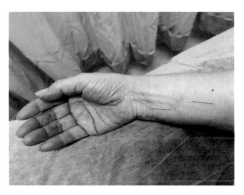

图 4-71 腕管综合征的筋穴

（2）皮内针疗法:可用图钉型皮内针在腕关节掌侧压痛点或前臂筋结点埋针,用胶布固定,并嘱患者活动手腕无明显不适即可。一般留针 1~2 天,注意局部避免着水或水浸,以免感染。如要洗澡时,可在半小时前取下。

【按语】

1. 治疗期间注意休息,避免用腕劳作过度。

2. 有条件者,用护腕制动固定,帮助休息,有利于康复。

【病案举例】崔某,女,45 岁。2013 年 3 月 1 日初诊。

主诉:右手腕疼痛月余。

病史:平时长期操作电脑键盘,手腕不适,时有手指麻木。2013 年 2 月摔倒时右手撑地,1 周后出现右手腕疼痛,手指麻木加重,以第 3、4 指为甚。梳头时不能用力。查:右手腕桡动脉处压痛,手腕活动时诱发疼痛。屈腕试验阳性。舌淡红,脉细。

诊断:腕关节扭伤、腕管综合征;腕痹,筋肉型。

治疗:在内关、太渊穴区触及筋结点,用 0.30mm×30mm 筋针,沿皮下向腕关节大陵处纵刺、横刺 15~20mm 左右,针后即刻活动,疼痛消失,手指麻木减轻。(图 4-72)

3 月 4 日二诊:针后手腕疼痛明显减轻,但手指仍有麻木,加支沟穴区筋穴治疗。

3 月 8 日三诊:手腕疼痛基本消失,手指麻木也明显减轻。守法治疗。

3 月 15 日四诊:手指麻木基本控制,电脑操作过久时仍有轻度麻木,嘱操作时垫高手腕,或佩戴

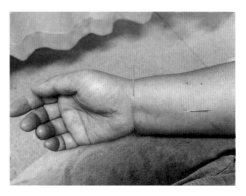

图 4-72 筋针治疗腕管综合征

护腕,工作 2 小时左右要休息片刻,活动腕关节。守法治疗。

3 月 25 日五诊:手指麻木基本消失。嘱注意劳逸结合,避免复发。

五、腰骶部经筋病

慢性腰肌劳损

【概说】慢性腰肌劳损是指腰部软组织受到慢性损害所引起的以腰痛为主症的疾病。本病多见于中青年,与某些职业有关。临床表现为反复发作性腰痛,少数患者可牵引至下肢,疼痛时重时轻,病程迁延日久。

【有关经筋理论】

足太阳之筋……结于踹外,上腘中内廉,与腘中并上结于臀,上挟脊上项……其病:小指支,跟肿痛,腘挛,脊反折,项筋急……不可左右摇。

足少阳之筋……别起外辅骨,上走髀,前者结于伏兔之上,后者结于尻……其病:小指次指支转筋,引膝外转筋,膝不可屈伸,腘筋急,前引髀,后引尻,即上乘眇季胁痛。

足阳明之筋……上结于膝外廉,直上结于髀枢,上循胁,属脊;其直者,上循骭,结于膝;其支者,结于外辅骨,合少阳;其直者,上循伏兔,上结于髀,聚于阴器……其病:足中指支,胫转筋,脚跳坚,伏兔转筋,髀前肿,疝疝,腹筋急,引缺盆及颊。

足太阴之筋……其直者,络于膝内辅骨,上循阴股,结于髀,聚于阴器,上腹,结于脐,循腹里,结于肋,散于胸中;其内者,着于脊。其病:足大指支,内踝痛,转筋痛,膝内辅骨痛,阴股引髀而痛,阴器纽痛,下引脐两胁痛,引膺中脊内痛。

足少阴之筋……与太阳之筋合,而上结于内辅之下,并太阴之筋而上循阴股,结于阴器,循脊内挟膂……其病……所过而结者皆痛及转筋……在外者不能俯,在内者不能仰。故阳病者腰反折不能俯,阴病者不能仰。

足厥阴之筋……上结内辅之下,上循阴股,结于阴器,络诸筋。其病……内辅痛,阴股痛转筋。

腰部主要与足阴筋、足阳筋有关,从分布特点来看:足太阳筋与足少阴筋分布于腰椎表里内外,前者联系下肢后外侧,后者联系下肢内侧;足阳明筋与足少阳筋布居腰椎上下,前者循胁属脊位上,联系下肢前外侧,后者结于尻居下,联系下肢外前侧;足三阴筋均循阴股,结聚阴器。足太阴筋,上腹结脐,循腹里结聚胸肋,内着于脊;足少阴筋,循脊内挟膂;足厥阴筋,络诸筋。

与本病关系较密切的经筋有足三阳、足三阴之筋。足太阳筋病则腰痛牵扯项背及下肢后侧,如"腘挛,脊反折,项筋急";足少阳筋病则腰骶痛牵引胸胁与下肢前外侧,而"腘筋急,前引髀,后引尻,即上乘眇季胁痛"等。足阳明筋病则腰腹痛牵引下肢前面,而"伏兔转筋,髀前肿,疝疝,腹筋急";足三阴筋病则腰臀痛牵扯大腿内侧,而"所过而结者皆痛及转筋","内辅痛,阴股痛转筋","膝内辅骨痛,阴股引髀而痛",其中足少阴之筋"在外者不能俯,在内者不能仰。故阳病者腰反折不能俯,阴病者不能仰",足太阴筋病"引脐两胁痛,引膺中脊内痛"等。

【病因病机】重复过度牵扯腰部经筋,或受寒着凉,局部卫气受损,卫外失常,外邪易侵,入膜袭筋,气不布津,气津结聚,经筋挛急;进而筋病卡脉,经脉阻滞,气滞血瘀;久之筋病及脏,精血不足,腰府失养而发。

【临床表现】反复发作性腰背酸痛，病程较久，一般疼痛较轻，以隐痛或酸痛为主，呈持续性疼痛，时重时轻，少数可向臀部及下肢放射。卧床休息后即可缓解，久坐久立，尤其是保持某一弯腰姿势稍久即诱发疼痛。

检查：腰部肌肉紧张，有明显压痛但范围较大，以条索状筋结多见，腰椎 X 线检查一般无异常。如腰部拘急，酸痛重着，俯仰转侧不利，每遇阴雨天诱发或加重，苔白腻，脉濡缓者，为劳损经筋；如腰部刺痛，部位固定，轻则俯仰不便，重则不能转侧，可向臀部及下肢放射，舌紫暗或有瘀斑，脉涩者为瘀血阻脉；如腰部隐痛，按揉则舒，腰酸膝软，卧则减轻，劳则加重，舌淡苔少，脉细弱者，为肾虚精亏。

【鉴别诊断】

1. 腰椎间盘突出症　腰痛较重，并牵引一侧臀腿，咳嗽、打喷嚏时诱发或加重，一般腰肌紧张，伴有压痛，多位于病椎的椎板间隙，腰椎侧弯，X 线检查有助于诊断。直腿抬高试验、直腿抬高加强试验均阳性。

2. 腰臀部筋膜炎　一般无明显外伤史。腰臀部皮肤麻木，肌肉酸痛，发作与气候有关，局部畏冷，按摩或热敷后减轻缓解，有时疼痛游走不定，有时疼痛可放射到下肢。腰臀酸胀，压痛较广，定位不清，局部肌肉轻度萎缩，可触及条索或结节状物，腰部活动多正常，直腿抬高试验小于 70°。

3. 腰骶椎隐裂　人体的脊椎发育是一种骨化过程，人出生后到青春期前，脊椎包括腰椎和骶椎均是未完全骨化成功的，一般要在 17~23 岁方可完成。在此年龄阶段，腰椎和骶椎一直处于骨化发育中。由于腰骶部有两个骨化中心，如果人体在停止发育之前未完全骨化成功，就会在腰椎或骶椎形成"裂隙"，即"隐性脊柱裂"。发生在腰骶椎的叫"腰骶椎隐裂"。以腰骶部疼痛为主要表现，局部常有僵硬感，腰部活动可受限。受风着凉、天气变化、过度疲劳可使症状加重及反复发生。急性发作时，腰骶部疼痛较为剧烈，腰骶两侧局部肌肉痉挛，腰部活动障碍，站立及行走亦受影响。X 线检查有助于诊断。

【治疗】

1. 筋针疗法

取穴：一般在患侧或两侧腰部肌肉处寻找压痛点、筋结点或痛减点作为筋穴，大多分布于三焦俞、肾俞、气海俞、大肠俞、关元俞、志室、腰眼穴区附近。（图 4-73）

操作：以 0.30mm×30mm 筋针，在上述筋穴常规消毒后进针，沿皮下向上、下或向棘突方向纵刺或横刺25~30mm，再嘱患者活动腰部，以疼痛减轻或消失为准，如未减轻则调整针刺方向，直至痛减为止。留针20分钟，隔日 1 次，5 次为 1 个疗程。

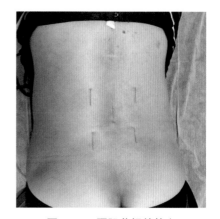

图 4-73　腰肌劳损的筋穴

2. 辅助疗法

（1）电针疗法：连接同侧腰部二穴，选用疏密波，强度以患者能忍受为度，通电 10~15 分钟，可增强止痛疗效。隔日 1 次，5 次为 1 个疗程。

（2）皮内针疗法：可用图钉型皮内针在相应压痛点或筋结点、痛减点埋针，用胶布固定，并嘱患者活动患侧腰部而无明显不适即可。一般留针 1~2 天，注意局部避免着水或水浸，以免感染。如要洗澡时，可在半小时前取下。

（3）艾灸疗法：适用于肾虚、寒湿者。可在上述穴位留针期间施行温针灸，每穴用枣核大艾炷3~5壮，每日或隔日1次。或用艾条点燃后，在腰部明显感觉寒冷处施灸5~8分钟；或隔姜灸或隔附子饼灸，每穴用大或中艾炷5~7壮，或用温灸器灸，在艾灸器内放置适量艾绒后点燃，施灸7~10分钟。一般每日或隔日1次，7次为1个疗程。

（4）拔罐疗法：对寒湿较重，局部拘急者，可在局部闪罐5分钟或留罐10分钟。隔日1次，7次为1个疗程。

（5）刺络拔罐法：适用于瘀血阻脉者。在腰部疼痛区，用皮肤针循足太阳膀胱经叩刺，中或重刺激，使微微渗血，再拔罐，留罐5~10分钟，或行走罐法。每周2次，5次为1个疗程。

（6）脉针疗法：适用于病久筋病卡脉或筋病及脏者。

取穴：三焦俞、肾俞、气海俞、大肠俞、关元俞、志室、腰眼穴、阿是穴、委中。

配穴：瘀血阻脉，加膈俞、次髎；肾虚精亏，加命门、太溪。

操作：根据病位，辨证选取经穴，以30号1.5~2寸毫针，得气后施行相应的针刺补泻方法。腰部穴以提插结合捻转法为主，腿部穴以捻转法为主。每穴留针15~20分钟，间歇行针2~3次，隔日1次，10次为1个疗程。

【按语】

1. 治疗期间注意保暖，避免汗出当风，感受寒湿。局部也可配合热敷按摩。

2. 本病难以根治，容易复发，故注意劳动姿势与体位，避免久坐久立，尤其是持久的弯腰动作，去除病因，减少复发，有利于康复。

3. 筋针疗法是本病的首选疗法，舒筋可通脉、健脏。如效果不显，可配合常规针灸方法。

4. 加强腰肌锻炼，以"飞燕式"为佳，坚持每日锻炼2次，并逐渐增加强度。平时可自我按摩，掌擦腰脊和拳拍腰肌，每次10~20分钟，每日2次。

【病案举例】吴某，男，73岁。2013年11月29日初诊。

主诉：腰痛反复发作20多年，急性发作3天。

病史：20多年来经常反复发作腰痛，尤其长时间坐后站立时突然抽痛，经多种疗法治疗，症情时好时坏。2013年11月26日晨起突然腰痛，不能转身起身，自敷药膏治疗无效而来诊。刻下：步入诊室，痛苦面容，腰痛，双手扶腰，行走不便，不能久坐，卧位转身或起身时诱发疼痛，无下肢放射痛。检查：直腿抬高70°加强试验阴性，4字试验阴性，L_3、L_4、L_5棘突及右侧腰肌压痛，局部肌肉紧张。舌暗，苔薄白，脉弦。

诊断：腰肌劳损，筋肉型。

治疗：在肾俞、气海俞、腰阳关、命门、上髎穴区附近触及压痛筋结点，局部消毒后，用0.30mm×30mm筋针，沿皮下向上下纵刺，嘱患者活动腰部，疼痛明显减轻，留针20分钟。（图4-74）

12月6日二诊：针后腰痛明显减轻，但近日腰痛加重。询问才知患者嗜好打麻将，近日连续2天打麻将而腰痛加重。守法图治，并嘱减少久坐打麻将时间，避免复发。

12月9日三诊：针后腰痛明显减轻，减少了打麻将时间。守法图治。

前后经6次治疗，腰痛消失，阴雨天仍有轻度酸楚感，嘱局部保暖，适当运动。

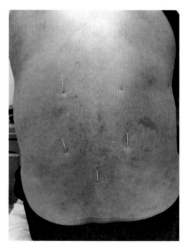

图4-74　筋针治疗腰肌劳损

急性腰扭伤

【概说】腰臀部是人体黄金分割区,也是人体活动的主要枢纽,常因劳作不慎而扭伤,其损伤可涉及筋膜、肌肉、韧带、肌腱与关节(腰椎关节突关节、腰骶关节与骶髂关节)等。好发于青壮年,以男性多见。

【有关经筋理论】

足太阳之筋,起于足小指,上结于踝,邪上结于膝,其下循足外踝,结于踵,上循跟,结于腘;其别者,结于踹外,上腘中内廉,与腘中并上结于臀,上挟脊上项……其病:小指支,跟肿痛,腘挛,脊反折,项筋急……不可左右摇。

足少阳之筋,起于小指次指,上结外踝,上循胫外廉,结于膝外廉;其支者,别起外辅骨,上走髀,前者结于伏兔之上,后者结于尻……其病:小指次指支转筋,引膝外转筋,膝不可屈伸,腘筋急,前引髀,后引尻,即上乘眇季胁痛,上引缺盆膺乳颈。

足阳明之筋,起于中三指,结于跗上,邪外上加于辅骨,上结于膝外廉,直上结于髀枢,上循胁,属脊;其直者,上循骭,结于膝;其支者,结于外辅骨,合少阳;其直者,上循伏兔,上结于髀,聚于阴器……其病:足中指支,胫转筋,脚跳坚,伏兔转筋,髀前肿,㿉疝,腹筋急,引缺盆及颊。

足太阴之筋……其内者,着于脊。其病……脊内痛。

足少阴之筋,起于小指之下,并足太阴之筋,邪走内踝之下,结于踵,与太阳之筋合,而上结于内辅之下,并太阴之筋而上循阴股,结于阴器,循脊内挟膂,上至项,结于枕骨,与足太阳之筋合。其病:足下转筋,及所过而结者皆痛及转筋……在外者不能俯,在内者不能仰。故阳病者腰反折不能俯,阴病者不能仰。

足厥阴之筋,起于大指之上,上结于内踝之前,上循胫,上结内辅之下,上循阴股,结于阴器,络诸筋。其病:足大指支,内踝之前痛,内辅痛,阴股痛转筋。

腰部主要与足阴筋、足阳筋有关,从分布特点来看:足太阳筋与足少阴筋分布于腰椎表里内外,前者联系下肢后外侧,后者联系下肢内侧;足阳明筋与足少阳筋布居腰椎上下,前者循胁属脊位上,联系下肢前外侧,后者结于尻居下,联系下肢外前侧;足太阴筋内着于脊。

与本病关系较密切的经筋有足太阳之筋与足少阴之筋。足太阳筋病则脊反折,牵引"腘挛""跟肿痛";足少阴筋病则腰脊"皆痛及转筋""足下转筋",故二者"在外者不能俯,在内者不能仰。故阳病者腰反折不能俯,阴病者不能仰"。

【病因病机】腰为人体的主要枢纽,仅靠分布腰椎周围的筋肉等维护,故其在运动中较易受损。在热身不足情况下,突然弯腰搬提重物,或突然摔倒臀部着地,或弯腰起立,甚至打喷嚏、挂毛巾等动作均可导致腰部经筋扭曲,筋气紊乱,筋伤气滞;或"骨错缝、筋出槽",阻滞筋肉而致疼痛。

【临床表现】一般均有腰部扭伤史。腰痛,由于损伤的组织不同,症状有所不同,现分述如下:

1. **筋肉扭伤** 以腰部肌肉、筋膜扭伤为主。

一般有明显扭伤史。一侧或双侧腰痛,腰部活动可诱发或加重疼痛。轻者数小时或次日出现腰痛,重者即刻剧痛,难以直立,双手扶腰,行走困难,卧位转身困难,少数患者疼痛可牵引臀腿部。

检查:压痛多见于腰骶关节、髂嵴后部或第三腰椎横突附近,局部腰肌紧张,一侧腰肌隆起,腰部各向活动均受限,以前屈受限为主。竖脊肌(又称骶棘肌)或髂嵴后部有浅压痛,无叩击痛。X线检查提示腰部生理弧度消失或脊柱侧弯。直腿抬高试验、拾物试验阳性,直腿抬高加强试验阴性。

2. 经筋损伤　以腰部韧带损伤为主。

有明显外伤史。常因弯腰搬提重物时损伤,损伤时腰部有清脆响声或撕裂样感觉,即刻出现撕裂样、刀割样疼痛,腰部活动可加重疼痛,少数患者疼痛可牵引臀腿部。

检查:压痛多见于棘突间,腰肌痉挛,腰部屈曲活动受限,以前屈受限为主。如合并棘上韧带、棘间韧带断裂,棘突间隙增宽。直腿抬高试验、屈膝屈髋试验阳性。X线检查有助于排除骨折。

3. 关节错位　有不正确姿势下负重、突然扭闪或突然弯腰旋转等外伤史,突然发生一侧剧烈下腰痛,牵扯骶臀及大腿疼痛,腰肌紧张,脊柱僵直,后伸运动明显受限,喜屈身侧卧,站立时双手扶膝呈髋膝关节半屈曲姿势。

检查:$L_{4,5}$棘突及椎旁有明显压痛和叩击痛,棘上韧带有剥离感。X线提示腰椎生理弧度变直,脊柱侧弯,双侧后关节间隙不对称,椎间隙左右不等宽等。

【鉴别诊断】

1. 腰椎间盘突出症　腰痛牵引一侧臀腿疼痛,一般腰肌紧张,腰椎侧弯,X线检查有助于诊断。局部普鲁卡因注射有助于鉴别(注射后腰臀部疼痛减轻或消失,但下肢疼痛无改善者为坐骨神经根病变,提示腰椎间盘突出的可能)。

2. 腰椎压缩性骨折　多有堕落外伤史,病位多见于上腰椎,腰痛剧烈,活动受限,病变椎骨棘突有压痛与叩击痛,甚至头顶叩击痛。X线检查显示椎体变形变扁呈楔形,椎体前上角有小骨碎片。

【治疗】

1. 筋针疗法

取穴:在腰部及骶臀部寻找压痛点、筋结点或痛减点作为筋穴,一般分布于腰阳关、十七椎、大肠俞、关元俞、环跳、秩边、腰眼穴区附近。腰部活动可显露病灶,有助于定取筋穴。(图4-75)

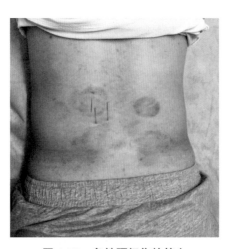

图4-75　急性腰扭伤的筋穴

操作:以0.30mm×30mm筋针,在上述筋穴常规消毒后进针,沿皮下向臀部方向纵刺或向腰椎方向横刺 25~30mm,再嘱患者活动腰臀,以疼痛减轻或消失为准,如未减轻则调整针刺方向,直至痛减为止。每次 20 分钟,每日 1 次,直至治愈。

2. 辅助疗法

(1)皮内针疗法:可用图钉型皮内针在相应压痛点或筋结点、痛减点埋针,用胶布固定,并嘱患者活动腰臀而无明显不适即可。一般留针 1~2 天,注意局部避免着水或水浸,以免感染。如要洗澡时,可在半小时前取下。

(2)电针疗法:连接同侧腰臀部二穴,选用疏密波,强度以患者能忍受为度,通电 10~15 分钟,可增强止痛疗效。每日 1 次,直至治愈。

(3)艾灸疗法:用艾条点燃后,在腰臀部明显感觉寒冷处施灸 5~8 分钟;或隔姜灸 5~7 壮。一般每日或隔日 1 次,直至治愈。

(4)拔罐疗法:对寒湿较重,局部酸胀为主者,可在局部拔罐,闪罐 5 分钟或留罐 10 分钟。一般每日或隔日 1 次,直至治愈。

(5)经络整脊疗法:对关节错位者,首先在腰臀部施行㨰、推、揉、按等松解手法 10 分钟后,再实施矫正手法,如斜扳法等。每日 1 次,直至治愈。

(6)脉针疗法:根据腰部疼痛部位,选取 1~2 穴。

如腰部正中疼痛,病在督脉者,取水沟或龈交;腰部一侧或两侧疼痛,病在太阳者,取患侧或双侧攒竹或养老;督脉、太阳同病者,取患侧后溪或腰痛穴。

操作:针水沟时,令患者采用坐位,以 30 号 1 寸毫针,押手提捏人中沟,刺手快速进针,针尖向上斜刺 2~3 分,当局部出现胀痛或麻胀感时,行捻转泻法,并嘱患者同时前后左右活动腰部,留针 15~20 分钟,间歇行针 2~3 次,待疼痛明显减轻时,再直立活动腰部,当日可操作 1~2 次;针龈交时(患者大多在此穴处出现一米粒大白色小结),用 30 号 1 寸毫针在小结下向斜上方针刺,行捻转泻法,并嘱患者活动腰部,留针 10~15 分钟,间歇行针 2~3 次,当日可操作 1~2 次。

针攒竹时,取患侧或双侧,用 30 号 1 寸毫针针刺,局部产生酸胀得气感后,行捻转泻法,使眼流泪为度,并嘱患者活动腰部,留针 10~15 分钟,间歇行针 2~3 次,当日可操作 1~2 次;针养老时,取患侧,用 30 号 1.5 寸毫针,快速进针得气后,行捻转泻法,使经气向上感传为佳,并嘱患者活动腰部,留针 10~15 分钟,间歇行针 2~3 次,当日可操作 1~2 次。

针后溪时,取患侧,令患者手握空拳,用 30 号 1.5~2 寸毫针向合谷透刺 1.5 寸左右,得气后行捻转泻法并嘱患者活动腰部,留针 10~15 分钟,间歇行针 2~3 次,当日可操作 1~2 次;针腰痛穴时,取患侧双穴同刺,用 30 号 1.5 寸毫针,快速进针得气后,将针上提,再向上斜刺,行捻转泻法,使经气向上感传为佳,并嘱患者活动腰部,留针 10~15 分钟,间歇行针 2~3 次,当日可操作 1~2 次。如无效则改用他法。

【按语】

1. 针刺治疗急性腰扭伤有明显效果,留针期间配合腰部活动,激发筋气能增强疗效。

2. 对初次接受针刺的患者,采用卧位,刺激量不宜过强,避免晕针。

3. 对关节错位(筋骨型)者,可配合经络整脊疗法。

4. 治疗期间注意保暖,局部可配合热敷按摩,以提高效果。

5. 平时要加强腰部运动,搬运重物时采用正确姿势,避免腰部扭伤。

【病案举例】

案例 1:陈某,男,56 岁。2016 年 11 月 29 日初诊。

主诉:腰痛 2 天。

病史:昨日转身提物时不慎扭伤腰部导致疼痛,不能直腰转侧,行走困难,自敷膏药稍有减轻。该患者是同事,今天上班时告知腰扭伤要求针灸治疗。刻下:腰痛,行走不便,弓腰不能直立,起身转侧困难,不能咳嗽,无下肢放射痛,舌淡红苔薄,脉弦。

检查:不能直立,上床不便,直腿抬高 70°,4 字试验阴性,右侧腰肌紧张压痛,腰椎无明显压痛。

诊断:急性腰扭伤,筋肉型。

治疗:循足太阳筋寻及筋结痛点,筋针治疗后带针活动即感痛减,神灯照射 20 分钟后起针。起针后,腰部感觉轻松了,能自由转侧起床,能直立行走了。1 周后上班时询问,述:筋针治疗后腰痛消失,未再出现。(图 4-76)

案例 2:戴某,女,20 岁。2017 年 3 月 7 日初诊。

主诉:腰痛 2 天。

病史:南京中医药大学外国语学院大四学生。昨日在幼儿园与小朋友下蹲互动时,突然扭伤腰部,导致腰痛,不能站立起身,行走艰难,晚上转侧困难,次日晨起腰痛稍有减轻,但上午轻抬桌子时再次扭伤腰部,导致腰痛。今天下午同学陪同前来就诊。双手扶腰缓慢步入诊室,腰痛,呈疼痛貌,腰部活动受限,下肢无反射痛。

检查:前俯 10°,转侧 30° 左右,后仰 10°。勉强平卧,转侧困难,直腿抬高 30°,4 字试验弱阳性。L_5-S_1 棘突及两侧压痛。

诊断:腰扭伤,足太阳筋病。

治疗:循足太阳筋病区寻及压痛点,行筋针治疗,带针活动验效,腰痛逐渐减轻,5 分钟后能转侧、起床、直立、弯腰、后仰、转侧均明显改善,疼痛减轻八成。留针 20 分钟后起针,腰痛消失,活动自如,露出满意的笑容。伸出双手拇指,说"刘老师真棒!"(图 4-77)

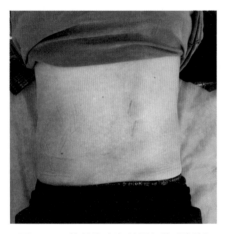

图 4-76 筋针治疗急性腰扭伤(陈某)

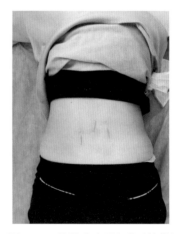

图 4-77 筋针治疗腰扭伤(戴某)

腰臀部筋膜炎

【概说】腰臀部为了适应各种运动的需求,具有丰富的白色纤维组织,如筋膜、肌膜、韧带、肌腱、骨膜与皮下组织。这些纤维组织在运动或感受寒湿时最易患病,故又称腰肌纤维织炎或肌肉风湿病。

【有关经筋理论】

足太阳之筋,起于足小指,上结于踝,邪上结于膝,其下循足外踝,结于踵,上循跟,结于腘;其别者,结于腨外,上腘中内廉,与腘中并上结于**臀**,上挟脊上项……其病:小指支,跟肿痛,腘挛,脊反折,项筋急……不可左右摇。

足少阳之筋,起于小指次指,上结外踝,上循胫外廉,结于膝外廉;其支者,别起外辅骨,上走髀,前者结于伏兔之上,后者结于尻……其病:小指次指支转筋,引膝外转筋,膝不可屈伸,腘筋急,前引髀,后引尻,即上乘䏚季胁痛,上引缺盆膺乳颈。

足阳明之筋,起于中三指,结于跗上,邪外上加于辅骨,上结于膝外廉,直上结于髀枢,上循胁,属脊;其直者,上循骭,结于膝;其支者,结于外辅骨,合少阳;其直者,上循伏兔,上结于髀,聚于阴器……其病:足中指支,胫转筋,脚跳坚,伏兔转筋,髀前肿,㿉疝,腹筋急,引缺盆及颊。

腰臀部主要与足阳筋有关,如足太阳之筋……其别者,结于腨外,上腘中内廉,与腘中并上结于**臀**,上挟脊上项;足少阳之筋……其支者,别起外辅骨,上走髀,前者结于伏兔之上,后者结于尻;足阳明之筋……上结于膝外廉,直上结于髀枢,上循胁,属脊……其直者,上循伏兔,上结于髀,聚于阴器。

与本病关系较密切的经筋有足三阳之筋。足太阳筋病则腰臀痛牵扯下肢后侧,如"腘挛,脊反折";足少阳筋病则骶臀痛牵引下肢前外侧而"腘筋急,前引髀,后引尻";足阳明筋病则腰臀痛牵引下肢前面而"伏兔转筋,髀前肿"等。

【病因病机】腰臀为人体的主要枢纽,运动中较易受损,筋伤气滞;或久居潮湿之处、冒雨涉水、汗出当风等,均易感受外邪,卫气与邪气相搏,结于经筋,气津不布,津气交结,阻滞筋肉而致疼痛。

【临床表现】一般无明显外伤史。急性期患者腰部剧烈烧灼疼痛,活动时症状加重,局部压痛较明显,多在病变肌肉的起止点处。数日后少数患者可获得症状完全消退,但大多数会遗留疼痛,或相隔数月、数年以后再次发作。腰臀部皮肤麻木,肌肉酸痛,肌肉僵硬发板,有沉重感,阴雨天发作或加重,局部畏冷,受冷后疼痛加重,按摩或热敷后疼痛减轻缓解,有时疼痛游走不定,有时疼痛可放射到下肢。一般晨起腰部酸痛加重,稍加活动可缓解,劳累后又加重。

检查:腰臀部压痛较广,定位不清,以酸胀压痛为主,局部肌肉轻度萎缩,可触及条索或结节状物,腰部活动多正常,但活动时腰部僵硬,酸痛明显。直腿抬高试验小于 70°。

【鉴别诊断】

1. **腰椎间盘突出症**　腰痛牵引一侧臀腿疼痛,一般腰肌紧张,腰椎侧弯,X 线检查有助于诊断。局部普鲁卡因注射有助于鉴别(注射后腰臀部疼痛减轻或消失,但下肢疼痛无改善者,为坐骨神经根病变,提示腰椎间盘突出的可能)。

2. **腰肌劳损**　一般有慢性劳损史,病程较久,腰背部酸痛反复发作,表现为持续性隐痛或酸痛,程度较轻,久坐久立,尤其是维持稍久弯腰姿势即诱发疼痛,卧床休息后即可缓解,痛点明确而固定,少数可向臀部及下肢放射。腰部肌肉紧张,大多能触及明显压痛点,腰部活动受限,X 线检查无异常。

3. **臀上皮神经炎**　大多有腰骶部扭伤史或有受风寒史。患侧臀部刺痛、酸痛、撕扯样痛,并有患侧大腿后部牵拉样痛,但多不过膝,弯腰起坐活动受限,髂嵴或其中下 3~4cm 处可触及条索状筋结伴有压痛,直腿抬高试验阳性。臀上部感觉过敏或迟钝,X 线检查无明显改变。

【治疗】

1. 筋针疗法

取穴:在患侧腰臀部寻找压痛点、筋结点或痛减点作为筋穴,一般分布于大肠俞、关元俞、小肠俞、膀胱俞、中膂俞、白环俞、胞肓、秩边、腰眼、环跳、居髎、五枢、维道、风市、殷门等穴区附近。(图 4-78)

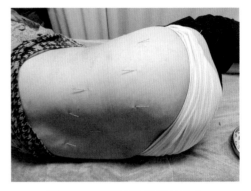

图 4-78 腰臀部筋膜炎的筋穴

操作:以 0.30mm×30mm 筋针,在上述筋穴常规消毒后进针,沿皮下向臀部方向纵刺或向腰椎方向横刺 25~30mm,再嘱患者活动腰臀,以疼痛减轻或消失为准,如未减轻则调整针刺方向,直至痛减为止。隔日 1 次,7 次为 1 个疗程。

2. 辅助疗法

(1)皮内针疗法:可用图钉型皮内针在相应压痛点或筋结点、痛减点埋针,用胶布固定,并嘱患者活动腰臀而无明显不适即可。一般留针 1~2 天,注意局部避免着水或水浸,以免感染。如要洗澡时,可在半小时前取下。

(2)电针疗法:连接同侧腰臀部 2 穴,选用疏密波,强度以患者能忍受为度,通电 10~15分钟,可增强止痛疗效。隔日 1 次,7 次为 1 个疗程。

(3)艾灸疗法:将艾条点燃后,在腰臀部明显感觉寒冷处施灸 5~8 分钟;或隔姜灸 5~7壮;或用温灸器灸,在艾灸器内放置适量艾绒后点燃,施灸 7~10 分钟。一般每日或隔日 1 次,7 次为 1 个疗程。

(4)拔罐疗法:对寒湿较重,以局部酸胀为主者,可在局部拔罐,闪罐 5 分钟或留罐 10分钟。隔日 1 次,7 次为 1 个疗程。

【按语】治疗期间注意保暖,局部可配合热敷、按摩。

【病案举例】麦某,男,70 岁。2013 年 7 月 12 日初诊。

主诉:左臀腿疼痛 3 个月。

病史:2013 年 4 月出现左臀酸痛放射至左侧小腿后方,可能与近 2 个月睡眠时垫高枕头有关,左臀腿疼痛持续 2 个月。6 月 3 日找西医就诊,X 线检查提示第 1 颈椎歪斜,胸椎及腰椎未见异常。处方给予止痛药 1 周,停药后左臀腿疼痛又现,曾接受艾灸治疗 2 次,无明显改善。刻下:坐约 5 分钟后左臀腿疼痛,步行 20 米后可缓解。纳可,大便日行 1 次,睡眠好。

查:左腿后抬时诱发左臀腿疼痛,左腰肌紧张,直腿抬高试验阴性,4 字试验阴性。形体壮实,面色淡黄,舌尖边红,苔黄腻,脉弦。

诊断:腰臀部筋膜炎,筋肉型。

治疗:在秩边、腰阳关、膀胱俞、外丘穴区触及筋结压痛点,常规消毒后,用0.30mm×30mm筋针,于腰臀部筋穴皮下向下纵刺。嘱活动腰臀,根据痛减程度微调针向,留针 20 分钟,当即臀腿疼痛减轻(VAS 6~4)。

7 月 15 日二诊:针后左臀腿疼痛减轻,能乘地铁从中环至将军澳。守法治疗(VAS 3~2)。

8 月 9 日三诊:停诊近 1 个月,臀腿疼痛又作,接受脊医治疗 3 次,有所缓解,但次日又作。现左臀腿疼痛,坐 5 分钟后即出现。右膝内侧疼痛 1 个月,不能下蹲起立。上方加阴陵泉穴区筋穴治疗。左臀腿疼痛(VAS 6~5),右膝疼痛(VAS 4~2)。

8月12日四诊:左臀腿疼痛未减轻,反而加重(VAS 3~4);右膝内侧疼痛明显改善(VAS 5~2),守法治疗。

8月16日五诊:左臀腿疼痛减轻,留针时能坐10分钟(VAS 3~3)。右膝内侧疼痛改善(VAS 2~2)。

8月19日六诊:左臀腿疼痛减轻,能坐25分钟(VAS 2~2);右膝内侧疼痛(VAS 3~3)。

8月23日七诊:左臀腿疼痛明显减轻,能坐50分钟(VAS 2~2);右膝疼痛基本消失(VAS 2~1)。

前后经10次治疗,左臀腿疼痛消失,生活恢复正常。嘱局部注意保暖,适当运动。

梨状肌综合征

【概说】梨状肌综合征是指各种急性外伤或慢性劳损导致梨状肌受损,发生充血、水肿、痉挛、粘连和挛缩时,该肌间隙或该肌上、下孔变狭窄,挤压其间穿出的坐骨神经、血管,引起以坐骨神经痛、间歇性跛行为主要表现的综合征。

【有关经筋理论】

足太阳之筋,起于足小指,上结于踝,邪上结于膝,其下循足外踝,结于踵,上循跟,结于腘;其别者,结于踹外,上腘中内廉,与腘中并上结于臀,上挟脊上项……其病:小指支,跟肿痛,腘挛,脊反折,项筋急……不可左右摇。

足少阳之筋,起于小指次指,上结外踝,上循胫外廉,结于膝外廉;其支者,别起外辅骨,上走髀,前者结于伏兔之上,后者结于尻……其病:小指次指支转筋,引膝外转筋,膝不可屈伸,腘筋急,前引髀,后引尻,即上乘䏚季胁痛,上引缺盆膺乳颈。

足阳明之筋,起于中三指,结于跗上,邪外上加于辅骨,上结于膝外廉,直上结于髀枢,上循胁,属脊;其直者,上循骭,结于膝;其支者,结于外辅骨,合少阳;其直者,上循伏兔,上结于髀,聚于阴器……其病:足中指支,胫转筋,脚跳坚,伏兔转筋,髀前肿,㿉疝,腹筋急,引缺盆及颊。

臀部主要与足阳筋有关,从分布特点来看:足太阳筋分布于腰臀部,联系下肢后外侧;足少阳筋分布于臀骶部,联系下肢外前侧;足阳明筋分布于腹及下肢前外侧。

与本病关系较密切的经筋有足三阳之筋。足太阳筋病则臀痛,牵引下肢后侧,如"腘挛""跟肿痛";足阳明筋病则臀痛牵引下肢前面而"髀前肿""伏兔转筋";足少阳筋病则骶臀痛牵引下肢外侧而"前引髀,后引尻","引膝外转筋,膝不可屈伸,腘筋急"等。

【病因病机】过度牵扯损伤臀部经筋,卫气受损;或先天不足,筋肉畸形,复感外邪,受寒着凉,外邪入侵,气不布津,津聚气结,经筋挛急而致臀腿痛。

【临床表现】大多患者有受凉史,或过度旋转、外展大腿等病史,一侧臀部疼痛,如刀割样或烧灼样,活动臀部或内外旋转下肢可诱发或加重疼痛,咳嗽、大便等增加腹压时偶可诱发或加重疼痛。疼痛可向下肢放射。病久臀部肌肉萎缩。

检查:臀部压痛,但腰部无压痛,臀部梨状肌轻度萎缩,可触及条索状或结节状物,髋关节旋内、内收受限,直腿抬高60°以内疼痛,超过60°反而疼痛减轻。

【鉴别诊断】

腰椎间盘突出症　腰痛牵引一侧臀腿疼痛,一般腰肌紧张,腰椎侧弯,X线检查有助于诊断。直腿抬高试验、加强试验均阳性。二者均有坐骨神经痛的症状,但腰椎间盘突出症是根性痛,梨状肌综合征是干性痛。

【治疗】

1. 筋针疗法

取穴:在患侧臀部寻找压痛点、筋结点或痛减点作为筋穴,一般分布于环跳、秩边、居髎、白环俞、风巾、伏兔等穴区附近。

操作:以 0.30mm×30mm 筋针,在上述筋穴常规消毒后进针,沿皮下向臀部方向横刺或纵刺 25~30mm,再嘱患者活动患臀及下肢,以疼痛减轻或消失为准,如未减轻则调整针刺方向,直至痛减为止。隔日 1 次,7 次为 1 个疗程。

2. 辅助疗法

(1)电针疗法:连接同侧臀腿部二穴,选用疏密波,强度以患者能忍受为度,通电 10~15 分钟,可增强止痛疗效。隔日 1 次,7 次为 1 个疗程。

(2)皮内针疗法:可用图钉型皮内针在相应压痛点或筋结点、痛减点埋针,用胶布固定,并嘱患者活动患臀而无明显不适即可。一般留针 1~2 天,注意局部避免着水或水浸,以免感染。如要洗澡时,可在半小时前取下。

(3)艾灸疗法:用艾条点燃后,在臀部明显感觉寒冷处施灸 5~8 分钟;或隔姜灸 5~7 壮。一般每日或隔日 1 次,7 次为 1 个疗程。

(4)拔罐疗法:对寒湿较重,局部酸胀为主者,可在局部拔罐,闪罐 5 分钟或留罐 10 分钟。隔日 1 次,7 次为 1 个疗程。

【按语】

1. 治疗期间注意保暖,局部可配合热敷按摩。

2. 治疗时应分清坐骨神经痛是干性痛还是根性痛。

【病案举例】李某,女,74 岁。2012 年 1 月 18 日初诊。

主诉:左侧臀痛牵引左腿 2 天

病史:该患者因右侧面痛(三叉神经痛)6 年,西医诊断为"三叉神经痛",但患者不信,自以为牙痛所致而先后拔牙 4 颗,但面仍痛,建议手术治疗,患者因害怕而前来针刺治疗,经先后针刺治疗 10 次,面痛控制,但偶有发作。当日来诊诉说左侧臀痛牵引左腿 2 天,行走不便,希望针刺治疗。查:腰椎及两侧无明显压痛,左侧腰臀部肌肉紧张、压痛,左腿内旋受限,直腿抬高 60° 内诱发臀痛。

诊断:左梨状肌综合征,筋肉型。

治疗:在左臀环跳穴附近触及多个明显筋结压痛点,令患者侧卧,局部消毒后,用 0.30mm×30mm 筋针,纵行向下平刺,并嘱活动臀部及内旋左腿,原痛点减弱后显现次痛点,再逐点施治,留针 20 分钟,其间活动调整针向 2 次。当时痛减近半。(图 4-79)

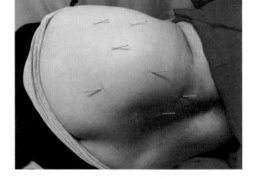

图 4-79　筋针治疗梨状肌综合征

1 月 20 日二诊:针后左臀腿疼痛减轻,但行走时仍有不便,守法治疗。

1 月 30 日三诊:新年中,面痛未作,左臀腿疼痛明显减轻,行走基本无大碍。

2 月 6 日四诊:右面痛偶有短暂发作,左臀腿疼痛消失。

第三腰椎横突综合征

【概说】第三腰椎横突综合征又称第三腰椎横突周围炎,简称腰三横突综合征,是指第三腰椎横突部因局部损伤,发生炎症、粘连、瘢痕等反应而致筋挛卡脉的病症;临床表现以一侧腰痛,下肢前外侧放射痛为主,多见于青壮年和瘦长体型者。

【有关经筋理论】

足太阳之筋……与腘中并上结于臀,上挟脊上项……其病:小指支,跟肿痛,腘挛,脊反折。

足少阳之筋……其支者,别起外辅骨,上走髀,前者结于伏兔之上,后者结于尻……其病……引膝外转筋,膝不可屈伸,腘筋急,前引髀,后引尻,即上乘眇季胁痛。

足阳明之筋……上结于膝外廉,直上结于髀枢,上循胁,属脊……其直者,上循伏兔,上结于髀,聚于阴器……其病……胫转筋,脚跳坚,伏兔转筋,髀前肿,㿉疝,腹筋急。

足太阴之筋……其直者,络于膝内辅骨,上循阴股,结于髀,聚于阴器,上腹,结于脐,循腹里,结于肋,散于胸中;其内者,着于脊。其病……膝内辅骨痛,阴股引髀而痛,阴器纽痛,下引脐两胁痛,引膺中脊内痛。

足少阴之筋……与太阳之筋合,而上结于内辅之下,并太阴之筋而上循阴股,结于阴器,循脊内挟膂……其病……所过而结者皆痛及转筋……在外者不能俯,在内者不能仰。故阳病者腰反折不能俯,阴病者不能仰。

足厥阴之筋……上结内辅之下,上循阴股,结于阴器,络诸筋。其病……内辅痛,阴股痛转筋。

腰部主要与足阴筋、足阳筋有关,从分布特点来看:足太阳筋与足少阴筋分布于腰椎表里内外,前者联系下肢后外侧,后者联系下肢内侧;足阳明筋与足少阳筋布居腰椎上下,前者循胁属脊位上,联系下肢前外侧,后者结于尻居下,联系下肢外前侧;足三阴筋均循阴股,结聚阴器。足太阴筋,上腹结脐,循腹里结聚胸肋,内着于脊;足少阴之筋,循脊内挟膂。

与本病关系较密切的经筋有足三阳、三阴之筋。足太阳筋病则腰痛牵扯臀腿后侧,如"腘挛,脊反折";足少阳筋病则腰骶痛牵引胸胁与下肢前外侧而"腘筋急,前引髀,后引尻,即上乘眇季胁痛";足阳明筋病则腰腹痛牵引下肢前面而"伏兔转筋,髀前肿,㿉疝,腹筋急"等。足三阴筋病则腰臀痛牵扯大腿内侧而"所过而结者皆痛及转筋"。足太阴之筋病则"膝内辅骨痛,阴股引髀而痛……两胁痛,引膺中脊内痛";足少阴之筋病则"在外者不能俯,在内者不能仰。故阳病者腰反折不能俯,阴病者不能仰";足厥阴之筋病则"内辅痛,阴股痛转筋"等。

【病因病机】第三腰椎横突位于脊柱黄金分割点,该处由于反复过度牵扯,导致经筋损伤,或受寒着凉,卫气受损,不能卫外,邪侵气结,气不布津,津聚气结,经筋挛急而致。

【临床表现】好发于青壮年,多有腰扭伤或劳损史,腰痛或牵引臀部疼痛,活动时诱发或加重,部分患者疼痛放射至大腿,一般不超过膝,极少数超过膝关节向小腿放射;少数也有股内侧痛或下腹痛等表现,但无压痛。

检查:患侧骶脊肌痉挛,第三腰椎横突尖端有局限性压痛。初期大腿部内收肌痉挛,严重者,后期可见臀肌痉挛,并可触及条索状筋结,有明显压痛。由于本病筋挛卡脉,故多以筋脉型为主,病久筋病机化、骨化而成筋骨同病。

【鉴别诊断】

1. **腰椎间盘突出症**　腰痛牵引一侧臀腿疼痛,咳嗽、打喷嚏时疼痛加重(第三腰椎横突综合征不加重),一般腰肌紧张,伴有压痛,多位于病椎椎板间隙(第三腰椎横突综合征于第三腰椎横突尖端有局限性压痛),腰椎侧弯,X 线检查有助于诊断。直腿抬高试验、加强试验均阳性(第三腰椎横突综合征,少数重症患者可见患侧直腿抬高试验阳性,但加强试验阴性)。

2. 腰肌劳损　腰背部酸痛反复发作,迁延日久,久坐久立或气候变化而诱发。一般疼痛较轻,表现为隐痛或酸痛,休息后即可缓解,但劳则加重,尤其是保持弯腰姿势稍久即引起疼痛,表现为持续性疼痛,时重时轻,并可向臀部及下肢放射。腰部大多能找到明显压痛点,劳损肌群触之有紧张感,X 线检查无异常。

【治疗】

1. 筋针疗法

(1)筋脉型

取穴:在患侧腰臀部寻找压痛点、筋结点或痛减点作为筋穴,一般在肾俞、志室、夹脊穴(腰段)、气海俞、大肠俞、居髎、五枢等穴区附近。(图 4-80)

操作:以 0.30mm×30mm 筋针,在上述筋穴常规消毒后进针。腰臀部筋穴沿皮下向上或向下纵刺或向棘突横刺 25~30mm,再嘱患者活动腰臀;臀腿部筋穴沿皮下横刺或纵刺 20~25mm,再嘱患者活动臀腿,以疼痛减轻或消失为准,如未减轻则调整针刺方向,直至痛减为止。留针 20 分钟,隔日 1 次,7 次为 1 个疗程。

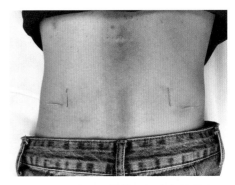

图 4-80　第三腰椎横突综合征的筋穴

(2)筋骨型

取穴:在第三腰椎横突部寻找压痛点。

操作:以 32 号 2~3 寸毫针,在上述局部压痛点常规消毒后,先在压痛点内侧 1~2 分处进针,直刺 2 寸左右,直达横突骨面为止;然后在第三腰椎横突尖处上下三针齐刺。所有针刺的针尖均达横突尖之骨面,行提插法,即输刺、短刺法。留针 20 分钟,效不佳时可加温针 3~5 壮,其余参见筋脉型治疗。留针 20 分钟,隔日 1 次,7 次为 1 个疗程。

2. 辅助疗法

(1)电针疗法:连接同侧腰臀或腿部 2 穴,选用疏密波,强度以患者能忍受为度,通电 10~15 分钟,可增强止痛疗效。隔日 1 次,7 次为 1 个疗程。

(2)皮内针疗法:可用图钉型皮内针在相应压痛点或筋结点、痛减点埋针,用胶布固定,并嘱患者活动患侧腰臀而无明显不适即可。一般留针 1~2 天,注意局部避免着水或水浸,以免感染。如要洗澡时,可在半小时前取下。

(3)艾灸疗法:用艾条点燃后,在臀部明显感觉寒冷处施灸 5~8 分钟;或隔姜灸 5~7 壮;或用温灸器灸,在艾灸器内放置适量艾绒后点燃,施灸 7~10 分钟。一般每日或隔日 1 次,7 次为 1 个疗程。

(4)拔罐疗法:对寒湿较重,以局部酸胀为主者,可在局部拔罐,闪罐 5 分钟或留罐 10 分钟。隔日 1 次,7 次为 1 个疗程。

【按语】

1. 治疗期间注意休息、保暖,局部也可配合热敷、按摩。

2. 第三腰椎横突综合征有筋脉型、筋骨型,故治疗时应分型施治,如难以分辨时,可先行筋针治疗,如效不佳时,可配合齐刺法治疗。

【**病案举例**】金某,女,33 岁。2013 年 2 月 25 日初诊。

主诉:左腰腿疼痛 3 年,急性发作 3 周。

病史:15 年前曾于搬运重物时扭伤腰部导致腰痛,经休息后好转。2010 年又出现腰痛,牵引左腿,经物理治疗有所减轻,但劳累后或阴雨天经常发作。最近可能因带孩子(7 个月大)辛劳而致腰痛发作,持续 3 周,虽经物理治疗未见改善。刻下:腰痛牵引左臀腿,行走不便,咳嗽、打喷嚏时疼痛无影响。舌淡红,苔薄白,脉弦细。查:左侧腰肌紧张隆起,第三腰椎棘突及左侧横突压痛,直腿抬高左侧 60°,4 字试验阴性。有功能性子宫出血病史。

诊断:第三腰椎横突综合征,筋脉型。

治疗:在左腰部肾俞、大肠俞、关元俞及相应夹脊穴区触及筋结压痛点,常规消毒后,用 0.30mm×30mm 筋针,皮下纵刺,配合腰部活动微调针向,腰痛即减,留针 20 分钟(VAS 5~2)。

3 月 4 日二诊:针后疼痛有所减轻半日,其后逐渐加重。守法治疗(VAS 5~3)。

3 月 18 日三诊:针后腰痛减轻,上法加电针治疗(VAS 4~2)。前后经 5 次治疗,腰痛消失。

腰椎间盘突出症

【**概说**】腰椎间盘突出症是指腰椎间盘的纤维环发生退行性改变,在某种诱因下使纤维环破裂、髓核向外突出,压迫和刺激其周围的神经根、血管等组织而引起的综合征。主要表现为腰痛、下肢放射痛、间歇性跛行及马尾神经症状等。该病常见于青壮年,男性多于女性。其病理分型方法很多,主要基于纤维环的完整性、突出部位、突出方向、突出程度及椎间盘与神经的关系分型。

根据纤维环的完整性分型:①完整型:球状,纤维环内层纤维撕裂,髓核仅渗入内层纤维,外层纤维不受影响,完整而无变形;②膨出型:椭圆丘状,髓核突入破裂的内层纤维,引起外层纤维扭曲变形,但外层纤维仍完整而无断裂;③突出型:纤维环内外层均断裂,但骨膜、韧带未断裂,髓核穿出纤维环向相邻椎体上下后面突出,但未能突破骨膜、后纵韧带的束缚而突出的髓核仍与中央髓核相连;④游离脱落型:纤维环、骨膜、韧带均断裂,突出髓核与中央髓核分离,游离于髓管内或更远位置,久之游离髓核可钙化。

根据腰椎间盘突出部位分型:①后外侧(旁中央)型:髓核向后外侧突出至侧隐窝,刺激压迫下位脊神经根,此型较多见,约占 4/5;②中央型:髓核向后突出椎管,刺激压迫硬膜囊及脊髓;③极外侧型:髓核向后外侧突入侧隐窝外侧,椎间孔变形,刺激压迫同位脊神经根。

根据腰椎间盘突出方向分型:①椎内突出:髓核通过破裂的脆弱软骨板,向椎体骨松质内突入,形成施莫尔结节,椎间隙变窄;②前向突出:髓核向前突出,因受坚强的前纵韧带所限,较少发生,加之前面是腹后壁,空间较多,一般无临床症状;③前下突出:髓核经过骨片与椎体裂隙突入前纵韧带后面;④后向突出:髓核向后突入椎管,由于受后纵韧带限制,一般向侧后方突出,少数可突破后纵韧带向后突出;⑤后外突出:髓核向后外侧突出至侧隐窝、椎间孔,甚至椎间孔外的更远部位。

根据腰椎间盘与脊神经的关系分型:临床上腰椎间盘突出以后外侧型多见,髓核突入侧隐窝或椎间孔,刺激压迫脊神经根,产生相应脊神经的根性疼痛与功能障碍。①肩上型:髓核突出位于脊神经根的外侧或前外侧,脊柱多歪向健侧;②腋下型:髓核突出位于脊神经根的内侧或前下侧,脊柱多歪向患侧。

根据腰椎间盘突出程度分型:主要分为大小、有无炎症水肿、是否钙化等,一般可通过 MRI 加以区别。

【有关经筋理论】

足太阳之筋,起于足小指,上结于踝,邪上结于膝,其下循足外踝,结于踵,上循跟,结于腘;其别者,结于踹外,上腘中内廉,与腘中并上结于臀,上挟脊上项……其病:小指支,跟肿痛,腘挛,脊反折,项筋急……不可左右摇。

足少阳之筋,起于小指次指,上结外踝,上循胫外廉,结于膝外廉;其支者,别起外辅骨,上走髀,前者结于伏兔之上,后者结于尻……其病:小指次指支转筋,引膝外转筋,膝不可屈伸,腘筋急,前引髀,后引尻,即上乘眇季胁痛,上引缺盆膺乳颈。

足阳明之筋……上结于膝外廉,直上结于髀枢,上循胁,属脊……其直者,上循伏兔,上结于髀,聚于阴器……其病……胫转筋,脚跳坚,伏兔转筋,髀前肿,㿉疝,腹筋急。

足太阴之筋,起于大指之端内侧,上结于内踝;其直者,络于膝内辅骨,上循阴股,结于髀,聚于阴器,上腹,结于脐,循腹里,结于肋,散于胸中;其内者,着于脊。其病:足大指支,内踝痛,转筋痛,膝内辅骨痛,阴股引髀而痛,阴器纽痛,下引脐两胁痛,引膺中脊内痛。

足少阴之筋,起于小指之下,并足太阴之筋,邪走内踝之下,结于踵,与太阳之筋合,而上结于内辅之下,并太阴之筋而上循阴股,结于阴器,循脊内挟脊,上至项,结于枕骨,与足太阳之筋合。其病:足下转筋,及所过而结者皆痛及转筋……在外者不能俯,在内者不能仰。故阳病者腰反折不能俯,阴病者不能仰。

足厥阴之筋,起于大指之上,上结于内踝之前,上循胫,上结内辅之下,上循阴股,结于阴器,络诸筋。其病:足大指支,内踝之前痛,内辅痛,阴股痛转筋,阴器不用,伤于内则不起,伤于寒则阴缩入,伤于热则纵挺不收。

腰部主要与足阴筋、足阳筋有关,从分布特点来看:足太阳筋与足少阴筋分布于腰椎表里内外,前者联系下肢后外侧,后者联系下肢内侧;足阳明筋与足少阳筋布居腰椎上下,前者循胁属脊位上,联系下肢前外侧,后者结于尻居下,联系下肢外前侧;足太阴筋内着于脊;足厥阴之筋,上循阴股,结于阴器,络诸筋。

与本病关系较密切的经筋有足三阳之筋与足三阴之筋。足太阳筋病则脊反折,牵引"腘挛""跟肿痛";足少阴筋病则腰脊"皆痛及转筋""足下转筋",故二者"在外者不能俯,在内者不能仰。故阳病者腰反折不能俯,阴病者不能仰"。足阳明筋病则胸腰痛牵引下肢前面而"髀前肿""伏兔转筋";足少阳筋病则腰骶痛牵引下肢外后侧而"前引髀,后引尻""引膝外转筋,膝不可屈伸,腘筋急"等。足太阴筋病则"脊内痛"等。

【病因病机】中医认为,年高体弱,肝肾不足,正气亏虚,筋骨失养,椎骨间盘退化,为本病内因;腰部枢机外伤、劳损或感受风寒湿热之邪,为本病外因;二者相互作用,致使纤维环破裂,腰椎间盘突出,多见于腰4-5、腰5-骶1部位。轻者腰椎间盘膨出,经气运行不利,卫气不能布散津气,筋肉失去温养而挛急;重则腰椎间盘突出、脱出,筋突卡脉,经脉运行受阻,营血阻滞不通;久之,气滞血瘀,瘀阻筋骨,机化骨化,或筋骨失充,骨质松脆而发病。病位涉及筋、肉、骨、脉等,由于筋肉相合、筋脉伴行、筋附着骨,故临床常见筋肉、筋骨、筋脉同病,而分为筋肉型、筋脉型、筋骨型。

【临床表现】

1. **筋肉型** 病变除腰椎间盘病变外,主要涉及腰部有关肌肉与腰椎周围韧带。

表现:以腰痛为主,单侧多见,一般无下肢疼痛症状,常因疲劳、弯腰劳作或久坐,或感受风寒而发作,活动时疼痛加重,腰部活动受限,腰肌僵硬不适,呈持续性酸痛、胀痛、重痛或冷痛,疼痛可牵引背部及骶臀部,休息后减轻。久之,腰部转动不灵,甚则腰重难持,需双手扶腰。

检查:腰部肌肉僵硬,腰部活动受限,脊柱侧弯,腰椎棘突及其旁有压痛,压痛点可在棘突或棘突旁与腰肌之间,可触及条索状钝厚筋结。常见受累肌肉为脊柱腰段伸肌、屈肌、侧屈肌与旋肌等。直腿抬高试验阳性。X线检查可显示脊柱侧弯、腰椎生理弧度改变(变浅或加深)等表现。多见于腰椎间盘膨出或轻度中央型腰椎间盘突出初期。

腰部的肌力检查,将有助于确定病位,选取筋穴(参见本病筋针治疗部分)。

[鉴别诊断]

(1)腰肌筋膜炎:有急、慢性损伤或受寒湿史,一般腰痛呈弥漫性,以腰部两侧或髂嵴上方为主,晨起较重,活动后稍缓,劳累后夜间疼痛加重(腰椎间盘突出症晨起减轻,活动后加重)。有明显压痛,痛点较广,按压时疼痛牵扯背臀及两侧下肢(腰椎间盘突出症压痛较局限,放射痛涉及受累神经根区域),局部封闭则腰背臀腿疼痛消失(腰椎间盘突出症不消失)。

(2)棘上韧带损伤:多发于中老年人,局限性剧烈腰痛,如针刺、刀割或酸痛样,不能弯腰、转侧,劳累则加重。压痛局限于1~2个棘突顶端上下缘及两侧,属浅压痛,可触及筋结且压痛,局部封闭治疗有效。

(3)棘间韧带损伤:损伤两棘突间疼痛,弯腰时加重疼痛。劳累后加重,休息后暂时缓解或消失。屈伸转侧运动受限,尤其腰椎前屈受限,压痛较棘上韧带压痛点深,重压诱发或加重疼痛,甚至有空虚感,部分患者轻度肌肉痉挛。局部封闭有效。

2. 筋脉型

表现:该型由于筋盘突出卡压相邻经脉,导致经脉不通,故其临床表现因受累筋脉的不同而异。主要表现为持续性腰部疼痛,牵引臀部,患侧下肢后外侧可出现明显的根性症状,下肢疼痛、无力、肌肉萎缩,咳嗽、喷嚏或大便等引起腹压增加时可诱发或加重症状,甚至脊髓受损,可出现马鞍区麻木及大小便失禁等。以腰椎间盘突出后外侧型或中央型多见。

检查:腰部活动受限,在相应棘突及其旁有压痛,直腿抬高试验与加强试验阳性。X线检查可见脊柱侧弯、腰椎生理弧度变浅或加深,或节段性不稳,椎间隙变窄,椎间孔缩小变形等改变。CT或MRI等可见椎间盘突出或脱出,与临床表现相符合。

定位检查:腰3-4椎间盘突出,以第4腰神经根受压为主,临证见下腰痛,髋关节痛,大腿外侧及小腿前内侧感觉异常,股四头肌无力,股神经牵拉试验阳性,膝反射减弱或消失(以足阳明筋脉受累为主)。腰4-5椎间盘突出,以第5腰神经根受压为主,临证见腰痛、髋部和骶髂痛,大腿后侧及小腿前外侧放射痛,小腿前外侧、足背、趾感觉异常,伸肌肌力减弱,膝反射、跟腱反射无变化(以足少阳筋脉受累为主)。腰5-骶1椎间盘突出,以骶1神经根受压为主,临证见腰痛、髋部和骶髂痛,大腿后侧及小腿后外侧放射痛,小腿后外侧及外侧3个足趾感觉异常,屈肌肌力减弱,跟腱反射消失(以足太阳筋脉受累为主)。

(1)足少阴之筋督病:多见于腰椎间盘突出中央型,即椎管型腰椎间盘突出症。表现为腰背痛,牵引大腿内侧及小腿后侧疼痛及麻木,下肢酸软无力,双侧可交替出现,甚至双下肢不全瘫,足底和会阴区麻木,小便不利,男子遗精、阳痿,女子月经不调,舌淡、脉沉迟缓或沉迟无力等。

检查:下肢肌张力高,腱反射减弱或消失,下肢感觉或运动障碍。X线片上显示腰椎间隙变窄、椎管狭窄。CT或MRI显示腰椎间盘向后突出压迫硬膜囊、脊髓,或后纵韧带、黄韧带增厚压迫脊髓。涉及腰椎间盘、黄韧带、后纵韧带、棘间肌等。

(2)足太阳之筋脉病:多见于腰5-骶1椎间盘突出,即椎间孔型腰椎间盘突出症。表现为持续性腰背痛、骶髂痛与髋痛,牵引一侧臀腿后侧痛、足跟痛,小腿后侧、足背外侧麻木,咳嗽或喷嚏时诱发或加重,休息或卧床后可减轻。有时可出现小便不利,女子月经不调、痛经等症状。下肢温度觉减退,棘旁肌及腰肌紧张、压痛,足跖屈及屈蹬无力,后期伴有不同程度的腰肌无力和萎缩。腰部活动受限,踝反射一般减轻或消失等。涉及竖脊肌、横突间肌、横突棘肌、腹直肌、关节囊韧带等。

(3)足少阳之筋脉病:多见于腰3-4、腰4-5椎间盘突出,即椎间孔型腰椎间盘突出症。表现为持续性腰背痛、髋痛,牵引一侧大腿、小腿外侧痛,小腿外侧、足背外侧麻木,咳嗽或喷嚏时诱发或加重,休息或卧床后可减轻。有时可出现足下垂等症状。棘旁肌及腰肌紧张、压痛,腰部活动受限,后期伴有不同程度的腰肌无力和萎缩。膝反射、跟腱反射一般无变化等。涉及竖脊肌、髂腰肌、背阔肌、腰方肌、腹外斜肌等。

(4)足阳明之筋脉病:多见于腰1-2、腰2-3椎间盘突出,即椎间孔型腰椎间盘突出症。临床较少见。表现为持续性腰背痛、髋痛,牵引一侧大腿前面、腹股沟处,小腿内侧、足背麻木,咳嗽或喷嚏时诱发或加重,休息或卧床后可减轻。棘旁肌及腰肌紧张、压痛,腰部活动受限,后期伴有不同程度的股四头肌无力和萎缩。膝反射减弱或消失等。涉及竖脊肌、髂腰肌、背阔肌、腰方肌、腹横肌等。

[鉴别诊断]

(1)椎管内肿瘤:持续性腰痛,进行性加重,休息不能缓解。无明显压痛,直腿抬高试验阴性,感觉、运动、反射障碍并不局限于某一神经根分布区域。足麻自下而上,发展较快,可扩展到对侧,最终出现双腿自下而上的麻木,大小便失禁等。X线片上,肿瘤晚期可见椎体破坏、变性、缺损、脊柱侧弯、椎间孔增大等。CT、MRI检查可进一步明确诊断。

(2)腰椎滑脱:或有外伤史,慢性持续下腰痛,程度较轻,劳则加重,休息稍减,但不能完全缓解;严重者可刺激压迫马尾神经,出现腰骶痛,向臀及大腿后侧放射,马鞍区麻木,不同程度的下肢感觉障碍。腰椎强直,腰椎生理弧度增大,病椎棘突后凸,而其上位椎体棘突前凹。腰椎侧位片可显示腰椎滑脱的程度,斜位片可提示椎弓峡部是否断裂、崩裂等。

(3)梨状肌综合征:有明显的下肢损伤史而非腰部损伤,压痛点主要在臀部而非腰部,下肢旋转试验(患侧下肢主动外旋或被动内旋诱发疼痛)阳性而非直腿抬高与加强试验阳性,局部封闭后疼痛减轻,一般X线片无特殊变化。

(4)臀上皮神经炎:大多有腰骶部扭伤史或有受风寒史。臀上皮神经在髂嵴下的一段受到损伤,或局部软组织损伤造成周围肌肉筋膜等结构充血、水肿、炎症,继而导致粘连肥厚(出现条索状结节),因此压迫周围营养血管以致供血不足或直接压迫神经而产生疼痛。临床可见患侧臀部刺痛、酸痛、撕扯样痛,并有患侧大腿后部牵拉样痛,但多不过膝(腰椎间盘突出症疼痛常放射到小腿和足背,如咳嗽可引起腿痛),弯腰起坐活动受限,髂嵴或其中下3~4cm处触及条索状筋结伴有压痛,直腿抬高试验阳性(腰椎间盘突出症常有腱反射异常和坐骨神经分布区感觉改变)。X线片无明显改变。

(5)第三腰椎横突综合征:出现腰痛及大腿外侧、膝部的放射痛,类似腰椎间盘突出症。但其痛点位置较高,压痛点在第三腰椎横突尖处(距离督脉5~6cm),且其放射痛区域较模糊,不伴有感觉与运动障碍。封闭疗法有效。

(6)股外侧皮神经炎:股外侧皮神经由第2~3腰神经发出,通过腰大肌外侧缘,斜过髂肌,沿骨盆经腹股沟韧带之深面,在髂前上棘以下10cm处穿出阔筋膜至股部皮肤。如果该神经分布区域受压、外伤或感染等影响到股外侧皮神经时,即可发生本病。该病多见于20~50岁较肥胖的男性。表现为股前外侧(尤其是股外侧下2/3)麻木、蚁行感、刺痛、烧灼感、发凉、出汗减少及沉重感等症状,多以麻木为主。初起疼痛呈间断性,后逐渐转变为持续性,有时疼痛剧烈。衣服摩擦、体力劳动、站立或久行均可加重症状,休息后可缓解。检查可见不同程度的浅感觉减退或缺失,以痛觉与温度觉减退为主而压觉存在。多见单侧性,慢性病程,时轻时重,常数月至多年不愈。

3. 筋骨型

表现:一般病程较久,持续性腰背痛难以缓解,伴有根性坐骨神经症状,或可出现脊髓受损症状,或仅有腰部酸痛症状。多见于中老年人。

检查:腰部活动轻度受限,在相应棘突及其侧旁有压痛,直腿抬高试验或加强试验阳性或阴性。X 线片可见腰椎间隙变窄,椎体严重骨质增生,椎间孔缩小变形等改变,或见施莫尔结节。CT 或 MRI 等可见黄韧带钙化骨化或后纵韧带钙化骨化;关节突关节增生,椎体后缘严重骨质增生,与临床表现相符合。

[鉴别诊断]

(1)骨质疏松症:多见于 50 岁以上者,原发性骨质疏松症分为Ⅰ型与Ⅱ型。Ⅰ型为绝经后骨质疏松症,多见于绝经后 10~15 年的女性,而Ⅱ型为老年性骨质疏松症,多见于 60 岁以上的老年人。出现自发性胸背腰痛,可表现为急性与慢性痛,运动后加重,休息后减轻,身高减低。骨密度有助于诊断。X 线法:①用肉眼观察骨小梁的密度而分为 4 期。初期:与正常人相比,骨阴影浓度降低,横行与纵行骨小梁区别困难;Ⅰ期:骨阴影浓度低下,骨小梁变细而使横行骨小梁减少,纵行骨小梁变得明显;Ⅱ期:横行骨小梁明显减少,纵行骨小梁变得稀疏,可见到扁平椎,脊柱后弯或侧弯;Ⅲ期:横行骨小梁几乎消失,纵行骨小梁不明显,脊椎密度降低,胸椎几乎为扁平椎,脊柱严重后弯。②单光子 γ 射线吸收法(SPA):一般测量人体优势侧桡骨中下 1/3 交界处的骨密度。③双能 X 射线吸收法:可直接测定椎体、髋骨、股骨头密度,克服了 SPA 的缺点。一般女性峰值为 -2.0 SD,男性峰值为 -2.5 SD。

(2)腰椎结核:有低热、盗汗、腰痛等阴虚症状,腰椎棘突有叩击痛,实验室检查可见结核杆菌阳性,X 线片显示溶骨性损害(椎体圆环状或不规则形破坏),CT 检查可进一步明确诊断。

(3)腰椎肿瘤:持续性腰痛进行性加重,夜间为甚,卧床或休息不能缓解,伴有形体消瘦、乏力神疲等恶病质症状,血液检查有助于诊断(前列腺癌转移可见碱性磷酸酶、酸性磷酸酶水平升高;骨肿瘤转移可见总蛋白及球蛋白水平升高;硬膜外脊髓受压可见脑脊液蛋白水平升高等)。X 线片提示单发性肿瘤的特征性表现,CT 可显示肿瘤对椎管压迫、椎体浊损等现象;MRI 清晰呈现脊柱的椎间盘、韧带、脊髓、骨骼等形态,在 T1 加权像可呈现脊髓及椎体病损的大小、范围等情况,而 T2 加权像可呈现肿瘤的大小、形状等情况。

(4)椎管内肿瘤:主要以椎管内神经鞘瘤、椎管内脊膜瘤及脊髓胶质瘤为主。持续性腰痛进行性加重,夜间为甚,卧床或休息不能缓解,足部麻木由下而上地较快发展并扩展到另一侧,大小便失禁等,伴有形体消瘦、乏力神疲等恶病质症状。局部压痛不明显,直腿抬高、加强试验不典型,出现多个神经根支配区域运动、感觉、反射障碍。X 线片提示椎管内肿瘤的特征性表现,CT、MRI 可显示肿瘤的大小、形状、范围等情况。

(5)隐性脊柱裂:临床较多见,好发于第 5 腰椎与第 1、2 骶椎间,如仅见骨性裂隙者为"隐性脊柱裂",如伴有脊膜、脊髓膨出者为"显性脊柱裂"。一般 80% 左右的患者无明显症状与体征,常在体检时发现。平时有腰骶酸痛,腰椎屈伸活动时诱发或加重,偶有向下肢的放射痛。X 线检查可明确诊断。

(6)关节突畸形:腰椎后关节发育中出现不对称,容易导致腰椎活动不平衡而引起一侧损伤性关节炎症。好发于腰 4~骶 1 之间,腰骶部局限性疼痛,多见于单侧,弯腰活动时诱发或加重,关节突处压痛明显。如增生的关节突突入椎管,使椎管或根管狭窄而出现下肢放射痛。X 线片提示关节突关节局部骨密度增加,呈不规则状外观。CT 显示关节突变异增生或椎管增生性狭窄。

(7) 腰骶移行椎(腰椎骶化、骶椎腰化):发生率较高,约占正常人的 5%~10%。一般无明显症状,常因腰骶移行椎双侧不对称,或一侧横突与髂骨形成假关节,在椎骨退变、劳损时出现腰骶疼痛;少数由于假关节边缘增生,刺激腰 4~5 神经根而出现下肢放射痛,但其疼痛以腰骶部为主,局部肌肉僵硬。X 线片提示腰骶椎部有移行椎,但无侧弯。局部封闭治疗有效。

【治疗】

1. 筋针疗法

(1) 筋肉型

1) 腰部阳筋受损

取穴:腰部的阳筋主要为足太阳、足少阳与足阳明筋。腰部的伸展活动,将有助于确定病位(筋),选取筋穴。腰部的伸肌主要为竖脊肌(脊神经后支,$C_8~L_1$),辅助伸肌是腰背髂肋肌。检查时令患者俯卧,双手置于体侧,主动抬高上身,医者于项背部施以阻抗,并触摸其腰部阳筋,触摸局部的挛急与筋结,一般在患侧腰部有纵行条索状物,或筋结点,大多有压痛。分布于脊柱旁开 0.5~2 寸之间。

操作:俯卧位,取 0.30mm×30mm 筋针,在上述筋穴常规消毒后进针,沿皮下向上或向下纵刺,或向脊柱横向平刺 25~30mm。可配合腰部屈伸活动验证疗效,如效果不显,可调整针刺方向,以取效为准。隔日 1 次,7 次为 1 个疗程。(图 4-81)

2) 腰部阴筋受损

取穴:腰部的阴筋主要为足少阴与足太阴筋。腰部的俯仰侧屈活动,将有助于确定病位,选取筋穴。腰部的屈肌主要为腹直肌(肋间神经,$T_5~T_{12}$),辅助屈肌是腹内外斜肌。检查时令患者仰卧,双手指交叉置于颈项部,双膝屈曲,主动抬起上身,医者双手置于双膝上方施以阻抗,患者主动抬起上身的同时转侧腰部,医者一手置于肩前部施以阻抗,触摸腹部及侧腰部阴筋的挛急与筋结,一般在患侧腹部或侧腰部有纵行或斜行的条索状物或筋结点,大多有压痛。

操作:仰卧位,取 0.30mm×30mm 筋针,在上述筋穴常规消毒后进针。腹部筋穴沿皮下向上或向下纵刺,或向腹白线中央横向平刺 20~25mm;侧腰部筋穴沿皮下向内下或向内上斜向横刺 20~25mm。配合腰部屈伸或转侧活动验证疗效,如效果不显,可调整针刺方向,以取效为准。隔日 1 次,7 次为 1 个疗程。(图 4-82)

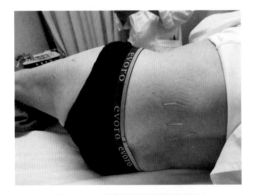

图 4-81　腰部阳筋受损的筋穴

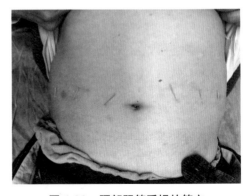

图 4-82　腰部阴筋受损的筋穴

（2）筋脉型

1）足少阴之筋督病

取穴：一般在督脉或腰椎两旁夹脊穴附近寻找压痛点或筋结点作为筋穴，一般能触及筋束并有弹响。如配合活动可诱发疼痛或显露病位，有助于确定筋穴。有时可在枕项或骶椎两侧可触及筋结点或压痛点，作为筋穴。特殊情况下可在侧腹部触及压痛点或筋结点，作为筋穴。

操作：俯卧位，取 0.30mm × 30mm 筋针，在上述筋穴常规消毒后进针，腰部或腹部筋穴沿皮下向上或向下纵刺，或向脊柱或腹白线横向平刺 25~30mm；项部或骶部筋穴沿皮下向外或向内横向平刺 20~25mm。可配合腰部屈伸活动验证疗效，如效果不显，可调整针刺方向，以取效为准。隔日 1 次，7 次为 1 个疗程。

2）足太阳之筋脉病

取穴：一般在腰骶部两侧旁开 0.5~1.5 寸区域及患侧臀部寻找压痛点或筋结点作为筋穴，一般在 L_4~S_1 患侧旁开 0.5~1.5 寸（上下关节突）处能触及筋束并有弹响。如配合活动可诱发疼痛或显露病位，有助于确定筋穴。特殊情况下可在患侧大腿后面触及筋结点或压痛点，作为筋穴。

操作：取 0.30mm × 30mm 筋针，在上述筋穴常规消毒后进针。腰部筋穴沿皮下向上或向下或向脊柱横刺 20~25mm；臀部筋穴沿皮下向内上或向内下斜刺 20~25mm；大腿后面筋穴沿皮下向上纵刺 20~25mm。可适当配合腰部转侧与大腿屈伸活动验证疗效，如效果不显，可调整针刺方向，以取效为准。隔日 1 次，7 次为 1 个疗程。

3）足少阳之筋脉病

取穴：一般在患侧腰部旁开 2~3 寸与患侧臀部寻找压痛点或筋结点作为筋穴，一般在 L_3~L_5 患侧旁开 2~3 寸（腰椎横突）处能触及筋束并有弹响。如配合活动可诱发疼痛或显露病位，有助于确定筋穴。特殊情况下可在患侧大腿外侧部触及筋结点或压痛点，作为筋穴。

操作：取 0.30mm × 30mm 筋针，在上述筋穴常规消毒后进针。腰部筋穴沿皮下向上或向下纵刺或向脊柱横刺 20~25mm；臀部筋穴沿皮下向内上或向内下斜刺 20~25mm；大腿外侧筋穴沿皮下向上纵刺 20~25mm。可适当配合腰部转侧与大腿屈伸活动验证疗效，如效果不显，可调整针刺方向，以取效为准。隔日 1 次，7 次为 1 个疗程。

4）足阳明之筋脉病

取穴：一般在患侧腰部及腹部寻找压痛点或筋结点作为筋穴，一般在 L_2~L_4 患侧旁开 1~3 寸处能触及筋束并有弹响。如配合活动可诱发疼痛或显露病位，有助于确定筋穴。特殊情况下可在患侧髂嵴与大腿前面触及筋结点或压痛点，作为筋穴。

操作：取 0.30mm × 30mm 筋针，在上述穴位常规消毒后进针。腰部筋穴沿皮下向上或向下或向脊柱横刺 20~25mm；侧腹部筋穴沿皮下向内上或向内下斜刺 20~25mm；髂嵴部筋穴沿皮下横刺 20~25mm；大腿前面筋穴沿皮下向上纵刺 20~25mm。可适当配合腰部转侧与大腿屈伸活动验证疗效，如效果不显，可调整针刺方向，以取效为准。隔日 1 次，7 次为 1 个疗程。

（3）筋骨型

取穴：一般在督脉及腰椎两侧寻找压痛点或筋结点作为筋穴。如能配合影像学检查，在明确定位基础上，再配合腰部活动，可诱发疼痛或显露病位，有助于确定筋穴。

操作：取 0.30mm × 30mm 筋针，在上述筋穴常规消毒后进针。腰部筋穴沿皮向上纵刺 25~30mm，也可沿皮向腰椎横刺 25~30mm，如效果不显，可调整针刺方向，以取效为准。隔日

1 次,10 次为 1 个疗程。如关节错位,即刻解除疼痛;如关节增生或韧带钙化,需多次治疗方能见效。

以上病症,常可累及经脉而出现相应症状,故在上述治疗的基础上,可配合筋脉型施治疗法。

筋骨型腰椎间盘突出症,是腰椎间盘突出症中最为难治的类型。筋针疗法对骨质增生、韧带钙化等无直接治疗作用,但对于增生、钙化刺激脊髓、神经根等引起的局部水肿、肌肉痉挛等,筋针疗法通过对邻近阳筋或拮抗阴筋的舒解,可间接作用于骨质增生、韧带钙化周围组织,而缓解痉挛消肿。筋针疗法舒筋松骨调脊,能打破这种恶性循环,同时又能舒筋解肌通脉,改善局部营养状态,是为间接治疗之法。必要时可配合脉针疗法治疗。

2. 辅助疗法

（1）电针疗法:可在上述穴位通电以疏密波刺激,电流强度以患者能忍受为度。每次 20 分钟左右,隔日 1 次,10 次为 1 个疗程。

（2）皮内针疗法:在筋结点或压痛点可用图钉型皮内针埋针,用胶布固定。一般留针 1~2 天,注意局部避免着水或水浸,以免感染。如要洗澡时,可在半小时前取下。

（3）拔罐:对筋针后疗效不显而肌肉紧张者,可在局部相应肌群用小口径玻璃罐走罐 3~5 分钟,或选用适宜玻璃罐留罐 8~10 分钟。隔日 1 次,10 次为 1 个疗程。

（4）腕踝针疗法:一般选取下 1、下 6;如足少阳筋脉病者取下 5;足阳明筋脉病者取下 2、下 3、下 4。取毫针于皮内埋针,用胶布固定。一般留针 1~2 天,注意局部避免着水或水浸,以免感染。如要洗澡时,可在半小时前取下。

（5）经络整脊疗法:首先在腰臀部施行揉、推、揉、按等松解手法 10 分钟后,再实施矫正手法,如斜扳法、坐位定点旋转扳法等。每日 1 次,直至治愈。

（6）脉针疗法

1）如筋脉型者,在患侧腰椎病变部位,寻找压痛点,或病位上下同取。如 L_{4-5} 病变,可选取 L_{3-4}、L_{4-5}、L_5-S_1 三椎间隙旁 0.5 寸与 1 寸处,六点同刺,取 30 号 2 寸毫针,在上述穴位常规消毒后进针,直刺或向腰椎斜刺 1~1.5 寸,局部得气后,行针 1 分钟。如足少阴筋督病者,可配命门、腰阳关、十七椎、太溪、照海等穴;足阳明筋脉病者,配髀关、伏兔等穴;足少阳筋脉病者,配环跳、风市、五枢、维道等穴;足太阳筋脉病者,配大肠俞、关元俞、秩边、委中等穴。毫针得气后行平补平泻法。留针 20 分钟,留针期间每隔 10 分钟行针 1 次。隔日 1 次,10 次为 1 个疗程。

2）如筋骨型者,于患侧腰椎病痛部位,配合影像学检查,在明确定位基础上,确定病位,在病位及其上下同取。如椎体后缘骨质增生、后纵韧带钙化,L_{4-5} 病变,可选取 L_{3-4}、L_{4-5}、L_5-S_1 三椎棘突及两侧夹脊穴、旁开 1.5 寸的腧穴,15 点同刺;如关节突关节增生、黄韧带钙化,L_{4-5} 病变,可选取 L_{3-4}、L_{4-5}、L_5-S_1 三椎间两侧夹脊穴、旁开 1~1.5 寸、旁开 3 寸处,18 点同刺,取 30 号 2~2.5 寸毫针,在上述穴位常规消毒后进针,向腰椎病位直刺或斜向内刺 1.5~2 寸,采用《灵枢·官针》输刺、短刺法,直达病灶,局部得气后,行针 1 分钟。留针 20 分钟,留针期间每隔 10 分钟行针 1 次。隔日 1 次,直至病愈。如督脉病者,可配风府、大椎、身柱、后溪等穴;足太阳经脉病者,配秩边、承扶、委中等穴;足少阳经脉病者,配环跳、风市、阳陵泉、悬钟等穴;足阳明经脉病者,配髀关、伏兔等穴,毫针平补平泻。如效果不显时,可配合电针治疗。

【按语】

1. 筋针治疗腰椎间盘突出症的筋肉型、筋脉型、筋骨型 3 型分类,是根据"治病必求其本"的原则而提出的。以往的行痹、痛痹、着痹、热痹的分型,并不能完全适用于针灸治疗。针灸强调随证选穴与刺激方法,虽有根据行痹、痛痹、着痹、热痹等分型的辨证取穴,但反观针灸临床,治疗腰椎间盘突出症的取穴以局部取穴为主,而针灸取效的关键是刺激方法。《灵枢·官针》中提出的皮痹、肉痹、筋痹、骨痹、脉痹的针刺方法,可以灵活运用于腰椎间盘突出症的各型之中。

2. 筋针疗法的重点是针对筋痹进行治疗,然而由于筋与肉、骨、脉的特殊关系,临床常以筋肉、筋骨、筋脉同病的形式出现。因此,筋针疗法在治疗筋病的同时,也间接通过舒筋达到解肌、通脉、松骨的治疗目的。临床诊治时,可首先使用筋针疗法,如取效不理想时再结合相应的肉痹、脉痹、骨痹刺法,以增进疗效。

3. 筋脉型腰椎间盘突出症,有经筋挛急卡压经脉者,也有邪阻经脉,气血阻滞,经筋失养所致者。临床有时难以区分筋、脉何者先病,尤其是病程较久者,可先用筋针治疗,见效不显时,再在受累肌肉部位,施行合谷刺、分刺;对病久入络者,采用络刺、豹纹刺及赞刺。

4. 筋骨型腰椎间盘突出症,大多由经筋受损,血肿机化,迁延骨化而成,但病发时大多因骨赘,刺激,压迫周围神经根、脊髓等组织引起。临床有时难以区别病位在筋在骨,何者为主,往往交缠难分,故临证可先用筋针治疗,见效不显时,再在受累关节部位,施行短刺、输刺、恢刺、关刺。

5. 脉针疗法也是较为有效的治疗腰椎间盘突出症的方法,在筋针 5 次治疗取效不理想时,临证可选择或结合使用。

6. 对久治无效的病例,尤其是严重的腰椎间盘突出症(中央型)或严重骨质增生、韧带钙化、椎体滑脱者,建议外科会诊,手术治疗。

【病案举例】

案例 1:庐某,女,30 岁。2013 年 8 月 21 日初诊。

主诉:左腰臀部至小腿外侧麻痹疼痛 9 个月余。

病史:2012 年 10 月因踏单车 7 小时后,晚上全身疼痛,次日腰痛,难以起身,并有手足疼痛,后经卧床休息数日后逐渐减轻,至 12 月手痛已无,但左足仍有疼痛,到医院检查,MRI 提示 L_{4-5} 椎间盘突出,西医建议手术治疗,但患者不愿手术,后接受物理治疗半年,其中也曾针灸治疗 8 次,因治疗后疼痛加重,故停止针灸治疗。2013 年 6—7 月转游泳锻炼,一直靠服用西药消炎止痛丸控制症状。2013 年 8 月 6 日因妇科肿瘤进行手术切除,手术后服用止痛丸 2 周,停服后腰痛复发,故前来就诊。

刻下:时有腰痛,左臀部至小腿外侧麻痹疼痛,平卧时疼痛加重,侧睡则可,经常凌晨 4 点痛醒。就诊时因服止痛药而腰痛不显,纳可,眠安,二便调。平素月经规律,经期 4~6 天,无痛经,血块少。舌暗,舌尖边红,苔厚色白,脉细弦。

检查:左侧直腿抬高试验、加强试验阳性(右侧阴性),4 字试验阴性,L_{3-5}、S_1 棘突及其左侧有压痛。

诊断:腰椎间盘突出症(L_{4-5}),筋脉型。

治疗:在下腰椎及两侧触及数个筋结与压痛点,常规消毒后,用 0.30mm × 30mm 筋针,于脊柱及两侧筋穴皮下纵刺。留针 20 分钟,平时发作时腰痛程度为 VAS 5。(图 4-83)

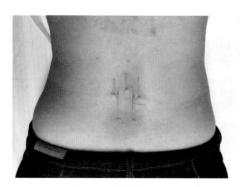

图 4-83　筋针治疗腰椎间盘突出症（L$_{4-5}$）

8 月 26 日二诊：针后当晚腰痛明显减轻（VAS 2），能平卧，未服止痛药，夜间左小腿有发热感。守法治疗。

8 月 28 日三诊：针后当晚腰痛明显加重，并持续 2 天（VAS 4），需服止痛药，至今腰痛未痛，但活动时腰背部牵扯痛。上法加腰部三焦俞、肾俞穴区筋穴治疗。

9 月 4 日四诊：针后腰腿痛减轻（VAS 3）。上法加电针治疗。

10 月 2 日六诊：腰腿痛减轻（VAS 2）。

11 月 4 日八诊：腰背部牵扯痛上移，小腿外侧酸楚（VAS 4），未服止痛药。上法加背部脾俞、胃俞穴区筋穴治疗。

2014 年 1 月 22 日十诊：针后腰背部扯痛及小腿外侧酸楚基本消失，维持至今已 2 个多月。

5 月 19 日十一诊：半年来经常游泳，腰背痛基本消失，但行于斜坡时仍有轻度不适，左足趾偶有麻木（VAS 2）。嘱注意局部保暖，适当锻炼，避免复发。

案例 2：丁某，女，70 岁。2018 年 7 月 16 日初诊。

主诉：腰痛约 3 个月。

病史：2018 年 4 月 28 日提物时突感腰痛，直不起腰来。2018 年 4 月 30 日到医院检查诊断为腰椎间盘突出症，建议手术治疗。因害怕手术，服药治疗，但效果不显。同年 6 月初曾接受针灸治疗 10 次，仍效果欠佳，对治病失去了信心。后听到其他患者介绍刘农虞教授筋针治疗的效果很好，又燃起了希望，想再试试。刻下：腰痛，牵引双下肢后侧至足趾放射性疼痛，行走时需人扶持或扶持物体慢行。MRI 提示 L$_{3-4}$ 椎间盘膨出，L$_{4-5}$、L$_5$-S$_1$ 椎间盘突出，压迫硬脊膜囊；L$_{1-5}$ 椎体缘见骨质增生，腰椎退行性改变。

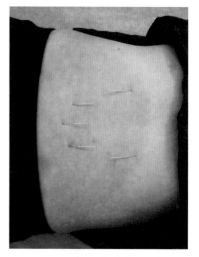

检查：直腿抬高试验（+），4 字试验（+），直腿后伸受限。

诊断：腰椎间盘突出症；腰腿病，筋性痹病。

治疗：患者俯卧，循足太阳、足少阳筋寻及筋穴。常规消毒后，取 0.30mm × 30mm 筋针在背腰部筋穴及臀部和腿部筋穴进行针刺，带针扭动腰臀，左腰放射性疼痛有所缓解，但右侧无改变。后抬臀配合调针激卫后，右腰疼痛有所缓解，留针加 TDP 照射 20 分钟。嘱：先针灸 2 个疗程，每周 3 次。（图 4-84）

图 4-84　筋针治疗腰椎间盘突出症

7月25日五诊:4次筋针治疗后效果不太明显,仍守法治疗,留针期间患者感觉腰腿痛减轻,当即下床走路,可不需人搀扶,但走路速度较慢。患者对此已很满意了,对筋针治疗有信心。要求继续筋针治疗。

8月13日十诊:双腿后侧从臀到足趾的放射性疼痛已经好转七成,晚上可散步近1小时,基本感觉不到明显疼痛,仅有酸楚感觉,现在能做些家务活,正常的生活也能自理了。

8月17日十二诊:筋针配合环跳、阳陵泉脉针治疗。患者反映本次与以前针灸不一样,有酸胀感且放射感强,说还是比较喜欢之前的筋针治疗。刘教授笑着解答,根据不同的病情,我们会辨证施治的,有些病情还是要配合传统针刺方法,这样效果会更好。

9月5日十七诊:腰痛已除,双腿后侧到足的放射性疼痛完全消失,走路基本恢复正常。惊喜地说:我不用手术了,针灸保守治疗照样能治好,太感谢刘教授了。

9月7日十八诊:症情基本稳定,可回家休养。

9月21日来诊:腰腿痛消失至今,表示感谢! 本次前来是因老伴多发性脑梗死,请求刘教授诊治。

附:腰椎压缩性骨折案例

李某,女,47岁。2019年9月30日初诊。

主诉:腰痛、活动受限4天。

病史:2019年9月26日晚独自搬洗衣机上楼时突感腰痛,瞬间感觉胸椎以下活动受限,任何扭转及下蹲等动作受限。当晚去医院就诊,影像检查提示腰椎压缩性骨折。住院1天,输液治疗。1天后,患者自行要求出院回家休养。因以前听闻刘教授的筋针,第2天在先生的搀扶下慕名前来国医堂求治。刻下:神清,由家人扶持缓行进入诊室,腰痛,呈痛苦貌,走路需人搀扶并持杖慢行,右腰向外有间断性牵扯痛。患者当天穿高跟鞋由家人搀扶前来就诊,据本人介绍,一年四季只穿高跟鞋,不穿平底鞋。

检查:勉强上床,仅能俯卧或仰卧,翻身转侧起床困难,腰部扭转、下蹲等活动受限。俯卧位,L_1~S_4棘突间压痛,L_4棘突右压痛明显。

影像提示L_1椎体压缩性骨折,L_{4-5}、L_5-S_1椎间隙变窄。(图4-85)

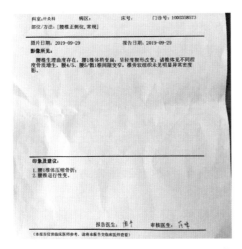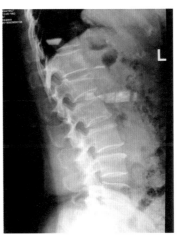

图4-85 腰椎X线片

诊断:腰椎压缩性骨折;骨伤病,筋骨型。

治疗:患者俯卧,循腰部足太阳筋两侧寻及压痛与筋结处,用筋针针刺,留针期间,令抬高臀部向两侧扭动。患者瞬间感觉腰部轻松,疼痛感明显减轻。大喜,说:"这次就赖着刘教授了。"嘱:回家静卧休息。(图4-86)

10月11日六诊:可自行缓慢起床、持杖缓行,生活目前还不能自理,下蹲及腰部扭动仍受限,咳嗽、大笑时诱发或加重腰痛。

10月21日十诊:持杖能行走,简单生活能自理,腰部可小幅度扭转,但下蹲受限。继续筋针治疗。

11月4日十六诊:脱离拐杖能正常行走,腰部能扭转及缓慢下蹲,基本恢复正常生活。达到临床治愈。

1周后回访反馈:现在已回到工作岗位上正常工作了,但不能久坐久立,偶有腰酸。嘱:减少工作时间,多平卧休息,毕竟伤筋动骨100天。

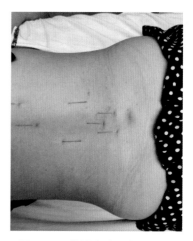

图4-86　筋针治疗腰椎压缩性骨折

肥大性脊柱炎

【概述】肥大性脊柱炎又称增生性脊柱炎,是以椎体的退行性变性与局部无菌性炎症为病理基础而产生的、以慢性疼痛为主症的一种病证。本病在颈椎、胸椎、腰椎均可发生,但以腰椎多见,好发于中老年人,以男性多见。

【有关经筋理论】

足太阳之筋……与腘中并上结于臀,上挟脊上项……其病……腘挛,脊反折,项筋急……不可左右摇。

足少阳之筋……上走髀,前者结于伏兔之上,后者结于尻……其病……腘筋急,前引髀,后引尻,即上乘眇季胁痛。

足阳明之筋……上结于膝外廉,直上结于髀枢,上循胁,属脊……其直者,上循伏兔,上结于髀,聚于阴器……其病……胫转筋,脚跳坚,伏兔转筋,髀前肿,㿉疝,腹筋急。

足太阴之筋……其内者,着于脊。其病……脊内痛。

足少阴之筋……循脊内挟膂,上至项,结于枕骨,与足太阳之筋合。其病……在外者不能俯,在内者不能仰。故阳病者腰反折不能俯,阴病者不能仰。

足厥阴之筋……结于阴器,络诸筋。其病……阴股痛转筋,阴器不用,伤于内则不起,伤于寒则阴缩入,伤于热则纵挺不收。

腰骶部主要与足筋有关,从分布特点来看:足太阳筋与足少阴筋分布于腰椎表里内外,前者联系下肢后外侧,后者联系下肢内侧;足阳明筋与足少阳筋布居腰椎上下,前者循胁属脊位上,联系下肢前外侧,后者结于尻居下,联系下肢外前侧;足太阴筋内着于脊;足厥阴之筋……上循阴股,结于阴器,络诸筋。

与本病关系较密切的经筋有足三阳之筋与足三阴之筋。足太阳筋病则脊反折,项筋急……不可左右摇;足少阳筋病则腘筋急,前引髀,后引尻;足太阴筋病则脊内痛;足少阴筋病则在外者不能俯,在内者不能仰,故阳病者腰反折不能俯,阴病者不能仰;足厥阴筋病则阴股痛转筋,阴器不用,伤于内则不起,伤于寒则阴缩入,伤于热则纵挺不收。

【病因病机】本病多因中年以后,肾气渐亏,复感风寒湿邪,或用力失当,筋脉受损,气津凝滞,气不布津,筋肉失温则痛;病久筋损及骨,气血瘀阻,痰瘀交结,机化骨化所致。

【临床表现】早期表现为腰部酸痛、乏力、不能久坐,久坐则须频繁更换体位;或表现为腰部僵硬,活动不便;或表现为腰部钝痛,呈束带状,可自行缓解。每因劳累、受凉、阴雨天气而加剧。晨起症状较重,睡软床者尤甚,但稍活动后,症状往往能有所减轻。如活动过度,则症状复又加重。随着病程的延长,症状可逐渐加重,但不会造成严重畸形,有时可在某些不良因素影响下加剧而呈急性发作表现,少数患者疼痛可牵引至臀部及下肢。

检查:一般无明确压痛点,腰部叩之感到舒适,腰部活动早期可近于正常,但中、后期有不同程度的功能受限。X线片可见椎节不稳、椎间隙狭窄、椎体骨质增生、椎间后小关节骨质增生等。

【鉴别诊断】

1. **腰肌劳损** 临床表现较相似,但X线检查有助于鉴别诊断。

2. **腰背部肌纤维织炎** 可见于任何年龄,但以中年人为多。但既往史除有慢性腰部劳损外,一般多有受潮及受寒病史。口服阿司匹林有显效。

3. **腰椎间盘突出症** 以青壮年多见,腰痛牵引下肢痛,有典型的根性坐骨神经痛症状。

【治疗】

1. **筋针疗法**

取穴:一般在背腰椎或两侧筋肉纵向寻找压痛点或筋结点作为筋穴。如能配合影像学检查,在明确定位基础上,再配合腰部活动,可诱发疼痛或显露病位,有助于确定筋穴。(图4-87)

操作:取0.30mm×30mm筋针,在上述筋穴常规消毒后进针。腰部筋穴沿皮向上纵刺25~30mm,也可沿皮向腰椎横刺25~30mm,如效果不显,可调整针刺方向,以取效为准。如筋骨型者,取0.30mm×30mm筋针,在相应腰椎两侧筋穴直刺25~30mm,施行短刺、关刺、输刺等。隔日1次,10次为1个疗程。

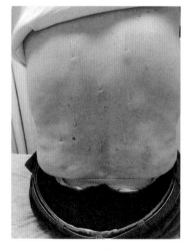

图4-87 肥大性脊柱炎的筋穴

2. **辅助疗法**

(1)皮内针疗法:可用图钉型皮内针在相应压痛点或筋结点、痛减点埋针,用胶布固定,并嘱患者活动腰部而无明显不适即可。一般留针1~2天,注意局部避免着水或水浸,以免感染。如要洗澡时,可在半小时前取下。

(2)电针疗法:连接同侧腰部二穴,选用疏密波,强度以患者能忍受为度,通电10~15分钟,可增强止痛疗效。一般每日或隔日1次,10次为1个疗程。

(3)艾灸疗法:将艾条点燃后,在腰臀部明显感觉寒冷处施灸5~8分钟;或隔姜灸5~7壮;或用温灸器灸,在艾灸器内放置适量艾绒后点燃,施灸7~10分钟。一般每日或隔日1次,7次为1个疗程。

(4)拔罐疗法:对寒湿较重,局部酸胀为主者,可在局部拔罐,闪罐5分钟或留罐10分钟。一般每日或隔日1次,10次为1个疗程。

(5)脉针疗法:适用于筋骨型者,取28号3寸毫针,在相应腰椎两侧经穴施针,如L_{4-5}肥大者,取L_{3-4}、L_{4-5}、L_5-S_1双侧夹脊穴与旁开1.5寸处穴位,深刺2~2.5寸,得气后行平补平泻法或提插泻法。隔日1次,10次为1个疗程。

【按语】

1. 筋针治疗肥大性脊柱炎,应分清筋肉型与筋骨型,随型施治。早期以筋肉型为主,后期以筋骨型为主。

2. 肥大性脊柱炎是退行性病变,筋针治疗可缓解疼痛,改善症状,但不能根除,常易复发。

3. 平时要注意劳逸结合,工作期间休息时可适当活动,松解肌肉、关节,消除疲劳。

4. 平时患部保暖,注意异常气候的变化,避免外邪侵袭。

5. 采用正确的睡眠姿势,卧硬板床,尽量避免重体力劳动,必要时可用护腰等保护。

6. 保持良好的情绪,树立起战胜疾病的勇气。

【病案举例】李某,女,62岁。2014年6月13日初诊。

主诉:腰痛27天。

病史:2014年5月17日从床上滚落导致腰痛,接受西医诊治,X线检查提示L_{3-4}、L_{4-5}椎间隙变窄,伴有后关节增生和椎体唇样改变。诊断为腰椎肥大性脊柱炎。服用消炎止痛药治疗,但服药后胃痛,后改用止痛药每日2片/次。刻下:腰痛牵引双臀,无下肢放射痛,坐或卧则诱发腰痛,坐5分钟就要起立,行走或局部按摩或热敷后减轻。查:直腿抬高试验、4字试验均阴性,L_{3-5}、S_1棘突压痛。无高血压、糖尿病、心脏病病史。

诊断:腰椎肥大性脊柱炎,筋骨型。

治疗:在双侧背腰部脊中、肾俞、腰阳关、大肠俞、关元俞穴区触及压痛筋结点,用0.30mm×30mm筋针,沿皮下向下纵刺25~30mm左右,嘱其活动腰臀,根据疼痛程度调整针向。留针20分钟。(图4-88)

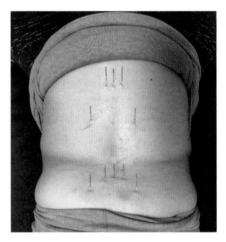

图4-88　筋针治疗肥大性脊柱炎

6月16日二诊:针后腰痛仅减轻2~3小时。守法治疗。

6月20日三诊:腰痛稍减,走路躺下时不痛,但坐5分钟即开始腰痛。守法治疗。

6月23日四诊:腰痛减轻,近2天未服止痛药。守法治疗。

7月4日六诊:腰痛加重,坐5分钟即感腰痛。口服止痛药3片/d。根据腰臀部筋结压痛点的改变,调整筋穴治疗。筋针治疗时嘱患者采用坐位,根据其疼痛情况调整筋穴治疗。

7月7日七诊:腰痛明显减轻,能坐30分钟吃饭而无腰痛。

7月11日八诊:腰痛减轻,守上法治疗,留针期间患者能坐近1小时而未见腰痛。

7月18日十诊:腰痛基本控制,嘱适当进行腰部运动,不宜长时间坐位打麻将,坐、卧、行适时调整,局部保暖。

六、下肢部经筋病

股四头肌损伤

【概说】股四头肌受到直接暴力或间接暴力所致的急慢性损伤,称股四头肌损伤。多见于体力劳动者与举重或足球运动员等。

【有关经筋理论】

足阳明之筋,起于中三指,结于跗上,邪外上加于辅骨,上结于膝外廉,直上结于髀枢,上循胁,属脊;其直者,上循骭,结于膝;其支者,结于外辅骨,合少阳;其直者,上循伏兔,上结于髀,聚于阴器……其病……胫转筋,脚跳坚,伏兔转筋,髀前肿,㿉疝,腹筋急。

足少阳之筋,起于小指次指,上结外踝,上循胫外廉,结于膝外廉;其支者,别起外辅骨,上走髀,前者结于伏兔之上,后者结于尻……其病……引膝外转筋,膝不可屈伸,腘筋急,前引髀,后引尻。

足太阴之筋,起于大指之端内侧,上结于内踝;其直者,络于膝内辅骨,上循阴股,结于髀,聚于阴器……其病……转筋痛,膝内辅骨痛,阴股引髀而痛,阴器纽痛。

膝腿为足筋分布区,其中足阳明之筋结于膝、膝外廉,结于外辅骨、辅骨,上循骭、循伏兔,上结于髀、髀枢,聚于阴器;足少阳之筋结于膝外廉、外辅骨,上走髀,前者结于伏兔之上,后者结于尻;足太阴之筋络于膝内辅骨,循阴股,结于髀,聚于阴器。

股四头肌主要与足少阳、阳明经筋有关,上循骭、结于膝,循伏兔,结于髀、髀枢。

与本病有关的主要为足阳明、少阳经筋,即足少阳筋病则"引膝外转筋,膝不可屈伸,腘筋急,前引髀,后引尻";足阳明筋病则"胫转筋,脚跳坚,伏兔转筋,髀前肿,㿉疝,腹筋急"等。

【病因病机】由于不当负重蹲起或反复跪跳,导致大腿部经筋损伤,卫气受损,气不布津,津气交结,阻滞筋肉;或直接外来暴力,损伤络脉,血溢脉外,瘀阻经筋。病久,津凝为痰、痰瘀胶结,机化骨化而致筋骨同病。

【临床表现】有明显外伤史或间接暴力史。大腿前面出现肿痛、压痛,轻则该肌收缩无力,行走不便,重则跛行,膝关节屈曲受限,一般不超过90°。直接暴力者,数小时后出现瘀斑。受损部分一般多见于伏兔、鹤顶或髀关附近。气滞筋结者,以局部僵硬疼痛为主;瘀阻经筋者,以瘀斑肿胀为主。

检查:股四头肌抗阻力伸膝试验阳性(患者仰卧于检查床上,伤肢抬起屈膝;术者一手托腘部,另一手按压于踝关节上方,嘱患者用力伸直膝关节;伤处疼痛加重或伸膝无力为阳性)。部分肌纤维撕裂者,肌张力正常,局部肿胀或皮下瘀斑,压痛明显,髋、膝关节主动、被动屈伸活动均受限;肌纤维完全断裂者,可触及断端凹陷,血肿较大,可触及波动感。如仅股直肌断裂时,因肿胀而影响触诊,髋、膝关节主动活动明显受限。X线检查早期一般无明显变化,可排除髌骨骨折,伤后6周以上出现钙化阴影,提示骨化性肌炎。

【鉴别诊断】

1. **股骨骨折**　大多有直接外伤史,大腿肿胀剧痛,叩击试验阳性,并有骨擦音,X线检查提示骨折。

2. **髌骨骨折**　大多有直接外伤史,膝部肿胀剧痛,局部触痛明显,X线检查提示骨折。

【治疗】

1. 筋针疗法

取穴:在受伤大腿的压痛点附近循筋寻找筋结点或压痛点作为筋穴,一般分布于伏兔、鹤顶、阴市、血海穴区附近。

操作:以 0.30mm×30mm 筋针,在上述筋穴常规消毒后进针,沿皮下向膝、髋方向纵刺,而膝部筋穴横刺 25~30mm,再嘱患者屈膝屈髋活动,以疼痛减轻或消失为准,如未减轻则调整针刺方向,直至痛减为止。而筋病及骨之骨化性肌炎者,在筋穴采用输刺或恢刺法治疗。隔日 1 次,7 次为 1 个疗程。

2. 辅助疗法

(1)皮内针疗法:可用图钉型皮内针在相应压痛点或筋结点、痛减点埋针,用胶布固定,并嘱患者屈膝活动而无明显不适即可。一般留针 1~2 天,注意局部避免着水或水浸,以免感染。如要洗澡时,可在半小时前取下。

(2)胶布疗法:用 5~7 条,宽 0.5cm、长 12~15cm 的医用胶布,以大腿痛点为中心纵行贴附,再取 15~20 条,宽 0.5cm、长 5cm 的医用胶布,横向均匀贴附其上,形成米字格。一般留1~2 天,注意局部避免着水或水浸,如皮肤过敏出现瘙痒则即刻去除。

(3)电针疗法:连接同侧腿部二穴,选用疏密波,强度以患者能忍受为度,通电 10~15 分钟,可增强止痛疗效。隔日 1 次,7 次为 1 个疗程。

(4)刺络拔罐:直接外伤局部瘀肿明显者,或病程较长、瘀肿不退者,可用三棱针局部点刺放血,并加拔罐,消除皮下瘀血,局部加压包扎。隔日 1 次,3 次为 1 个疗程。

(5)脉针疗法:病久痰瘀胶结,机化骨化者,在局部骨化压痛点常规消毒后,用 29 号 2~3寸毫针,直刺 2~2.5 寸左右,得气后行平补平泻法或泻法,留针 20 分钟。隔日 1 次,7 次为 1个疗程。

【按语】

1. 治疗前当分清筋伤、络伤及骨化,分而治之。

2. 筋针疗法对部分肌纤维断裂者有效,而肌纤维完全断裂者需外科手术治疗,术后可配合筋针康复治疗。

3. 股骨、髌骨骨折者,应及时转诊,急诊外科救治。骨折康复期可配合筋针治疗。

【病案举例】

案例 1:郑某,女,60 岁。2013 年 1 月 21 日初诊。

主诉:腿膝疼痛 3 年,急性发作 1 周。

病史:2010 年以来经常双膝疼痛,经针刺、中药等调理,症情有所减轻。2012 年 3 月 2日曾因双膝疼痛,以右侧为甚,行走不便前来就诊,经针刺治疗 2 次,膝痛明显减轻。2013年 1 月 15 日左足被踩后出现左膝腿酸痛,伸膝困难。舌淡白,苔白腻微黄,脉弦。查:左腿站立时腘痛,伸腿时髌骨上方疼痛牵引大腿前外侧。腰椎无明显压痛,直腿抬高试验阴性,浮髌试验阴性,侧屈/抽屉试验阴性。左膝屈曲 90°,双膝内侧压痛,膝上股四头肌压痛。

诊断:股四头肌损伤,筋肉型。

治疗:在伏兔、鹤顶、血海、浮郄、膝眼、阳陵泉、委阳等穴区触及筋结或压痛点,常规消毒后,用 0.30mm×30mm 筋针,于皮下纵刺或横刺。嘱屈膝伸腿、站立活动,根据疼痛程度微调针向,留针 20 分钟。当时膝腿疼痛减轻(VAS 5~4)。(图 4-89)

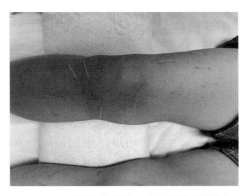

图 4-89　筋针治疗股四头肌损伤（郑某）

2013 年 1 月 25 日二诊：针后膝腿疼痛减轻 1 天，其后逐渐加重。守法治疗，膝腿疼痛明显减轻（VAS 5~2）。前后经 5 次治疗，膝腿疼痛消失。

案例 2： 某男，56 岁。2014 年 11 月 3 日初诊。

主诉： 右大腿疼痛 2 个月。

病史： 10 多岁时打篮球损伤导致右大腿股四头肌腱撕裂。2014 年 8 月潜水后出现右大腿疼痛，初期疼痛不重，但至 9 月后逐日增加，曾在伦敦接受针刺治疗，有轻度改善。刻下：右大腿疼痛，晨起或坐 5 分钟后起身时右大腿前方及侧方疼痛异常，行走活动后方逐渐减轻。查：腰椎无压痛，臀部无压痛，右大腿肌肉轻度紧张，屈膝大腿前牵扯痛。右股四头肌收缩时大腿前面上 1/2 肌肉隆起。舌红，苔薄白，脉弦细。

诊断： 股四头肌损伤，筋肉型。

治疗： 阴市穴区触及筋结点，常规消毒后，用 0.30mm × 30mm 筋针，于皮下向上纵刺。嘱屈膝伸腿、坐位 5 分钟后站立活动，根据疼痛程度微调针向，当时腿痛明显减轻，留针 20 分钟。（VAS 7~2）。

股内收肌群损伤

【**概说**】外来暴力，或持久反复用力导致的股内收肌纤维部分断裂或起止部撕脱伤，称股内收肌群损伤。多见于体操、田径及马术运动员，故称骑士损伤。

【**有关经筋理论**】

足太阴之筋，起于大指之端内侧，上结于内踝；其直者，络于膝内辅骨，上循阴股，结于髀，聚于阴器……其病……转筋痛，膝内辅骨痛，阴股引髀而痛，阴器纽痛。

足少阴之筋……上结于内辅之下，并太阴之筋而上循阴股，结于阴器……其病……所过而结者皆痛及转筋。

足厥阴之筋……上循胫，上结内辅之下，上循阴股，结于阴器，络诸筋。其病……内辅痛，阴股痛转筋，阴器不用。

大腿内侧为足阴筋分布区，其中足太阴之筋络于膝内辅骨，循阴股，结于髀，聚于阴器；足少阴之筋结于内辅，上循阴股，结于阴器；足厥阴之筋上循胫，结内辅之下，上循阴股，结于阴器，络诸筋。股内收肌群主要与足三阴经筋有关，"络于膝内辅骨，上循阴股，结于髀，聚于阴器"等。

与本病有关的主要为足三阴经筋，即足太阴筋病则"转筋痛，膝内辅骨痛，阴股引髀而痛,阴器纽痛";足少阴筋病则"所过而结者皆痛及转筋";足厥阴筋病则"内辅痛,阴股痛转筋,阴器不用"等。

【病因病机】有明显的股内收肌群扭挫伤或劳损史,如骑马、滑雪、骑车、蛙泳、跨栏、劈腿等运动中反复牵拉或过度拉扯,损伤足三阴经筋,导致大腿内侧经筋受损,气津不布,津气交结,阻滞筋肉;或直接外来暴力,损伤络脉,血溢脉外,瘀阻经筋,均可致筋气阻滞,筋挛而痛。久之筋病及骨,痰瘀机化骨化而成筋病及骨。

【临床表现】有明显的外伤史或反复牵扯史。大腿内侧尤其耻骨出现疼痛,足尖着地诱发疼痛,下肢呈屈曲状,行走困难,需扶持才能勉强行走。

检查:耻骨上缘或大腿内侧肌腹上有压痛,大腿内收、外旋时诱发或加重疼痛,运动受限,重则大腿内收肌力减弱,患肢不能搁至健腿。内收肌抗阻力试验阳性,屈膝屈髋试验阳性,4字试验阳性。

气滞筋结者,以局部僵硬疼痛为主;络伤瘀阻者,以瘀斑肿胀为主。部分肌纤维撕裂者,肌张力正常,可触及筋结点或条索状物,局部压痛明显;肌纤维完全断裂者,可触及断端凹陷,肌张力降低;病久,股内收肌附着处有钙化而成骨化性肌炎。

【鉴别诊断】

1. 髋关节损伤　髋关节疼痛,下肢呈外展、外旋屈曲位,足不能触地或跛行,仰卧时髋关节屈曲、伸直受限,被动屈膝屈髋时股骨大转子内下方筋结、筋歪等。

2. 股内肌损伤　位于大腿内侧的股四头肌的股内肌,与股内收肌群比邻,受第2~4腰神经支配,具有伸小腿作用。一旦股内肌受损,除股内痛外,伸小腿功能受限,股四头肌抗阻力伸膝试验阳性。

【治疗】

1. 筋针疗法

取穴:在受伤大腿内侧压痛点附近循筋寻找筋结点或痛减点,并令患者大腿内收、内旋而疼痛减轻者即是筋穴,一般分布于箕门、阴包穴区。(图4-90)

操作:以0.30mm×30mm筋针,在上述局部筋穴常规消毒后进针,沿皮下向压痛点或膝、髋方向纵刺25~30mm,再嘱患者做大腿内收、外展活动,以疼痛减轻或消失为准,如未减轻则调整针刺方向,直至痛减为止。若为筋病及骨之骨化性肌炎,可用输刺、恢刺法治疗。隔日1次,7次为1个疗程。

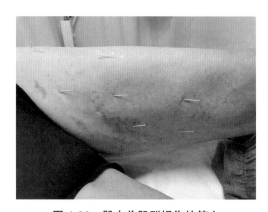

图4-90　股内收肌群损伤的筋穴

2. 辅助疗法

(1)皮内针疗法:可用图钉型皮内针在相应压痛点或筋结点、痛减点埋针,用胶布固定,并嘱患者内收、外展而无明显不适即可。一般留针1~2天,注意局部避免着水或水浸,以免感染。如要洗澡时,可在半小时前取下。

(2)胶布疗法:用5~7条,宽0.5cm、长12~15cm的医用胶布,以大腿内侧痛点为中心自上内至下外斜向纵行贴附,再取15~20条,宽0.5cm、长5cm的医用胶布,横向均匀贴附其上,形成米字格。一般留1~2天,注意局部避免着水或水浸,如皮肤过敏出现瘙痒则即刻去除。

（3）电针疗法：连接同侧腿部二穴，选用疏密波，强度以患者能忍受为度，通电 10~15 分钟，可增强止痛疗效。隔日 1 次，7 次为 1 个疗程。

（4）刺络拔罐：直接外伤、局部瘀肿明显者，或病程较长、瘀肿不退者，可用三棱针局部点刺放血，或皮肤针叩刺出血，并加拔罐，消除皮下瘀血，局部加压包扎。隔日 1 次，3 次为 1 个疗程。

（5）脉针疗法：病久痰瘀胶结，机化骨化者，在局部骨化压痛点常规消毒后，用 29 号 2~3 寸毫针，直刺 2 寸左右，得气后施平补平泻法或泻法，留针 20 分钟，7 次为 1 个疗程。

【按语】

1. 治疗前当分辨筋伤、络伤还是筋病及骨，分而治之。

2. 治疗期间避免马术类运动，局部可配合热敷、按摩。

3. 对肌纤维完全断裂者，及时转外科救治。

【病案举例】刘某，男，55 岁。2013 年 2 月 5 日初诊。

主诉：右腿内侧疼痛 2 周。

病史：2013 年 1 月探亲返港后出现右大腿内侧疼痛，屈髋屈膝外展诱发或加重疼痛，持续 2 周症状无明显减轻而就诊。刻下：右侧大腿内侧疼痛，大腿外展时诱发疼痛。

查：右大腿内侧上方有压痛，屈髋屈膝外展（4 字试验）诱发大腿内侧疼痛，右腿不能搁至左腿。舌淡红，苔薄白，脉细。

诊断：股内收肌群损伤，筋肉型。

治疗：在右侧箕门穴区触及压痛筋结点，常规消毒后，用 0.30mm × 30mm 筋针沿皮下向上纵刺 30mm，活动患腿后疼痛减轻。留针 30 分钟。

2 月 6 日二诊：右腿疼痛有所减轻，血海、阴包穴区可触及筋结点，三筋穴同法筋针治疗。

2 月 9 日五诊：经 4 次筋针治疗，右腿内侧疼痛基本消失，屈髋屈膝外展时稍有扯痛，右腿能自由搁至左腿。

阔筋膜张肌损伤

【概说】阔筋膜张肌损伤是由于各种原因导致阔筋膜张肌损伤或髂胫束挛缩而致髋关节屈曲、内收活动受限，甚至发生屈曲、外展畸形的一种病症。表现为大腿外侧疼痛，多见于青壮年。

【有关经筋理论】

足少阳之筋，起于小指次指，上结外踝，上循胫外廉，结于膝外廉；其支者，别起外辅骨，上走髀，前者结于伏兔之上，后者结于尻……其病……引膝外转筋，膝不可屈伸，腘筋急，前引髀，后引尻。

足阳明之筋，起于中三指，结于跗上，邪外上加于辅骨，上结于膝外廉，直上结于髀枢，上循胁，属脊；其直者，上循骭，结于膝；其支者，结于外辅骨，合少阳；其直者，上循伏兔，上结于髀，聚于阴器……其病……胫转筋，脚跳坚，伏兔转筋，髀前肿，㿉疝，腹筋急。

大腿外侧为足少阳、阳明筋分布区，其中足少阳之筋，起于小指次指，上结外踝，上循胫外廉，结于膝外廉；其支者，别起外辅骨，上走髀，前者结于伏兔之上，后者结于尻。足阳明之筋，起于中三指，结于跗上，邪外上加于辅骨，上结于膝外廉，直上结于髀枢，上循胁，属脊；其支者，结于外辅骨，合少阳；其直者，上循伏兔，上结于髀，聚于阴器。阔筋膜张肌主要与足少阳筋有关。

与本病有关的主要为足少阳筋,一旦足少阳筋病则"引膝外转筋,膝不可屈伸,胭筋急,前引髀,后引尻"等。

【病因病机】运动中拉伤或直接暴力,可损伤大腿外侧足少阳、阳明经筋,使筋伤气滞,络损血溢,气滞瘀阻;长期弯腰或坐位工作,劳则伤筋,气津不布,而致大腿外侧疼痛;病久,津聚成痰,痰瘀交结,机化骨化。

【临床表现】有明显外伤史。大腿髋部出现疼痛,患腿沉重无力,初期提腿行走时髋部疼痛,不能单腿负重,中后期患腿髋部酸痛麻木,并可扩散到大腿外侧至膝部,严重者患腿外侧紧缩,行走难以控制,足尖着地困难,跛行。

检查:压痛大多位于髂前上棘下方或股骨大转子前上方,滑动按压时疼痛牵引至膝部;局部触诊,初期有肿胀,中后期肌肉发硬,可触及条索状物,并可见"弹响髋"。髋关节后伸活动及阔筋膜张肌紧张试验阳性。

【鉴别诊断】

1. **膝外侧副韧带损伤** 膝外侧疼痛,可影响到大腿外侧,一般不会影响髋关节部位,膝关节侧屈试验阳性,阔筋膜张肌紧张试验阴性。

2. **股骨头坏死** 髋关节部位疼痛,靠近大腿近侧,偶可放射至膝部。疼痛表现为持续痛、静息痛。髋部活动受限,特别是旋转活动受限,或有痛性和短缩性跛行。早期 X 线片可没有阳性发现。

【治疗】

1. **筋针疗法**

取穴:在受伤大腿外侧压痛点附近循筋寻找筋结点或痛减点,并令患者大腿屈曲而疼痛减轻者即是筋穴。(图 4-91)

操作:以 0.30mm×30mm 筋针,在上述局部筋穴常规消毒后进针,沿皮下向髋方向透刺 25~30mm,再嘱患者做大腿屈曲活动,以疼痛减轻或消失为准,如未减轻则调整针刺方向,直至痛减为止。若为筋病及骨之骨化性肌炎,采用输刺或恢刺法治疗。隔日 1 次,7 次为 1 个疗程。

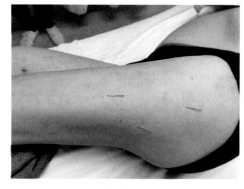

图 4-91 阔筋膜张肌损伤的筋穴

2. **辅助疗法**

(1)皮内针疗法:可用图钉型皮内针在相应压痛点或筋结点、痛减点埋针,用胶布固定,并嘱患者做大腿屈曲活动而无明显不适即可。一般留针 1~2 天,注意局部避免着水或水浸,以免感染。如要洗澡时,可在半小时前取下。

(2)电针疗法:连接同侧腿部二穴,选用疏密波,强度以患者能忍受为度,通电 10~15 分钟,可增强止痛疗效。隔日 1 次,7 次为 1 个疗程。

(3)胶布疗法:用 5~7 条,宽 0.5cm、长 12~15cm 的医用胶布,以大腿外侧痛点为中心纵行贴附,再取 15~20 条,宽 0.5cm、长 5cm 的医用胶布,横向均匀贴附其上,形成米字格。一般留 1~2 天,注意局部避免着水或水浸,如皮肤过敏出现瘙痒则即刻去除。

(4)刺络拔罐:直接外伤、局部瘀肿明显者,或病程较长、瘀肿不退者,可用三棱针局部点刺放血,或用皮肤针叩刺出血,并加拔罐,消除皮下瘀血,局部加压包扎。隔日 1 次,3 次为 1 个疗程。

（5）脉针疗法：病久痰瘀胶结，机化骨化者，在局部骨化压痛点常规消毒后，用29号2~3寸毫针，直刺2寸左右，得气后行平补平泻法或泻法，留针20分钟。隔日1次，7次为1个疗程。

【按语】

1. 治疗要分清筋伤、络伤还是筋病及骨，分而治之。

2. 治疗期间注意休息，局部可配合热敷、按摩。

3. 对筋膜、肌腱撕裂者，需筋针治疗多次，并减少运动，方能逐渐见效。而对严重撕裂或断裂者，筋针仅能辅助治疗，5次治疗无效或加重者，建议外科手术治疗。

4. 对部分股骨头坏死者，筋针可作为辅助疗法应用。

【病案举例】黄某，女，37岁。2012年11月21日初诊。

主诉：右腿外侧疼痛3个月。

病史：2012年8月中旬练瑜伽时不慎拉伤右腿，导致大腿后外侧疼痛，西医诊断为筋膜拉伤，后经物理治疗20多次，症情稍有减轻。刻下：右大腿后外侧疼痛，行走欠利，在活动到某些体位时诱发或加重疼痛。

查：腰椎无压痛，右臀及大腿外侧压痛，右大腿后侧轻压痛，直腿抬高、4字试验均阴性。舌淡红，苔薄白，脉弦细。

诊断：阔筋膜张肌损伤，筋肉型。

治疗：在五枢、维道、风市、殷门、中渎穴区触及筋结压痛点，局部常规消毒后，用0.30mm×30mm筋针，于五枢、维道穴区筋穴皮下横刺25mm左右，于风市、殷门、中渎穴区筋穴皮下纵刺30mm左右，并嘱患者活动下肢，根据痛减情况微调针向，留针20分钟。当即疼痛减半（VAS 6~3）。（图4-92）

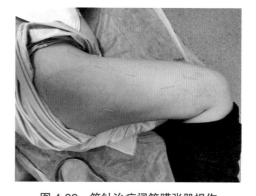

图4-92 筋针治疗阔筋膜张肌损伤

11月28日二诊：腿痛减轻，但直立后仰时大腿后外侧仍有轻度牵拉痛。守法筋针施治（VAS 4~2）。

12月5日三诊：腿痛明显减轻，行走无明显影响，但下跪并右转身时大腿后外侧牵拉痛。守法筋针施治（VAS 3~2）。

12月12日四诊：腿痛明显减轻，行走无明显影响，各种活动时大腿后外侧有轻度牵扯感。守法筋针施治（VAS 2~1）。

12月19日五诊：腿痛基本消失，行走自如，各种活动时大腿后外侧无牵拉感。守法巩固施治。嘱练瑜伽时要做好热身运动，避免再次损伤。

腘绳肌损伤

【概说】运动时热身不足而进行爆发性动作或过度拉筋锻炼可导致腘绳肌扭伤、撕裂等，临床以大腿后侧疼痛为主，多见于运动员。

【有关经筋理论】

足太阳之筋，起于足小指，上结于踝，邪上结于膝，其下循足外踝，结于踵，上循跟，结于腘；其别者，结于踹外，上腘中内廉，与腘中并上结于臀，上挟脊上项……其病：小指支，跟肿痛，腘挛，脊反折，项筋急。

足太阴之筋……其直者,络于膝内辅骨,上循阴股,结于髀,聚于阴器……其病……转筋痛,膝内辅骨痛,阴股引髀而痛。

腘部为足筋分布区,腘绳肌主要与足太阳经筋与足太阴经筋有关。其中,足太阳之筋结于膝、腘,并上结十臀;足太阴之筋络于膝内辅骨,循阴股,结于髀,聚于阴器。

与本病有关的主要为足太阳、太阴筋,即足太阳筋病则腘挛;足太阴筋病则转筋痛,膝内辅骨痛,阴股引髀而痛等。

【病因病机】运动中突然的爆发力拉伤大腿足太阳与太阴经筋,使筋伤气滞,或络损血溢,气滞瘀阻经筋;气滞筋结则痛,络伤血瘀则肿。

【临床表现】有突然爆发动作的外伤史。感到大腿后方突然"啪"的一声,好像拉紧的橡皮筋突然弹开似的,紧接着大腿后侧及腘部出现疼痛,大腿活动时诱发疼痛,行走不便或跛行。

检查:患腿后侧肿痛或压痛,可牵引至坐骨与膝部,初期有肿胀,中后期肌肉发硬,可触及条索状物。

【治疗】

1. 筋针疗法

取穴:在受伤大腿后侧压痛点附近循筋寻找筋结点或痛减点,并令患者大腿屈伸而疼痛减轻者即是筋穴。(图4-93)

操作:以0.30mm×30mm筋针,在上述局部筋穴常规消毒后进针,沿皮下向髋或膝方向纵刺25~30mm,再嘱患者做大腿屈伸活动,以疼痛减轻或消失为准,如未减轻则调整针刺方向,直至痛减为止。隔日1次,7次为1个疗程。

2. 辅助疗法

(1)皮内针疗法:可用图钉型皮内针在相应压痛点或筋结点、痛减点埋针,用胶布固定,并嘱

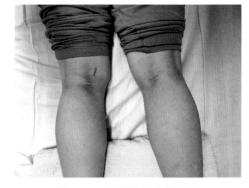

图4-93　腘绳肌损伤的筋穴

患者做大腿屈曲活动而无明显不适即可。一般留针1~2天,注意局部避免着水或水浸,以免感染。如要洗澡时,可在半小时前取下。

(2)电针疗法:连接患侧腿部二穴,选用疏密波,强度以患者能忍受为度,通电10~15分钟,可增强止痛疗效。隔日1次,7次为1个疗程。

(3)胶布疗法:用5~7条,宽0.5cm、长12~15cm的医用胶布,以大腿后侧痛点为中心纵行贴附,并再取15~20条,宽0.5cm、长5cm的医用胶布,横向均匀贴附其上,形成米字格。一般留1~2天,注意局部避免着水或水浸,如皮肤过敏出现瘙痒则即刻去除。

(4)刺络拔罐:直接外伤、局部瘀肿明显者,或病程较长、瘀肿不退者,可用三棱针局部点刺放血,或用皮肤针叩刺出血,并加拔罐,消除皮下瘀血,局部加压包扎。隔日1次,3次为1个疗程。

【按语】

1. 治疗要分清筋伤、络伤,分而治之。

2. 治疗期间注意休息,局部可配合热敷、按摩。

3. 对肌纤维撕裂者,需筋针治疗多次,并减少运动,方能逐渐见效。而对严重撕裂或断

裂者,筋针仅能辅助治疗,5次治疗无效或加重者,建议外科手术治疗。

【病案举例】郑某,女,33岁。2013年4月22日初诊。

主诉:右大腿后侧疼痛半年。

病史:患者诊治鼻敏感期间,告知半年前练瑜伽时拉伤右大腿后侧,其后局部疼痛,拉筋运动时诱发疼痛,行走稍有不便。舌淡红,苔薄白,脉浮细。

查:大腿后侧半腱肌上部触及肿胀压痛,屈膝或身体直立前俯时大腿后侧牵扯痛。

诊断:腘绳肌损伤,筋肉型。

治疗:在殷门穴区触及筋结压痛点,常规消毒后,用0.30mm×30mm筋针,于皮下向臀纵刺,配合屈膝伸髋活动,根据痛减程度微调针向,留针20分钟。针后当时腿痛消失(VAS 4~1)。

5月6日二诊:停诊半月腿痛又现,守法治疗(VAS 3.5~1)。

5月20日三诊:去东京旅游,首3天腿不痛返港后即痛,练瑜伽后右腿后侧仍有牵拉感。上法加承扶、阴谷穴区筋结点行筋针治疗(VAS 3~2)。

6月10日四诊:因近日饮酒后皮肤过敏(主要在腰骶部、胸部、上肢内侧部),瘙痒异常而前来就诊,询问得知,右腿后侧牵拉痛消失,练瑜伽基本无妨碍。

膝侧副韧带损伤

【概说】膝侧副韧带损伤是指膝关节胫、腓侧副韧带损伤。临床表现为膝关节肿痛、活动障碍。多见于体力劳动者或运动员。

【有关经筋理论】

足太阳之筋,起于足小指,上结于踝,邪上结于膝,其下循足外踝,结于踵,上循跟,结于腘;其别者,结于踹外,上腘中内廉,与腘中并上结于臀……其病……腘挛。

足少阳之筋,起于小指次指,上结外踝,上循胫外廉,结于膝外廉;其支者,别起外辅骨,上走髀,前者结于伏兔之上,后者结于尻……其病:小指次指支转筋,引膝外转筋,膝不可屈伸,腘筋急,前引髀,后引尻。

足阳明之筋,起于中三指,结于跗上,邪外上加于辅骨,上结于膝外廉,直上结于髀枢,上循胁,属脊;其直者,上循骭,结于膝;其支者,结于外辅骨,合少阳;其直者,上循伏兔,上结于髀……其病:足中指支,胫转筋,脚跳坚,伏兔转筋,髀前肿。

足太阴之筋,起于大指之端内侧,上结于内踝;其直者,络于膝内辅骨,上循阴股,结于髀,聚于阴器……其病:足大指支,内踝痛,转筋痛,膝内辅骨痛,阴股引髀而痛。

足少阴之筋,起于小指之下,并足太阴之筋,邪走内踝之下,结于踵,与太阳之筋合,而上结于内辅之下,并太阴之筋而上循阴股,结于阴器……其病:足下转筋,及所过而结者皆痛及转筋。

足厥阴之筋,起于大指之上,上结于内踝之前,上循胫,上结内辅之下,上循阴股……其病:足大指支,内踝之前痛,内辅痛,阴股痛转筋。

膝部主要为足筋分布区,具体为:

膝:足太阳之筋、足阳明之筋。

膝外侧(膝外廉、外辅骨):足少阳之筋、足阳明之筋。

膝内侧(内辅骨):足太阴之筋、足少阴之筋、足厥阴之筋。

腘:足太阳之筋。

与本病有关的经筋主要为足筋,一旦足筋有病则膝痛、活动障碍。如足少阳筋病则引膝外转筋,膝不可屈伸;足太阴筋病则膝内辅骨痛,阴股引髀而痛;足少阴筋病则所过而结者皆痛及转筋;足厥阴筋病则内辅痛,阴股痛转筋等。

【病因病机】古人认为,筋在膝关节稳定中发挥着重要作用,故称"膝为筋之府"。若遭受外来暴力,直接损伤络脉,则血溢筋肉,筋气阻滞;或慢性劳损,"久行伤筋",筋弱不强,复感风寒,邪阻卫气,气不布津,则筋肉失养。根据损伤及邪侵的部位,伤于内侧则足阴筋病,伤于外侧则足阳筋病。由于足筋阳气旺盛,阴气偏弱,故阴筋易受损多病。

【临床表现】侧副韧带损伤可分为完全断裂与部分撕裂。部分撕裂者,膝关节内外侧疼痛,局部肿胀瘀斑,压痛明显,膝关节屈伸不利(包括主动与被动运动),行走不便;完全断裂者,膝关节常处于半屈曲位,局部肿痛,膝关节以下大面积瘀斑,膝关节活动明显受限。阴阳筋受损(胫、腓侧副韧带损伤),分别于膝内、外侧出现压痛。临床一般阴筋(胫侧副韧带)损伤可合并半月板损伤,出现关节"交锁"痛;阳筋(腓侧副韧带)损伤常筋挛卡脉(伴有腓总神经损伤),而出现足下垂与小腿下部外侧麻木等。严重时可出现筋骨同病("膝关节损伤三联征",即侧副韧带断裂合并内侧半月板损伤与前交叉韧带断裂或胫骨髁间棘撕脱骨折)。

检查:部分撕裂者,膝关节压痛,胫侧副韧带损伤位于股骨内上髁,腓侧副韧带损伤在腓骨头或股骨外上髁,膝关节侧屈试验阳性。侧副韧带完全断裂者,可在断裂处触及裂隙。膝关节外翻(内翻)位X线正位片显示,损伤韧带处关节间隙增宽,伴有骨折者膝关节腔内可发现骨碎片。

【鉴别诊断】

1. **半月板损伤** 膝关节疼痛,上下楼梯时常有"交锁"现象(突然膝关节不能伸直,需自行摇摆或旋转后方能伸直),后期常伴有股四头肌萎缩。回旋挤压试验及膝关节研磨试验阳性。

2. **交叉韧带损伤** 膝关节肿痛,内有积血或积液,屈伸不利,关节松弛,抽屉试验阳性。

【治疗】

1. **筋针疗法**

取穴:在损伤的腓胫侧副韧带、股骨内外上髁与腓骨头、胫骨内侧髁上下循阴阳经筋寻找筋结点,一般内侧在血海、阴陵泉,外侧在梁丘、阳陵泉穴附近,按压处有轻微压痛或酸胀感,并令患者活动患膝而疼痛减轻者即是筋穴。(图4-94)

操作:以0.30mm×30mm筋针,在上述局部筋穴常规消毒后进针,沿皮下向股骨内侧或外侧髁方向纵刺25~30mm,再嘱患者活动膝部,以膝痛减轻或消失为准,如未减轻则调整针刺方向,直至痛减为止。如仍无效,可在内或外膝眼穴向压痛点皮下横刺,并活动膝部检查疼痛减轻程度。隔日1次,7次为1个疗程。

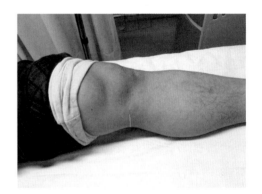

图4-94 膝侧副韧带损伤的筋穴

2. **辅助疗法**

(1)皮内针疗法:可用图钉型皮内针在相应压痛点或筋结点埋针,用胶布固定,并嘱患者活动膝部无明显不适即可。一般留针1~2天,注意局部避免着水或水浸,以免感染。如要洗澡时,可在半小时前取下。

(2)胶布疗法:用5~7条,宽0.3cm、长12~15cm的医用胶布,以股骨内或外侧髁为中点纵行贴附,并再取15~20条,宽0.3cm、长5cm的医用胶布,横向均匀贴附其上,形成米字格。一般留1~2天,注意局部避免着水或水浸,如皮肤过敏出现瘙痒则即刻去除。

(3)电针疗法:连接患侧膝上下二穴,选用疏密波,强度以患者能忍受为度,通电10~15分钟,可增强止痛疗效。隔日1次,7次为1个疗程。

【按语】

1. 治疗前当分清部分撕裂与断裂。本疗法仅适用于部分撕裂者,或完全断裂术后康复者。

2. 治疗期间要注意休息,局部软固定,有利于康复。

【病案举例】

案例1:周某,女,51岁。2018年6月25日初诊。

主诉:右膝内侧疼痛4年余,加重2个月。

病史:2014春天出现右膝内侧疼痛,屈伸困难,不能触碰,走路艰难,痛甚时服用止痛药。2个月前搬家劳作后膝痛进一步加重。现需人搀扶行走,行走时一瘸一拐,休息睡觉时也痛。难以上下楼梯,只能扶栏杆单步艰难上下台阶。影像检查提示:右侧股骨内侧髁及胫骨平台骨髓水肿,交叉韧带损伤,腔内积液,半月板损伤伴移位。

检查:右膝屈曲至90°时诱发膝痛,牵引至大腿内侧,膝侧向挤压试验(+),浮髌试验(−),胫骨、股骨内侧髁压痛,局部轻微水肿。

诊断:膝内侧副韧带损伤,筋性痹病。

治疗:于胫骨内侧髁附近寻及筋结点,用筋针沿皮下向膝内侧针刺,并根据膝痛减轻程度调整针向,留针30分钟,同时行TDP治疗。筋针治疗后,右膝关节活动改善,膝痛缓解三成。嘱隔日就诊。(图4-95)

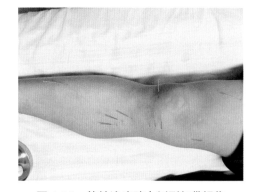

图4-95 筋针治疗膝内侧副韧带损伤
(周某)

6月27日二诊:回去后没有注意休息,走路、走楼梯较多,病情加重,又回到了最初状态。由儿媳陪同前来就诊。再次筋针治疗。

6月29日三诊:儿子陪同前来告知,筋针治疗后膝痛减轻,缓解近一半。初次露出了笑容。

7月2日四诊:患者惊喜告知,病情缓解七成,现在能独自走路,不需任何人搀扶,前3次都是儿子或儿媳带过来看病,今天是自己一个人从外地(安徽)坐车来南京治疗。继续筋针治疗。

7月4日五诊:右膝疼痛明显减轻,没有以前那种疼痛感,屈伸自如,上下楼梯正常,走路自如。后期准备治疗颈椎疾患。

案例2:麦某,女,28岁,2012年12月14日初诊。

主诉:左膝内侧疼痛10年。

病史:2002年曾摔倒,左膝外翻,导致膝内侧局部疼痛,经治疗好转,但其后自觉运动时左膝内侧疼痛,不能剧烈运动。舌淡红,苔白腻,脉细。

查:左膝侧向屈膝试验阳性,胫骨内侧髁压痛,局部无明显红肿。浮髌、抽屉试验均阴性。

诊断:膝内侧副韧带损伤,筋肉型。

治疗:在阴陵泉、血海、膝眼穴附近寻及筋结点,用 0.30mm×30mm 筋针,沿皮下向股骨内侧髁方向纵横刺,并根据膝痛减轻程度调整针向,留针 20 分钟。筋针治疗后,右膝关节活动时,自觉疼痛消失。(图 4-96)

2013 年 4 月 15 日因练瑜伽时左腘后拉伤前来就诊,告知上次治疗后右膝疼痛消失至今。

案例 3:孔某,女,20 岁。2017 年 10 月 24 日初诊。

主诉:右膝疼痛 4 天。

病史:10 月 21 日骑车不慎摔倒,右膝被摩托车压倒导致局部肿痛、行走困难,西医检查排除骨质病变,外敷南星止痛膏,但引起过敏而放弃。刻下:右膝肿痛,局部红肿,行走不便。

检查:屈膝 40°,浮髌试验阴性,侧向试验阳性,抽屉试验阴性,内侧股骨内侧髁压痛。

诊断:内侧副韧带损伤,足太阴筋病。

治疗:循足太阴经筋寻及痛点,行纵横刺,动筋验效,膝痛减轻,留针 10 分钟后,下床活动,行走、下蹲等活动基本无妨碍,自述好转八成。(图 4-97)

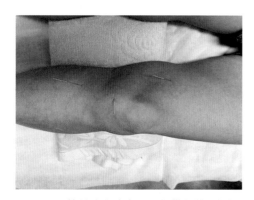

图 4-96　筋针治疗膝内侧副韧带损伤(麦某)

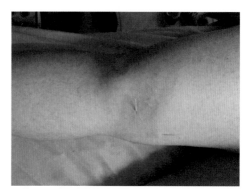

图 4-97　筋针治疗膝内侧副韧带损伤(孔某)

附:膝内侧前交叉韧带撕裂案例

赵某,男,32 岁。2018 年 7 月 18 日初诊。

主诉:右膝疼痛 3 年余。

病史:2015 年 6 月底右侧膝盖受伤,当时痛晕 6 秒左右,右膝肿痛,数小时后右腿呈紫色(从小腿肚到大腿内侧部位),在家静养 3 个月。2015 年 9 月发现肌肉萎缩(6 月左腿 68cm、右腿 69cm,3 个月后 9 月左腿 68cm、右腿 65cm)。2015 年 12 月,右膝疼痛、不能完全下蹲,打封闭后才能勉强下蹲。2016 年 3 月先后到 3 家三甲医院检查诊治。2016 年 4 月在五台山做康复训练,之后有所好转。2018 年 7 月 8 日又因一次打实践战,旧伤复发。刻下:下蹲时右膝刺痛,内旋疼痛,膝关节屈伸有弹响,上下楼梯困难。2018 年 7 月 CT 提示右膝内侧半月板后角损伤(Ⅲ度),右前交叉韧带损伤,右膝关节积液。

检查:抽屉试验(±),膝侧副韧带挤压试验(+),浮髌试验(+),挺髌试验(-)。

诊断:右膝内侧前交叉韧带撕裂;膝痹,筋性痹病。

治疗:在右膝内侧(于胫骨与股骨内侧髁上下循足阴筋寻痛点和筋结点,在内侧血海、阴谷、阴陵泉)附近寻及筋穴,常规消毒后,用 0.30mm×30mm 筋针,沿皮下向股骨内侧髁方向横刺和纵刺 25mm,嘱患者做屈膝活动,当即膝痛缓解三成左右,但腘部仍有牵扯痛。经调整针刺方向,另在委中和承山附近寻及筋穴并用筋针刺治 2 针,再嘱患者活动右膝,活动验效,自觉右膝痛减七八成左右。留针+TDP治疗,30分钟后起针。嘱隔日复诊,治疗期间注意休息,局部保暖,不可进行跑动、爬山、比赛等剧烈运动。(图4-98)

7月20日二诊:当天下午到第2天上午状况都挺好,但第2天下午走路疼痛有所回升,但没有之前那么痛。继续筋针治疗,这一次是针刺后让其带针走路活验效,后TDP照射20分钟。嘱隔1天复诊。

7月27日五诊:右膝内侧疼痛已基本消失,走路多了偶有酸胀感,但已经完全没有了当初那种痛感,对治疗效果很满意。但目前由于工作原因,还要经常运动打比赛。嘱尽可能减少运动,如有疼痛第一时间来治疗。

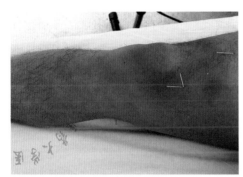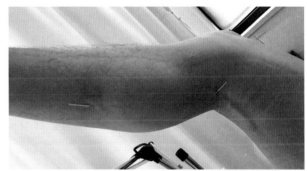

图4-98　筋针治疗膝内侧前交叉韧带撕裂

髌 腱 炎

【概说】髌腱是指连接髌骨与胫骨的肌腱。当它受到损伤而出现炎症时,称髌腱炎,或称髌腱末端病。由于髌腱炎最常见于从事经常需要起跳(如篮球、足球、排球等)的运动员,故又称"跳跃者膝"。

【有关经筋理论】

足太阳之筋,起于足小指,上结于踝,邪上结于膝,其下循足外踝,结于踵,上循跟,结于腘;其别者,结于踹外,上腘中内廉,与腘中并上结于臀……其病……腘挛。

足少阳之筋,起于小指次指,上结外踝,上循胫外廉,结于膝外廉;其支者,别起外辅骨,上走髀,前者结于伏兔之上,后者结于尻……其病:小指次指支转筋,引膝外转筋,膝不可屈伸,腘筋急,前引髀,后引尻。

足阳明之筋,起于中三指,结于跗上,邪外上加于辅骨,上结于膝外廉,直上结于髀枢,上循胁,属脊;其直者,上循骭,结于膝;其支者,结于外辅骨,合少阳;其直者,上循伏兔,上结于髀……其病:足中指支,胫转筋,脚跳坚,伏兔转筋,髀前肿。

膝前部主要为足阳筋分布区。其中,足太阳之筋,结于膝。足少阳之筋,上循胫外廉,结于膝外廉;其支者,别起外辅骨,上走髀,前者结于伏兔之上,后者结于尻。足阳明之筋,邪外上加于辅骨,上结于膝外廉……其直者,上循骭,结于膝;其支者,结于外辅骨,合少阳;其直者,上循伏兔,上结于髀等。

与本病有关的主要为足阳筋。足太阳筋病则腘挛;足少阳筋病则引膝外转筋,膝不可屈伸,腘筋急,前引髀,后引尻;足阳明筋病则胫转筋,脚跳坚,伏兔转筋。

【病因病机】足阳明、太阳筋分布于膝前部,若反复跳跃,或肥胖超重,劳损足之阳筋,则导致筋弱不强,加之复感风寒,邪结卫气,气不布津,则肌肉失养;或直接暴力,络脉受伤,血溢脉外,阻滞筋肉,筋气不畅则痛,津血聚结为肿,血瘀皮下则青紫。

【临床表现】膝前部疼痛,初期在大量运动后或加大运动强度时疼痛加重,其后出现持续性膝关节疼痛,以髌腱处明显,局部轻度肿胀,伸膝无力。上下楼变得比较困难,甚则夜间难以入睡。如完全断裂者,局部明显肿痛,不能伸膝。病久可伴有股四头肌无力,进而萎缩。

检查:髌腱(膝盖前部正下方)压痛,伸膝抗阻力试验阳性(伸膝时在小腿给予阻力,对抗伸膝活动,如出现伸膝困难并有剧烈疼痛者为阳性)。髌腱完全断裂者,可在断裂处触及空隙。X线检查:髌骨上移,如髌骨尖撕裂显示骨碎片。陈旧性损伤者,血肿机化,甚至骨化。

【鉴别诊断】

1. 髌股疼痛综合征　又称"跑步者膝"。疼痛发生在膝关节内、髌骨周围或髌骨下面,在膝关节大负荷屈膝或伸膝活动时或之后出现。髌骨内侧缘有压痛,爬山或上下楼梯时诱发或加重疼痛。

2. 髌骨软化　起病缓慢,初起膝部隐痛、乏力,其后髌骨周围按痛,劳则加重,上下台阶困难,甚则步行困难。髌骨按压有特殊的钝痛和摩擦感。X线检查:早期没有明显改变,后期关节处狭窄,髌骨关节面粗糙不平,髌骨边缘骨质增生,髌股关节间隙变窄等。

3. 髌骨骨折　有明显外伤史,髌骨肿痛明显,活动不利,X线检查可协助诊断。

【治疗】

1. 筋针疗法

取穴:在股四头肌循筋寻找筋结点,一般位于伏兔穴区附近,按压处有轻微压痛或酸胀感,并令患者屈伸患膝而疼痛减轻者即是筋穴。(图4-99)

操作:以0.30mm×30mm筋针,在上述局部筋穴常规消毒后进针,沿皮下向膝方向纵刺25~30mm,再嘱患者活动膝部,以膝痛减轻或消失为准,如未减轻则调整针刺方向,直至痛减为止。如仍无效,可在内膝眼或外膝眼向髌腱压痛点皮下横刺,并活动膝部检测疼痛减轻程度。隔日1次,7次为1个疗程。

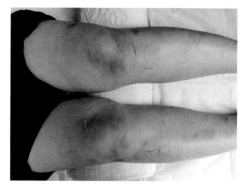

图4-99　髌腱炎的筋穴

2. 辅助疗法

(1)电针疗法:连接患侧膝上下二穴,选用疏密波,强度以患者能忍受为度,通电10~15分钟,可增强止痛疗效。隔日1次,5次为1个疗程。

(2)胶布疗法:用5~7条,宽0.3cm、长12~15cm的医用胶布,以髌腱为中点纵行贴附,再取15~20条,宽0.3cm、长5cm的医用胶布,横向均匀贴附其上,形成米字格。一般留1~2天,注意局部避免着水或水浸,如皮肤过敏出现瘙痒则即刻去除。

(3)皮内针疗法:可用图钉型皮内针在相应压痛点或筋结点埋针,用胶布固定,并嘱患者活动膝部无明显不适即可。一般留针1~2天,注意局部避免着水或水浸,以免感染。如要洗澡时,可在半小时前取下。

【按语】

1. 治疗前当分清部分肌腱撕裂与完全断裂。本疗法仅适用于部分撕裂者,或完全断裂术后康复者。

2. 治疗期间要注意休息,避免跑步、跳跃等活动。如出现疼痛,不要忍着继续活动,以免加重损伤。

3. 损伤当时可以冰敷,次日后局部热敷,配合按摩有助于促进肌腱愈合,有利于康复。

【病案举例】李某,男,40 岁。2014 年 8 月 13 日初诊。

主诉:右膝疼痛 3 天。

病史:2014 年 8 月 11 日无明显原因出现右膝疼痛,行走时一般无明显影响,但下台阶时右膝前酸痛。

查:右髌骨无压痛,浮髌、侧屈、抽屉试验均阴性,右膝髌韧带压痛。

诊断:右膝髌腱炎,筋肉型。

治疗:在鹤顶上方与足三里穴区触及筋结点,髌韧带压痛,用 0.30mm×30mm 筋针,在鹤顶上方筋穴与足三里穴区筋穴向髌骨皮下纵刺 25mm,并于内外膝眼穴区向髌韧带压痛点皮下横刺 25mm 左右,留针期间直立下蹲检测针效、调整针向。留针 20 分钟。

该患者为门诊部主管,其后询问病情,针后膝痛明显减轻,3 天后疼痛消失。

髌前、下滑膜囊炎

【概说】髌前、下滑膜囊炎是因外来损伤或慢性劳损,导致滑囊受损,以滑液增多、滑囊增大为主要表现的疾病。一般外伤所致者大多为急性,慢性劳损所致者多为慢性。多见于需长期跪地劳作者,又称"女佣膝"。

【有关经筋理论】

足太阳之筋,起于足小指,上结于踝,邪上结于膝,其下循足外踝,结于踵,上循跟,结于腘;其别者,结于踹外,上腘中内廉,与腘中并上结于臀……其病……腘挛。

足少阳之筋,起于小指次指,上结外踝,上循胫外廉,结于膝外廉;其支者,别起外辅骨,上走髀,前者结于伏兔之上,后者结于尻……其病:小指次指支转筋,引膝外转筋,膝不可屈伸,腘筋急,前引髀,后引尻。

足阳明之筋,起于中三指,结于跗上,邪外上加于辅骨,上结于膝外廉,直上结于髀枢,上循胁,属脊;其直者,上循骭,结于膝;其支者,结于外辅骨,合少阳;其直者,上循伏兔,上结于髀……其病:足中指支,胫转筋,脚跳坚,伏兔转筋,髀前肿。

膝前部主要为足阳筋分布区。其中,足太阳之筋,结于膝。足少阳之筋,上循胫外廉,结于膝外廉;其支者,别起外辅骨,上走髀,前者结于伏兔之上,后者结于尻。足阳明之筋,邪外上加于辅骨,上结于膝外廉……其直者,上循骭,结于膝;其支者,结于外辅骨,合少阳;其直者,上循伏兔,上结于髀等。

与本病有关的主要为足阳筋。足太阳筋病则腘挛;足少阳筋病则引膝外转筋,膝不可屈伸,腘筋急,前引髀,后引尻;足阳明筋病则胫转筋,脚跳坚,伏兔转筋。

【病因病机】皮下腠理、筋肉之间,有赖于津随气布而温养,如外伤、慢性劳损,使筋膜受伤,气津两伤,气滞则痛,津停则肿。或感受风寒湿邪,卫气与邪气相搏,结聚筋肉,卫气不能输布津液,加之津受寒湿所困而停聚局部,则津不能滋养筋肉而筋病。因津液同源,互根相用,久之津伤及液,液亏不得润滑节窍而骨病。

【临床表现】膝关节疼痛,髌前滑膜囊炎主要为髌前痛,髌下滑膜囊炎主要为髌下痛,并有局部肿胀,压痛较轻,一般膝关节活动受限不明显,阴雨天酸痛加重。

检查:局部轻度发热,表面可触及柔软而活动的肿块,滑膜囊穿刺检查可见粉红色或淡黄色液体,细菌培养阴性。X线检查,髌骨一般无明显病变,后期髌骨粗糙(可触及摩擦感)。膝关节肿胀不随直腿抬高而减轻。

【鉴别诊断】

1. **膝关节感染** 膝关节局部肿胀疼痛,或红肿,行走不便,肿胀随直腿抬高而减轻,浮髌试验阳性。膝关节穿刺细菌培养提示结核性或其他细菌感染病变,X线检查也有助于诊断。

2. **髌腱炎** 髌下髌腱压痛,压痛明显,肿胀不明显,浮髌试验阴性。多见于跳跃运动员。

【治疗】

1. 筋针疗法

取穴:髌前滑膜囊炎,沿股四头肌循筋寻找筋结点,一般位于伏兔、血海、梁丘等穴区附近,按压处有轻微压痛或酸胀感,并令患者屈伸患膝而疼痛减轻者即是筋穴。髌下滑膜囊炎,沿胫骨前肌寻找筋结点,一般位于足三里穴区附近,按压处有轻微压痛或酸胀感,并令患者屈伸患膝而疼痛减轻者即是筋穴。

操作:以 0.30mm×30mm 筋针,在上述局部筋穴常规消毒后进针,沿皮下向膝方向纵刺 20~25mm,再嘱患者活动膝部,以膝痛减轻或消失为准,如未减轻则调整针刺方向,直至痛减为止。如仍无效,髌前滑膜囊炎可在鹤顶处向内或向外横刺,髌下滑膜囊炎可在内膝眼或外膝眼向髌腱压痛点皮下横刺,并活动膝部检测疼痛减轻程度。

2. 辅助疗法

(1)电针疗法:连接膝部二穴,选用疏密波,强度以患者能忍受为度,通电 10~15 分钟,可增强止痛疗效。

(2)皮内针疗法:可用图钉型皮内针在相应压痛点或筋结点埋针,用胶布固定,并嘱患者活动膝部无明显不适即可。一般留针 1~2 天,注意局部避免着水或水浸,以免感染。如要洗澡时,可在半小时前取下。

(3)脉针疗法:取鹤顶、膝眼,用 30 号 2.5 寸毫针。髌前滑膜囊炎,微屈膝,于三穴沿皮下向髌骨中央透刺 1~1.5 寸;髌下滑膜囊炎,微屈膝,于三穴向髌骨后方中央透刺 1~1.5 寸。留针 20 分钟,留针期间可温针灸 3~5 壮。隔日 1 次,7 次为 1 个疗程。

【按语】

1. 如膝关节有感染性或结核性病变,应治疗原发病。本疗法仅对部分轻度感染性疾病有效。

2. 如滑膜囊肿胀严重,应配合局部穿刺抽液减压,并局部包扎固定,可增强疗效。

3. 治疗期间要注意休息,局部保暖,有利于康复。

【病案举例】黄某,女,32 岁。2008 年 5 月 3 日初诊。

主诉:左膝肿痛 1 年余,加重 2 个月。

病史:2007 年 4 月行山时淋雨,次日出现左膝肿痛,由于工作紧张而未能及时就医。5 月左膝肿痛加重,行走困难,接受西医诊治,诊断为风湿性关节炎,经消炎止痛药治疗,肿痛减轻,其后阴雨天左膝酸痛,活动无明显影响。2008 年 3 月受凉后左膝疼痛发作,局部肿痛,因服药胃部不适,望改针灸治疗。刻下:左膝肿痛,行走不便,持杖进入诊室。

查:左膝发热,触及柔软的肿块,局部压痛,髌骨触及摩擦感。膝关节肿胀不随直腿抬高而减轻。舌红,苔黄腻,脉弦滑。

诊断:髌下滑膜囊炎,筋肉型。

治疗:在阴市、血海、足三里穴区触及筋结压痛点,常规消毒后,用 0.30mm×30mm 筋针,沿皮下向膝部纵刺 25~30mm,根据膝屈伸活动的疼痛程度调整针向,留针 20 分钟。

5 月 8 日二诊:针后膝痛未减,肿胀依旧,上方加膝眼穴行脉针疗法,留针 20 分钟。

5 月 12 日三诊:症情未见改善,膝肿加重。膝关节腔有积水,建议西医抽水减压。

5 月 19 日四诊:经西医抽水减压治疗后,肿痛减轻。上方守治,配合电针治疗。

5 月 24 日五诊:膝痛明显减轻,肿胀基本消退。守法治疗。

前后经 10 次治疗,左膝肿痛消失。嘱局部注意保暖,避免复发。

髌骨软化症

【概说】髌骨软化症是指髌骨遭受各种慢性或急性损伤,导致髌骨软骨面与股骨相对的髌面关节软骨发生退行性变,出现局限性软骨纤维化、软骨裂隙,而引起膝关节慢性疼痛的一种常见膝关节疾病,又称髌骨软骨病。本病多见于运动员及膝关节活动较多者,如田径、登山运动员,舞蹈演员等。

【有关经筋理论】

足太阳之筋,起于足小指,上结于踝,邪上结于膝。

足少阳之筋……其支者,别起外辅骨,上走髀,前者结于伏兔之上,后者结于尻……其病……引膝外转筋,膝不可屈伸,腘筋急,前引髀,后引尻。

足阳明之筋,起于中三指……其直者,上循骭,结于膝;其支者,结于外辅骨,合少阳;其直者,上循伏兔,上结于髀……其病……伏兔转筋,髀前肿。

膝前部主要为足阳筋分布区。其中,足太阳之筋,结于膝。足少阳之筋,上循胫外廉,结于膝外廉;其支者,别起外辅骨,上走髀,前者结于伏兔之上,后者结于尻。足阳明之筋,其直者,上循骭,结于膝;其支者,结于外辅骨,合少阳;其直者,上循伏兔,上结于髀等。

与本病有关的主要为足阳筋。足太阳筋病则膝痛;足少阳筋病则引膝外转筋,膝不可屈伸,腘筋急,前引髀,后引尻;足阳明筋病则胫转筋,脚跳坚,伏兔转筋。

【病因病机】软骨属广义经筋范畴。软骨附着于骨,有赖津气温养,如外伤、慢性劳损,使筋骨受伤,或感受风寒湿邪,卫气与邪气相搏,结聚筋肉,卫气不能输布津液,加之津液受寒湿所困而停聚局部,津伤及液,液亏不得滋养软骨而筋骨同病。

【临床表现】病初膝部不适、乏力,继则出现膝部疼痛,以髌骨后方疼痛为主,活动时或活动后诱发或加重疼痛,尤其上下楼梯时更甚。阴雨天酸痛加重。

检查:髌骨压痛,按压或上下左右推压髌骨时有钝痛和摩擦感。髌骨压磨试验阳性(检查者一手将髌骨推向一侧,另一手直接按压髌骨,如髌骨后出现疼痛则为阳性);单腿下蹲试验阳性(令患者单腿直立,逐渐屈膝下蹲,如出现膝软、膝痛即为阳性;髌骨下方有摩擦音者也为阳性)。X 线检查:早期没有明显改变,后期髌骨关节面粗糙不平,髌骨边缘骨质增生,髌股关节间隙变窄等。

【鉴别诊断】

1. **髌下脂肪垫肥厚** 膝关节疼痛,完全伸直时疼痛加重,髌下肿胀明显伴有压痛,髌腱松弛压痛试验阳性。

2. **膝半月板损伤** 膝关节痛,上下楼梯时有"交锁"现象,回旋挤压试验阳性,研磨试验阳性。

【治疗】

1. 筋针疗法

取穴:沿股四头肌循筋寻找筋结点,一般位于鹤顶、血海、梁丘等穴区附近,按压处有轻微压痛或酸胀感,并令患者屈伸患膝而疼痛减轻者即是筋穴。或沿胫骨前肌循筋寻找筋结点,一般位于足三里、阳陵泉穴区附近,按压处有轻微压痛或酸胀感,并令患者屈伸患膝而疼痛减轻者即是筋穴。

操作:以 0.30mm×30mm 筋针,在上述局部筋穴常规消毒后进针,沿皮下向膝方向平刺25~30mm,鹤顶处可向内或向外横刺 20~25mm,再嘱患者活动膝部,以膝痛减轻或消失为准,如未减轻则调整针刺方向,直至痛减为止。如仍无取效,属筋骨同病者,在髌底鹤顶及髌底内外缘上方 2 穴,以三针向髌骨后方透刺25~30mm,即输刺、短刺法,留针20分钟。隔日 1 次,10 次为 1 个疗程。

2. 辅助疗法

(1)电针疗法:连接膝部髌前二穴,选用疏密波,强度以患者能忍受为度,通电 10~15 分钟,可增强止痛疗效。隔日 1 次,10 次为 1 个疗程。

(2)皮内针疗法:可用图钉型皮内针在相应压痛点或筋结点埋针,用胶布固定,并嘱患者活动膝部无明显不适即可。一般留针 1~2 天,注意局部避免着水或水浸,以免感染。如要洗澡时,可在半小时前取下。

(3)脉针疗法:取鹤顶、膝眼,用 30 号 2 寸毫针,屈膝位,于三穴向髌骨后方透刺 1.5 寸左右,留针 20 分钟,留针期间可温针灸 3~5 壮。隔日 1 次,7 次为 1 个疗程。

【按语】

1. 临证时要分清筋病与筋骨同病,筋病行筋针治疗,筋骨同病结合输刺、短刺法,方可提高疗效。

2. 对病情严重,经多次治疗无效者,建议手术治疗。

3. 治疗期间要注意休息,局部保暖,加强锻炼,保持合适体重,有利于康复。如果有膝关节疼痛时,应该坚持佩戴护膝或护髌器。

4. 避免突然改变锻炼的强度;增强力量和耐力的活动要循序渐进,逐渐加量。

附:股四头肌锻炼

一是做股四头肌静力收缩锻炼,取坐位或卧位,大腿伸直,大腿前面肌肉用力收缩,以感到髌骨移动为度,然后放松,这样坚持每天分多次共做 500 次。二是做股四头肌等张收缩锻炼,进行锻炼时坐在床边,膝关节与床边齐,然后将腿伸直,坚持 3~5 秒后放下,这样重复锻炼,每天分次共做 500 次。三是进行股四头肌等长收缩锻炼,进行锻炼时将大腿前面的肌肉用力收缩,直到发困发酸时放松,这样每天分次进行锻炼,共做 200~300 次。四是平卧于床上将双侧大腿于膝关节伸直位时抬高到 90°,这样每天分次进行锻炼,共做 200~300 次。不赞成爬山、爬楼梯等使膝关节于屈曲位用力的剧烈锻炼运动。

【病案举例】王某,女,53 岁。2012 年 10 月 26 日初诊。

主诉:右膝酸痛 4 个月余,加重 1 周。

病史:2012 年 6 月下台阶时不慎扭伤右膝,导致局部疼痛,自涂药膏等治疗,症情未见好转,时重时轻,阴雨天加重。由于行走无明显影响,4 个月来未就医。但近 1 周膝痛加重,影响行走而前来就医。刻下:右膝酸痛,行走不便,下台阶痛甚,转身扭动膝部则诱发膝痛。阴雨天诱发或加重。

查:右膝外侧压痛,髌骨压痛伴有摩擦感。髌骨压磨试验阳性,单腿下蹲试验阳性,但侧屈试验、抽屉试验、浮髌试验均阴性。舌暗,苔薄白,脉弦细。

诊断:髌骨软化症,筋骨型。

治疗:在膝阳关、阴阳陵泉、血海、鹤顶穴区触及筋结点,常规消毒后,用 0.30mm × 30mm 筋针,于膝阳关、阴阳陵泉、血海穴区筋穴向膝关节皮下纵刺 25mm,于鹤顶穴区筋穴向内或向外皮下横刺 20mm,并嘱活动膝关节,根据膝痛减轻程度微调针向,直至痛减为止(VAS 5~3)。(图 4-100)

10 月 29 日二诊:针后 2 天,行走基本无影响,下台阶时落地无膝痛,但屈膝时仍有痛感。守法治疗,膝痛基本消失(VAS 3~1)。嘱注意休息,避免负重行走、尤其上下台阶。

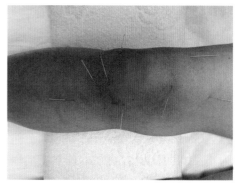

图 4-100　筋针治疗髌骨软化症

髌下脂肪垫肥厚

【概说】髌下脂肪垫肥厚又称脂肪垫炎、脂肪垫劳损,多见于 30 岁以上、经常爬山登高长途跋涉及反复起蹲者,女性多于男性。

【有关经筋理论】

足太阳之筋……上循跟,结于腘;其别者,结于踹外,上腘中内廉,与腘中并上结于臀……其病……腘挛。

足少阳之筋,起于小指次指,上结外踝,上循胫外廉,结于膝外廉;其支者,别起外辅骨,上走髀,前者结于伏兔之上,后者结于尻……其病……引膝外转筋,膝不可屈伸,腘筋急,前引髀,后引尻。

足阳明之筋……邪外上加于辅骨,上结于膝外廉……其直者,上循骭,结于膝;其支者,结于外辅骨,合少阳;其直者,上循伏兔,上结于髀……其病……胫转筋,脚跳坚,伏兔转筋,髀前肿。

与本病有关的经筋主要为足阳筋,一旦足阳筋病则膝痛、活动障碍。如足太阳筋病则膝腘痛;足少阳筋病则引膝外转筋,膝不可屈伸;足阳明筋病则伏兔转筋等。

【病因病机】皮下脂肪属广义经筋范畴。经筋有赖于卫津温养而主束骨利机关。如外伤、慢性劳损,使筋膜受伤,卫津两伤,气滞则痛,津聚则肿。或感受风寒湿邪,卫气与邪气搏结筋肉,卫气不能输布津液,加之津受寒湿所困而停聚局部,则津不养筋而筋病。津液同源,久之津病及液,液亏不得润滑骨窍而骨病。

【临床表现】膝部酸痛无力,膝关节伸直时加重,膝下有明显肿胀、压痛,有时膝痛可向腘部放射,一般不影响膝部活动。如有剧痛并影响活动则为脂肪垫嵌顿关节间隙所致。劳累后加重,休息后减轻。

检查:髌韧带及两侧肿胀、压痛。过伸试验阳性(患者仰卧,膝关节伸直,检查者一手托持足跟,一手按压膝部,使膝关节过伸,如髌骨下疼痛为阳性),髌腱松弛压痛试验阳性(患者平卧,伸直膝关节,检查者一手拇指置于内膝眼或外膝眼处,另一手手掌按压前拇指指背上,令患者放松肌肉,松弛髌腱,逐渐用力加压,出现疼痛后,再令患者收缩肌肉,使股四头肌紧张,重复上述动作按压,如压力相同而疼痛减轻者为阳性)。膝关节侧位片提示,脂肪支架纹理增粗,向髌骨下放射状排列。

【鉴别诊断】

髌骨软化症 膝关节疼痛,髌骨按压痛甚,并可触及摩擦感,单腿下蹲试验阳性(见髌骨软化症)。

【治疗】

1. 筋针疗法

取穴:沿膝下足阳明、足太阳之筋寻找筋结点,一般位于足三里、上巨虚、伏兔、承山、承筋等穴区附近,按压处有轻微压痛或酸胀感,并令患者屈伸患膝而疼痛减轻者即是筋穴。

操作:以 0.30mm×30mm 筋针,在上述局部筋穴常规消毒后进针,沿皮下向膝方向纵刺 25~30mm,再嘱患者活动膝部,以膝痛减轻或消失为准,如未减轻则调整针刺方向,直至痛减为止。如肿胀明显,可在内外膝眼向髌韧带方向横刺 20~25mm,留针 15~20 分钟。隔日 1 次,7 次为 1 个疗程。

2. 辅助疗法

(1)电针疗法:连接膝部两个筋穴,选用疏密波,强度以患者能忍受为度,通电 10~15 分钟,可增强止痛疗效。隔日 1 次,7 次为 1 个疗程。

(2)皮内针疗法:可用图钉型皮内针在相应压痛点或筋结点埋针,用胶布固定,并嘱患者活动膝部无明显不适即可。一般留针 1~2 天,注意局部避免着水或水浸,以免感染。如要洗澡时,可在半小时前取下。

(3)三棱针疗法:如局部瘀肿明显者,可用三棱针点刺放血,以缓解局部肿胀,有利于康复。

【按语】

1. 临证时要分清瘀肿、津肿、筋结、流痰,分而治之。

2. 如有嵌顿剧痛者,在适当牵引下活动膝部,可解除嵌顿。

3. 治疗期间要注意休息,局部保暖,有利于康复。

【病案举例】罗某,女,34 岁。2014 年 9 月 10 日初诊。

主诉:右膝疼痛 10 天。

病史:平素需经常走动及上下楼梯,2014 年 8 月 30 日行山后,右膝出现疼痛,膝前疼痛明显,下楼梯时疼痛加重,右膝乏力,自述 X 线片示右膝无殊,另诉左臀疼痛,久行后疼痛加剧。2014 年 8 月曾从床上掉下,轻微外伤,未伤及筋骨。刻下:自幼形体肥胖,右膝前疼痛,下楼梯时痛甚,右膝乏力。

查:侧屈、浮髌、抽屉试验均阴性。过伸试验阳性,髌腱松弛压痛试验阳性。舌淡红,苔薄白,脉细数。

诊断:右膝髌下脂肪垫肥厚,筋肉型。

治疗:在伏兔、鹤顶穴区触及筋结点,髌韧带两侧压痛,患者害怕针刺,故采用卧位,用 0.30mm×30mm 筋针,在伏兔穴区筋穴向髌骨皮下纵刺 20mm,在鹤顶穴区筋穴于皮下横刺 20mm 左右,留针期间屈膝检测针效,调整针向。留针 20 分钟。针后膝痛明显减轻,要求下次兼治左臀疼痛。

9 月 12 日二诊:右膝疼痛减轻,但下楼梯时仍有疼痛。加膝眼穴向髌韧带皮下横刺 15mm 寸,承山穴区筋穴向腘部纵刺 20mm,并根据上下台阶检测疼痛减轻程度,调整针向。留针 20 分钟。

9 月 15 日三诊:右膝疼痛基本控制,上下楼梯基本无影响。嘱平时久行或行山时佩戴

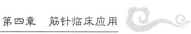

护膝等,减少上下楼梯运动,有利于康复。

腓肠肌群损伤

【概说】腓肠肌群损伤是指腓肠肌、比目鱼肌及其肌腱部分受到过分牵拉,甚至发生肌纤维撕裂而引起的病症。由于该病常见于网球运动员中,所以也称"网球腿"。

【有关经筋理论】

足太阳之筋,起于足小指,上结于踝,邪上结于膝,其下循足外踝,结于踵,上循跟,结于腘;其别者,结于踹外,上腘中内廉,与腘中并上结于臀……其病:小指支,跟肿痛,腘挛。

足少阳之筋,起于小指次指,上结外踝,上循胫外廉,结于膝外廉……其病:小指次指支转筋,引膝外转筋,膝不可屈伸,腘筋急。

分布于腓肠肌群的经筋主要为足太阳与足少阳经筋。一旦经筋病变,则足太阳筋病见小指支,跟肿痛,腘挛;足少阳筋病见膝外转筋,膝不可屈伸,腘筋急。

【病因病机】人体的站立、行走、跳跃等活动有赖于筋骨肉的协同作用,其中筋发挥主要作用,故曰"筋为刚,肉为墙,骨为干"。小腿后侧腓肠肌群为足太阳之筋的起始之部,是阳气最盛之处。如用力不当,最易受到损伤。可分为急性、慢性。急性多见络伤瘀肿,慢性常见筋伤津肿。

如暴力外伤,络脉损伤,则血溢脉外为瘀;慢性劳损,筋肉受伤,津液停聚为沫为痰;或感受风寒湿邪,卫气与邪气相搏,结聚筋肉,卫气不能输布津液,气津互结。故临床可见瘀肿、津肿、筋结等。

【临床表现】急性损伤,有明显外伤史,运动时感觉小腿后方有突然的爆裂声,小腿后侧疼痛,通常位于肌腱和肌腹结合处,局部肿胀,明显压痛,局部有青紫瘀肿,小腿不能屈曲,蹠脚行走困难。慢性损伤,小腿后侧肿胀不明显,有压痛,主动或被动运动时小腿后面肌肉牵拉痛。

检查:腓肠肌局部肿胀压痛。腓肠肌群损伤通常发生在肌腱和肌腹连接处,大致位于小腿后方,膝关节到足跟中点处。如果是比目鱼肌损伤,疼痛位置通常会比较低。抗阻跖屈或抗阻收缩肌肉引起疼痛。如腓肠肌群断裂,常发生于腓肠肌内侧头的比目鱼肌腱膜止点处。B超或MRI检查,可以明确损伤位置。

【鉴别诊断】

跟腱损伤 大多有急性外伤史,肿痛局限于跟腱周围,小腿三头肌抗阻力试验阳性(令患者距小腿关节跖屈后加阻力于足掌,再令患者背伸,如跟腱疼痛为阳性)。

【治疗】

1. 筋针疗法

取穴:沿足太阳之筋由下而上循筋寻找筋结点,一般位于委中、承山等穴区附近,按压处有轻微压痛或酸胀感,并令患者足背伸屈活动而疼痛减轻者即是筋穴。

操作:以0.30mm×30mm筋针,在上述局部筋穴常规消毒后进针,沿皮下向腘方向透刺25~30mm,再嘱患者活动膝部或足背伸屈,以疼痛减轻或消失为准,如未减轻则调整针刺方向,直至痛减为止。留针15~20分钟,每日1次,7次为1个疗程。

2. 辅助疗法

(1)电针疗法:连接小腿部二穴,选用疏密波,强度以患者能忍受为度,通电10~15分钟,可增强止痛疗效。每日1次,7次为1个疗程。

（2）皮内针疗法：可用图钉型皮内针在相应压痛点或筋结点埋针,用胶布固定,并嘱患者足背伸屈活动无明显不适即可。一般留针 1~2 天,注意局部避免着水或水浸,以免感染。如要洗澡时,可在半小时前取下。

（3）胶布疗法：用 5~7 条,宽 0.5cm、长 12~15cm 的医用胶布,以腓肠肌肌腹为中点纵行贴附,再取 15~20 条,宽 0.5cm、长 5cm 的医用胶布,横向均匀贴附其上,形成米字格。一般留 1~2 天,注意局部避免着水或水浸,如皮肤过敏出现瘙痒则即刻去除。

（4）三棱针疗法：如局部瘀肿明显、急性损伤者,可用三棱针点刺放血,必要时可加拔火罐,缓解局部肿胀,有利于康复。

【按语】

1. 临证时要分清急性瘀肿与慢性津肿,分而治之。

2. 治疗期间要注意休息,必要时扶杖行走,避免加重损伤。

【病案举例】

案例 1：夏某,女,92 岁。2021 年 9 月 13 日初诊。

主诉：右小腿肚疼痛 1 周。

病史：9 月 6 日可能在外多走了些路,出现右小腿后侧疼痛,自涂药油、贴膏药等未能缓解,女儿陪同来诊。刻下：右小腿肚疼痛,持杖步入诊室,行走不便。

查：右腘窝处有静脉曲张,腘窝至腓肠肌压痛,舌红少苔,脉细数。

诊断：腓肠肌损伤;伤筋。

治疗：循足太阳筋在小腿触及筋结痛点,于委中、承山穴区,用筋针横刺或纵刺,膝关节屈伸活动,疼痛减轻六成。留针 30 分钟。下床行走时感觉疼痛明显减轻。

9 月 15 日复诊：右小腿疼痛减轻,能短程行走。但保姆陪同来诊时,因急赶几步乘出租车,导致小腿肚疼痛加重。上法在小腿处增加一痛点为筋穴,行筋针治疗。当即屈伸活动,疼痛减轻。留针 30 分钟。配合 TDP 照射治疗。（图 4-101）

9 月 17 日三诊：右小腿疼痛好转九成。今自行步入诊室。守法治疗。

案例 2：梁某,男,20 岁。2014 年 7 月 16 日初诊。

主诉：右小腿外侧疼痛年余。

病史：平时喜欢飞碟运动。2012 年 4 月活动

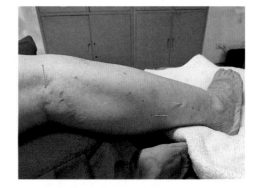

图 4-101　筋针治疗腓肠肌损伤

时损伤左跟腱,经西医诊治,行左跟腱断裂手术治疗。2013 年 3 月活动时扭伤导致右小腿外侧疼痛,接受西医诊治。MRI 检查未见明显骨质病变,接受物理治疗等。最近回港探亲休假,家人介绍前来就诊。

刻下：右小腿外侧及跟腱、外踝疼痛,行走基本无影响,但足尖着地站立时诱发右小腿后外侧及外踝疼痛,不能足尖点地站立。左膝疼痛,左小腿后侧僵硬牵扯不适。舌淡红,苔薄黄,脉弦细。

查：左跟腱处有纵行 4cm 长瘢痕,左小腿后侧肌肉僵硬不适,左膝弹响,双膝侧屈试验、抽屉试验、浮髌试验均阴性,膝眼压痛。右跟腱上方小腿后外侧及外踝前压痛,局部无明显肿胀,双足尖点地站立困难。

诊断：右比目鱼肌损伤、左跟腱断裂术后，筋肉型。

治疗：在右侧丘墟、辅阳、飞扬、阳交穴区触及筋结压痛点，于左侧辅阳、飞扬、承山穴区触及筋结点，常规消毒后，用 0.30mm×30mm 筋针，沿皮下纵刺或横刺，双足尖点地站立检测针效，根据针效调整针向。留针 20 分钟。

7 月 18 日二诊：右跟腱上方小腿外侧及外踝疼痛减轻，左小腿后侧牵扯感减轻。守法治疗。

7 月 28 日三诊：右跟腱及外踝、小腿后侧疼痛减轻，左小腿后侧牵扯感减轻。双足能足尖点地站立，但单腿足尖点地站立困难。守法治疗。（图 4-102）

8 月 1 日四诊：右跟腱上方小腿后侧及外踝疼痛明显减轻，左小腿后外侧牵扯感减轻，能双足点地站立，左腿能单独足尖点地站立，右足也能足尖单独点地站立，但时间仅数秒。由于假期已到，今晚返回加拿大。嘱运动时要做好热身准备，最好减少运动量，有利于康复。

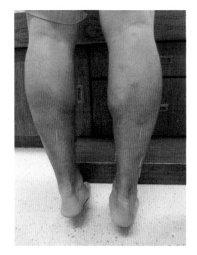

图 4-102　筋针治疗右比目鱼肌损伤、左跟腱断裂术后

踝关节损伤

【概说】在外力作用下，踝关节骤然向一侧过度活动时，引起踝关节周围软组织如内外侧副韧带、肌腱等发生撕裂伤，称踝关节损伤。轻者仅有部分韧带纤维撕裂，重者可使韧带完全断裂或韧带及关节囊附着处的骨质撕脱等，好发于青壮年。

【有关经筋理论】

足太阳之筋，起于足小指，上结于踝，邪上结于膝，其下循足外踝，结于踵，上循跟，结于腘……其病：小指支，跟肿痛，腘挛。

足少阳之筋，起于小指次指，上结外踝，上循胫外廉，结于膝外廉……其病：小指次指支转筋，引膝外转筋，膝不可屈伸，腘筋急，前引髀，后引尻。

足阳明之筋，起于中三指，结于跗上，邪外上加于辅骨，上结于膝外廉……其病：足中指支，胫转筋，脚跳坚，伏兔转筋。

足太阴之筋，起于大指之端内侧，上结于内踝；其直者，络于膝内辅骨，上循阴股，结于髀……其病：足大指支，内踝痛，转筋痛，膝内辅骨痛，阴股引髀而痛。

足少阴之筋，起于小指之下，并足太阴之筋，邪走内踝之下，结于踵，与太阳之筋合，而上结于内辅之下……其病：足下转筋，及所过而结者皆痛及转筋。

足厥阴之筋，起于大指之上，上结于内踝之前，上循胫，上结内辅之下……其病：足大指支，内踝之前痛，内辅痛，阴股痛转筋。

与踝关节有关的经筋主要为足筋，其中足三阳筋结于外踝，足三阴筋结于内踝。具体为足太阳之筋，上结于踝；足少阳之筋，上结外踝；足阳明之筋，结于跗上；足太阴之筋，上结于内踝；足少阴之筋，邪走内踝之下；足厥阴之筋，上结于内踝之前。

一旦足筋受损则痛，足三阳筋病则足外踝肿痛，足三阴筋病则足内踝肿痛。如足太阴筋病则内踝痛，转筋痛；足厥阴筋病则内踝之前痛等。

【病因病机】阴阳跷脉分别起于内外踝，分内外向上循行，其周围更有足三阴三阳经筋伴随，共同协调，实现站立、行走、跳跃等活动。如不慎踩空、扭伤等外因均易损伤踝关节周围筋脉;或感受风寒湿邪,卫气与邪气相搏,卫气不能输布津液,筋肉失充,更易导致扭伤,故临床常见踝关节习惯性扭伤。急性多见络伤瘀肿或筋病卡脉血肿,慢性常见筋伤津肿,病久可筋病及骨,筋骨同病。

【临床表现】 急性损伤,轻者外踝或内踝轻度肿痛,行走不便;重者外踝或内踝肿胀明显,局部皮下青紫,难以行走,患足不能着地,呈跛行,活动时疼痛加重。一般以外侧副韧带损伤多见。

慢性损伤,有多次踝关节扭伤病史,稍不慎即扭伤。平时内踝或外踝酸胀疼痛,乏力。一旦扭伤则急性发作。反复踝关节筋伤,久而筋病及骨而出现踝关节退变性骨关节炎或继发踝关节软骨损伤,产生慢性疼痛。

检查:内踝或外踝局部肿胀、压痛,足内翻或外翻时诱发或加重疼痛。MRI能够更清晰地显露踝关节韧带损伤的部位。抽屉试验阳性可提示外侧距腓前韧带损伤,内翻应力试验阳性提示合并外侧跟腓韧带损伤,外翻应力试验阳性提示内侧三角韧带损伤。上述试验评价时均需与对侧未受累踝关节进行对比,且在扭伤急性期尤其是踝关节肿痛明显时,这些查体往往难以完成。

【鉴别诊断】

踝骨骨折 有明显外伤史,局部肿胀剧痛,压痛明显,可有足跟叩击痛,并见骨畸形、骨擦音等。X线检查可见撕脱骨片等。

【治疗】

1. 筋针疗法

取穴:沿内踝或外踝由下而上循阴筋或阳筋寻找筋结点,一般位于悬钟、丘墟或三阴交、商丘穴区附近,按压处有轻微压痛或酸胀感,并令患者轻轻活动踝关节而疼痛减轻者即是筋穴。(图4-103)

操作:以0.30mm×30mm筋针,在上述局部筋穴常规消毒后进针,沿皮下向踝关节方向平刺20~30mm,在踝关节处筋穴沿皮下斜向前下方横刺15~20mm,再嘱患者活动踝关节,以疼痛减轻或消失为准,如未减轻则调整针刺方向,直至痛减为止,留针15~20分钟。每日1次,直至治愈。

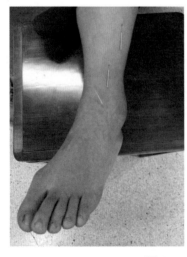
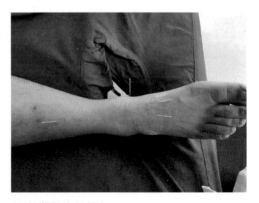

图4-103 踝关节损伤的筋穴

2. 辅助疗法

（1）皮内针疗法：可用图钉型皮内针在相应压痛点或筋结点埋针，用胶布固定，并嘱患者活动踝部无明显不适即可。一般留针 1~2 天，注意局部避免着水或水浸，以免感染。如要洗澡时，可在半小时前取下。

（2）胶布疗法：用 3~5 条，宽 0.3cm、长 10~12cm 的医用胶布，以内踝或外踝为中点做 L 型贴附，再取 10~12 条，宽 0.3cm、长 3cm 的医用胶布，横向均匀贴附其上，形成米字格。一般留 1~2 天，注意局部避免着水或水浸，如皮肤过敏出现瘙痒则即刻去除。或用弹力绑带包扎固定。

（3）电针疗法：连接腿部二穴，选用疏密波，强度以患者能忍受为度，通电 10~15 分钟，可增强止痛疗效。每日 1 次，直至治愈。

（4）脉针疗法：对于急性扭伤或慢性损伤急性发作，局部肿痛严重者，可在健侧踝关节对应部位按压，找到压痛点后，以 30 号 1.5 寸毫针直刺，得气后继续行针，并嘱患者活动患侧踝关节，如肿痛减轻者为筋病卡脉之血肿，不减者为络伤血溢之瘀肿，瘀肿明显 1 天后可采用三棱针疗法治疗。

（5）三棱针疗法：如局部瘀肿明显、急性损伤者，可用三棱针点刺放血，或加拔罐，留罐 5 分钟左右，吸拔瘀血，缓解局部肿痛。

【按语】

1. 临证时首先要分清筋伤、骨伤，排除骨折。

2. 急性扭伤时，先冰敷、加压包扎、抬高患肢休息，有利于康复。

3. 急性踝关节扭伤要分清瘀肿、血肿与津肿，分而治之。

4. 治疗期间要注意个人保护，参加运动时可佩戴护具以限制关节的过度活动。习惯性踝关节扭伤者，平时可穿高帮鞋，保护支持踝关节。

【病案举例】

案例 1：欧阳某，男，34 岁。2013 年 1 月 21 日初诊。

主诉：右踝疼痛 1 天。

病史：2012 年 12 月 20 日打篮球时扭伤右踝，未经治疗，休息数日后减轻。2013 年 1 月 20 日打篮球时再次扭伤右踝，疼痛难忍，夜间难以入睡。刻下：右踝肿痛，行走不便。

查：右外踝轻度肿胀，右外踝前外、下方均有压痛，局部无青紫瘀斑。踝关节活动时可诱发疼痛。

诊断：踝关节损伤，筋肉型。

治疗：在阳陵泉、阳辅、悬钟、丘墟穴区触及筋结压痛点，常规消毒后，用 0.30mm×30mm 筋针，向外踝皮下纵刺 20mm，在丘墟穴区筋穴斜向前下方于皮下横刺 15mm，并嘱患者活动踝关节，根据痛减程度，微调针向，留针 20 分钟后，踝关节疼痛明显减轻（VAS 7~3）。（图 4-104）

相隔半年后，因颈肩疼痛前来就诊时询问针后踝关节的情况，告知针后踝关节肿痛明显减轻，后休息 2 天肿痛消失。嘱：因 2 次右踝关节扭伤，局部关节韧带较弱，较易损伤，故打球时要格外小心，避免形成习惯性扭伤。

案例 2：蒋某，女，30 岁。2016 年 11 月 5 日初诊。

主诉：足踝扭伤 7 个月。

病史：2016 年 4 月跳舞时扭伤右足踝，局部瘀肿，经骨伤科等治疗好转，但至今仍未完全康复，自觉小腿、外踝处仍有牵扯感，不能发力，因担心不能跳舞，由深圳来南京出差时慕名前来就诊。

检查：外踝前下方明显压痛，足踝活动时不顺畅，走路时两腿不协调。

诊断：足踝扭伤后遗症。

治疗：循足少阳、太阳筋寻及小腿外侧筋结点刺之，带针活动走路验效，自觉好转六成。（图4-105）

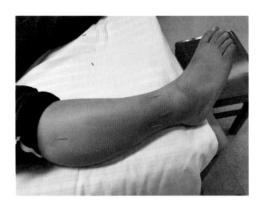

图4-104　筋针治疗踝关节损伤（欧阳某）

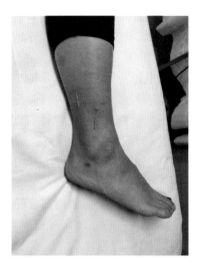

图4-105　筋针治疗足踝扭伤后遗症

跟 腱 炎

【概说】跟腱受到直接外力，或在运动过程中（如打篮球），小腿腓肠肌和跟腱承受超大压力，导致肌腱本身或周围组织的撕裂、充血、水肿等急性损伤；或跟腱长期反复与周围组织摩擦造成慢性劳损，均可引起跟腱炎。多见于运动员。

【有关经筋理论】

足太阳之筋，起于足小指，上结于踝，邪上结于膝，其下循足外踝，结于踵，上循跟，结于腘……其病：小指支，跟肿痛，腘挛。

足少阴之筋，起于小指之下，并足太阴之筋，邪走内踝之下，结于踵，与太阳之筋合，而上结于内辅之下……其病：足下转筋，及所过而结者皆痛及转筋。

与跟腱有关的主要经筋为足太阳、少阴经筋，如足太阳之筋，循足外踝，结于踵，上循跟，结于腘；足少阴之筋，邪走内踝之下，结于踵，与太阳之筋合，而上结于内辅之下。

与本病有关的经筋是足太阳、少阴之筋。足太阳筋病则小指支，跟肿痛，腘挛；足少阴筋病则足下转筋，及所过而结者皆痛及转筋。

【病因病机】足太阳与足少阴之筋伴随，共同协调，实现站立、行走、跳跃等活动。如直接遭受外来撞击，或突然发力，或长期跟腱重复活动等，均可损伤跟腱；或年老肝肾亏虚，筋骨失养，跟腱不耐风寒湿邪，邪气入内与卫气相搏，卫气不能输布津液，"聚沫为痛"。

【临床表现】急性期走路、跑步等运动时跟腱疼痛，周围红肿压痛，踝关节屈伸时诱发或加重疼痛，小腿三头肌抗阻力试验阳性。慢性期清晨跟腱变硬，疼痛虽减但足跖屈背伸活动受限，尤其是爬山及上楼梯时感觉跟腱疼痛，且多长期持续存在。

检查：跟腱压痛，局部或有肿胀。小腿三头肌抗阻力试验阳性（令患者踝关节跖屈后加阻力于足掌,再令患者背伸,如跟腱疼痛为阳性)。X 线检查:后期可见跟腱周围钙化。

【鉴别诊断】

1. **跟腱断裂** 多见于年轻人,有明显外伤史,突然用力或运动后即出现跟腱剧痛,跖屈无力,跟腱压痛明显,断裂处触及凹陷,跖屈困难,单腿直立时不能抬起足跟等。

2. **跟骨骨折** 跟骨剧痛,局部压痛、叩击痛,或有骨擦音、畸形等,X 线检查可明确诊断。

【治疗】

1. **筋针疗法**

取穴:沿跟腱由下而上循筋寻找筋结压痛点,一般位于承山下方或复溜穴区附近,按压处有轻微压痛或酸胀感,并令患者轻轻屈伸踝关节而疼痛减轻者即是筋穴。(图 4-106)

操作:以 0.30mm×30mm 筋针,在上述局部筋穴常规消毒后进针,沿皮下向跟腱或腘部关节方向纵刺 20~25mm,再嘱患者屈伸踝关节,以疼痛减轻或消失为准,如未减轻则调整针刺方向,直至痛减为止,留针 10~15 分钟。

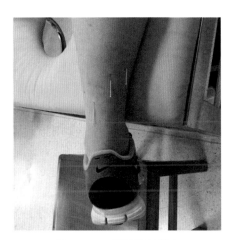

图 4-106 跟腱炎的筋穴

2. **辅助疗法**

(1)皮内针疗法:可用图钉型皮内针在相应压痛点或筋结点埋针,用胶布固定,并嘱患者屈伸踝关节而无明显不适即可。一般留针 1~2 天,注意局部避免着水或水浸,以免感染。如要洗澡时,可在半小时前取下。

(2)胶布疗法:用 3 条,宽 0.5cm、长 10~12cm 的医用胶布,以跟腱为中点纵行贴附,再取 8~10 条,宽 0.5cm、长 3cm 的医用胶布,横向均匀贴附其上,形成米字格。一般留 1~2 天,注意局部避免着水或水浸,如皮肤过敏出现瘙痒则即刻去除。

【按语】

1. 临证时要排除跟腱断裂或跟骨骨折。

2. 治疗期间要注意休息,穿软底鞋或垫高鞋跟以减少跟腱张力,有利于康复。

【病案举例】李某,男,43 岁。2013 年 3 月 1 日初诊。

主诉:双足跟疼痛 2 年。

病史:2011 年以来经常双足跟疼痛,经西医诊断为跟腱炎,经西医物理冲击波治疗减轻,但跟腱及两侧肌肉疼痛。

刻下:双足跟腱疼痛,行走时牵扯至小腿,右足掌疼痛,行走时疼痛。舌淡红,苔薄白,脉弦。

检查:双足跟腱及内侧压痛,右足第 2 跖趾关节压痛。

诊断:跟腱炎,筋肉型。

治疗:在承山、太溪、太白、然谷穴区触及筋结或压痛点,常规消毒后,用 0.30mm×30mm 筋针于皮下纵刺 15mm 左右,嘱活动足部,根据痛减程度微调针向,留针 20 分钟,当时足跟痛减(VAS 4~2)。前后经 5 次治疗,疼痛消失。

跟腱滑囊炎

【概说】跟腱滑囊炎是指跟腱上方的滑囊发生的急、慢性炎症,多见于中年女性。

【有关经筋理论】

足太阳之筋,起于足小指,上结于踝,邪上结于膝,其下循足外踝,结于踵,上循跟,结于腘……其病:小指支,跟肿痛,腘挛。

足少阴之筋,起于小指之下,并足太阴之筋,邪走内踝之下,结于踵,与太阳之筋合,而上结于内辅之下……其病:足下转筋,及所过而结者皆痛及转筋。

与跟腱有关的主要经筋为足太阳、少阴经筋,如足太阳之筋,循足外踝,结于踵,上循跟,结于腘;足少阴之筋,邪走内踝之下,结于踵,与太阳之筋合,而上结于内辅之下。

与本病有关的经筋是足太阳、少阴之筋。足太阳筋病则小指支,跟肿痛,腘挛;足少阴筋病则足下转筋,及所过而结者皆痛及转筋。

【病因病机】足太阳与足少阴之筋附着跟骨而活动。如久行或鞋跟太紧,长期持续压迫、摩擦,引起相应经筋受损,久行伤筋;或中年后肝肾渐虚,筋骨失养,跟腱不耐风寒湿邪,邪气入内与卫气相搏,卫气不能输布津液,滑利筋骨,聚结则肿,"聚沫为痛"。久之筋病及骨,筋骨同病。

【临床表现】早期在足跟后上方可见一小的轻度变硬的红斑,有压痛。中期炎性滑囊增大时,跟腱及周围红肿、压痛,走路时因鞋的摩擦而疼痛加重,不能远足。后期滑囊形成永久性纤维化。

检查:局部皮色正常或潮红,温度略增高,局部有囊样感,压痛明显。后期跟腱软骨增生而隆起,表面皮肤增粗增厚。X线检查:早期无改变,晚期可有跟骨结节脱钙、囊样变,也可有骨质增生。

【鉴别诊断】

1. **跟腱炎** 多见于年轻人,以跟腱疼痛为主,肿胀较轻,一般无囊样触感等。

2. **距骨后结节骨折** 有明显外伤史,局部剧痛肿胀。X线检查可资鉴别。

【治疗】

1. **筋针疗法**

取穴:沿跟腱附近寻找筋结点,一般位于太溪、昆仑或承山穴区附近,按压处有轻微压痛或酸胀感,并令患者轻轻屈伸踝关节而疼痛减轻者即是筋穴。

操作:以 0.30mm×30mm 筋针,在上述局部筋穴常规消毒后进针,沿皮下向跟腱或跟骨方向横刺或纵刺 15~20mm,再嘱患者伸屈踝关节,以疼痛减轻或消失为准,如未减轻则调整针刺方向,直至痛减为止,留针 10~15 分钟。隔日 1 次,5 次为 1 个疗程。

2. **辅助疗法**

(1) 皮内针疗法:可用图钉型皮内针在相应压痛点或筋结点埋针,用胶布固定,并嘱患者屈伸踝部无明显不适即可。一般留针 1~2 天,注意局部避免着水或水浸,以免感染。如要洗澡时,可在半小时前取下。

(2) 胶布疗法:用 3 条,宽 0.5cm、长 10~12cm 的医用胶布,以跟腱为中点纵行贴附,再取 8~10 条,宽 0.5cm、长 3cm 的医用胶布,横向均匀贴附其上,形成米字格。一般留针 1~2 天,注意局部避免着水或水浸,如皮肤过敏出现瘙痒则即刻去除。

(3) 脉针疗法:可在局部囊样变处或骨质增生处,选用 32 号 1 寸毫针多针齐刺,并可温针灸3~5壮。隔日1次,7次为1个疗程。

【按语】

1. 用泡沫橡胶垫或足弓垫或毡垫抬高足跟,除去鞋帮的压迫。

2. 临证时要鉴别是跟腱滑囊炎还是距骨后结节骨折,筋针疗法仅对骨折后遗症有一定辅助治疗作用。

3. 治疗期间要注意休息,避免穿高跟鞋,有利于康复。

【病案举例】白某,女,30岁。2012年8月3日初诊。

主诉:双足跟疼痛2年。

病史:长期穿高跟鞋上班,跟腱处经常磨损,自贴胶布缓解症状。2010年以来双足跟腱肿痛,经西医诊断为跟腱滑囊炎,经足医调整足垫治疗,但症情未控制。刻下:双足跟腱肿痛,局部皮肤增生色红,行走时牵扯至小腿及足掌疼痛,行走时疼痛。舌红,苔薄黄,脉细数。

查:双足跟腱肿胀色红,局部皮肤增生、压痛。

诊断:跟腱滑囊炎,筋肉型。

治疗:在承山、太溪、昆仑穴区触及筋结或压痛点,常规消毒后,用0.30mm×30mm筋针,于皮下纵刺20mm左右,嘱活动足部,根据痛减程度微调针向,留针20分钟,当时跟腱痛减(VAS 6~3)。前后经5次治疗,疼痛消失。建议上班后改穿平跟软底鞋。

踝管综合征

【概说】踝管综合征是由胫神经或其终末支(足底内侧或外侧神经)在小腿或踝关节处卡压所致,可引起足底弥漫的放射痛、灼热痛、刺痛或麻木感等多样临床表现。临床多见于年轻人,以男性多见,尤其是体力劳动者或运动员。

【有关经筋理论】

足太阴之筋,起于大指之端内侧,上结于内踝;其直者,络于膝内辅骨,上循阴股,结于髀……其病:足大指支,内踝痛,转筋痛,膝内辅骨痛,阴股引髀而痛。

足少阴之筋,起于小指之下,并足太阴之筋,邪走内踝之下,结于踵,与太阳之筋合,而上结于内辅之下,并太阴之筋而上循阴股,结于阴器……其病:足下转筋,及所过而结者皆痛及转筋。

足厥阴之筋,起于大指之上,上结于内踝之前,上循胫,上结内辅之下,上循阴股,结于阴器,络诸筋。其病:足大指支,内踝之前痛,内辅痛,阴股痛转筋。

与踝管相关的经筋主要为足三阴筋,如足太阴之筋,起于大指之端内侧,上结于内踝;足少阴之筋,起于小指之下,并足太阴之筋,邪走内踝之下,结于踵,与太阳之筋合,而上结于内辅之下;足厥阴之筋,起于大指之上,上结于内踝之前,上循胫,上结内辅之下。

一旦足三阴筋病,如足太阴筋病则足大指支,内踝痛,转筋痛,膝内辅骨痛;足少阴筋病则足下转筋,及所过而结者皆痛及转筋;足厥阴筋病则足大指支,内踝之前痛,内辅痛等。

【病因病机】足三阴之筋伴随足三阳之筋而行,共同协调、维持下肢相应的活动。如不慎扭伤,或工作、运动中反复摩擦损伤腱膜;或感受风寒湿邪,邪入与卫气相搏,气不布津,筋失所养,得寒则筋急而拘挛,得热则筋纵而弛缓,筋挛、筋歪则卡脉;或津液凝聚而成痰瘤,阻碍筋脉,不通则痛。久之筋肉失养,肌肉萎缩。

【临床表现】踝部后内侧疼痛,初期常在久行、久立或劳累后发作或加重,逐渐出现足底弥漫的放射痛、灼热痛、刺痛或麻木或整个足部感觉异常、足跟疼痛,走路时疼痛加重,不能远足。甚者,足部肌肉萎缩,形成高弓足和 / 或爪状趾。

检查:内踝或其下方压痛,局部可触及梭形肿块,叩击时疼痛并可放射至足底,足内侧皮肤脱毛发亮、少汗等。神经干叩击试验阳性(叩击或重压内踝后面胫后神经出现疼痛、麻木者为阳性),止血带试验阳性(双侧小腿扎测血压带,当充气维持在收缩压以下时,即静脉受阻而动脉维持通畅的情况下,患足的足底出现疼痛、麻木者为阳性)。

【鉴别诊断】

1. **跟骨骨刺**　多见于中老年人,足底疼痛、压痛明显,行走时加重,X 线检查可明确诊断。

2. **足底腱膜炎**　足跟疼痛,晨起明显,活动后减轻。跟骨结节前方压痛。X 线检查可见足底腱膜在跟骨附着处有钙化灶,形如骨棘,其状平而小,不如跟骨骨刺突向皮下。

【治疗】

1. 筋针疗法

取穴:沿内踝由下而上或附近寻找筋结点,一般位于复溜或太溪、照海穴区附近,按压处有轻微压痛或酸胀感,并令患者轻轻活动踝关节而疼痛减轻者即是筋穴。(图 4-107)

操作:以 0.30mm×30mm 筋针,在上述局部筋穴常规消毒后进针,沿皮下向跟腱或跟骨方向横刺或纵刺 10~20mm,再嘱患者活动踝关节,以疼痛减轻或消失为准,如未减轻则调整针刺方向,直至痛减为止,留针 10~15 分钟。隔日 1 次,7 次为 1 个疗程。

2. 辅助疗法

(1)皮内针疗法:可用图钉型皮内针在相应压痛点或筋结点埋针,用胶布固定,并嘱患者旋转踝关节无明显不适即可。一般留针 1~2 天,注意局部避免着水或水浸,以免感染。如要洗澡时,可在半小时前取下。

(2)艾灸疗法:用清艾条或药艾条,点燃后在局部温和灸 3~5 分钟。寒湿重者,可隔姜灸,用大艾炷,局部施灸 3~5 壮。

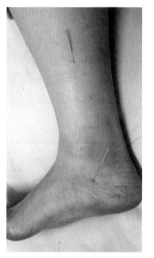

图 4-107　踝管综合征的筋穴

(3)脉针疗法:对局部触及明显囊肿、痰瘤者,筋针疗法效果欠佳时,选用 30 号 1 寸毫针,在痰瘤或囊肿上扬刺 5 针,也可加温针灸 3~5 壮,隔日 1 次,7 次为 1 个疗程。

【按语】

1. 临证时要鉴别是踝管综合征还是跟骨骨刺或足底腱膜炎,分而治之。

2. 治疗期间要注意休息,穿较宽松鞋,有利于康复。

【病案举例】陈某,男,65 岁。2014 年 7 月 21 日初诊。

主诉:双足底麻痛 2 年。

病史:右膝退行性变 10 多年。2012 年来双足底麻痛,以右侧为主,双小腿有牵扯感,自觉筋短,行走时诱发或加重。经 1 年多针刺治疗,但效果不明显。刻下:持杖进入诊室,双足底麻痛,以右侧为主,小腿筋短牵扯不适,行走时加重。舌暗红,苔黄腻,脉弦。

查:右膝浮髌、侧屈、抽屉试验均阴性。内踝下方可触及筋结并压痛,神经干叩击试验阳性、止血带试验阳性。

诊断:踝管综合征,筋脉型。

治疗:在双足踝内侧复溜、太溪、筑宾穴区触及筋结压痛点,用 0.30mm×30mm 筋针,沿皮下纵刺 15mm 左右,根据患者足麻痛减轻程度调整针向,当即足麻痛减轻近半。

7月25日二诊:针后仅减轻数小时,其后小腿筋短、双足麻木。

7月28日三诊:上方加三阴交穴区筋穴,用 0.30mm×30mm 筋针,沿皮下纵刺 20mm 左右,针后双足麻木消失。

8月1日四诊:针后双足麻木消失 2 小时后重现,小腿挛缩感减轻。加承山穴区筋穴,用 0.30mm×30mm 筋针,沿皮下纵刺 20mm 左右,针后双足麻木消失。

前后经 10 次治疗,右小腿挛缩感明显减轻,双足麻痛消失。

足　掌　痛

【概说】足掌痛是指由于各种原因,导致横弓骨性结构异常(如横弓扁平)、韧带缺乏弹性,不能承受体重而扁平甚至塌陷,第2~4跖骨头下垂,挤压足底神经而产生疼痛的病症。临床多见于中老年妇女,或非体力劳动的男性。

【有关经筋理论】

足太阳之筋,起于足小指,上结于踝,邪上结于膝,其下循足外踝,结于踵,上循跟,结于腘……其病:小指支,跟肿痛,腘挛。

足少阳之筋,起于小指次指,上结外踝,上循胫外廉,结于膝外廉……其病:小指次指支转筋,引膝外转筋。

足阳明之筋,起于中三指,结于跗上,邪外上加于辅骨,上结于膝外廉……其病:足中指支,胫转筋,脚跳坚。

足太阴之筋,起于大指之端内侧,上结于内踝;其直者,络于膝内辅骨……其病:足大指支,内踝痛,转筋痛,膝内辅骨痛。

足少阴之筋,起于小指之下,并足太阴之筋,邪走内踝之下,结于踵,与太阳之筋合,而上结于内辅之下……其病:足下转筋,及所过而结者皆痛及转筋。

足厥阴之筋,起于大指之上,上结于内踝之前,上循胫,上结内辅之下……其病:足大指支,内踝之前痛,内辅痛,阴股痛转筋。

足三阴三阳经筋,起于足趾,循内外踝而上行,阴阳筋间互相协同,对维持足弓的稳定具有重要的作用。一旦经筋受损,阴阳筋间不能协调,轻则酸软无力,不能远足,重则站立疼痛,行走困难。

【病因病机】年高肾衰,肝肾亏虚,筋骨失养,或久行久立,劳损经筋,复感风寒,邪气入筋,卫气不能输布津液,经筋失濡。或先天不足,肾气未充,骨软筋弱,难以承受体重而足弓扁平,骨歪筋僵,卡压筋脉而痛。

【临床表现】足掌痛,常在行走时诱发或加重,休息后疼痛缓解,再次行走时又出现疼痛,甚至牵引小腿,足背轻度肿胀。

检查:足掌疼痛在上下方压迫跖骨头时加重,而侧方挤压跖骨头时减轻,足背轻度水肿,严重者骨间肌萎缩,足趾呈爪形,足底可见胼胝。

【鉴别诊断】

足跟痛　以足跟痛为主,病变在足弓纵弓,部位在跟骨结节附近。

【治疗】

1. 筋针疗法

取穴:在足掌压痛点附近或足背跖骨间寻找筋结点,一般位于涌泉或太冲、地五会、足临泣等穴区附近,按压处有轻微压痛或酸痛即是筋穴。

操作:以 0.30mm×30mm 筋针,在上述局部筋穴常规消毒后进针,沿皮下向足趾方向或向内外侧纵刺、横刺 15mm,再嘱患者活动足掌,或赤足行走,以疼痛减轻或消失为准,如未减轻则调整针刺方向,直至痛减为止,留针 10~15 分钟。隔日 1 次,5 次为 1 个疗程。

2. 辅助疗法

(1)皮内针疗法:可用图钉型皮内针在相应压痛点或筋结点埋针,用胶布固定,并嘱患者站立行走,无明显不适即可。一般留针 1~2 天,注意局部避免着水或水浸,以免感染。如要洗澡时,可在半小时前取下。

(2)艾灸疗法:用清艾条或药艾条,点燃后在局部温和灸 3~5 分钟。年高体弱者,可隔附子饼灸,用大艾炷局部施灸 3~5 壮。

(3)浸醋疗法:将食用醋(白醋或红醋均可)放于大小适宜的盆(足能放入)中,稍加温后,将患足浸浴 10 分钟左右,每日 1~2 次。醋可重复使用多次。

【按语】

1. 临证时要分清足底痛与足跟痛,分而治之。一般足底部针刺较敏感,故常先在足背取筋穴治疗,如无效再取足底筋穴治疗。

2. 治疗期间要注意休息,避免久行久立,穿软性运动鞋或特制足垫,有利于康复。

3. 对平底足的患者,穿特制鞋,充垫足弓,减轻或减少对足弓的损伤。

【病案举例】苏某,女,55 岁。2014 年 7 月 3 日初诊。

主诉:右足掌痛 1 周。

病史:平时喜欢运动,曾参加马拉松等运动。近期腰痛,行走不便,2014 年 6 月 25 日出现右足掌痛,不能触地,行走时诱发疼痛,牵扯至腘部。曾接受西医诊治,怀疑痛风,服药治疗未见显效,正接受物理治疗之中。刻下:右足掌痛,站立或行走则疼痛。

查:右足第 2 趾轻度红肿,足掌皮肤增厚,局部轻压痛,足趾活动正常,但被动尽量屈趾时诱发疼痛,足掌着地行走时诱发疼痛。

诊断:足掌痛,筋肉型。

治疗:在足背第 1~3 趾间触及筋结点,用 0.30mm×30mm 筋针,于皮下向足趾方向纵刺 20mm 左右,留针期间嘱患者赤足行走,当即足掌疼痛消失,行走自如。该患者为同事,其后改穿护足掌鞋后,行走自如,足掌痛再未出现。(图 4-108)

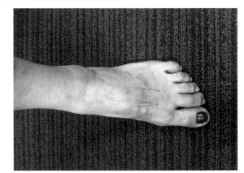

图 4-108 筋针治疗足掌痛

足 跟 痛

【概说】足跟痛是临床常见的病痛之一,是指足跟周围组织病变引起疼痛的总称。临床表现为足跟一侧或两侧疼痛,不红不肿,行走不便。又称脚跟痛。本病由足跟的骨质、关节、滑囊、筋膜等处病变引起,多见于站立工作者或运动员。

【有关经筋理论】

足少阴之筋,起于小指之下,并足太阴之筋,邪走内踝之下,结于踵,与太阳之筋合,而上结于内辅之下,并太阴之筋而上循阴股,结于阴器……其病:足下转筋,及所过而结者皆痛及转筋。

与足跟痛有关的经筋为足少阴筋,其起于小趾之下,并足太阴之筋,邪走内踝之下,结于踵,与太阳之筋合,而上结于内辅之下……其病则足下转筋,及所过而结者皆痛及转筋。

【病因病机】久行伤筋,久立伤骨,故长期站立工作或奔跑跳跃运动或被石子硌伤,则足少阴经筋损伤。或水上工作,寒湿入侵,邪阻经筋,或年老肝肾亏虚,筋骨失养,不耐风寒湿邪,邪气入侵与卫气相搏,气津不布,津聚为肿,"聚沫为痛"。

【临床表现】有久行久立或外伤史,足跟痛,站立或行走时诱发或加重,疼痛扩散到足跟内侧与足底。晨起刚开始行走时表现更为明显,活动后反而减轻。局部压痛。

检查:跟骨结节前或下方压痛,局部肿胀,或可触及囊性肿物或硬块。X线检查或可见跟骨前有钙化灶,形如骨棘,其状平而小。

【鉴别诊断】

足掌痛 以足掌痛为主,病变在足弓横弓,部位在足掌跖骨附近。

【治疗】

1. 筋针疗法

取穴:首先寻找足跟压痛点,根据压痛放射的部位,一般多见向足跟内侧放射,即在跟骨内侧纵横左右或上下寻找筋结点,一般位于复溜、太溪、照海、太白、公孙穴区附近,按压处有轻微压痛或酸胀感,并令患者轻轻活动踝关节而疼痛减轻者即是筋穴。(图4-109)

操作:以0.30mm×30mm筋针,在上述局部筋穴常规消毒后进针,于下向跟腱或跟骨方向沿足跟内缘横刺或纵刺10~20mm,再嘱患者活动踝关节,如无疼痛则令患者站立或行走,如未减轻则调整针刺方向,直至痛减为止,留针10~15分钟。

如跟骨下滑囊炎或跟骨下脂肪垫炎者,可于足底压痛点旁或前,常规消毒后,沿皮下向压痛点透刺15~20mm(针刺深度略深,刺入脂肪垫或滑膜囊中),留针10~15分钟。

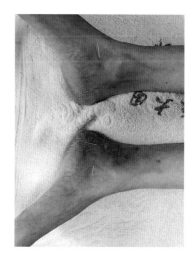

图4-109 足跟痛的筋穴

如跟骨骨刺,X线检查可见明显骨棘者,可用0.30mm×30mm筋针,直刺痛点,或2针傍针刺,或3针齐刺。留针20分钟,留针期间可温针灸3~5壮,或艾条灸。每周2~3次,7次为1个疗程。足底针法较痛,需与患者沟通后方能下针。

2. 辅助疗法

(1)皮内针疗法:可用图钉型皮内针在相应压痛点或筋结点埋针,用胶布固定,并嘱患者站立或行走无明显疼痛即可。一般留针1~2天,注意局部避免着水或水浸,以免感染。如要洗澡时,可在半小时前取下。

(2)艾灸疗法:用清艾条或药艾条,点燃后在局部温和灸3~5分钟。年老肾虚者,可隔附子饼灸,用大艾炷局部施灸5~7壮。

(3)浸醋疗法:将食用醋(白醋或红醋均可)放于碗或碟中,稍加温后,将患足跟浸浴10分钟左右,每日1~2次。醋可重复使用多次。

【按语】

1. 临证时要分清是足底跟腱炎、跟骨下滑囊炎、跟骨下脂肪垫炎,还是跟骨骨刺,分而治之。

2. 治疗期间要注意休息,穿软性运动鞋或特制足跟痛鞋,有利于康复。

3. 对平底足的患者,穿特制鞋,垫充足弓,以减轻或减少对足弓的损伤。

【病案举例】彭某,男,38岁。2013年11月4日初诊。

主诉:左足跟痛年余。

病史:2012年10月出现左足跟痛,行走时有扯痛。2013年2月参加香港马拉松后左足疼痛加重,晨起着地即足跟痛,跑步后扯痛加重。舌淡红,苔薄白,脉细弦。

检查:左足跟中央压痛,扁平足。

诊断:足跟痛(扁平足),筋肉型。

治疗:在左侧内踝上与前下方触及筋结点,以0.30mm×30mm筋针,常规消毒后进针,沿皮下向足底纵刺15mm,再嘱患者活动足踝与踩足跟着地,根据疼痛程度微调针向,即刻痛减(VAS 4~3),留针20分钟。(图4-110)

11月8日二诊:针后足跟痛减2天后又作。守法治疗,痛减(VAS 4~2.5)。

11月25日四诊:针后足跟痛减,重压局部仍有痛感。上法加足底压痛点前方2cm处筋穴,沿皮下向痛点纵刺15mm,再嘱患者活动足踝与踩足跟着地,根据疼痛程度微调针向,即刻痛减(VAS 3~2.5),留针20分钟。

12月2日五诊:针后足跟痛明显减轻,但昨日追赶小孩后足跟痛又现。上法加电针治疗后痛减(VAS 4~2.5)。

12月9日六诊:针后足跟痛减4天,昨日又现但程度轻,守法治疗(VAS 2.5~2)。

2014年1月20日十诊:足跟痛明显减轻,维持在VAS 2.5。

3月28日十三诊:足跟痛基本消失,行走时基本无疼痛感觉(VAS 1.5)。

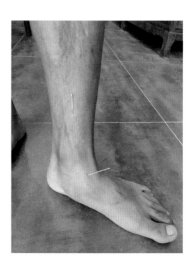

图4-110　筋针治疗足跟痛

第二节 ｜ 筋性腔病

胸 痹

【概说】胸痹是指胸膺疼痛而言。轻则仅感胸膺满闷不舒,重则胸痛如绞,甚则心痛彻背,短气喘息不得卧。本病多见于患有慢性心肺疾病的中老年人,如冠心病、高血压心脏病、心肌病、慢性气管炎、肺气肿等患者。

【有关经筋理论】

足太阳之筋……上挟脊上项……其直者,结于枕骨,上头下颜……其支者,入腋下,上出缺盆,上结于完骨……其病……脊反折,项筋急,肩不举,腋支,缺盆中纽痛,不可左右摇。

足少阳之筋……上走腋前廉,系于膺乳,结于缺盆……其病……季胁痛,上引缺盆膺乳颈。

足阳明之筋……上循胁,属脊……上腹而布,至缺盆而结……其病……腹筋急,引缺盆。

足太阴之筋……循腹里，结于肋，散于胸中；其内者，着于脊。其病……两胁痛，引膺中脊内痛。

足少阴之筋……循脊内挟脊，上至项，结于枕骨……其病……所过而结者皆痛及转筋……在外者不能俯，在内者不能仰。故阳病者腰反折不能俯，阴病者不能仰。

手太阴之筋……入腋下，出缺盆，结肩前髃，上结缺盆，下结胸里，散贯贲，合贲下，抵季胁。其病：当所过者支转筋痛，甚成息贲，胁急、吐血。

手心主之筋……结腋下，下散前后挟胁；其支者，入腋，散胸中，结于臂。其病：当所过者支转筋，前及胸痛，息贲。

手少阴之筋……上入腋，交太阴，挟乳里，结于胸中，循臂，下系于脐。其病；内急，心承伏梁，下为肘网。其病：当所过者支转筋，筋痛……其成伏梁唾血脓者，死不治。

经筋深入胸腔而成胸膜。胸壁筋膜维系心肺位置相对稳定，并有赖于脊骨的支撑。筋膜感受外邪，寒则筋急，热则筋纵或脊骨偏歪则筋歪，使心肺脏器位移而致脏气不利，临床表现为胸闷胸痛。本病与多条经筋有关，尤其与手心主之筋、手足太阴之筋关系密切。脊骨偏歪主要与足太阳经筋、足少阴经筋有关。

【病因病机】多由胸膜外感，寒则筋急，筋急则痛，或体虚骨弱，脊骨侧弯，着筋歪斜，胸气不利而致筋性胸痹；或饮食不节，损伤脾胃，运化失健，聚湿成痰，湿痰内蕴，或情志失调，气滞或痰阻，均可使血行失常，脉络不利，气滞血瘀，心脉痹阻，不通则痛而致脉性胸痹；素体阳虚，胸阳不振，寒邪侵袭，寒凝气滞，痹阻心阳，或年过半百，肾气渐衰，肾阳虚则不能鼓动五脏之阳，可致心气不足或心阳不振，肾阴虚则不能滋养五脏之阴，可致心阴内耗，阴阳失调，心胸失养而致脏性胸痹。

【临床表现】

1. **筋性胸痹**　胸部憋闷如窒，偶有心痛，伴有心悸，遇寒而作，形寒肢冷，舌淡，苔白滑，脉弦或紧。或脊骨侧弯。心肺等理化检查大多无明显器质性病变。

2. **脉性胸痹**　胸闷胸痛，伴有心悸、怔忡，甚则胸痛彻背，背痛彻心，若痰浊内阻，可兼见胸闷如物压，肢体沉重，脘痞，痰多口黏，苔浊腻，脉滑；若气滞血瘀，可兼见胸痛如刺如绞，固定不移，入夜为甚，面色晦暗，舌紫暗或伴有瘀斑，脉沉涩或结代。

3. **脏性胸痹**　心胸闷痛，心悸怔忡，甚则胸痛彻背，背痛彻心，持续不解，伴汗出、肢冷、面白、唇青、手足青至节，甚至旦发夕死，夕发旦死；若阳气虚弱，可兼见胸闷心痛时作，气短气促，腰酸畏寒肢冷，面色苍白，唇甲淡白，舌青紫或紫暗，脉沉细或结代。

【治疗】

1. **筋针疗法**　适用于筋性胸痹。

取穴：首先在胸背腹部循手心主、足太阳、手足太阴筋寻找筋结或痛点，一般位于心俞、肺俞、膻中、中府、天池、天溪、大包、天府穴区附近，按压处有轻微压痛或酸胀感，并令患者咳嗽、深呼吸或转动躯干而胸闷或胸痛减轻者即是筋穴。（图4-111）

操作：以0.30mm×30mm筋针，在上述局部筋穴常规消毒后进针，于皮下沿肋骨上缘或向脊柱横刺或纵刺15~25mm，再嘱患者活动躯干或咳

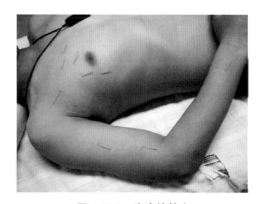

图4-111　胸痹的筋穴

嗽、深呼吸,如胸闷或胸痛未减轻则调整针刺方向,直至胸闷胸痛减弱为度,留针 15~20 分钟。每日或隔日 1 次,5 次为 1 个疗程。

2. 辅助疗法

(1) 皮内针疗法:可用图钉型皮内针在相应压痛点或筋结点等筋穴埋针,用胶布固定,并嘱患者转动躯干无明显疼痛即可。一般留针 1~2 天,注意局部避免着水或水浸,以免感染。如要洗澡时,可在半小时前取下。

(2) 脉针疗法:适用于脉性胸痹或脏性胸痹。

主穴:内关、通里、心俞、厥阴俞、巨阙。

配穴:痰浊内阻,加丰隆、太渊;气滞血瘀,加膈俞、郄门;阳气虚弱,加命门、关元、足三里。

操作:选用 0.28mm × 25mm 或 40mm 毫针,每穴常规消毒后,实证采用平补平泻法或泻法,虚证用补法。留针 30 分钟,隔日 1 次。7~10 次为 1 个疗程。

(3) 耳针疗法

选穴:以心、小肠、交感、皮质下为主,辅以缘中、肺、肝、胸、降压沟、枕。

操作:每次选 3~5 穴,中强度刺激,留针 1 小时,隔日 1 次,10 次为 1 个疗程。或用磁珠、王不留行贴压,每 3~5 天更换 1 次。

【按语】

1. 针灸治疗本病,无论是急性发作期还是缓解期,均有一定疗效,尤其用筋针治疗筋性胸痹的疗效较好。

2. 患者注意养性怡情,饮食起居有节,加强体育锻炼。

【病案举例】

案例 1:刘某,女,51 岁。2013 年 7 月 15 日初诊。

主诉:胸闷心悸半月。

病史:1 年来睡眠不佳,2013 年 7 月初出现胸闷、胸痛、心慌。经西医检查,心电图未见明显异常,诊断为围绝经期综合征,服用安定类药物治疗,但近周出现双手麻木,经友人介绍前来就诊。刻下:胸闷胸痛,心悸,颈项僵痛及腰背酸痛,脘腹胀满,纳呆,口干,大便 2 天 1 次,小便色黄,尿涩痛。舌紫暗、有齿印、少津,脉细弦。2005 年行子宫纤维瘤手术。2012 年 MRI 检查示脑垂体瘤(0.4cm)。查:心率 90 次 /min,心律齐。脊柱侧弯,下颈椎、上胸椎、下腰椎棘突及两侧压痛。建议全脊柱 X 线检查。

诊断:背肌筋膜炎(脊柱侧弯?);筋性胸痹,筋骨型。

治疗:在脊柱及两侧触及数个筋结压痛点,常规消毒后,用 0.30mm × 30mm 筋针,于脊柱及两侧筋穴皮下纵刺,根据患者脊柱活动时疼痛减弱程度微调针向。留针 20 分钟,针后疼痛即止(VAS 8~1)。

7 月 22 日二诊:颈腰背酸痛明显减轻,胸闷、胸痛、心悸也明显改善。MRI 提示脊柱 S 形弯曲,C_{4-5}、C_{5-6} 椎间隙变窄,L_5-S_1 椎间隙明显变窄。守法治疗(VAS 3~1)。

7 月 26 日三诊:颈背腰痛基本消失,胸闷、胸痛明显减轻,心悸消失,睡眠改善,双手指麻木减轻。守法治疗。嘱平时注意形体锻炼,如游泳等,以加强背腰肌锻炼,方可维持效果。

案例 2:王某,男,60 岁。2018 年 10 月 8 日初诊。

主诉:胸闷胸痛 3 年余。

病史:2015 年 4 月搬家后出现胸闷胸痛。医院检查:心电图提示 ST 段下降等。诊断为冠心病,服药(不详)治疗,病情有所减轻,但仍时有发作。其间也服用中药等调治,持续了近3年。患者提前退休,到处寻医问药。2018年10月参加国医堂举办的健康讲座,被"无痛无感筋针疗法"吸引,随后来门诊寻求治疗。刻下:胸闷胸痛,时有发作,劳累或精神紧张时诱发或加重,伴有心悸失眠,神疲乏力,精神抑郁,纳可便溏。检查:脊柱侧弯,背腰肌紧张。心率70次/min,血压120/70mmHg,舌暗苔薄白,脉细涩。

诊断:冠心病;胸痹,脊柱侧弯。

治疗:循足太阳经筋在背腰部寻及筋结点作为筋穴,用筋针纵刺,留针30分钟,配合神灯照射。(图4-112)

2018年10月12日三诊:自觉胸闷有所减轻,偶有胸痛、心慌,睡眠较前好转。要求继续治疗。筋针守法图治,留针期间配合胸式呼吸。

2018年10月19日五诊:胸闷胸痛明显减轻,睡眠改善,偶有心慌,大便成形,舌淡红,脉细弦。上法加内关。

2018年11月7日十诊:胸闷胸痛基本消失,睡眠改善,近期心情舒畅。没想到多年的疾病10次针灸就治好了。嘱:病情虽稳定,但还需注意劳逸结合,心情保持乐观,戒烟酒。每周或半月来巩固治疗1次。

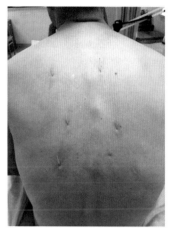

图4-112 筋针治疗胸痹

心 悸

【概说】心悸是指患者自觉心动异常,心慌不安,甚至不能自主的一类病证,中医典籍中以"心悸""怔忡"等病名记载。多见于现代医学的心律失常、心动过速、神经症,以及甲状腺功能亢进所致心动过速或贫血等。

【有关经筋理论】

足太阳之筋……上挟脊上项……其直者,结于枕骨,上头下颜……其支者,入腋下,上出缺盆,上结于完骨……其病……脊反折,项筋急,肩不举,腋支,缺盆中纽痛,不可左右摇。

足少阳之筋……上走腋前廉,系于膺乳,结于缺盆……其病……季胁痛,上引缺盆膺乳颈。

足阳明之筋……上循胁,属脊……上腹而布,至缺盆而结……其病……腹筋急,引缺盆。

足太阴之筋……循腹里,结于肋,散于胸中;其内者,着于脊。其病……两胁痛,引膺中脊内痛。

足少阴之筋……循脊内挟膂,上至项,结于枕骨……其病……所过而结者皆痛及转筋……在外者不能俯,在内者不能仰。故阳病者腰反折不能俯,阴病者不能仰。

手太阴之筋……入腋下,出缺盆,结肩前髃,上结缺盆,下结胸里,散贯贲,合贲下,抵季胁。其病:当所过者支转筋痛,甚成息贲,胁急、吐血。

手心主之筋……结腋下,下散前后挟胁;其支者,入腋,散胸中,结于臂。其病:当所过者支转筋,前及胸痛,息贲。

手少阴之筋……上入腋,交太阴,挟乳里,结于胸中,循臂,下系于脐。其病;内急,心承伏梁,下为肘网。其病:当所过者支转筋,筋痛……其成伏梁唾血脓者,死不治。

胸壁筋膜维系心脏位置相对稳定,并有赖于脊骨的支撑。筋膜感受外邪,寒则筋急,热则筋纵或脊骨偏歪则筋斜,使心脏位移而致心气不利,临床表现为心悸。本病主要与手三阴经筋有关,尤其与手心主之筋、手少阴之筋密切相关。脊骨偏歪主要与足太阳经筋、足少阴太阴经筋有关。

【病因病机】心悸分惊悸与怔忡。惊悸因突然受惊而作;怔忡与惊恐无关,整日心中悸动不安,稍劳则甚;惊悸病轻而怔忡较重,前者病程较短属实而后者较长属虚。体弱骨歪或胸膜感邪,心筋急纵,心脏失稳,心气不利而致筋性心悸;或痰瘀阻脉,心脉不畅而致脉性心悸;或受惊气乱,心胆虚怯或心血不足,心失冲养而致脏性心悸。

【临床表现】

1. **筋性心悸** 心悸,胸闷胸痛,时作时止,脊骨偏歪,睡眠不佳,舌苔薄白,脉细弦或紧。心脏等理化检查大多无明显器质性病变。

2. **脉性心悸** 心悸不安,或伴有胸痛,脘膈痞满,恍惚多梦,形体肥胖,舌暗有瘀斑、苔腻,脉结代。

3. **脏性心悸** 自觉心慌,时作时息,动则气急、劳则而作或受惊而悸,多梦易醒,面色苍白,头晕目眩,舌质淡红,脉细弱。

【治疗】

1. **筋针疗法** 适用于筋性心悸。

取穴:首先在胸背循手三阴经筋、足太阳经筋寻找筋结或痛点,一般位于心俞、神堂、神道、膻中、神封、天池穴区附近,按压处有轻微压痛或酸胀感,并令患者咳嗽、深呼吸或转动躯干而心悸减轻者即是筋穴。

操作:以 0.30mm × 30mm 筋针,在上述局部筋穴常规消毒后进针,于皮下沿肋骨上缘或向脊柱横刺或纵刺15~25mm,再嘱患者活动躯干或咳嗽、深呼吸,如心悸未减轻则调整针刺方向,直至悸动减弱为度,留针15~20分钟。每日或隔日1次,5次为1个疗程。

2. **辅助疗法**

(1)皮内针疗法:可用图钉型皮内针在相应压痛点或筋结点等筋穴埋针,用胶布固定,并嘱患者转动躯干无明显疼痛即可。一般留针1~2天,注意局部避免着水或水浸,以免感染。如要洗澡时,可在半小时前取下。

(2)脉针疗法:适用于脉性心悸或脏性心悸。

主穴:内关、神门、心俞、巨阙。

配穴:脉性心悸,加脾俞、膈俞、阴陵泉、丰隆;脏性心悸,加胆俞、脾俞、胃俞、足三里、阳陵泉、三阴交、太冲。

操作:选用 0.28mm × 40mm 毫针,每穴常规消毒后,实证采用平补平泻法或泻法,虚证用补法。留针30分钟,隔日1次。7~10次为1个疗程。

(3)穴位注射疗法

选穴:内关、郄门、心俞、厥阴俞。

操作:选用丹参注射液注入上述穴位,每次取1~2穴,每穴注射0.3~0.5ml,每日或隔日1次,10次为1个疗程。本法适用于心悸、胸闷、心绞痛。

(4)耳针疗法

选穴:心、脑、神门、小肠、交感。

操作:用0.5~1寸毫针,按耳穴毫针刺法,留针30分钟,间歇运针。或用磁珠或王不留行贴压,每日按压3~5次,每次5分钟左右,隔2~3日更换1次。

【按语】

1. 针灸治疗心悸效果较好。心悸可发生于西医多种疾病,治疗前应详细收集病历资料,并做必要的实验室检查,以明确诊断。对器质性心脏病者,出现心悸时,应配合相应的方法或药物治疗。

2. 心脏因某些原因装有起搏器者,电针应忌用。

【病案举例】张某,男,58 岁。2018 年 11 月 9 日初诊。

主诉:心悸失眠 6 年余,加重半年。

病史:长期工作紧张,6 年前出现心慌,间歇性发作,发作时心率超过 100 次/min,休息片刻即可缓解,其后发作越来越频繁。经医院检查,心电图提示阵发性心动过速。曾服中西药调治,症情时好时坏。近半年来心慌发作频繁,尤其是夜间发作次数增多,心率 120 次/min以上,严重影响睡眠,精神抑郁,夜间需服用镇静药方能睡眠,为此寻求针灸治疗。刻下:阵发性心慌,时有胸闷,心烦易怒,夜间仅能睡 2~3 小时,对生活失去信心。检查:脊柱侧弯,心率 90 次/min,血压 130/78mmHg,舌红少苔,脉细数。

诊断:阵发性心动过速;心悸。

治疗:循足太阳筋在项背腰部寻及筋结点,用筋针纵横刺治疗,留针 30 分钟。(图 4-113)

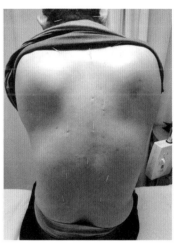

图 4-113　筋针治疗心悸

11 月 23 日五诊:心慌有所缓解,睡眠稍有改善。上法加内关、百会、膻中等。

12 月 10 日十诊:心慌发作次数减少,程度减轻,睡眠改善,每晚能睡 5~6 小时,心情好转。上法加心、脑、神门、交感等耳穴磁珠贴压,左右耳交替。

2019 年 2 月 28 日二十诊:心悸失眠明显好转,偶有心慌,但持续时间较短,基本不影响生活工作,心情舒畅,感到生活工作又有了意义。其间虽有反复但及时治疗即能控制。西药量也逐渐减少。嘱:还需每周或 10 天巩固治疗 1 次,西药可逐渐减量,不能骤停。劳逸结合,适当运动,保持乐观情绪。

胃　痛

【概说】胃痛是以胃脘部经常发生疼痛为主症的一种疾病,又称胃脘痛。由于痛及心窝部,故又称胃心痛、心下痛。本病多见于急慢性胃炎、胃溃疡、十二指肠溃疡、胃癌及胃神经症等。

【有关经筋理论】

足阳明之筋……聚于阴器,上腹而布,至缺盆而结……其病……腹筋急,引缺盆。

足太阴之筋……聚于阴器,上腹,结于脐,循腹里,结于肋,散于胸中;其内者,着于脊。其病……下引脐两胁痛,引膺中脊内痛。

手少阴之筋……结于胸中,循臂,下系于脐。其病:内急,心承伏梁,下为肘网。其病:当所过者支转筋,筋痛。

腹膜维系胃腑位置相对稳定,保证胃腑的正常蠕动而发挥其纳谷消食的功能。腹部经筋感受外邪,寒则筋急,热则筋纵,使胃腑位移,或胃病术后,经筋损伤,胃气逆乱而致胃痛。

【病因病机】脾胃同居中焦,互为表里,一升一降,主管消化。若外感寒邪,寒则筋急,使胃腑失稳,胃气不畅而致筋性胃痛;或忧思恼怒,气郁肝脉,肝失条达,横逆犯胃而致脉性胃痛;脾胃虚寒或禀赋不足,中阳素虚,内寒滋生,胃失温降,或感受寒邪,内犯于胃而致脏性胃痛。

【临床表现】

1. 筋性胃痛　胃脘疼痛阵作,痛势较剧,遇寒饮冷诱发或加重,畏寒喜暖,喜热饮,苔白,脉弦紧。胃镜检查大多无器质性病变。

2. 脉性胃痛　胃脘胀痛,牵扯两胁,嗳气频频,时有呕逆酸苦,情绪不舒时诱发或加重,苔多薄白,脉象沉弦。

3. 脏性胃痛　病程较久,胃脘隐痛,喜按喜暖,泛吐清水,神疲乏力,苔白,脉虚软。

【治疗】

1. 筋针疗法　适用于筋性胃痛。

取穴:循筋寻及筋结痛点作为筋穴,大多分布于中脘、梁门、关门、腹哀、胃俞、脾俞等穴区。(图4-114)

操作:取 0.30mm×30mm 筋针,在上述局部筋穴常规消毒后进针,沿皮下纵刺或横刺 20~25mm,再嘱患者配合腹式呼吸,如胃痛未减轻则调整针刺方向,直至胃痛减弱为度,留针 20~30 分钟。每日或隔日 1 次,5 次为 1 个疗程。

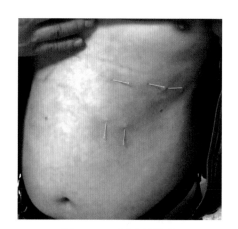

图 4-114　胃痛的筋穴

2. 辅助疗法

(1) 脉针疗法:适用于脉性胃痛或脏性胃痛。

主穴:中脘、足三里、内关。

配穴:脉性胃痛,加期门、阳陵泉;脏性胃痛,加脾俞、胃俞、章门、三阴交。

操作:脉性胃痛采用平补平泻法,脏性胃痛采用补法加灸。

(2) 皮下埋线疗法

选穴:胃俞、脾俞、相应夹脊穴、中脘、内关、足三里。

操作:穴位常规消毒后,采用胶原蛋白线,在上述穴位行皮下埋线,每次选取 3~5 穴,每周 1 次。

(3) 耳针疗法

选穴:耳中、神门、皮质下、胃、脾、肝。

操作:每次选 2~3 穴,在穴区内探取反应点,常规消毒,用短针进行中等刺激,留针 30 分钟,或磁珠贴压。

【按语】

1. 临证要辨清筋性、脉性与脏性胃痛,分而治之。一般筋性取效较快,疗效较好。

2. 胃痛诸症有时可与心绞痛、肝胆疾患及胰腺炎相似,须注意鉴别。

3. 溃疡病出血、穿孔等重症,非针灸适应证,应及时采取中西医综合治疗。

【病案举例】周某,女,34 岁,2016 年 9 月 5 日初诊。

主诉:胃脘痛 5 年余,加重 1 年。

病史:2011 年受寒饮冷后出现胃脘痛,其后经常反复发作,初期胃痛时饮热水后能缓解,但渐渐不能缓解,至医院行肝胆胰 B 超、胃镜等检查,未见明显器质性病变,接受中药、针灸等治疗,病情时好时坏。但近年胃痛程度加重,发作次数增多,曾住院治疗,诊断为胃神经症。刻下:胃痛较剧,牵扯右胁,甚则恶心泛酸,呕吐黄水,受寒饮冷时诱发或加重,畏寒喜暖,喜热饮,情绪抑郁,苔白,脉弦紧。

诊断:胃神经症;胃脘痛,筋性胃痛。

治疗:循足阳明、太阴筋在腹部寻及筋结痛点作为筋穴,取 0.30mm×30mm 筋针,在上述局部筋穴常规消毒后进针,沿皮下纵刺或横刺 20~25mm,再嘱患者配合腹式呼吸,胃痛即减轻,留针 30 分钟,神灯照射。(图 4-115)

9 月 16 日五诊:经筋针治疗,胃痛减轻,近 10 天无严重胃痛发作,次数也明显减少。守上法,并循足太阳筋在背腰部寻及筋结点(肝俞、胃俞穴区)作为筋穴,继续筋针治疗。(图 4-116)

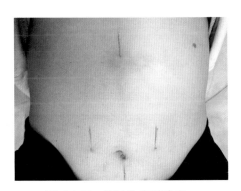

图 4-115　筋针治疗胃脘痛一

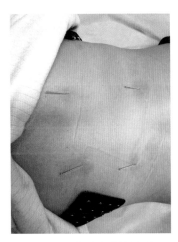

图 4-116　筋针治疗胃脘痛二

9 月 30 日十诊:胃痛基本控制,情绪好转。由于近期工作繁忙,故不能定期来诊。加耳穴(胃、神门、耳中、皮质下、肝)磁珠贴压。左右交替进行。

10 月 28 日十五诊:近月胃痛基本未作,纳香眠安。嘱:避免受寒饮冷,保持心情愉快,如遇不适及时就诊。

呃　逆

【概说】呃逆俗称"打嗝",以胃气上逆冲膈,喉间呃呃有声,连续或间断发作,令人不能自制为主要表现。呃逆可单独发生,也可为其他疾病的兼有症状。呃逆多见于慢性胃炎、胃下垂、胃神经症、胃癌术后等。

【有关经筋理论】

足阳明之筋……聚于阴器,上腹而布,至缺盆而结……其病……腹筋急,引缺盆。

足太阴之筋……聚于阴器,上腹,结于脐,循腹里,结于肋,散于胸中;其内者,着于脊。其病……下引脐两胁痛,引膺中脊内痛。

腹膜维系胃腑位置相对稳定,保证胃腑的正常蠕动而发挥其纳谷消食的功能。腹部经筋感受外邪,寒则筋急,热则筋纵,使胃腑位移,或胃病术后,经筋损伤,胃气上逆而致呃逆。

【病因病机】本病主要由胃失和降,胃气上逆所致。腹部经筋感受外邪,寒则筋急,热则筋纵,使胃腑位移,或胃病手术,损伤经筋,胃气上逆而致筋性呃逆;若恼怒抑郁,气机失和,气郁痰阻,脾胃脉阻,气机上逆则致脉性呃逆;若饮食不节,过食生冷、辛辣之品,寒气蕴蓄胃中,或久病脾胃阳虚,痰浊中阻,清阳不升,浊气不降,或热病津伤及汗吐下太过,损及胃阴,虚火上逆等,均可导致胃气不降,上逆胸膈,气机逆乱而致脏性呃逆。

【临床表现】

1. **筋性呃逆**　呃逆频作,遇寒饮冷则诱发或加重,腹部紧张,可触及条索状筋结或痛点,或腹部见术后瘢痕,舌淡苔薄白,脉弦紧。大多胃肠检查未见异常。

2. **脉性呃逆**　呃逆连声,上冲膈间,胀闷不舒,或因情志抑郁诱发或加重,兼有纳减,恶心嗳气,苔薄腻,脉弦滑。

3. **脏性呃逆**　呃逆时作。若脾胃虚寒则见呃声低缓短促,胃脘及胸膈不舒,得温则减,遇寒则甚,食少困倦,口不渴,手足不温,苔薄白,脉沉细;若胃火上逆则见呃声响亮有力,冲膈胀痛,或口臭,烦渴,喜冷饮,小便短赤,大便秘结,苔黄,脉滑数;若胃阴不足则见呃声短促或不连续,口干渴舌燥,大便干结,舌红少津,或见裂纹,苔少而干,脉细数。

【鉴别诊断】

1. **生理性呃逆**　指在急食饱餐,寒气入口之后,出现一时性呃逆,症状轻微短暂,可不治而愈者。

2. **病危性呃逆**　指一些危重患者突然出现呃逆者,预后大多不好,要高度警惕。

【治疗】

1. **筋针疗法**　适用于筋性呃逆。

取穴:首先在腹部循足太阴、阳明经筋寻找筋结或痛点,一般位于中脘、梁门、天枢、腹哀、大横穴区附近,按压处有轻微压痛或酸胀感,并令患者做腹式呼吸而呃逆减轻者即是筋穴。(图4-117)

操作:以 0.30mm×30mm 筋针,在上述局部筋穴常规消毒后进针,沿皮下纵刺或横刺 20~25mm,再嘱患者做腹式呼吸,如呃逆未减轻则调整针刺方向,直至呃逆减弱为度,留针 15~20 分钟。每日或隔日 1 次,5 次为1 个疗程。

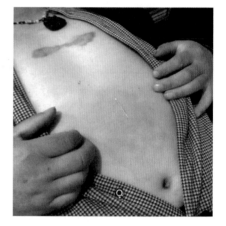

图 4-117　呃逆的筋穴

2. **辅助疗法**

(1)脉针疗法:适用于脉性呃逆或脏性呃逆。

主穴:天突、内关、膈俞、足三里、中脘、胃俞、脾俞。

配穴:脉性呃逆,加丰隆、太冲、期门。脏性呃逆,若脾胃虚寒主穴加灸,或温针;胃火上逆,加天枢、内庭、公孙;胃阴不足,加三阴交、太溪。

操作:选用 0.28mm×40mm 毫针,每穴常规消毒后,脉性呃逆采用平补平泻法;实证采用平补平泻法或泻法,虚证用补法,寒证加灸,热证但针不灸。留针 30 分钟,隔日 1 次。7~10次为 1 个疗程。

(2)耳针疗法

选穴:耳中、神门、皮质下、胃、脾、肝。

操作:每次选 2~3 穴,在穴区内探取反应点,常规消毒后,用短针进行中等刺激,留针 30分钟,或于上穴使用皮内埋针法。

【按语】针灸对于筋性或脉性病程短的实证疗效较好,病程长的病证疗效较差。如呃逆见于危重病后期,正气虚败,呃逆不止,饮食不进,出现虚脱倾向者,预后不好。

【病案举例】陈老师,78 岁。2017 年 8 月 16 日初诊。

主诉:呃逆反复发作 7 年,加重半月。

病史:2010 年因胃癌行 2/3 胃切除术,术后出现呃逆,时重时轻,反复发作,甚则持续 24 小时,多年来自己服用中药调治,症情尚能控制。2017 年 8 月初淋雨后再次呃逆发作,24 小时持续性呃逆,阵发性加重,自我服用中药调治多日,仍不能控制症状,今前来就诊。刻下:整日持续性呃逆,甚则影响呼吸,疲劳、精神紧张时加重,夜间减轻,舌红少苔,脉细弦。

检查:腹部脐上有约 6cm 纵行瘢痕,腹部胀满,上腹轻压痛,压之呃逆加重。

诊断:胃癌术后呃逆;筋性、脉性呃逆。

治疗:循筋于腹部寻及筋结点,行筋针治疗。加内关、足三里、太冲,针刺调治。呃逆发作减轻,频率减少。留针 30 分钟。左耳神门、膈、胃穴用磁珠贴压。(图 4-118)

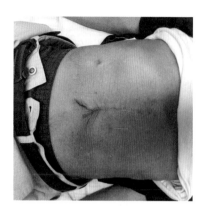

图 4-118　筋针治疗呃逆

8 月 18 日复诊:上次治疗后,呃逆逐渐减轻,傍晚消失。至今没有再次发作,今要求巩固治疗。守法治疗。其后询问,至今未作。

便　秘

【概说】凡大便秘结不通,排便时间延长,或虽有便意而排便困难者,称便秘。多见于功能性便秘、肠易激综合征、慢性肠炎及肌力减退所致便秘等。

【有关经筋理论】

足阳明之筋……聚于阴器,上腹而布,至缺盆而结……其病……腹筋急,引缺盆。

足太阴之筋……聚于阴器,上腹,结于脐,循腹里,结于肋,散于胸中;其内者,着于脊。其病……下引脐两胁痛,引膺中脊内痛。

腹膜维系肠腑,保证肠道的正常蠕动而发挥其分清泌浊的功能。腹部经筋感受外邪,寒则筋急,热则筋纵,使肠腑位移,蠕动失常而致便秘。本病主要与足太阴、阳明经筋有关。

【病因病机】腹部经筋感受外邪,寒则筋急,热则筋纵,使肠腑位移,蠕动失常而致筋性便秘。若情志不畅,气滞脉阻,疏泄失常,肠腑传导失职而致脉性便秘。对于脏性便秘,若素体阳盛,或嗜食辛辣厚味之品,肠胃积热,或邪热内燔,津液耗灼,肠燥腑气不通,为实证;若气血亏耗,气虚则运传无力,血虚则肠失润下,或下焦阳气不充,不能化气布津,阴寒凝结,肠道腑气受阻而秘结,为虚证。

【临床表现】

1. 筋性便秘　便次减少,数日一行,伴有腹痛,便后痛减,遇寒饮冷时诱发或加重,腹肌紧张或松软,压痛,苔薄白,脉弦紧。胃肠检查大多未见器质性病变。

2. 脉性便秘　便次减少,与情绪有关,脘腹胀满或疼痛,噫气频作,纳食减少,苔薄腻,脉弦。

3. 脏性便秘

(1)实秘:便次减少,经常三五天或更长时间 1 次,临厕努责,燥结难下。如属热邪壅结,则见身热、烦渴、口臭喜冷,苔黄燥,脉滑实。

(2)虚秘:如因气血虚者,则见面色唇爪㿠白无华,头晕心悸,神疲气怯,舌淡苔薄,脉虚细等。如阴寒凝结,则见腹中冷痛,喜热畏寒,舌淡苔白润,脉沉迟等。老年人津液不足,气虚大肠传导无力,便秘数日难通,亦属虚秘。

【治疗】

1. 筋针疗法

取穴:在腹部循足阳明筋或足太阴筋寻及筋结痛点作为筋穴,大多分布在天枢、水道、大横、腹结等穴区。

操作:以 0.30mm×30mm 筋针,在上述局部筋穴常规消毒后进针,沿皮下纵刺或横刺 20~25mm,再嘱患者腹式呼吸 3~5 分钟,留针 20~30 分钟,其间再次令患者腹式呼吸 3~5 分钟。每日或隔日 1 次,5 次为 1 个疗程。

2. 辅助疗法

(1)脉针疗法

主穴:大肠俞、天枢、支沟、上巨虚。

配穴:脉性便秘,加太冲、章门。脏性便秘,若热结,加合谷、曲池;气血虚弱,加脾俞、胃俞;寒秘,灸神阙、气海;年高气津两虚者,加气海、命门。

操作:取 0.28mm×40mm 毫针,脉性便秘者行平补平泻法;对于脏性便秘,实秘用泻法,虚秘用补法,寒秘加灸。

(2)电针疗法

选穴:①大横、下巨虚;②石门、支沟。

操作方法:通电 10~20 分钟,采用疏密波。隔日 1 次。2 组穴位可交替使用。

(3)耳针疗法

选穴:直肠下段、大肠、脑。

操作方法:捻转中、强刺激,留针 20~30 分钟。

【按语】

1. 针灸治疗本病效果较好。如经多次治疗而无效者,须辨明原因。

2. 平时应坚持体育锻炼和多食蔬菜,养成定时排便习惯。

3. 老年性便秘因气津两虚,可适当调整食物品味,增加生津润肠益气之品,并鼓舞适当运动。

【病案举例】项某,男,36 岁。2019 年 11 月 4 日初诊。

主诉:大便难解 3 年,加重半年。

病史:近 3 年来,大便难解、2~3 天一解,医院诊为习惯性便秘。口服果导(酚酞片),大便即通,停药则便秘如故。近期工作紧张,饮食不规律,睡眠不足,加之出差北方受凉后,大便 3 天未解,即使口服果导也难解,需使用开塞露方能排便。现神清,体健,面色红润,腹胀痞满,大便难解,便则努责,便质正常。检查:腹冷,少腹可触及条索状物。舌质红,苔微黄,脉弦滑。

诊断:便秘;足阳明筋病。

治疗:循足阳明筋、足太阴筋在腹部天枢、水道、腹结、神阙等穴区寻及筋结点作为筋穴,以 0.30mm×30mm 筋针,在上述局部筋穴常规消毒后进针,沿皮下纵刺 20~25mm,再嘱患者腹式呼吸 3~5 分钟,留针 20~30 分钟,其间再次令患者腹式呼吸 3~5 分钟。(图 4-119)

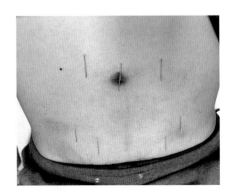

图 4-119 筋针治疗便秘

11月6日复诊:筋针治疗后当晚即大便1次,其后2天大便未解,腹冷而胀,纳呆。守法治疗。嘱:多食蔬菜,配合腹部按摩(双手掌交叉相叠置于腹部,顺逆时针按摩各30圈,每日2~3次)。

11月8日三诊:昨晨大便1次,今日大便未解,近日工作紧张,生活无规律。上法加脉针治疗(穴取太冲、章门、大横、中脘)。嘱:多食蔬菜,配合腹部按摩外,尽量按时作息。

11月15日六诊:经5次筋针配合脉针调治,腹冷,大便1~2天1解,便质正常。上法加灸神阙5分钟。

11月29日十诊:经针灸调治,腹软而暖,纳香,大便基本恢复正常,大便日解1次,便质正常。达到临床治愈。嘱:按时作息,注意饮食,定时排便,配合腹部按摩。

癃　闭

【概说】癃闭是以排尿困难,甚或小便闭塞不通为主症的疾病。"癃"者病势缓,小便不利,涓滴而下;"闭"者病势急,小便不通,欲溲而不下;因二者临床常相伴出现,故合称癃闭。现代医学的膀胱、前列腺、尿道的器质性和功能性病变,以及肾功能减退所造成的排尿困难或尿潴留,可参照本节治疗。

【有关经筋理论】

足太阴之筋……上循阴股,结于髀,聚于阴器,上腹,结于脐,循腹里,结于肋,散于胸中;其内者,着于脊。其病……阴股引髀而痛,阴器纽痛,下引脐两胁痛,引膺中脊内痛。

足少阴之筋……上循阴股,结于阴器,循脊内挟膂,上至项,结于枕骨,与足太阳之筋合。其病……及所过而结者皆痛及转筋。

足厥阴之筋……上循阴股,结于阴器,络诸筋。其病……阴股痛转筋,阴器不用,伤于内则不起,伤于寒则阴缩入,伤于热则纵挺不收。

足阳明之筋……其直者,上循伏兔,上结于髀,聚于阴器,上腹而布,至缺盆而结……其病……腹筋急。

足太阳之筋……与腘中并上结于臀,上挟脊上项……其病……脊反折,项筋急。

足少阳之筋……前者结于伏兔之上,后者结于尻;其直者,上乘䏚季胁,上走腋前廉,系于膺乳,结于缺盆……其病……腘筋急,前引髀,后引尻,即上乘䏚季胁痛,上引缺盆膺乳颈。

膀胱位于盆腔,有赖于深入盆腔的足三阴、足三阳经筋的维系,保持其位置相对稳定,而发挥储存、排泄尿液的生理功能。

【病因病机】感受外邪或手术,损伤经筋,累及膀胱,膀胱失控,欲溲不下,可致筋性癃闭;或湿热下注,阻遏膀胱气化,闭塞尿道不通,或因肾气不足,膀胱气化无权,开合失司,排尿无力,而致脏性癃闭。

【临床表现】

1. **筋性癃闭**　感受外邪或有外伤、手术史,小便不利,欲溲不下,小腹胀满,舌暗或有紫气,脉细涩。

2. **脏性癃闭**　若见小便量少,热赤,甚则闭塞不通,小腹作胀,口渴,舌质红,苔黄,为湿热下注;若见小便淋沥不爽,排尿无力,面色㿠白,神气怯弱,腰膝酸软,舌质淡,脉沉细而尺弱,为肾气不足。

【治疗】

1. **筋针疗法**　适用于筋性癃闭。

取穴:循足三阴、阳明筋在大腿内侧与少腹部寻及筋结点作为筋穴,大多分布于中极、水道、气穴、阴包、箕门等穴区。

操作:筋穴常规消毒后,取 0.30mm × 30mm 筋针,循筋纵刺,留针期间配合收腹缩肛运动。5 次为 1 个疗程。

2. 辅助疗法

(1)脉针疗法:适用于脏性癃闭。

主穴:膀胱俞、三焦俞、中极、委阳、八髎。

配穴:湿热下注,加阴陵泉、三阴交;肾气不足,加肾俞、阴谷、关元。

操作:小腹腰部腧穴行平补平泻法,中极浅刺,八髎深刺;至于配穴,实证用泻法,虚证用补法。

(2)电针疗法

选穴:维道透曲骨。

操作:取 0.30mm × 75mm 毫针,由双侧维道向曲骨透刺,刺入 2~3 寸,电针采用断续波,刺激量逐渐加强,通电 15~30 分钟。

【按语】

1. 膀胱充盈时,下腹部穴位宜浅刺、斜刺或横刺,忌深刺、直刺。

2. 如属机械性梗阻或神经损伤引起者,须明确发病原因,采取相应措施。

【病案举例】夏某,男,75 岁。2016 年 3 月 11 日初诊。

主诉:小便不畅 8 年,加重 1 年。

病史:2008 年出现小便不畅,医院 B 超提示前列腺增生、肥大,诊断为前列腺炎,服用中药调治,小便不畅有所改善。2015 年初洗澡时受凉,其后小便又现不畅,再次服用中药,但疗效不显,遂前来针灸治疗。刻下:小便不畅,甚则欲溲不下,小腹胀满,排尿无力,夜尿多但量少,睡眠差,腰膝酸软,舌淡,脉细弱。查:小腹筋肉紧张且压痛,触及筋结呈条索状。

诊断:前列腺炎;癃闭。

治疗:取中极、水道、肾俞、膀胱俞、三阴交。取 0.30mm × 40mm 毫针,平补平泻。

3 月 21 日五诊:小便不畅稍有改善,但小腹仍胀满,夜尿多,腰膝酸软。循足三阴、阳明筋在小腹部寻及筋结痛点,用筋针纵刺,配合收腹缩肛运动,留针 30 分钟,局部神灯照射。

3 月 30 日十诊:小便不畅明显改善,排尿较前有劲,小腹胀满减轻,但夜尿仍多,腰膝酸软依旧。上法加八髎,电针治疗。(图 4-120)

4 月 20 日十五诊:小便畅通,小腹柔软,夜尿有所减少,腰膝酸软。上法加肾俞、三阴交、水泉。

5 月 10 日二十诊:小便畅通,夜尿减少,睡眠改善,腰膝酸软明显减轻。基本达到临床治愈。

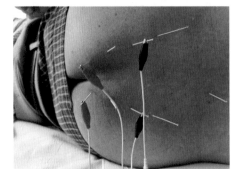

图 4-120 筋针治疗癃闭

附:术后尿失禁案例

陈某,男,56 岁。2019 年 7 月 8 日初诊。

主诉:小便失禁近 4 个月。

病史:2019 年初出现尿道刺痛,排尿不畅,尿后滴沥、排尿费力等,医院查血清前列腺特异性抗原(PSA)为 20ng/ml,直肠前列腺超声检查提示前列腺肿瘤,经前列腺穿刺活检确诊为前列腺癌,遂于2月20日行腹腔镜前列腺切除术。术后留置导尿管月余,其后排尿困难,少腹胀痛难忍。经会诊后,决定再次行尿道疏通术,术后排尿通畅,但出现小便失禁。请针灸科会诊。刻下:表情痛苦,面色少华,小便自流,昼夜靠储尿器,给生活、工作带来不便。查:脐下有3处手术瘢痕,腹软,舌苔白腻,脉沉细无力。

诊断:术后尿失禁。

治疗:循足三阴、阳明筋在下腹部寻及筋结点作为筋穴,用筋针纵刺。(图4-121)

7月12日三诊:针后小便有尿意。守法治疗。

7月19日五诊:白天小便有尿意,且稍能控制。在上法基础上,循足太阳筋在腰部寻及筋结点,用筋针纵刺,配合八髎深刺。(图4-122)

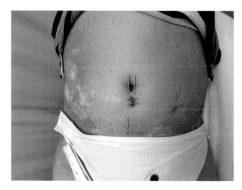

图4-121　筋针治疗术后尿失禁

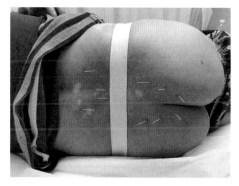

图4-122　配合八髎穴深刺

8月7日十诊:白天小便有尿意,基本能控制。留针期间配合收腹缩肛活动。

9月6日二十诊:白天小便基本能控制,不用戴储尿器。守法巩固治疗。

痛　经

【概说】痛经是指妇女在经期或经行前后,出现周期性小腹疼痛,或痛引腰骶,甚至剧痛晕厥的病证,亦称"经行腹痛"。尤以青年女性多见。西医的盆腔子宫内膜异位症、子宫腺肌病、慢性盆腔炎、妇科肿瘤、宫颈口粘连狭窄、子宫前倾或后倾等,可参照本节诊治。

【有关经筋理论】

足太阴之筋……上循阴股,结于髀,聚于阴器,上腹,结于脐,循腹里,结于肋,散于胸中;其内者,着于脊。其病……阴股引髀而痛,阴器纽痛,下引脐两胁痛,引膺中脊内痛。

足少阴之筋……上循阴股,结于阴器,循脊内挟膂,上至项,结于枕骨,与足太阳之筋合。其病……及所过而结者皆痛及转筋。

足厥阴之筋……上循阴股,结于阴器,络诸筋。其病……阴股痛、转筋,阴器不用,伤于内则不起,伤于寒则阴缩入,伤于热则纵挺不收。

足阳明之筋……其直者,上循伏兔,上结于髀,聚于阴器,上腹而布,至缺盆而结……其病……腹筋急。

足少阳之筋……前者结于伏兔之上,后者结于尻;其直者,上乘䏚季胁,上走腋前廉,系于膺乳,结于缺盆……其病……腘筋急,前引髀,后引尻,即上乘䏚季胁痛,上引缺盆膺乳颈。

胞宫位于盆腔,有赖于深入体腔的足三阴、足阳明、足少阳经筋的维系,保持位置相对稳定,而发挥其经、带、胎、产的生理功能。一旦感受寒邪,筋寒则急,胞宫失位,胞脉失畅,可致痛经。

【病因病机】盆腔经筋感受寒邪,寒则筋急,筋急则痛而致筋性痛经;或经期饮冷受寒,寒客冲任,或情志不舒,肝气郁结,气滞胞脉而致脉性痛经;或素体虚弱,或大病久病,气血亏虚,或禀赋素弱,肝肾不足,气亏血少,冲任失养而致脏性痛经。

【临床表现】本病以经期或行经前后少腹疼痛为主症。根据临床兼症分为筋性痛经、脉性痛经与脏性痛经。

1. **筋性痛经**　经前或经期少腹冷痛,拒按,得热痛减,经行不畅,经血量少色暗,畏寒肢冷,苔白,脉浮紧。

2. **脉性痛经**　经期或经前少腹胸胁胀痛,拒按,胸闷泛恶,经行不畅,经色紫红夹有血块,血块下后疼痛即减,脉弦。

3. **脏性痛经**　经期或经后小腹隐痛,痛势绵绵不休,喜揉喜按,经色淡红量少,伴有神疲乏力,腰骶酸痛,头晕心悸,舌淡,脉细弱。

【治疗】

1. 筋针疗法

取穴:在少腹部循足三阴、足阳明筋寻及筋结痛点作为筋穴,或在腰骶部循足少阳筋寻及筋结痛点作为筋穴。

操作:取 0.30mm×30mm 筋针,循筋纵刺,留针期间配合收腹缩肛运动,寒甚加灸。

2. 辅助疗法

(1)脉针疗法

1)脉性痛经

取穴:中极、归来、次髎、地机、太冲。

操作:取 0.28mm×40mm 毫针,用平补平泻法,次髎深刺,寒者加灸。

2)脏性痛经

取穴:关元、大赫、归来、脾俞、肾俞、足三里、三阴交。

操作:取 0.28mm×40mm 毫针,用补法,可加温灸。

(2)耳针疗法

选穴:子宫、内分泌、交感、神门。

操作:每次取穴 2~3 个,毫针刺,中强刺激,每次留针 30 分钟;亦可揿针埋针或王不留行贴压,每 3~5 天更换 1 次。

(3)电针疗法:适用于筋性痛经、脉性痛经。

选穴:①归来、血海;②中极、地机;③次髎、三阴交。

操作:可选其中任何 1 对穴位,或各对穴交替使用,通以脉冲电,以患者能耐受为度。每日或隔日 1 次,每次通电 15~20 分钟。

【按语】

1. 针灸治疗本病有很好的止痛效果,但要嘱患者每月经前坚持治疗,一般须经 3 个月经周期无痛经出现始可停止治疗。

2. 注意营养和经期卫生,经期宜保暖,忌食生冷之品及冒雨涉水,并需注意避免过度劳累。寒湿凝滞者可服生姜赤砂糖水,局部热敷及温水淋浴亦可暂时缓解疼痛。

【病案举例】刘某,女,20 岁。2018 年 11 月 6 日初诊。

主诉:经前腹痛 6 年余,加重 1 天。

病史:14 岁月经来潮,其后每次经前均出现小腹胀痛,胸胁胀满,经量少而不畅,经色暗红夹有血块,经期 4~5 天,经后痛减。曾接受中医诊治,B超检查未见异常,服用中药后有所缓解。近期可能学习紧张,加之昨晚受凉,今晨少腹冷痛较剧,热水袋热敷也不能缓解,上午由同学陪同前来就诊。刻下:少腹冷痛、拒按、面色苍白、呈痛苦貌,舌暗红苔白,脉弦紧。

诊断:痛经,筋性盆病,经筋受寒,筋急则痛。

治疗:在腰骶部循足少阳经筋寻及 3 处筋结痛点,用筋针纵刺治疗,留针期间配合收腹缩肛活动,局部神灯照射。留针 10 分钟后,少腹冷痛渐减。留针 30 分钟,少腹冷痛消失。其后电话询问,筋针治疗后少腹冷痛消失,次日月经来潮。嘱:调适生活,避免饮冷受寒。下月经前可来防治,坚持 3 个周期调治,如不出现经前腹痛即达临床治愈。(图 4-123)

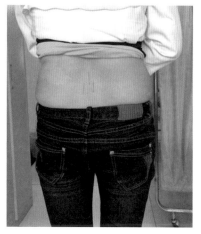

图 4-123 筋针治疗痛经

闭 经

【概说】发育正常女子年龄超过 16 岁仍不见月经来潮,或已形成月经周期,但又连续中断 6 个月以上的病证(妊娠和哺乳期除外),称闭经。现代医学将前者称原发性闭经,后者称继发性闭经。古称"女子不月""经水不通"等。子宫过度前倾或后仰、子宫颈管狭窄、子宫内膜增厚、盆腔炎、子宫内膜异位、多囊卵巢综合征等所致闭经,可参照本节诊治。

【有关经筋理论】

足太阴之筋……上循阴股,结于髀,聚于阴器,上腹,结于脐,循腹里,结于肋,散于胸中;其内者,着于脊。其病……阴股引髀而痛,阴器纽痛,下引脐两胁痛,引膺中脊内痛。

足少阴之筋……上循阴股,结于阴器,循脊内挟膂,上至项,结于枕骨,与足太阳之筋合。其病……及所过而结者皆痛及转筋。

足厥阴之筋……上循阴股,结于阴器,络诸筋。其病……阴股痛、转筋,阴器不用,伤于内则不起,伤于寒则阴缩入,伤于热则纵挺不收。

足阳明之筋……其直者,上循伏兔,上结于髀,聚于阴器,上腹而布,至缺盆而结……其病……腹筋急。

足太阳之筋……与腘中并上结于臀,上挟脊上项……其病……脊反折,项筋急。

胞宫位于盆腔,有赖于深入体腔的足三阴、足阳明、足太阳经筋的维系,保持位置相对稳定,而发挥其经、带、胎、产的生理功能。一旦感受外邪,经筋受损,胞宫失位可致月经异常,甚至闭经。

【病因病机】足筋感受寒邪,寒则筋急,牵扯胞宫,使胞宫移位而致筋性闭经;饮冷受寒,寒凝胞脉,或情志抑郁,气机不畅,气滞血瘀,胞脉闭阻而致脉性闭经;或禀赋不足,肾气未充,或思虑劳累过度,损伤脾胃,气血生化之源不足,久病大病,营血耗损,因而血源枯竭,血海空虚,胞宫失养,乃致脏性闭经。

【临床表现】

1. 筋性闭经　月经骤停数月,小腹冷痛,得热痛缓,形寒肢冷,苔白,脉沉紧。B超检查提示子宫轻度前倾、后仰或下坠。

2. **脉性闭经** 月经停闭数月,小腹胀痛拒按,精神抑郁,烦躁易怒,胸胁胀满,嗳气叹息。舌紫暗或有瘀点,脉沉弦或涩而有力,为气滞血瘀。若闭经,小腹冷痛拒按,为寒凝血滞。

3. **脏性闭经** 月经超龄未至或经期后至、经量逐渐减少,终乃闭止。若兼头晕耳鸣,腰膝酸软,口干咽燥,五心烦热,潮热盗汗,舌红,少苔,脉弦细,为肝肾不足。若兼头晕目眩,心悸气短,神疲肢倦,食欲不振,舌淡,苔薄白,脉缓弱,为气血虚弱。

【治疗】

1. **筋针疗法** 适用于筋性闭经。

取穴:在大腿与少腹部循足三阴、足阳明筋寻及筋结痛点作为筋穴,或在腰骶部循足太阳筋寻及筋结痛点作为筋穴。

操作:取 0.30mm × 30mm 筋针,循筋纵刺,留针期间配合收腹缩肛运动,寒者加灸。

2. **辅助疗法**

(1)脉针疗法

1)脉性闭经

取穴:中极、归来、血海、三阴交、太冲、合谷,重者加八髎。

操作:取 0.28mm × 40mm 毫针,平补平泻,八髎深刺,寒甚加灸。

2)脏性闭经

取穴:关元、肾俞、肝俞、脾俞、足三里、三阴交。

操作:取 0.28mm × 40mm 毫针,采用补法。

(2)耳针疗法

选穴:内生殖器、内分泌、卵巢。

操作:每次取 2~3 穴,毫针刺,中强刺激,每日 1 次,每次留针 30 分钟,留针期间捻针 2~3 次。10 次为 1 个疗程。也可揿针埋藏或王不留行贴压,每 3~5 天更换 1 次。

(3)皮肤针疗法

选穴:腰骶、督脉、膀胱经、足三阴经。

操作:轻或中等刺激强度叩击,每日 1 次,10 次为 1 个疗程。

(4)电针疗法

选穴:①归来、三阴交;②中极、地机;③曲骨、血海。

操作:可选其中任何 1 对穴位,或各对穴交替使用,通以脉冲电,以患者能耐受为度。每日或隔日 1 次,每次通电 15~20 分钟。

【按语】

1. 针灸对闭经有较好疗效。经过治疗,经血复通后仍需坚持 3 个周期治疗,以巩固疗效。

2. 经期应避免过度劳累、恣食生冷、淋雨涉水等。还应注意七情调护,避免恼怒、惊恐、忧伤等情志改变,对预防和缓解闭经是极有意义的。

【病案举例】周某,女,研究生,26 岁。2018 年 7 月 16 日初诊。

主诉:经水不通 2 年半。

病史:14 岁初次月经来潮开始,月经量多且淋漓不止,用止血药都无效,至 20 岁症状未见改善,其间曾就诊于上海、南通等地多家医院,诊断为功能失调性子宫出血,经中西药物治疗,疗效不显,后在南京的妇幼医院诊治,诊断为多囊卵巢综合征。服用西药(不详)后,症状由一个极端走向别一个极端,月经稀发,甚至出现闭经,停药后仍未改善。其后至中医院服用中药调治 2 年,效果仍不理想,每次需服用激素维持月经来潮。为此不想再继续药物治疗,尝试针灸治疗,经朋友介绍前来国医堂就诊。刻下:月经不能按时来潮,每月需服用黄体酮等方能维持月经,7月8日服药后月经来潮3天,量少色暗红,小腹冷痛,得热痛缓,形寒肢冷,颈项僵痛,苔白,脉细沉紧。

诊断:闭经,筋性盆病(筋脉型)。足三阴筋脉、任脉。

治法:在少腹与大腿内侧循足三阴经筋寻及筋结点进行筋针治疗,在风池附近及肩背部位进行筋针治疗。(图4-124)

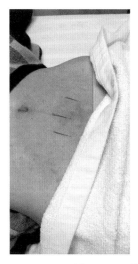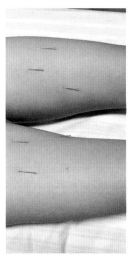

图 4-124 筋针治疗闭经

7月20日三诊:颈项肩背僵痛基本消失。

7月25日五诊:筋针治疗后,阴道出现白带见红,持续3天。

8月10日七诊:昨日月经来潮半天就结束了,之后持续白带见红。配穴取归来、子宫、血海、足三里、太溪、太冲、合谷,脉针平补平泻。

8月19日十一诊:10次1个疗程筋针配合脉针治疗结束,开始第2个疗程的治疗,调整治疗方案,躯干前、后同步治疗,上法增加在背部足太阳筋循筋取穴进行筋针治疗,配合深刺八髎。

9月21日:在上法基础上,八髎增加电针。电针治疗期间,患者感觉局部酸酸胀胀的。(图4-125)

9月24日:9月21日治疗完后,回家就开始有点痛经的感觉,晚上少腹痛严重,伴有呕吐,冒冷汗,脸色苍白。其后奇迹般地来了整整7天的月经,月经期间浑身无力,经色红,7天经净。距上次来半天月经间隔44天。在7月16日至9月24日针灸治疗期间,没有服用任何中药和黄体酮。

10月3日—11月3日:因10月就业季加论文答辩,没有充足时间来进行针灸治疗,嘱平时艾灸少腹和泡脚同步进行。10月下旬来接受针灸治疗4次,其后又出现白带见红,持续了几天。

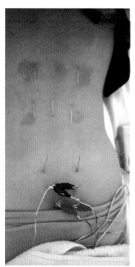

图 4-125 八髎增加电针

11月13日:距9月24日来月经50天不到,这次同样未服用药物,月经来潮7天。嘱:经前2周继续针灸调理。

12月13日：月经前针灸调治4次后又来月经了。本月竟然与上月同一天来月经，昨天出现白带见红，这一次竟然没有出现痛经现象。患者高兴地说："刘教授太厉害。"

其后，每月经前持续治疗数月，月经基本按时来潮。患者毕业前开始在外地试工，故停止治疗。电话咨询，月经基本恢复正常。

第三节 | 筋性窍病

眩 晕

【概说】眩，指眼花。晕，指头晕。眩晕是以患者自觉头晕眼花，视物旋转为主要表现的一类病证。轻者闭目即止；重着如坐车船，旋转不定，不能站立，或伴有恶心、呕吐、汗出，甚则昏倒等症状。眩晕常见于高血压、低血压、低血糖、耳源性眩晕、神经衰弱、贫血、脑动脉硬化、颈椎病等疾病。

【有关经筋理论】

足太阳之筋……上挟脊上项……其直者，结于枕骨，上头……其病……项筋急……不可左右摇。

足少阴之筋……循脊内挟脊，上至项，结于枕骨，与足太阳之筋合。其病……所过而结者皆痛及转筋。病在此者，主痫瘈及痉。

足少阳之筋……循耳后，上额角，交巅上，下走颔，上结于頄……其病……维筋急，从左之右，右目不开，上过右角，并跷脉而行，左络于右，故伤左角，右足不用，命曰维筋相交。

脑窍位于头部，足太阳、足少阴经筋在项部会合，足太阳经筋由后至额循布头部，足少阴经筋循脊内经项部深入脑窍为脑脊膜；足少阳经筋左右交叉循布脑部，有助于经脉输送头脑气血，而发挥脑窍聪灵记忆之功能。

【病因病机】感受外邪，侵犯循布脑窍之筋，寒则筋急、热则筋纵，使经筋失去刚柔之性，筋挛卡脉，气血不能上供脑窍，而致筋性眩晕；或恼怒过度，肝气郁结，加之饮食厚味，脾失健运，痰湿内生，气郁痰阻脉络，气血不能上荣脑窍，而致脉性眩晕；或劳倦过度，损伤肾精，精气不足，髓海空虚，或病后体虚及失血过多，气血虚弱，精血亏虚，脑失所养，而致脏性眩晕。

【临床表现】

1. 筋性眩晕 眩晕突发，颈部活动时诱发或加重，颈项僵硬不适，伴有头痛，舌苔薄白，脉浮紧。

2. 脉性眩晕 眩晕阵发，发作与情绪有关，急躁易怒，头痛且胀或头重如裹，胸闷恶心，寐差梦多，苔腻，脉弦滑。

3. 脏性眩晕 眩晕耳鸣，遗精健忘，腰膝酸软，精神萎靡，失眠多梦，舌淡，脉沉细，为肾精不足；眩晕，动则加剧，遇劳则发，神疲乏力，心悸失眠，面色㿠白，舌淡苔薄白，脉细，为气血虚弱。

【治疗】

1. 筋针疗法 适用于筋针眩晕。

取穴:循筋在颈项背部寻及筋结痛点作为筋穴,大多位于天柱、大杼、风门、玉枕、脑空、百会等穴区或顶中线、颞后线区。(图4-126)

操作:以0.30mm×30mm筋针,在颈项部筋穴常规消毒后进针,沿皮循筋纵刺或横刺20~25mm,配合颈项活动,松解筋肉,留针20~30分钟。5次为1个疗程。

2. 辅助疗法

(1)脉针疗法:适用于脉性眩晕、脏性眩晕。

1)脉性眩晕

主穴:风池、百会、太阳。

配穴:肝郁,加肝俞、行间、侠溪;痰阻,加阴陵泉、丰隆、内关。

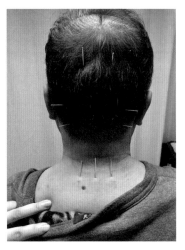

图4-126 眩晕的筋穴

操作:主穴平补平泻,配穴用泻法。

2)脏性眩晕

主穴:百会、风府。

配穴:肾精不足,加肾俞、太溪、悬钟、翳风;气血虚弱,加脾俞、足三里、胃俞、气海。

操作:毫针刺,用补法。

(2)耳针疗法

选穴:肾、神门、肾上腺、皮质下、内耳。

操作:毫针刺,用中等刺激,每日1次。每次留针30分钟,10次为1个疗程。亦可用王不留行贴压。

【按语】

1. 针灸治疗本病疗效较好,但应分清筋性、脉性与脏性的不同,分而治之。

2. 眩晕发作时可卧床休息,闭目养神,可用手指揉按印堂、太阳等穴缓解症状。

3. 平时保持乐观态度,避免情绪波动、过度劳累,饮食宜清淡,慎食肥甘厚腻之品。

【病案举例】

案例1:刘某,女,62岁。2019年10月4日初诊。

主诉:眩晕6年,加重半年。

病史:6年来,时有眩晕,大多因颈部劳累后诱发加重,曾在医院接受诊治,X线片提示颈椎退化、C_{3-5}椎间盘突出,经针灸推拿、中药等调治,眩晕有所好转,但时有反复。近半年来可能工作繁忙,加之精神紧张,眩晕加重,如坐舟车,行走欲倒,甚则恶心欲吐,行走漂浮,需卧床休息数日方能缓解,遂前来就诊。刻下:头晕,伴有头痛,需卧床休息,颈项僵痛,颈部转侧至某体位时诱发眩晕,心烦善太息,多梦少寐,精神欠佳等,舌淡红苔白,脉细弦。查:颈部活动轻度受限,但向左侧转动至某体位时诱发眩晕,颈项肌肉紧张,局部有压痛,后枕部两侧压痛。

诊断:颈椎病(椎动脉型);眩晕,筋性眩晕。

治疗:循足太阳筋在项背枕部寻及筋结点与压痛点作为筋穴,位于玉枕、天柱、大椎、大杼、肺俞穴区,用0.30mm×30mm筋针,在项背筋穴常规消毒后进针,沿皮循筋纵刺或横刺20~25mm,配合颈项活动,松解筋肉,再次活动至某体位时观察是否诱发眩晕,如仍有则调整针向至眩晕减轻50%以上为度,留针30分钟。

10月7日二诊：治疗当日眩晕减轻，但次日又作，头晕目眩，如坐舟车，恶心欲吐，卧床休息半日方缓解。上法加枕部压痛点作为筋穴，行筋针治疗，配合颈部活动并观察是否诱发眩晕。（图4-127）

10月11日三诊：近几日仍有眩晕，但程度、持续时间较短，休息片刻即可缓解，颈项僵痛也明显减轻。守法治疗。

10月18日五诊：近周眩晕未作，但颈部转动至某角度时仍诱发头晕，但程度较轻，心烦失眠改善，继续守法治疗。

11月6日十诊：近期眩晕未再发作，颈项僵痛消失，颈部活动自如，未诱发眩晕。患者心情舒畅，睡眠好转，精神面貌大大改观。说："6年多的病竟然好了，太感谢你了。"嘱：注意劳逸结合，颈部保暖。

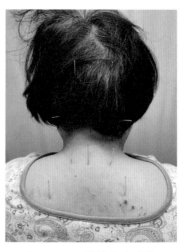

图4-127　筋针治疗眩晕

案例2：吴某，男，45岁。2019年1月2日初诊。

主诉：颈项疼痛年余，头晕心慌3个月。

病史：有10年颈椎病病史。2017年10月出现颈项疼痛难忍，腰至双腿后侧、足踝均痛，走路困难，严重影响生活。2018年3月到某省级三甲医院针灸及服用中药治疗半月，腰及腿部疼痛有所缓解，但颈项疼痛依旧，近3个月出现头晕心悸。刻下：头晕，心慌，频率为每天1~2次。颈项僵硬疼痛，颈部活动时牵引项背扯痛，整个肩胛上角、内缘、下角部位疼痛，严重影响睡觉，难以入睡，睡后易醒。舌暗红。二便正常。精神状态差，双眼无神。目前患者最严重影响生活的是头晕心慌。

检查：臂丛神经牵拉试验（+），椎间孔挤压及分离试验（+），枕骨下肌压痛，两肩胛周围区按压痛。X线片提示寰枢关节半脱位。（图4-128）

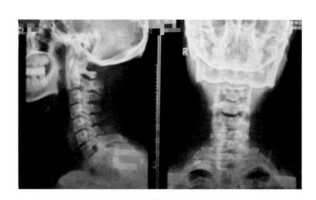

图4-128　颈椎正侧位X线片

诊断：头晕，寰枢关节半脱位；颈痹，筋性窍病。

治疗：循足太阳筋走向在项背部寻及筋结痛点作为筋穴，常规消毒后，行筋针治疗。嘱先治疗2个疗程，隔日按时复诊。（图4-129）

1月4日二诊：筋针治疗后，头晕心慌减轻，肩胛上角疼痛缓解五成。继续守法治疗。

1月14日六诊：5次筋针后，心慌好了八成左右，偶有头晕。右侧肩胛疼痛基本痊愈。目前枕骨下缘部位胀痛，左肩胛疼痛缓解六成。左手第3、4指近端指间关节疼痛已近1年，请帮忙同治，遂在手少阳筋手臂部寻及筋穴，一支筋针痛消。患者深感神奇。

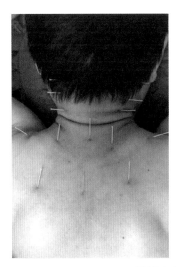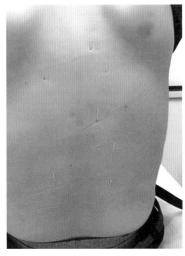

图 4-129　筋针治疗头晕、寰枢关节半脱位

1月18日八诊：最近这2天病情整体有些反复，感觉整个人不在状态，但比治疗前轻。继续守法行筋针治疗，同时在百会及膻中针刺，配合 TDP 照射30分钟。

1月23日十诊：心慌头晕已无。颈项和肩背部明显好转，上午偶发不适。近2天腰部不适，故请一起治疗。寐差，偶发盗汗，舌紫红。

2月1日十四诊：心慌头晕消失，颈项扯痛、肩胛疼痛均已消失，近期睡眠好。

2月4日十五诊：目前感觉身体很轻松，再来巩固治疗一下。

2个月后，其朋友来诊，询问其情况，告知"现在情况不错，基本好了"。

耳鸣（耳聋）

【概说】耳鸣是指自觉耳内鸣响，耳聋是指听力障碍、听力下降或失聪。耳鸣（耳聋）可因外伤、发热、药物中毒等损伤神经、血管等所致。耳鸣分为神经性耳鸣、血管性耳鸣，以及原因不明性耳鸣等。耳聋分为传导性耳聋、感觉神经性耳聋、混合性耳聋等。

【有关经筋理论】十二经筋中主要有手足少阳筋、足阳明筋、手太阳筋分布于耳部。

足少阳之筋……直者，上出腋，贯缺盆，出太阳之前，循耳后，上额角，交巅上，下走颔，上结于烦。

足阳明之筋……其支者，从颊结于耳前。

手太阳之筋……循颈出走太阳之前，结于耳后完骨；其支者，入耳中；直者，出耳上，下结于颔……其病……引颈而痛，应耳中鸣……本支者，上曲牙，循耳前，属目外眦。

手少阳之筋……其支者，上曲牙，循耳前，属目外眦。

即：

耳前：足阳明之筋、手少阳之筋、手太阳之筋分布。

耳后：足少阳之筋、手太阳之筋分布。

耳中：手太阳之筋分布。

耳上：手太阳之筋分布。

以往认为，耳鸣与脏腑、经脉病变有关。但《灵枢·经筋》言手太阳之筋循行分布于耳后、耳中、耳上、耳前等，如该筋病变可出现"引颈而痛，应耳中鸣"的症状。由此而知，部分耳鸣与经筋(主要与手太阳筋)有关,将此类耳鸣在此命名为筋性耳鸣。而脉性耳鸣主要与手足少阳经脉、手阳明络脉有关;脏性耳鸣主要与肾有关。

【病因病机】中医认为耳为肾窍,有赖于手足少阳经脉输送气血濡养,手太阳经筋分布维护耳窍组织的稳定。当耳部受寒或外伤后,筋急挛缩,耳窍组织受到牵扯,移位失稳,筋气不利而致筋性耳鸣或耳聋。外感六淫之邪或外伤,或内在痰瘀阻滞少阳经脉,气血不能输送于耳,耳窍失充则致脉性耳鸣或耳聋;肝肾亏虚,精血不足,难以濡养耳窍则致脏性耳鸣或耳聋。

【临床表现】

1. 筋性耳鸣(耳聋)　或有感受风寒或外伤病史,突发耳鸣,鸣声隆隆不断,按之不减,或听力下降或暴聋,有时在张口或颈部活动时减轻或消失,耳周肌肉紧张酸痛,颈项僵痛,或兼有头痛,舌苔薄白,脉浮紧或弦等。

2. 脉性耳鸣(耳聋)　病程较短,多见于年轻人,发病突然,或在感冒后出现,鸣声隆隆不断,声粗调高,按之不减,或暴聋,有时伴有耳闭、耳胀,或伴有头痛、恶寒发热,脉浮等表证。

3. 脏性耳鸣(耳聋)　病程较长,多见于老年人,发病缓慢,逐渐出现如蝉耳鸣,其后伴有不同程度的耳聋,多为双侧性,耳鸣时作时止,声细调低,按之鸣减,疲劳时加重,可伴有头晕、腰膝酸软、带下、遗精、脉弱等。

【鉴别诊断】

1. 梅尼埃病　耳鸣呈低调吹风样,常发生在眩晕发作之前,或与耳聋、眩晕同时出现。在疾病缓解期,耳鸣可以消失或减轻。反复发作的病例可转为持久性高音调耳鸣。

2. 听神经瘤　耳鸣的特点为单侧性、高音调如蝉鸣或汽笛声。初期为间歇性,逐渐转为持续性。常同时伴有其他脑神经症状,如头痛、面部麻木等。内耳道 X 线、CT 等检查可确诊。

3. 高血压　耳鸣多为双侧性,常与脉搏的节律一致。除耳鸣之外,还可以有头痛、头晕等高血压症状。听力检查正常。服降血压药后,耳鸣可减轻或消失。

【治疗】

1. 筋针疗法　适用于筋性耳鸣(耳聋)。

取穴:大多患者颈项僵痛,可在患侧颈项部循筋寻找筋结点,一般分布于天柱、颈夹脊、肩井穴区附近,按压处有压痛、酸胀或舒适感即是筋穴。另在耳部前后上部循筋寻找筋结点,一般分布于完骨、率谷、浮白、头窍阴、听宫穴区附近,按压处有轻微压痛或酸胀感即是筋穴。

操作:以 0.30mm×30mm 筋针,在颈项部筋穴常规消毒后进针,沿皮循筋纵横刺20~25mm,配合颈项活动,耳鸣不减则调整筋针方向与深度,取效为止。耳周筋穴常规消毒后,沿皮(与耳平行)平刺 20~25mm,留针 15~20 分钟。如 5 次治疗后仍无效,可加辅助疗法。

2. 辅助疗法

(1)皮内针疗法:可用图钉型皮内针在耳周或颈项部压痛点或筋结点埋针,用胶布固定。一般留针 1~2 天,注意局部避免着水或水浸,以免感染。如要洗澡时,可在半小时前取下。

(2)电针疗法:可在上述针刺的基础上通电刺激,电流强度以患者能忍受为度,留针15~20 分钟。隔日 1 次,7 次为 1 个疗程。

（3）脉针疗法：适用于脉性、脏性耳鸣（耳聋）。

1）脉性耳鸣（耳聋）：调经理气，宣通耳窍。

手阳明络脉：

取穴：耳前动脉（浮络）；偏历（取之所别也）；商阳、中冲（交叉取穴，先取手，后取足）。

操作：耳前动脉刺络放血；偏历，同侧平补平泻；缪刺商阳，中冲点刺。隔日 1 次，5 次为 1 个疗程。

手足少阳经脉：

取穴：耳门、听宫、听会、翳风、天牖、客主人（上关）、角孙、率谷、少商；关冲、足窍阴（先刺手，后刺足）等。

操作：翳风、听会、听宫，选择其中 1~2 穴，用 30 号 1~1.5 寸毫针，闭口缓慢直刺 1~1.2 寸；耳周穴位平刺或斜刺，用捻转泻法；其余穴位施行泻法。留针 20~30 分钟，隔日 1 次，10 次为 1 个疗程。

2）脏性耳鸣（耳聋）：补肾填精，充窍聪耳。

取穴：翳风、听会、肾俞、关元、足三里、太溪等。

操作：30 号 1~1.5 寸毫针，局部穴位平补平泻，其余穴位行补法。留针 20~30 分钟，隔日 1 次，10 次为 1 个疗程。

附：发蒙针法

适用于耳聋伴失明（耳无所闻，目无所见）者。

取穴：听宫、天牖。

操作：在中午 12 点左右，进针 1 寸左右，令患者以拇示指按其两鼻窍而闭气至双耳充气，耳膜外突，行针闻针声。留针 20 分钟，隔日 1 次，5 次为 1 个疗程。（图 4-130）

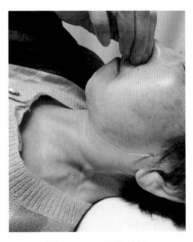

图 4-130 发蒙针法

［《灵枢·刺节真邪》："黄帝曰：刺节言发蒙，余不得其意。夫发蒙者，耳无所闻，目无所见。夫子乃言刺府输，去府病，何输使然？愿闻其故。岐伯曰：妙乎哉问也！此刺之大约，针之极也，神明之类也，口说书卷，犹不能及也，请言发蒙耳，尚疾于发蒙也。黄帝曰：善。愿卒闻之。岐伯曰：刺此者，必于日中，刺其听宫，中其眸子，声闻于耳，此其输也。黄帝曰：善。何谓声闻于耳？岐伯曰：刺邪以手坚按其两鼻窍而疾偃，其声必应于针也。黄帝曰：善。此所谓弗见为之，而无目视，见而取之，神明相得者也。"

《灵枢·寒热病》："暴聋气蒙，耳目不明，取天牖。"

《素问·缪刺论》："邪客于手阳明之络，令人耳聋，时不闻音，刺手大指次指爪甲上，去端如韭叶各一痏，立闻，不已，刺中指爪甲上与肉交者，立闻，其不时闻者，不可刺也。耳中生风者，亦刺之如此数，左刺右，右刺左……耳聋，刺手阳明，不已，刺其通脉出耳前者……凡刺之数，先视其经脉，切而从之，审其虚实而调之，不调者经刺之，有痛而经不病者缪刺之，因视其皮部有血络者尽取之，此缪刺之数也。"

《灵枢·厥病》："厥头痛，头痛甚，耳前后脉涌有热（一本云有动脉），泻出其血，后取足少阳……耳聋无闻，取耳中；耳鸣，取耳前动脉。耳痛不可刺者，耳中有脓，若有干耵聍，耳无闻也。耳聋，取手小指次指爪甲上与肉交者，先取手，后取足。耳鸣，取手中指爪甲上，左取右，右取左,先取手,后取足。"]

【按语】

1. 临证当分清筋性耳鸣、脉性耳鸣与脏性耳鸣。一般筋性耳病以耳鸣为主,脉性、脏性耳病以耳聋为主。筋性耳鸣与脏性耳鸣较易鉴别,但与脉性耳鸣有时较难鉴别,尤其病变后期三者常相互为患,更难辨别区分,治疗时可联合治疗。

2. 筋性耳鸣大多在耳后或颈项部可触及筋结点或阳性反应点,一般筋针治疗往往能在短期内见效。

3. 耳聋是指听力障碍、听力下降或失聪,因其经常与耳鸣兼有,其病因病理基本相同,故可参照耳鸣之筋针、脉针方法治疗。

4. 部分耳闭、耳胀患者,如耳后或颈项部可触及筋结点或阳性反应点,可参考本法采用筋针治疗,大多也能奏效。

5. 高血压、听神经瘤性耳鸣者,应治疗原发病。

6. 耳鸣(耳聋)是临床较难医治的疾病,有时患者难以坚持治疗,为配合治疗,可让患者自行做五官保健操,有助于提高或维持疗效。

附:五官保健操

1. 叩齿功　微张口,上下齿稍用力叩击60次。

2. 搅龙海　舌在口内上、下牙龈外周,从左到右、从右到左各转动15次,产生津液,分3口缓缓咽下。

3. 擦鼻梁　双手大鱼际分按于两侧鼻旁,上至睛明,下至地仓,上下擦动,边擦边快速呼吸,以热为度。擦60~120次。

4. 运双目　端坐凝视,头正腰直,两眼球先顺时针方向缓缓旋转15次,然后瞪眼前视片刻,再逆时针方向如法操作。重复2遍。

5. 梳头发　手指呈爪形,叩击头部2~3分钟。其后双手或单手,五指略分开,置于额部,由前向后抓按头皮为1次,反复操作30次。再将双手掌置于前额,由前而后,经头顶至耳后为1次,反复梳头30次。

6. 鸣天鼓　双手掌横向分按两耳,掌根向前,五指向后,以示、中指叩击枕部3次后,双手骤离耳部1次,如此重复30次。

7. 震耳膜　双手拇、示指捏住两耳垂做抖索法数次,然后用两示指或中指插入耳孔,做快速的震颤法数下,猛然拔出,重复操作30次。

8. 浴面颊　双手掌相互摩擦至热,然后轻轻置于两侧面部并与面部轮廓相贴,以双手掌由内向外、由下向上分别轻摩下颌、面颊、眼区、前额、耳部环周为1次,如此重复按摩30次。

【病案举例】

案例1:汪某,女,42岁。2014年4月14日初诊。

主诉:耳鸣如蝉2周。

病史:2014年4月初无明显原因出现左耳鸣耳闭,次日头晕,经西医诊断为病毒性感染,服通血管药治疗后,耳闭基本消失,但耳鸣依旧。刻下:耳鸣如蝉,呈持续性,周围环境安静时明显,按之不减。舌淡红,苔薄白,脉细缓。查:颈部活动正常,左耳后枕部有压痛。血压114/76mmHg。有鼻敏感病史20多年。

诊断:耳鸣,筋肉型。

治疗:于枕部天柱穴区与耳周浮白、头窍阴穴区触及筋结压痛点,常规消毒后,用0.30mm×30mm筋针,在枕部筋穴皮下向耳横刺,在耳周部筋穴皮下沿耳纵刺,留针20分钟。(图4-131)

4月16日二诊:针后当晚耳鸣减轻至今。

4月21日三诊:左耳鸣减轻,但近1周情况无改善。上法加外关,毫针治疗。

5月5日四诊:白天几乎感觉不到左耳鸣,晚上安静时仍有细声耳鸣。

5月12日五诊:枕部、耳周筋结压痛点发生位移,调整筋穴后继续治疗,配合电针,外关、丘墟毫针治疗。(图4-132)

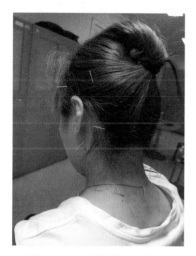 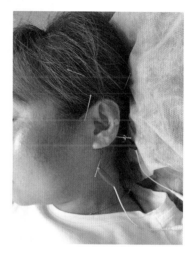

图4-131 筋针治疗耳鸣一　　　　　图4-132 筋针治疗耳鸣二

6月4日六诊:左耳鸣又减轻些。

6月11日七诊:左耳鸣未减轻,颈项后仰时牵扯痛。上法调整筋穴治疗。

6月18日八诊:针后当晚左耳鸣加重后逐渐减轻,目前减轻七成,白天几乎无感觉。

6月25日九诊:左耳鸣基本消失,白天几乎无感觉。夜间安静时偶有轻微耳鸣。嘱自行用耳鸣按摩法进行保健治疗。

2014年11月介绍友人前来诊治耳鸣时得知,耳鸣消失至今。

案例2:赵某,女,52岁。

主诉:耳聋、耳鸣、耳塞4年余。

现病史:4年前(2016年8月中旬)因干咳2个月无好转,无法睡眠,入院治疗半月,出院第3天出现原因不明性耳聋、耳鸣、耳塞等症状。在各大医院住院并行输液、高压氧等治疗,均无改善。2020年4月底夫妻吵架,丈夫使劲拽了耳朵,又打了两耳光,感觉心情烦躁,耳聋耳鸣加重,身体及精神压力过大。刻下:双侧耳聋耳鸣,听力弱,与别人交流困难。耳塞呈持续性。颈项僵硬。舌尖红,脉弦。

诊断:耳鸣耳聋;筋脉型。(手足太阳筋病;足少阳筋病)

治疗:循手足太阳筋、足少阳筋,在颈项寻及筋结痛点,进行筋针治疗。(图4-133)

二诊:两耳有轻松的感觉,继续治疗耳病。

七诊:耳聋耳鸣时好时坏,继续治疗耳病。

十诊:在上法基础上,在耳周率谷、翳风、浮白、枕骨粗隆部位等附近寻及筋穴,行筋针治

疗,留针30分钟结束。(图4-134)

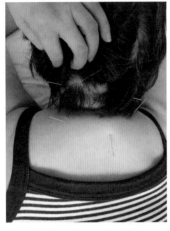
图4-133 筋针治疗耳鸣耳聋一

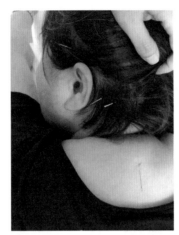
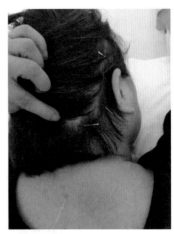
图4-134 筋针治疗耳鸣耳聋二

十五诊:十四诊结束后,很明显地感觉耳聋耳鸣症状明显改善,双耳能听到很清晰的声音,耳鸣消失了。耳塞症状由持续性转变为断续性,但1天中仍有1小时左右的耳塞症状,目前感觉整个人都轻松,也没有之前烦躁了,表示看到了治愈的希望。

二十诊:现耳聋、耳鸣、耳塞基本消失,偶尔会有一点耳塞小杂声的感觉,与别人用很小的声音沟通,完全能听到,恢复日常交流生活了,生活质量提高,心情也好了。基本达到临床治愈。

近 视

【概说】近视是以视近清楚、视远模糊为特征的眼病,古代文献称"能近怯远"。其与远视、散光同属于屈光不正一类,多发于青少年时期。

近视力正常,远视力低于1.0,但能用凹球透镜矫正。检查屈光度小于-3D为轻度近视,-3~-6D为中度近视,-6D以上为高度近视。青少年远视力在短期内下降,休息后视力又提高,使用阿托品麻痹睫状肌后,检影视力度数消失或小于0.5D,为假性近视。

【有关经筋理论】

足太阳之筋……其支者,为目上网,下结于頄。

足少阳之筋……支者,结于目眦为外维。其病……维筋急,从左之右,右目不开。

足阳明之筋……上腹而布,至缺盆而结,上颈,上挟口,合于頄,下结于鼻,上合于太阳,太阳为目上网,阳明为目下网……其病……腹筋急……急者目不合,热则筋纵,目不开。

手太阳之筋……直者,出耳上,下结于颌,上属目外眦。其病……目瞑良久乃得视。

手少阳之筋……其支者,上曲牙,循耳前,属目外眦,上乘颌,结于角。其病:当所过者即支转筋。

目与足阳筋关系密切。经筋布散于目,其中,足太阳筋为目上网,足阳明筋为目下网,手足少阳筋、手太阳筋循布目外眦。眼睑的开合与眼珠的转动有赖于经筋动静结合、刚柔相济生理功能的正常发挥。一旦经筋感受外邪,寒则筋急,热则筋纵,则影响眼睛的活动,而致筋性近视。

【病因病机】循布眼周的经筋感受外邪,经筋收缩功能失常,不能调控眼睛,而致筋性近视;或不良的用眼习惯,如看书、写字目标太近,坐位姿势不正及光线强烈或不足等,致使目络瘀阻,目窍失养,而致脉性近视;或先天禀赋不足和肝肾亏虚,精血不足,不能濡养眼睛,而致脏性近视。

【临床表现】

1. **筋性近视** 视力模糊,闭目休息片刻或转动眼珠活动可逐渐恢复,颈项僵硬,多见于青少年,舌淡红,苔薄白,脉细或紧。多见假性近视。

2. **脉性近视** 有不良的用眼习惯史,如看书、写字目标太近,坐位姿势不正及光线强烈或不足等,近期视力逐渐下降,看书写字后感觉眼睛疲劳,舌暗,苔薄白,脉细涩。

3. **脏性近视** 视力减退,眼花头晕,神倦乏力,耳鸣失眠,腰膝酸软,舌淡红,少苔,脉细弱。

【治疗】

1. **筋针疗法** 适用于筋性近视。

取穴:循筋在眼周与颈项部寻及筋结点作为筋穴,大多分布于颈夹脊、天柱、风门、印堂、阳白、瞳子髎、颧髎、四白等穴区。

操作:以 0.30mm × 30mm 筋针,在颈项、眼区部筋穴常规消毒后进针,沿皮循筋纵刺或横刺 20~25mm,配合闭目活动眼珠,松解筋肉,留针 20~30 分钟。5 次为 1 个疗程。

2. **辅助疗法**

(1)脉针疗法:适用于脉性近视、脏性近视。

主穴:睛明、攒竹、承泣、太阳、风池。

配穴:血络瘀阻,加头临泣、足临泣、光明、足三里等;肝肾亏虚,加肝俞、肾俞、太溪、太冲、三阴交等

操作:脉性近视,针刺用平补平泻法或刺络放血;脏性近视,针刺用补法,或加灸。

(2)耳针疗法

选穴:眼、肝、肾、神门、耳尖。

操作:毫针刺,每次 2~3 穴,中等刺激,留针 30~60 分钟。或用揿针埋藏或王不留行贴压,每 3~5 天更换 1 次,双耳交替,嘱患者每日自行按压数次。

(3)皮内针法:在眼周与颈项部选筋穴,用揿针埋藏,用肉色胶布固定。每 3~5 天更换 1 次。

【按语】

1. 针灸对本病的治疗,近期疗效较好,能较快提高视力,但远期疗效不理想。对筋性近视效果显著。

2. 注意用眼卫生,坚持做眼保健操,或闭目转动眼珠,以辅助治疗。

【病案举例】李某,男,13 岁,学生。2019 年 5 月 10 日初诊。

主诉:视力下降 2 个月。

病史:近 2 个月家长发现孩子学习成绩有所下降,询问后才知孩子坐后排,黑板板书看不清,眼部胀痛干涩,颈项僵硬不适。赴医院眼科检查:左 0.6,右 0.5,双眼底正常。屈光度数:左 −1.5D,右 −20D。

诊断:近视。

治疗:循筋在颈项与眼周寻及筋结点作为筋穴,分布于天柱、大椎、印堂、太阳、颧髎等穴

区。取 0.30mm×30mm 筋针,在上述筋穴常规消毒后进针,沿皮循筋纵刺或横刺 20~25mm,配合闭目活动眼珠,留针 20~30 分钟。

5月31日五诊:由于老师照顾调到前排听课,加之针刺后,自觉上课能看清黑板板书了,眼部胀痛干涩明显减轻。由于孩子学习较紧张,难以按时就诊。今加耳穴贴压(眼、肝、神门、耳尖等),左右交替贴压。嘱:平时注意用眼卫生,课间按压耳穴,用眼疲劳时转动眼珠,左转30次、右转30次为1度,根据时间可做 5~7 度。

7月26日八诊:本学期通过针刺耳压后,视力明显改善,现在读书基本没有影响,学习成绩也提高了。

附1:左眼紧束无神案例

任某,男,35岁。2017年1月13日初诊。

主诉:左眼紧束无神5年。

病史:2012年因看书用眼过久而致左眼疲倦,自我冰敷后改善,如此保健后半年,左眼逐渐出现紧束不适感,经10多次针刺治疗有所好转,但停诊后疗效不稳定而放弃治疗。2015年左眼紧束并出现视物欠清、无神,后经针刺治疗半年,症情时好时坏。2017年1月13日经朋友介绍前来就诊。刻下:自觉左眼紧束不适,远视转近视物体时眼花、视物不清,需调整休息近1分钟后才可视物清楚,自感左眼无神,咬紧牙关时左眼紧束感减轻,但咬肌松弛时紧束感复显。

检查:左眼裂稍小,左眼视力正常,眼球转动灵活,无幻视、复视。左眼眶外及左咬肌处触及筋结点。

治疗:循足太阳筋在左头面部寻及筋结点,行筋针治疗。当即嘱患者咬紧牙关后松弛咬肌,检验左眼紧束无神有无改善。患者自觉左眼紧束感改善四成,视物清晰有神。(图 4-135)

8月21日六诊:5次筋针治疗后,眼紧束感明显减轻八成。但近日紧束感又显,故前来就诊。筋针治疗后,明显减轻九成。(图 4-136)

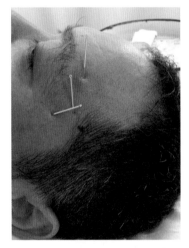

图 4-135 筋针治疗左眼紧束无神一

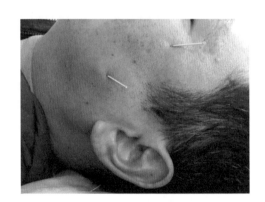

图 4-136 筋针治疗左眼紧束无神二

附2:青光眼案例

夏某,男,75岁。2017年10月9日初诊。

主诉:双眼酸胀、疼痛年余。

病史:患者因颈椎病来诊,经治疗症情明显改善。今询问青光眼能否针灸治疗。自述:2016 年 9 月因双眼酸胀、疼痛,眼花,视力下降,去医院检查眼压 23mmHg,24 小时眼压差值 8mmHg,诊断为青光眼。接受缩瞳剂等滴眼药治疗,症情有所缓解。现:双眼酸胀、疼痛,眼压 21mmHg,24 小时眼压差值 6mmHg,颈项僵硬不适,脉细涩,舌暗。

诊断:青光眼;肝肾阴虚,筋脉失养。

治疗:循足三阳筋在面部阳白、四白、瞳子髎、印堂与项部天柱等穴区寻及筋穴,用筋针调治,配合光明、太溪、合谷等。经针刺治疗 10 次,双眼胀痛明显减轻,眼压 17mmHg。(图 4-137)

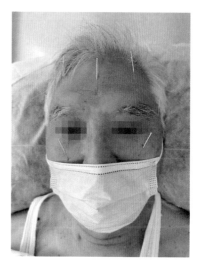

图 4-137　筋针治疗青光眼

其后每周维持治疗 1 次左右,双眼酸胀疼痛基本消失,仍有眼花,眼压维持在 16~17mmHg。维持治疗至今,眼压基本控制在正常范围,但近期视力有所下降。

附 3:双眼视野缺损案例

王某,男,45 岁。2018 年 11 月 16 日初诊。

主诉:双眼视野缺损近 3 个月。

病史:2018 年 8 月 20 日突然剧烈头痛,经医院检查诊断为脑血管破裂,行手术治疗。经 3 个月康复治疗,症情明显好转,但双眼视野缺损,遂来接受针灸治疗。刻下:形体肥胖,步入诊室,神情淡漠,言语欠清,寡言少语,反应略慢,双眼转动不灵活、视野缺损,仅能看到前方,外侧 30° 以外缺损。舌淡胖,脉涩。

诊断:脑血管意外后遗症,视野缺损;眼络瘀阻,经筋失养。

治疗:循足三阳筋在项面部如大椎、天柱、脑户、攒竹、鱼腰、丝竹空、瞳子髎、颧髎等穴区寻及筋穴并行筋针治疗,配合养老、太溪、太冲、足三里等调治。(图 4-138)

经每周 3 次、共 20 次针刺调治,精神状态明显改善,愿意交流,言语清楚,眼珠转动幅度增大,视野扩大,开始恢复半日工作。

其后,每月维持 3~4 次针刺治疗,经医院检查,视野恢复 60%。现仍在维持治疗之中。

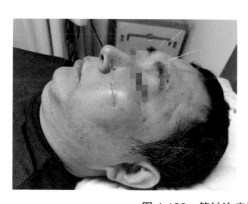
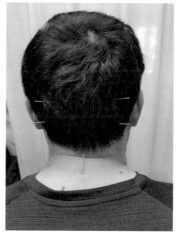

图 4-138　筋针治疗视野缺损

鼻 鼽

【概说】鼻鼽是因禀质特异,邪犯鼻窍所致,以阵发性鼻痒、连续喷嚏为特征的疾病。相当于变应性鼻炎(过敏性鼻炎)。

【有关经筋理论】

足太阳之筋……其直者,结于枕骨,上头下颜,结于鼻……其病……项筋急。

足阳明之筋……上腹而布,至缺盆而结,上颈,上挟口,合于頄,下结于鼻……其病……腹筋急。

鼻主要与足太阳、阳明经筋有关。经筋分布鼻窍,调控嗅涕。一旦鼻部经筋感受外邪,经筋刚柔之性失常,嗅涕调控失灵则见筋性鼻鼽。

【病因病机】卫气不足,感受风热,热则筋纵,鼻窍失控,而致筋性鼻鼽;或脾肺气虚,复感风寒,肺窍失宣,而致脏性鼻鼽。

【临床表现】

1. 筋性鼻鼽　感受风热时发病,鼻痒、喷嚏阵作,或吃热饭,或喝热汤时诱发,流涕,舌淡红,苔薄黄,脉浮数。

2. 脏性鼻鼽　感受风冷异气而发鼻痒,喷嚏频作,鼻流清涕,微恶风寒,面白气短,咳痰色白或便溏肢冷,舌淡苔白,脉细弱。

【治疗】

1. 筋针疗法　适用于筋性鼻鼽。

取穴:循足太阳筋在颈项与额鼻区寻及筋结点作为筋穴,大多分布于风门、大椎、大杼、风池、印堂、迎香等穴区;或循足阳明筋在面鼻部寻及筋结点作为筋穴,大多分布于颧髎、上迎香、缺盆等穴区。(图 4-139)

操作:以 0.30mm×30mm 筋针,在项背额鼻面部筋穴常规消毒后进针,沿皮循筋纵刺或横刺 15~20mm,配合颈项、鼻腔活动,松解筋肉,留针 20~30 分钟。5 次为 1 个疗程。

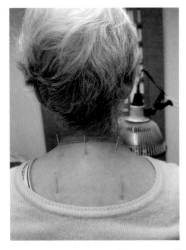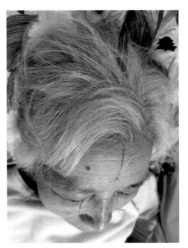

图 4-139　筋性鼻鼽的筋穴

2. 辅助疗法

(1)脉针疗法:适用于脏性鼻鼽。

主穴:百会、印堂、迎香、素髎、合谷。

配穴:肺气虚,加列缺、孔最;脾气虚,加脾俞、足三里。

操作:头面部腧穴用平补平泻法;配穴用补法,可灸。

(2)皮内针疗法:①大椎、肺俞、风门;②脾俞、胃俞、足三里,或背部筋结点。用皮内针于上述2组穴位交替埋针,2~3天更换1次,5次为1个疗程。

(3)耳针疗法:肺、脾、外鼻、内鼻、交感、神门等,每次选2~3穴,埋揿针3~5天,或贴压磁珠、王不留行2~3天,两耳交替进行。

【按语】

1. 针灸治疗过敏性鼻炎有一定疗效,临证要分清筋性、脏性,分而治之。筋性鼻鼽效果更好。

2. 锻炼身体,增强体质,预防感冒。避免花粉、粉尘、漆气对鼻的刺激。

【病案举例】

案例1:黄某,男,19岁。2018年4月9日初诊。

主诉:鼻痒喷嚏频作10多年。

病史:自幼体质较弱,8岁时春游回来出现鼻痒难忍,喷嚏频作,鼻流清涕,后经医院诊断为过敏性鼻炎,中药调治后好转。但其后经常发作,稍感风邪即鼻痒喷嚏阵作,发展至吃热饭或喝热汤时鼻痒流涕。其母亲来诊治时询问,针灸能治过敏性鼻炎吗?隔日带孩子前来就诊。刻下:每年春天均鼻痒喷嚏频作,需治疗后方才缓解,近日又作,稍感风邪即鼻痒连续喷嚏,有时吃热饭或喝热汤时鼻痒流涕,苔白,脉细。

诊断:过敏性鼻炎;筋性鼻鼽。

治疗:循足太阳筋在额鼻部寻及筋结点作为筋穴,取0.30mm×30mm筋针,常规消毒后纵刺,留针期间配合活动鼻部,自觉鼻腔温热为度。留针30分钟。(图4-140)

4月20日六诊:经5次筋针治疗,喝热汤或吃热饭时鼻痒流涕症状改善,但稍感风邪仍鼻痒喷嚏频作,持续时间有所缩短,近日颈项僵痛。查:颈项部肌肉紧张。循足太阳筋在项背部寻及筋结点作为筋穴,配合额鼻部筋穴行筋针纵横刺治疗。(图4-141)

5月18日十诊:近期吃饭时几乎无鼻痒流涕之症,遇风刺激后鼻痒喷嚏频作也明显减少。上法加合谷、足三里,毫针平补平泻。

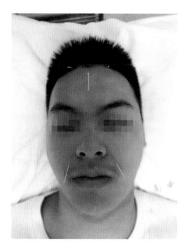

图4-140 筋针治疗筋性鼻鼽一

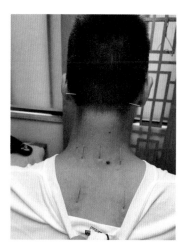

图4-141 筋针治疗筋性鼻鼽二

6月15日十五诊:近月鼻痒喷嚏几乎未作,近日天气转变也无影响,基本达到临床治愈。嘱:平时可配合鼻部按摩,巩固疗效。锻炼身体,增强体质。

案例2:杨某,男,77岁。2018年10月5日初诊。

主诉:耳鼻咽喉三窍不通气6年。

病史:7年前出现鼻、喉咙、耳部不舒服,鼻不通气时,连带喉咙气不通,同时耳部闷闷的,三窍一体不通。2012年4月到耳鼻喉专科检查,医师给出的结论是咽鼓管堵塞,手术后犹在,无改善。后又服用中药调理,均未改善。后又到其他医院检查喉咙和耳,检查结果均正常。诉:根据环境的影响,天热时上午重、下午会有所缓解,天冷时症状不太明显。

刻下:双耳有闷的感觉,说话伴有嗡嗡声,平时没有声音。伴随鼻不通气,连带喉咙吞咽困难,必须连着耳一起吞咽才行。时时做通鼻咽窍的动作才稍舒服些。

检查:颈椎无明显压痛,两侧颈项肌肉及项背肌紧张,臂丛神经牵拉试验(-),旋颈试验(+),叩顶试验(-),椎间孔挤压试验(+)。

治法:筋针+TDP。

诊断:耳鼻喉不通,筋性窍病。

治疗:选取双侧风池、翳风、颈项部、下迎香、膻中、咽喉两侧附近穴区确定筋穴,同时配合谷。取0.30mm×30mm筋针,沿皮下针刺,留针30分钟+TDP后起针。(图4-142)

二诊:2次筋针治疗后,稍感轻松,鼻部改善特别明显,耳和喉咙仍重。

三诊:诉鼻部症状又反复了,但比治疗前轻松。耳闷的感觉加重。

四诊:耳闷感突然减轻,闷的症状没有了。耳部轻松后,整个人的感觉完全不一样了,喉咙和鼻部相对舒适了。

五诊:此次针灸在颈后部调整了几处筋穴,头部也增加了筋穴。诉5次针灸后,鼻、双耳、喉咙等三窍很轻松,自我感觉基本好了。(图4-143)

六诊:现耳鼻喉通畅感觉很好。嘱:今天针灸结束后,回家观察,随着气温降低,病情会逐渐缓解,等明年春天气温上升时,有一点异常就及时过来就诊。

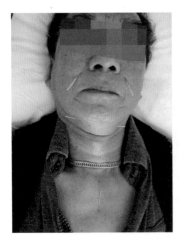 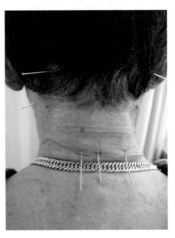

图4-142 筋针治疗耳鼻喉不通一

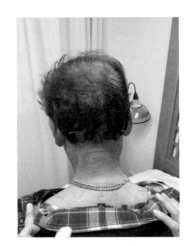

图4-143 筋针治疗耳鼻喉不通二

牙　痛

【概说】牙痛是口腔疾患中最常见的症状。牙齿及其周围组织的疾病、牙邻近组织的牵涉痛及全身性疾病,均可引起牙痛。多见于龋齿、牙髓炎、冠周炎、牙周炎、牙本质过敏等。

【有关经筋理论】

手太阳之筋……直者,出耳上,下结于颔,上属目外眦。其病……痛引颔……本支者,上曲牙,循耳前……其痛当所过者支转筋。

手少阳之筋……其支者,当曲颊入系舌本;其支者,上曲牙,循耳前,属目外眦,上乘颔,结于角。其病:当所过者即支转筋。

与牙相关的经筋,主要有手太阳、少阳经筋。经筋上曲牙,一旦感寒,寒则筋急,可见其所过者痛。

【病因病机】面部手太阳、少阳经筋受寒,寒则筋急,筋急则痛,而致筋性牙痛;或风热之邪侵袭,郁阻阳明经脉,而致脉性牙痛;或胃腑积热,火邪循经上犯,或肾阴不足,虚火上升,而致脏性牙痛。

【临床表现】

1. 筋性牙痛　多见于青年人,疲劳受寒,牙痛剧烈,一般无红肿,舌淡红苔薄白,脉弦紧。

2. 脉性牙痛　牙龈胀痛、肿而不红,伴形寒身热,苔薄黄,脉浮数。

3. 脏性牙痛　实火牙痛见牙痛甚剧,牙龈红肿,伴有口臭口渴、便秘,苔黄,脉洪数。虚火牙痛见牙痛隐隐,时作时止,常在夜晚加重,齿根松动,口不臭,伴头晕耳鸣、腰酸,舌红,少苔,脉细数。

【治疗】

1. 筋针疗法

取穴:于患侧面颊部循手太阳、少阳筋寻及压痛点作为筋穴,一般多见于下关、颊车、颧髎等穴区。(图4-144)

操作:在面颊部筋穴常规消毒后,用 0.30mm×30mm 筋针,沿皮循筋纵刺或横刺 15~20mm,配合咬牙活动,根据压痛减轻程度调整针向,留针 20~30 分钟。5 次为 1 个疗程。

2. 辅助疗法

(1)脉针疗法

主穴:合谷、颊车、下关。

配穴:脉性牙痛,加外关、风池,刺用平补平泻法。脏性牙痛,实火加内庭、足三里,虚火加太溪、行间;实证针用泻法,虚证针用补法。

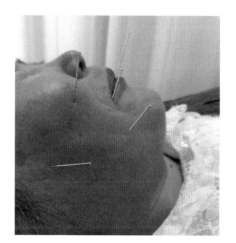

图 4-144　牙痛的筋穴

(2)耳针疗法

选穴:颌、牙、神门、屏间。

操作:毫针中强度刺激,留针 30 分钟,或埋揿针、王不留行贴压,2~3 天更换 1 次。

【按语】

1. 针刺后除龋齿暂时止痛外,对一般牙痛效果较好。

2. 牙痛原因很多,对龋齿、坏死性牙髓炎、智齿难生等,应同时针对病因治疗。

【病案举例】任某,男,51 岁。2021 年 5 月 17 日初诊。

主诉:左侧牙痛 5 天。

病史:2021 年 5 月 12 日出现左侧牙痛,以往也有类似情况,休息几日就好了,但这次休息数日后仍未缓解,反而加重,夜间难以安睡,遂来门诊。刻下:左侧牙痛,牵引耳后,轻度肿胀,影响吃饭,夜间加重,舌红苔薄黄,脉弦。

检查:无龋齿,左侧牙龈肿胀、触痛。

诊断:牙痛。

治疗:循筋在翳风、颊车、下关穴区寻及压痛点,行筋针治疗,留针期间配合咬牙运动,当即牙痛减轻七成。留针 20 分钟。(图 4-145)

5 月 19 日复诊:牙痛减轻,夜间能安睡了,吃饭时仍有些疼痛。守法治疗。

5 月 21 日三诊:牙痛明显减轻,吃饭基本不受影响,夜间安睡。达到临床治愈。

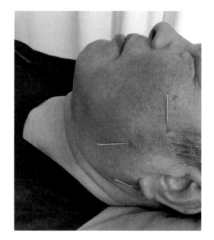

图 4-145　筋针治疗牙痛

声 音 嘶 哑

【概说】声音嘶哑指发音或嘶或哑,在《黄帝内经》中有"喑""暴喑""无喑"等名,后世医家又有称"失音""声不出""不能言""声哑""喉中声嘶""暴哑"等。西医多见于声带麻痹、声带息肉等。

【有关经筋理论】

足太阳之筋……上挟脊上项;其支者,别入结于舌本……其病……脊反折,项筋急。

手少阳之筋……其支者,当曲颊入系舌本……其病:当所过者即支转筋,舌卷。

与舌根、咽喉有联系的经筋有足太阳筋与手少阳筋。经筋入系(结)舌本,刚柔相济则舌窍灵动而言语、声门开合活动而发声。若舌咽部经筋感受外邪,寒则筋急,热则筋纵,声门闭合失灵,而致筋性声哑。

【病因病机】外邪侵犯经筋,寒则筋急、热则筋纵,刚柔失济,声门闭合不全,而致筋性声哑;或热邪犯肺,肺失宣肃,痰阻肺脉,声门痹阻,而致脉性声哑;肺肾阴虚,虚火上炎,阴津亏损,声门失润,而致脏性声哑。

【临床表现】

1. **筋性声哑**　突然声音嘶哑,颈项强痛,或恶风,头痛无汗,咽不干,舌苔薄白,脉浮。

2. **脉性声哑**　声音嘶哑,吞咽时喉痛,痰多黏稠,头痛,口干渴,便秘,溲黄,舌红苔黄,脉浮数或洪大。

3. **脏性声哑**　声音嘶哑,咽喉稍肿,色暗红,口干咽燥,或吞咽时疼痛,入夜症状加重,虚烦失眠、耳鸣,舌红苔少,脉细数。

【治疗】

1. **筋针疗法**　适用于筋性声哑。

取穴:循足太阳筋在颈项、颌下区寻及筋结点作为筋穴,大多分布于天柱、颈夹脊、大杼、

大椎、天容穴区。（图 4-146）

操作：以 0.30mm×30mm 筋针，在颈项部筋穴常规消毒后进针，沿皮循筋纵刺或横刺 15~20mm，配合吞咽活动，松解筋肉，留针 20~30 分钟。5 次为 1 个疗程。

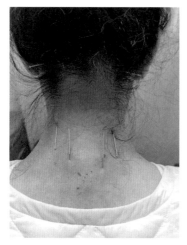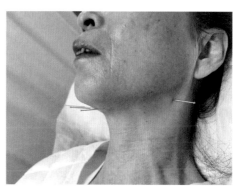

图 4-146　筋性声哑的筋穴

2. 辅助疗法

脉针疗法：适用于脉性声哑、脏性声哑。

主穴：承浆、夹承浆、风池、哑门。

配穴：肺热痰阻，加尺泽、合谷、列缺、丰隆；肺肾阴虚，加肺俞、肾俞、照海、鱼际。

操作：颈项部腧穴，针用平补平泻法；配穴针刺，实证用泻法，虚证用补法。

【按语】

1. 针灸对声音嘶哑有较好疗效，尤其是筋性声哑。

2. 声门麻痹，闭合不全者，建议糊状饮食，避免流质误入气管。

3. 避免进食辛辣等刺激性食物，尽量戒烟、戒酒。

【病案举例】李某，男，80 岁。2014 年 11 月 10 日初诊。

主诉：声音嘶哑月余。

病史：患者 2014 年 5 月出现咳嗽，久咳不愈，8 月初经检查诊断为右肺腺癌，8 月 6 日接受化疗；PET-CT 提示肿瘤较前有部分病灶活跃缓解。8 月 16 日增加另一种生物治疗药（Erbitux，西妥昔单抗）。9 月 28 日因下肢无力、中度水肿，皮肤红且压痛，诊断为皮下炎而入院，留院期间给予注射抗生素、消炎药等治疗，下肢水肿减轻，但入院治疗第 3 天突然声音嘶哑伴有咽喉疼痛，西医内镜检查示声带闭合不全，建议食用凝固粉，避免进食流质食物。其后咽喉疼痛逐渐消失，但声音嘶哑依旧，接受言语治疗。10 月 MRI 检查提示左颅内 10.6cm 占位病灶，并发现骨转移。西医诊治期间，同时接受中药调理，现因声带闭合不全，饮服中药困难，暂停中药，转针灸科治疗声音嘶哑。

刻下：声音嘶哑，咽喉无不适，颈项僵硬，神可，乏力，消瘦，面色灰暗，皮疹较多，咳嗽痰白，口干、口鼻干，少许鼻衄，纳可，寐安，腰膝软，大便秘结，夜尿多 2~3 次。脉沉无力，舌暗红，苔少。

有高血压、心脏病病史，口服降压药、治疗心律失常药、降血脂药、止痛药、通便药等。20

岁时有脊柱炎症,2004 年行前列腺癌手术治疗,2009 年行颅内出血手术治疗。否认烟酒史。

诊断:肺癌Ⅳ期;声音嘶哑,气阴两虚型。

治法:补气养阴,通经开音。

取穴:廉泉、夹廉泉、通里、照海、足三里。行平补平泻法,留针 20 分钟。

11 月 12 日复诊:声音嘶哑如前,颈项僵痛,上方加列缺、太溪治疗。

11 月 14 日三诊:声音嘶哑依旧,近日颈项僵痛加重,且牵引双肩,自贴止痛膏治疗。颈项部寻及筋穴,改用筋针治疗。

11 月 19 日四诊:颈项僵痛牵引双肩减轻,发声较前有劲。

11 月 21 日五诊:颈项僵痛、声音嘶哑如前。局部调整筋穴治疗。

12 月 3 日六诊:发声较前轻松,颈项僵痛牵引双肩减轻,下肢皮色暗而微肿。

12 月 8 日七诊:颈项僵痛减轻,声音嘶哑明显改善,发声增强。

12 月 10 日八诊:发声明显增强,颈项僵痛明显好转。

12 月 12 日九诊:颈项僵痛基本消失,声音嘶哑明显改善,发声轻松,语音增强。

2015 年 1 月 7 日十诊:因本人休假停诊近月。颈项僵痛消失,发声恢复正常,可普通饮食。近期 MRI 检查发现脑部增加 2 处肿瘤约 0.04cm,并有骨转移、肝等腹腔转移。今要求治疗下肢乏力,局部皮肤灰黑色,轻度水肿。

阴　痒

【概说】阴痒是指女性外阴及阴道瘙痒,甚则痒痛难忍,坐卧不宁,或伴带下增多的病证。亦称"阴门瘙痒"。多见于外阴瘙痒症、外阴炎、阴道炎及外阴营养不良等病。

【有关经筋理论】

足太阴之筋……上循阴股,结于髀,聚于阴器,上腹,结于脐,循腹里,结于肋,散于胸中;其内者,着于脊。其病……阴股引髀而痛,阴器纽痛,下引脐两胁痛,引膺中脊内痛。

足少阴之筋……上循阴股,结于阴器,循脊内挟脊,上至项,结于枕骨,与足太阳之筋合。其病……及所过而结者皆痛及转筋。

足厥阴之筋……上循阴股,结于阴器,络诸筋。其病……阴股痛、转筋,阴器不用,伤于内则不起,伤于寒则阴缩入,伤于热则纵挺不收。

足阳明之筋……其直者,上循伏兔,上结于髀,聚于阴器,上腹而布,至缺盆而结……其病……腹筋急。

足三阴、阳明经筋循布阴部。经筋动静结合、刚柔相济而阴部滋润。如阴部经筋感受外邪,寒则筋急,热则筋纵,卫郁津停,阴道分泌不足而致筋性阴痒。

【病因病机】阴部感受风寒,卫阳被遏,寒则筋急,筋僵失柔,卫郁不能输布津液于阴部,而致筋性阴痒;或郁怒伤肝、肝郁化热、肝气犯脾、脾虚湿盛,以致湿热下注,蕴热生虫,或素体阴虚或大病久病,耗伤精血,以致肝肾不足、精血亏虚、生风化燥,而致脏性阴痒。

【临床表现】本病根据阴部瘙痒情况,带下的量、色、质、气味及全身症状,以辨筋脏与虚实。

1. 筋性阴痒　阴部瘙痒,阴道冷或少腹凉,运动后减轻,带下量少,色白,气味无异常,舌苔薄白,脉浮或紧。

2. 脏性阴痒

(1)湿热下注:阴道及外阴部瘙痒灼痛,坐卧不安、带下量多,色黄如脓、稠黏臭秽,以及胸闷,口苦而腻,脘闷纳呆,苔黄腻,脉弦滑而数。

（2）血虚风燥:阴部干涩,灼热瘙痒。或阴部皮肤变白,增厚或萎缩,或带下量少色黄,伴五心烦热、头晕目眩,时有烦热汗出,腰酸耳鸣,舌红少苔,脉细数。

【治疗】

1. **筋针疗法**　适用于筋性阴痒。

取穴:循足三阴筋在下肢及腹部寻及筋结点作为筋穴,大多分布于蠡沟、百虫窝、足五里、中极等穴区。

操作:以 0.30mm×30mm 筋针,在下肢、腹部筋穴常规消毒后进针,沿皮循筋纵刺20~30mm,配合收腹缩肛活动,留针 20~30 分钟。5 次为 1 个疗程。

2. **辅助疗法**

（1）脉针疗法:适用于脏性阴痒。

主穴:蠡沟、百虫窝、中极透曲泉。

配穴:湿热下注,加阴廉、阴陵泉;血虚风燥,加血海、三阴交。

操作:毫针,实证刺用泻法,虚证刺用补法。

（2）耳针疗法

选穴:内生殖器、卵巢、内分泌、皮质下、脾、肝、肾。

操作:每次 2~3 穴,毫针轻中度刺激,每日 1 次,每次留针 15~30 分钟,亦可选用揿针埋针或磁珠、王不留行贴压,每 3~5 天更换 1 次。

【按语】

1. 本病针灸治疗有效。

2. 对于各种类型阴道炎患者,注意预防与调护,如消灭传染源,尽可能对每一妇产科住院患者或门诊患者行常规白带检查,争取早期发现,及时治疗,以消灭传染源。妇女外阴部应注意清洁,每日洗浴,脚盆、脚巾不可混用。

3. 常用洗方如蛇床子散(蛇床子、川椒、明矾、苦参、百部各 10~15g),煎汤,趁热先熏后洗浴,每日 1 次,10 次为 1 个疗程。亦可用坐药雄蛇丸(雄黄 3g、蛇床子 9g,共研细末,蜜制为丸,每丸重 3g),用纱布包好,留线半尺,睡前纳入阴道,次晨取出。上药对滴虫性阴道炎患者效果尤佳。

【病案举例】王某,女,56 岁。2018 年 10 月 12 日初诊。

主诉:阴部瘙痒 3 年余。

病史:绝经 5 年后,外阴及阴道出现瘙痒难忍,心烦失眠,已缠绵 3 年余,曾在医院妇科检查,诊断为阴部瘙痒症,服用中药调治,未见明显改善,遂前来尝试针灸治疗。刻下:阴部瘙痒难忍,白带量多色白,腰膝酸软,少腹寒凉,心情烦躁,失眠多梦,便溏,舌淡红、苔薄白,脉细弦。

诊断:阴部瘙痒症。

治疗:循足厥阴筋在下肢百虫窝、蠡沟与曲骨穴区寻及筋结点作为筋穴。以0.30mm×30mm 筋针,在下肢、腹部筋穴常规消毒后进针,沿皮循筋纵、横刺 20~30mm,配合收腹缩肛活动,留针 30 分钟。

10 月 15 日复诊:阴部瘙痒有所减轻,希望继续治疗。守法治疗。

10 月 17 日三诊:阴部瘙痒减轻,但持续时间仅半日,其后又作。循足三阴筋在大腿内侧与足太阳筋在腰骶部寻及筋穴行筋针治疗,并配合阴陵泉、太溪、中极透曲骨。

10月26日六诊:阴部瘙痒明显减轻,心烦失眠也有所改善。上法将蠡沟、百虫窝穴区筋穴改为皮下埋针,配合耳穴内生殖器、卵巢、内分泌、皮质下,磁珠贴压。

11月23日十诊:近周阴部瘙痒基本消失,留意时仍有轻度感觉。患者高兴地说:"多年的难言之隐终于消除了,谢谢刘教授。"

嘱:注意个人卫生,定期检查,避免复发。(图4-147)

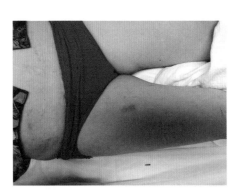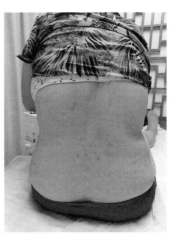

图4-147　筋针治疗阴痒

产 后 漏 尿

【概说】产后漏尿是指妇人产后不能自主约束小便而尿自遗,常伴小便过频,甚至白昼达数十次的病证。现代医学认为,产后漏尿由于分娩时,胎儿先露部分对盆底韧带及肌肉的过度扩张,特别是支持膀胱底及上2/3尿道的组织松弛所致,中医称"产后遗尿"。

【有关经筋理论】

足太阴之筋……上循阴股,结于髀,聚于阴器,上腹,结于脐,循腹里,结于肋,散于胸中;其内者,着于脊。其病……阴股引髀而痛,阴器纽痛,下引脐两胁痛,引膺中脊内痛。

足少阴之筋……上循阴股,结于阴器,循脊内挟膂,上至项,结于枕骨,与足太阳之筋合。其病……及所过而结者皆痛及转筋。

足厥阴之筋……上循阴股,结于阴器,络诸筋。其病……阴股痛、转筋,阴器不用,伤于内则不起,伤于寒则阴缩入,伤于热则纵挺不收。

足阳明之筋……其直者,上循伏兔,上结于髀,聚于阴器,上腹而布,至缺盆而结……其病……腹筋急。

足少阳之筋……前者结于伏兔之上,后者结于尻;其直者,上乘眇季胁,上走腋前廉,系于膺乳,结于缺盆……其病……腘筋急,前引髀,后引尻,即上乘眇季胁痛,上引缺盆膺乳颈。

足太阳之筋……与腘中并上结于臀,上挟脊上项……其病……脊反折,项筋急。

膀胱位于盆腔,有赖于深入盆腔的足三阴、足三阳经筋的维系,保持其位置相对稳定,而发挥储存、排泄尿液的生理功能。由于难产或使用产钳等,损伤经筋,累及膀胱,膀胱失控,可致产后漏尿。

【病因病机】产后漏尿多因膀胱气化失职所致,与盆腔经筋、肺肾有密切关系。产程过长或处理不当,或使用助产术等,损伤盆底经筋,累及膀胱,尿液失控,可致筋性产后漏尿。

产时劳伤气血,脾肺气虚,不能制约水道;或多产早婚,房劳伤肾,肾气不固,膀胱失约,而致脏性产后漏尿。

【临床表现】

1. 筋性产后漏尿　难产(滞产)或手术产后,不能约束小便,或尿液自阴道漏出,或咳嗽、喷嚏等增加负压情况下小便溢出,尿液清,苔薄白,脉缓。

2. 脏性产后漏尿　多见产后小便次数增多或失禁,尿液清,面色㿠白,倦怠无力,少气懒言,语音低微,舌淡,苔薄白,脉细,为气虚漏尿;产后小便次数增多,甚至白昼达数十次,或小便失禁自遗,尿色清,面色晦暗,头晕耳鸣,腰膝酸软,畏寒肢冷,舌淡,苔薄,脉沉细,为肾虚漏尿。

【治疗】

1. 筋针疗法

取穴:在小腹或腰骶部循足三阴经筋、足三阳经筋寻及筋结点作为筋穴,大多分布在中极、水道、肾俞、膀胱俞、八髎穴区。

操作:取0.30mm×30mm筋针,循筋纵刺,留针期间配合收腹缩肛运动。5次为1个疗程。

2. 辅助疗法

(1)脉针疗法

主穴:中极、膀胱俞。

配穴:气虚者,加气海、肺俞、足三里、三阴交;肾虚者,加关元、肾俞、太溪。

操作:毫针刺用补法,并施灸法。

(2)耳针疗法:取肾、膀胱、肺、脾、内分泌、神门、皮质下、敏感点,每次3~4穴,毫针中度刺激,留针20~30分钟。也可耳穴压丸或埋针。

【按语】

1. 针灸治疗产后漏尿有一定效果,尤其是筋性产后漏尿。

2. 产妇精神保持乐观,避免忧思郁怒;饮食上忌食生冷之品,避风寒。

3. 盆底肌运动。仰卧在床,屈膝双脚微开约7~8cm,收紧肛门、会阴及尿道5秒,然后放松,心里默数5下再重做,每次运动做10次左右,同时有规律地抬高臀部离开床面,然后放下,每次也在10次左右。起初,收紧2~3秒即可,逐渐增至5秒。此动作也可站立或坐立时进行。

【病案举例】周某,女,35岁。2016年10月28日初诊。

主诉:小便自遗10余年。

病史:患者胃脘痛多年,每年发作多次,胃镜检查未见异常,严重时在医院急诊输液处理后方逐渐缓解,后接受筋针治疗,症情稳定。有次治疗时患者询问,产后漏尿可否筋针治疗,遂尝试。10年前分娩后出现产后漏尿,经中西医诊治,配合盆底肌运动等方法虽有好转,但咳嗽、喷嚏或大笑时仍小便失控自遗,给生活带来诸多不便。刻下:咳嗽、喷嚏或大笑时漏尿,劳累时加重,舌淡苔薄白,脉细。

诊断:产后漏尿,筋性漏尿。

治疗:循足三阴筋在少腹部关元、水道穴区寻及筋结点作为筋穴,常规消毒后,取0.30mm×30mm筋针,循筋纵刺,留针期间令咳嗽,根据小便自控情况调整针向,留针30分钟,配合局部神灯照射。

10月31日复诊:针后,咳嗽后漏尿情况改善,在带脉穴区寻及筋结点作为筋穴,行筋针

治疗。守法治疗。(图4-148)

11月2日三诊:漏尿情况大为改善,咳嗽基本无影响,但喷嚏或大笑时仍有漏尿。上法配合在家做盆底肌运动。

11月9日五诊:漏尿基本控制,喷嚏或大笑均无漏尿出现。上法配合耳针,取肾、膀胱、肺、脾、内分泌、神门、皮质下、敏感点,磁珠贴压。

此后,其丈夫因腰痛前来就诊时,询问其情况,说:针灸后,产后漏尿好了,最近又怀孕数月,准备生二胎。感谢教授诊治。

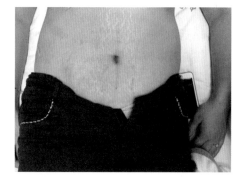

图4-148 筋针治疗产后漏尿

第四节 其他病证

蛇 丹

【概说】 蛇丹是以皮肤出现带状分布的集簇状水疱,并伴有烧灼样刺痛为主症的一种急性疱疹性皮肤病;根据其病变部位、特点等,又称"蜘蛛疮""蛇窠疮""蛇串疮""缠腰火丹"等。多发于春、秋季节,以成年患者多见。大部分患者患病后不再复发,极少数患者可再复发。现代医学的带状疱疹可参照本节治疗。

【有关经筋理论】

足太阳之筋……上挟脊上项;其支者,别入结于舌本;其直者,结于枕骨,上头下颜,结于鼻;其支者,为目上网,下结于頄;其支者,从腋后外廉,结于肩髃;其支者,入腋下,上出缺盆,上结于完骨;其支者,出缺盆,邪上出于頄。其病:小指支,跟肿痛,腘挛,脊反折,项筋急,肩不举,腋支,缺盆中纽痛,不可左右摇。

足少阳之筋……其支者,别起外辅骨,上走髀,前者结于伏兔之上,后者结于尻;其直者,上乘䏚季胁,上走腋前廉,系于膺乳,结于缺盆;直者,上出腋,贯缺盆,出太阳之前,循耳后,上额角,交巅上,下走颔,上结于頄;支者,结于目眦为外维。其病:小指次指支转筋,引膝外转筋,膝不可屈伸,腘筋急,前引髀,后引尻,即上乘䏚季胁痛,上引缺盆膺乳颈。

足阳明之筋……直上结于髀枢,上循胁,属脊……其直者,上循伏兔,上结于髀,聚于阴器,上腹而布,至缺盆而结,上颈,上挟口,合于頄,下结于鼻,上合于太阳,太阳为目上网,阳明为目下网;其支者,从颊结于耳前。其病:足中指支,胫转筋,脚跳坚,伏兔转筋,髀前肿,㿗疝。

足太阴之筋……其直者,络于膝内辅骨,上循阴股,结于髀,聚于阴器,上腹,结于脐,循腹里,结于肋,散于胸中;其内者,着于脊。其病……阴股引髀而痛,阴器纽痛,下引脐两胁痛,引膺中脊内痛。

足少阴之筋……并太阴之筋而上循阴股,结于阴器,循脊内挟脊,上至项,结于枕骨,与足太阳之筋合。其病:足下转筋,及所过而结者皆痛及转筋。病在此者,主痫瘛及痉,在外者不能俯,在内者不能仰。故阳病者腰反折不能俯,阴病者不能仰。

足厥阴之筋……上循阴股，结于阴器，络诸筋。其病：足大指支，内踝之前痛，内辅痛，阴股痛、转筋，阴器不用，伤于内则不起，伤于寒则阴缩入，伤于热则纵挺不收。

手太阳之筋，起于小指之上，结于腕，上循臂内廉，结于肘内锐骨之后，弹之应小指之上，入结于腋下；其支者，后走腋后廉，上绕肩胛，循颈出走太阳之前，结于耳后完骨；其支者，入耳中；直者，出耳上，下结于颔，上属目外眦。其病：小指支，肘内锐骨后廉痛，循臂阴入腋下，腋下痛，腋后廉痛，绕肩胛，引颈而痛，应耳中鸣，痛引颔，目瞑良久乃得视，颈筋急则为筋瘘颈肿，寒热在颈者……其痛当所过者支转筋。

手少阳之筋……循臂结于肘，上绕臑外廉，上肩走颈，合手太阳；其支者，当曲颊入系舌本；其支者，上曲牙，循耳前，属目外眦，上乘颔，结于角。其病：当所过者即支转筋，舌卷。

手阳明之筋……上循臂，上结于肘外，上臑结于髃；其支者，绕肩胛，挟脊；直者，从肩髃上颈；其支者，上颊，结于顺；直者，上出手太阳之前，上左角，络头，下右颔。其病：当所过者支痛及转筋，肩不举，颈不可左右视。

手太阴之筋……上循臂，结肘中，上臑内廉，入腋下，出缺盆，结肩前髃，上结缺盆，下结胸里，散贯贲，合贲下，抵季胁。其病：当所过者支转筋痛。

手心主之筋……上臂阴，结腋下，下散前后挟胁；其支者，入腋，散胸中，结于臂。其病：当所过者支转筋，前及胸痛。

手少阴之筋……上入腋，交太阴，挟乳里，结于胸中，循臂，下系于脐。其病：内急，心承伏梁，下为肘网。其病：当所过者支转筋，筋痛。

十二经筋遍布全身，根据带状疱疹（蛇丹）好发部位而言，胸胁部主要与足太阴、阳明筋及手三阴筋有关；头面部主要与手足阳筋有关；上肢肩部主要与手三阴、三阳筋有关；下肢、前阴部，主要与足三阴、足阳明筋有关。

【病因病机】本病多因卫弱邪侵，风热湿毒，入侵筋皮，湿毒泛淫筋皮而发。如失治或误治，热毒潜伏脉络，气强则伏于脉络，气弱则发筋肉疼痛，而致脉性蛇丹。

【临床表现】

1. **筋性蛇丹**　发疹前患部皮肤灼热刺痛，呈束带状，伴有轻度发热、倦怠乏力、食欲不振等症状。继之皮肤潮红，出现不规则红斑，随之在红斑上生出集簇样粟状丘疹，1天内迅速变为绿豆至黄豆大小的簇集成群的水疱，中间夹以血疱或脓疱，疱疹中心凹陷，如脐窝状，聚集一处或数处，呈带状排列，或伴有疱疹渗水糜烂，痛甚不能转侧移动躯干，夜眠难安，舌质红，苔薄黄或黄腻，脉弦滑数。

2. **脉性蛇丹**　2~3周后，疱疹逐渐干燥结痂，最后痂退而愈。愈后皮损局部色素沉着，数月消退。少数患者皮损处遗留不定时疼痛感，经久不愈，多见于体弱年老之人，好发于头窍之处，舌暗红，脉细涩。

【治疗】

1. 筋性蛇丹

取穴：阿是穴，根据皮损部位确定病筋并循筋寻及疱疹周围筋穴。（图4-149）

操作：首先在与皮疹或疱疹相关的阿是穴，用一次性消毒采血针或三棱针点刺局部出血，加拔罐，留罐5~8分钟，吸拔湿毒，引邪外出。其后在疱疹连接

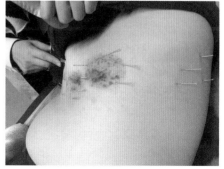

图4-149　筋性蛇丹的筋穴

成片的周围,进行皮肤消毒后,用筋针沿皮横刺向成片疱疹的中心,针数多少随患处面积大小而定,留针 30 分钟;痛甚可加电针,采用疏密波,强度以患者舒适为度。

2. 脉性蛇丹

取穴:根据皮损部位确定病筋,在色素沉着周围或循筋寻及筋穴。(图 4-150)

配穴:肝胆经,加阳陵泉、支沟、病变区相应节段的夹脊;足三阴经,加三阴交、血海、足五里等;头面部,加合谷、太冲等。

操作:在皮损色素沉着之处,进行皮肤消毒后,用筋针沿皮纵刺,针数多少随患处面积大小而定。配穴用 0.30mm×40mm 毫针,平补平泻。痛甚者局部可加电针。

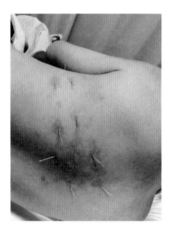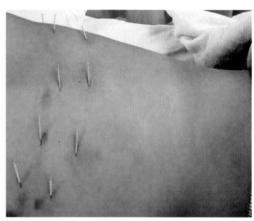

图 4-150　脉性蛇丹的筋穴

3. **艾灸疗法**　在疱疹及其周围皮肤处,用数根艾条同时施以温和灸。每次留针 30~60 分钟,每日或隔日 1 次。适用于筋性蛇丹与脉性蛇丹。

4. **耳针疗法**

选穴:神门、肾上腺、肺、肝、相应敏感点。

操作:每次选 2~3 穴,针刺后捻转、中强刺激,留针 20~30 分钟。或用压豆法,每日按压 3~5 次,每次每穴按压 20~30 下,3~5 天更换 1 次,两耳轮换。

5. **皮肤针疗法**

选穴:皮损周围和脊柱两旁约 1.5 寸与脊柱的平行线。

操作:中等强度叩刺。疱疹初起阶段每日 2 次。疼痛减轻,疱疹开始吸收后,改为每日 1 次。后遗疼痛者可隔日 1 次,7 次为 1 个疗程。

【按语】

1. 蛇丹乃热毒入侵筋肉所致,排除热毒是治疗的关键,故刺血排毒为首要,其次用筋针疏解余毒而达治疗目的。

2. 针灸可减轻疼痛,并可缩短病程,减少后遗疼痛的发生。故对年老体弱者,尤其是头面、九窍之处的疱疹要引起重视,治疗应及时、彻底,必要时可配合清热解毒中药内服以增强疗效。

3. 注意休息,饮食应清淡,忌食辛辣肥甘厚味之品,尤其是鱼腥发物。治疗期间应保持二便通调,尤其大便的畅通对排解热毒至关重要。

4. 若皮损严重,可在患处涂擦 2% 甲紫溶液,以防感染。合并角膜炎病变者,可用 0.1%

疱疹净眼药水滴眼。合并化脓感染者,须请外科处理。

【病案举例】赵某,女,61 岁。2019 年 11 月 11 日初诊。

主诉:右腰臀及大腿内侧疱疹 7 天。

病史:2019 年 11 月初出现右臀腿外内侧压榨性刺痛,3 天后出现散在疱疹,赴医院诊断为带状疱疹,予抗病毒、消炎等药物静脉滴注 1 周,病情未能控制,疱疹增多,疼痛加剧,夜间难以入睡。遂前来寻求针灸治疗。刻下:右腰绕至臀外侧、大腿外绕至大腿内侧至阴部可见成簇密集水疱,颗大如珠,痛如火燎。刺痛不能入眠。身体倦怠、食欲不振,无发热症状。检查:右腰、臀、大腿内外侧至阴部可见成簇密集水疱,聚集数处,呈带状排列。(图 4-151)

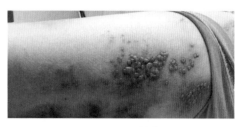

图 4-151　蛇丹表现

诊断:带状疱疹;蛇丹。

治疗:局部放血、筋针循筋围刺。先进行大面积消毒 3 次,后用一次性采血针,依次在腰、臀、腿外内侧疱疹痛感明显处点刺放血。然后局部拔罐 5 分钟。放血结束后,再次进行严格消毒,然后使用筋针循筋围刺。(由于患处面积较大,治疗结束后用消毒纱布包扎,以防感染。嘱:回家后不可淋浴,擦洗即可)(图 4-152)

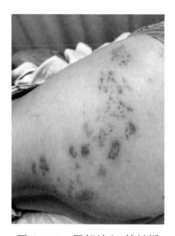

11 月 13 日复诊:一次点刺放血后疼痛稍微有所减轻,刺痛难以入睡。但疱疹萎缩,热毒有所排解。守法点刺拔罐放血、筋针围刺治疗。(图 4-153)

11 月 20 日五诊:经过 4 次点刺拔罐放血、筋针围刺,患者右臀腿疼痛减轻一半,睡眠质量也提高了,左右翻身虽痛,但比治疗前轻松很多。局部疱疹逐渐干燥结痂。热毒基本清除,仅采用筋针循经围刺治疗。

图 4-152　局部放血、筋针循筋围刺后

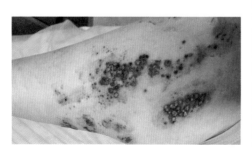

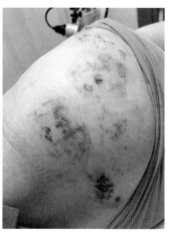

图 4-153　点刺拔罐放血、筋针围刺治疗后

11 月 25 日七诊:经筋针循经围刺,局部疱疹已结痂。疼痛有所缓解,夜间翻身稍有疼痛,

夜眠改善。筋针围刺＋电针治疗,30分钟结束。

11月29日九诊:采用筋针加电针治疗后,患者明显感觉整个身体轻松了,且臀部、腿外侧疼痛已基本消失,但大腿内侧、腰部仍存在疼痛感,尚有三成左右疼痛存在。

12月2日十诊:经1个疗程筋针、电针治疗,腰部及腿内侧疼痛明显减轻,总体好转八成。

12月11日十四诊:近周腰臀腿部疼痛基本消失,腰、大腿内侧有瘙痒感。停用电针,用筋针继续守法治疗。

12月13日十六诊:局部见色素沉着,瘙痒基本消失,眠安纳可,大便通畅,大腿内侧偶有痒感。基本达到临床治愈。嘱:注意休息。(图4-154)

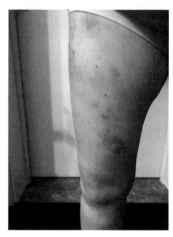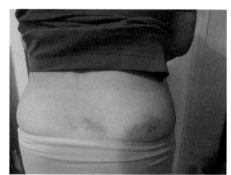

图 4-154　治疗结束后

在春节疫情期间,未联系患者。2020年6月26日患者之妹来就诊,询问其现在恢复情况。次日患者发来短信:"这半年都没有疼痛复发过,情况一直良好,感恩刘教授! 筋针很神奇,祖国医学是伟大宝库。"

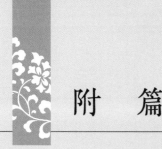

附 篇

调形针法、调气针法、调神针法

我们在筋针的研创过程中,发现了筋针的"无感速效"的特点,对此奇妙针法进行了深入研究。研读《黄帝内经》,发现《黄帝内经》中记载了多种针刺方法,经归纳整理分为3类,即调形针法、调气针法、调神针法。临证根据形气不同,分而治之。如《灵枢·官能》曰:"用针之理,必知形气之所在,左右上下,阴阳表里,血气多少,行之逆顺,出入之合,谋伐有过。"

(一)调形针法

调形针法,源自《灵枢·官针》等。

形,是生命的外在物质框架结构形态,是人体生命的实体部分。形体组织结构完整与得位是保证人体正常生命活动的基础和根本。

根据中医解剖学,将人体的外在组织结构,由浅入深分为5个不同解剖层次,即皮、肉、筋、骨、脉等五体。如《灵枢·经脉》载:"黄帝曰:人始生,先成精,精成而脑髓生,骨为干,脉为营,筋为刚,肉为墙,皮肤坚而毛发长,谷入于胃,脉道以通,血气乃行。"骨为干,是指构成人体的骨架;筋为刚,是指构成人体的运动力线网络、维护骨架稳定;脉为营,是指构成人体的营养、信息通道;肉为墙,是指构成人体的外在体型;皮位外,构成人体的卫外屏障。

一旦形体组织遭受外邪、暴力,或慢性劳损导致组织结构损伤、异常或错位,均可导致疾病。如《素问·痹论》载:"以冬遇此者为骨痹,以春遇此者为筋痹,以夏遇此者为脉痹,以至阴遇此者为肌痹,以秋遇此者为皮痹……痹在于骨则重,在于脉则血凝而不流,在于筋则屈不伸,在于肉则不仁,在于皮则寒,故具此五者则不痛也。"并指出了其预后:"其留连筋骨间者疼久,其留皮肤间者易已。"

骨为干——以冬遇此者为骨痹 —— 痹在于骨则重
筋为刚——以春遇此者为筋痹 —— 在于筋则屈不伸
脉为营——以夏遇此者为脉痹 —— 在于脉则血凝而不流
肉为墙——以至阴遇此者为肌痹 —— 在于肉则不仁
皮位外——以秋遇此者为皮痹 —— 在于皮则寒

五体痹,无虚实之证。如《灵枢·九针十二原》曰:"皮肉筋脉,各有所处。病各有所宜,各不同形,各以任其所宜。无实无虚。"调形针法,强调"针至病所",故确定病所,随而调之。如《素问·调经论》载:"其病所居,随而调之。病在脉,调之血;病在血,调之络;病在气,调之卫;病在肉,调之分肉;病在筋,调之筋;病在骨,调之骨。"《灵枢·官针》提出了具体的针刺方法,如骨痹治骨,采用输刺、短刺等刺骨法;筋痹治筋,采用关刺、恢刺等刺筋法;脉痹治脉,采用豹文刺、经刺、络刺、赞刺等刺脉络法;肉痹治肉,采用浮刺、分刺、合谷刺等刺肉法;皮痹治皮,采用毛刺、半刺等刺皮法。

(二)调气针法

调气针法源自《黄帝内经》,在多个篇章中有所论述,也是《黄帝内经》钊法中最为世人注重的针法。调气针法追求"气至病所",如脉针、筋针等。

五体痹的病根源于营卫血气不和。如《素问·调经论》曰:"血气不和,百病乃变化而生。"《针灸大成》载:"百病所起,皆始于荣卫,然后淫于皮肉筋脉。"为此《黄帝内经》十分重视调气针法,如《灵枢·官能》曰:"工之用针也……明于调气。"

气,是机体运行不息的精微物质,是构成人体和维持人体生命活动的基本物质之一,具有推动和调控人体新陈代谢,维系人体生命活动的功能;根据其功能或分布部位不同,分别命名为正气、真气、经气、营气、卫气、精气、脏腑之气等。

营卫之气源自水谷,营行脉中,联络脏腑;卫行脉外,布散皮肤分肉、肓膜、胸腹。如《素问·痹论》载:"荣者,水谷之精气也,和调于五脏,洒陈于六腑,乃能入于脉也。故循脉上下,贯五脏,络六腑也。卫者,水谷之悍气也,其气慓疾滑利,不能入于脉也,故循皮肤之中,分肉之间,熏于肓膜,散于胸腹。"

营卫血气平和则生,营卫血气逆乱则病,调理营卫血气则愈。如《素问·痹论》曰:"逆其气则病,从其气则愈,不与风寒湿气合,故不为痹。"《素问·五运行大论》曰:"从其气则和,逆其气则病。"

根据"筋脉系统假说",营在脉中,卫在脉外;邪阻脉络,营血阻滞则脉病;邪入卫郁,筋急筋纵则筋病。临证当辨别经筋病与脉络病,脉病调营,筋病调卫,分而调治。如《素问·调经论》载:"病在脉,调之血……病在气,调之卫。""取血于营,取气于卫。"

调气针法,即调理营卫血气之针法。调气针法,强调调气分营卫,即随病证分调营气、卫气。如《灵枢·刺节真邪》曰:"用针之类,在于调气,气积于胃,以通营卫,各行其道。"调卫气针法主要适用于卫气失常所致筋皮病,调营气针法主要适用于营血不通所致脉络病乃至脏腑病。

调气针法,强调"气至病所","气调而止"。如《灵枢·终始》曰:"凡刺之道,气调而止。"

生理	病理	治疗
从其气则和	逆其气则病	从其气则愈(气至而有效)
营气(脉中)	营血阻滞——脉络病	有感得气、导气或补泻
平和	气逆邪合为痹	调气—气至病所—气调而止
卫气(脉外)	卫气郁结——筋皮病	无感得气、激活卫气

1. 调营气针法

(1)以脉为本,主取经穴:针灸临床根据病情确定病变经脉,选取相应经穴为主进行调治。腧穴分经穴、奇穴、阿是穴3类。经穴(十四经穴)是指具有固定的名称、位置,且归属于十四经脉(十二经脉和任脉、督脉)系统的腧穴。临床揣穴,有时经穴位置稍有偏差,但均在经脉循布之处,故有"宁失其穴,不失其经"之说。部分奇穴也分布于经脉之上,如阑尾穴、胆囊穴等,临证也可选取。

(2)针刺至脉,激活营气而得气,呈现酸麻胀重等经气感应:临床针灸,辨证确定病经,循经取穴,穴在脉上,针刺至脉,"营在脉中"(《灵枢·营卫生会》),可激活营气而得气,使针刺部位获得经气感应,如针刺部位有酸麻胀重等自觉反应,有时还出现热、凉、痒、痛、抽搐、蚁行等感觉,或呈现沿着一定方向和部位循经性的传导和扩散现象;少数患者还会出现循经性肌肤眴动、震颤等反应,有时还可见到针刺经穴部位的循经性皮疹带或红、白线状现象;而同时医者的刺手也能体会到针下沉紧、涩滞或针体颤动等反应。得气与否以及得气速迟与疗效有关,一般得气迅速时疗效较好,得气迟缓时疗效就差,若不得气时,就可能无效。如《金针赋》曰:"气速效速,气迟效迟。"《标幽赋》云:"气速至而速效,气迟至而不治。"《针灸大成》亦云:"下针若得气来速,则病易痊而效亦速也。气若来迟,则病难愈而有不治之忧。"若刺之不得气,当分析其原因,如取穴定位不准,或针刺角度有误、深浅失度,针刺未及经脉等,不能激活营气而不得气,对此应重新调整经穴的针刺部位、角度、深度,务求针刺至脉,激活营气而得气。

(3)根据病情,择用针刺手法:临床辨证确定脉络病或脏腑病。如单纯的邪阻脉络之证,则采用平补平泻之导气通脉针法即可;如瘀血阻络者,可刺络放血治之。如脏腑虚实之证,则依据虚则补之、实则泻之而选用毫针补泻手法,如徐疾、迎随、提插、呼吸、开阖等调营单式补泻手法,进而采用调营复式补泻手法如烧山火、透天凉等,此主要适用于单纯脏腑虚实病证;如虚实夹杂病证,则可选用补泻兼施的复式调营气针法,如阴中引阳、阳中引阴、子午捣臼、龙虎交战等。

(4)重视诊脉,强调气至脉和:调气针法强调气至而有效。调营气针法,根据脉络病候,确定病脉,循脉选取经穴,针刺至脉,激活营气,待出现酸麻胀重等有感得气现象后,择用针刺补泻手法,邪阻脉道则采用平补平泻之导气手法、内在脏腑病证则随虚实选用针刺补泻手法,从而使脉道通畅,虚补实泻、阴平阳秘而气至;其疗效有滞后现象,但"气至而有效"可通过诊脉测知。正如《灵枢·终始》所言:"所谓气至而有效者,泻则益虚,虚者脉大如其故而不坚也,坚如其故者,适虽言故,病未去也。补则益实,实者脉大如其故而益坚也,夫如其故而不坚者,适虽言快,病未去也。故补则实,泻则虚,痛虽不随针,病必衰去……所谓谷气至者,已补而实,已泻而虚,故以知谷气至也。邪气独去者,阴与阳未能调,而病知愈也。故曰补则实,泻则虚,痛虽不随针,病必衰去矣。"故调营气时,要注重诊脉,脉势转变是气至的标志,临证呈现阴阳调和需时之"痛不随针"的滞后现象,临床往往针后半日或数次针刺方才见效。

(5)气至脉和,气调而止:调营气针法,追求气至脉和,而不是以"痛随针去"为标志,一旦气至脉和,则为调营取效之气调状态,即可出针或静留针增效。如脉气不和则继续施行上述针刺手法,直至气至脉和,气调而止。正如《灵枢·终始》曰:"凡刺之道,气调而止。"《灵枢·九针十二原》云:"刺之而气不至,无问其数;刺之而气至,乃去之,勿复针。"

2. 调卫气针法

(1)经筋禀受卫气,刚柔相济,主管运动:查阅相关文献,从经筋禀受卫气,始发于足太阳;经筋受卫气于四末,数筋并发;经筋乃卫气输布之处;卫气与邪气相合则筋痹等方面进行分析,发现经筋与卫气密切相关。卫为水谷之悍气,其性慓疾滑利,行于脉外,温养经筋,静则柔、动则刚而发挥主管人体运动(包括肢体关节运动、脏器蠕动、九窍活动等)的作用。如《素问·痹论》言:"卫者,水谷之悍气也,其气慓疾滑利,不能入于脉也,故循皮肤之中,分肉之间,熏于肓膜,散于胸腹。"《素问·生气通天论》言:"阳气者,精则养神,柔则养筋。"《灵枢·经脉》言:"筋为刚。"《素问·痿论》言:"宗筋主束骨而利机关也。"一旦邪侵卫郁,经筋失养,筋急筋纵,运动失常,则出现筋性痹病、筋性腔病与筋性窍病等。由此提出"卫筋学说"。

（2）选取"以痛为输"之邪侵卫郁处为穴：一旦卫气不足，腠理空虚，风夹寒湿，乘虚侵袭，入腠袭筋，卫郁不达，经筋失温，则致筋病。因经筋分布与卫气输布之处（循皮肤之中，分肉之间，熏于肓膜，散于胸腹）大致相近，加之筋中无空，不能传输病邪，故其病变多集中于入腠袭筋之体表经筋循布之处。但由于风邪善行数变，侵袭人体无常处，只要卫气与之相应，邪气得以入腠袭筋，就能致病，其病机为"经筋之病，寒则反折筋急，热则筋弛纵不收，阴痿不用。阳急则反折，阴急则俯不伸"（《灵枢·经筋》），可见筋病，寒则筋急，筋急则痛则结；热则筋纵，筋纵则痿软不用。筋痛、筋结、筋舒等病理反应点，居无定处，随病而显，与经穴具有明确定位、名称、归经不同，但可循筋揣穴，以痛为腧、以结为腧、以舒为腧而得。因证候主要表现为筋痛，并以压痛为主要病理反应，故《灵枢·经筋》概括为"以痛为输"。

（3）针刺脉外，取卫得气，出现"针游于巷"之经气感应：临床针灸，辨证确定筋病，循筋揣穴，选取脉外经筋病灶处为穴，针刺分肉之间，即皮下卧针浅刺，避开经脉、络脉，激活位于脉外之卫气（"卫在脉外"，《灵枢·营卫生会》）而得气，使针刺部位获得"针游于巷"之经气感应。正如《素问·调经论》所言："取分肉间，无中其经，无伤其络，卫气得复，邪气乃索……取气于卫……病在气，调之卫。"

黄龙祥认为，肌与肉之分界曰"分肉之间"，简曰"分肉"，乃表里、营卫之分界。肉之上至皮曰表曰卫；肉以下曰里曰营也。肌肉之间的肓膜又曰"肉肓"，系卫气常规循行路径的主干道，也是经脉之所在。故我们选取"以痛为输"之筋穴，采用皮下卧针浅刺之法，避免刺伤脉络，激活脉外之卫气而得气。如《针方六集》曰："天应穴，即《千金方》阿是穴。《玉龙歌》谓之'不定穴'。但痛处，就于左右穴道上卧针透痛处泻之，《经》所谓'以痛为腧'是也。"《难经·七十一难》曰："刺荣无伤卫，刺卫无伤荣，何谓也？然：针阳者，卧针而刺之。刺阴者，先以左手摄按所针荣俞之处，气散乃内针。是谓刺荣无伤卫，刺卫无伤荣也。"其得气表现为"针游于巷"等经气感应，如患者针刺部位有针在皮下游动之感，而无酸麻胀重痛等感觉，同时医者刺手也有针入空巷的感觉。如《素问·气穴论》曰："气穴之处，游针之居。"《灵枢·邪气脏腑病形》曰："刺此者，必中气穴，无中肉节。中气穴则针游于巷，中肉节即皮肤痛。"

（4）辨证分寒热，针法有纵横（燔针劫刺）："经筋之病，寒则反折筋急，热则筋弛纵不收，阴痿不用。阳急则反折，阴急则俯不伸。"（《灵枢·经筋》）可见，筋病大多寒则筋急、热则筋纵，表现为筋急则痛、筋纵则痿等疼痛、运动障碍之症。调卫气针法不分寒热，主要采用皮下纵、横浅刺的方法，激活卫气，柔筋缓急，从而恢复经筋动静结合、刚柔相济的功能。如《灵枢·本脏》言："卫气者，所以温分肉，充皮肤，肥腠理，司开合者也……卫气和则分肉解利，皮肤调柔，腠理致密矣。"《素问·痿论》言："宗筋主束骨而利机关也。"

（5）注重速效，追求气至即效：调气针法，强调气至而有效。调卫气针法，由于卫为水谷之悍气，其气剽疾滑利，善行速达，一旦激活卫气即可见效。如《灵枢·九针十二原》言："刺之要，气至而有效，效之信，若风之吹云，明乎若见苍天，刺之道毕矣。"《灵枢·经筋》言："以知为数。"故调卫气时，注重速效，针至见效是气至的标志。临证时还可利用此法自我检验取穴是否精准，刺法是否得当等。

（6）气至即效，气调而止：调卫气针法，追求气至即效，见效是气至的标志，一旦气至见效，则为调卫成功，即可出针或动留针，如效不显，或疗效不稳定，可采用动筋激卫手法增效。如卫气未能激活则可采用动筋激卫手法，直至气至效见，气调而止。如《灵枢·终始》曰："凡刺之道，气调而止。"《灵枢·九针十二原》曰："刺之而气不至，无问其数；刺之而气至，乃去

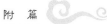

之,勿复针。"临证使用调卫筋针疗法调治经筋病,我们取得了可喜的临床效果,发表了50多篇论文。

综上所述,《黄帝内经》调气针法当分营卫。病在脉络、脏腑,根在营,当调营,即选取经穴,针刺及脉,激活营气,在有感(酸麻胀重等)经气感应下,脉络病采用平补平泻导气手法治之,脏腑病随虚实分别采用补泻手法,气至脉和而愈。病在筋皮,本在卫,当调卫,即选取筋穴,针刺脉外(皮下),激活卫气,在无感(游巷针感)经气感应下,纵横平刺,气至即效收功。

(三)调神针法

神,泛指整个人体生命活动的表现,是人的精神意识、思维活动以及脏腑、气血、津液活动外在表现的高度概括。《灵枢·本神》说:"凡刺之法,必先本于神。"《灵枢·官能》说:"用针之要,无忘其神。"明确指出针刺以神为本。经过历代医家感悟与提炼,提出调神注重"神至病所",具体将"调神"归纳为"治神"与"守神"两方面。

1. 治神　是指要求医者调控自己的精神意念活动,在针刺过程中必须聚精会神,不受外界干扰,全神贯注于病所。《素问·宝命全形论》说:"凡刺之真,必先治神""如临深渊,手如握虎,神无营于众物"。《灵枢·终始》说:"专意一神,精气之分,毋闻人声,以收其精,必一其神,令志在针。"《标幽赋》也说:"目无外视,手如握虎;心无内慕,如待贵人。"否则将可能出现《素问·征四失论》所告诫的"精神不专,志意不理,外内相失,故时疑殆"的不良后果。

2. 守神　在治神的基础上,进一步要守神。守神,是指要求医者在进针后所持的专心态度。

一是要细心体察针下感觉,了解得气与否及强弱快慢的情况,注意患者神的变化和反应,并及时施以补泻手法,即"意至病所";二是诱导患者心定神凝,体会针刺感应,专心注意于病所,促使气至,即"神至病所"。

《灵枢·九针十二原》所载"粗守形,上守神""粗守关,上守机",明确指出针灸治疗效果的优劣,关键在于是否能够根据患者血气的盛衰、邪正的虚实,洞察气机的变化,把握针刺时机,及时施以不同的针刺补泻手法。所以,《灵枢·本神》曰:"是故用针者,察观病人之态,以知精神魂魄之存亡得失之意。"就是说,针刺者要通过观察患者的神态,了解脏腑精气的盛衰,才能施以补泻刺法。

治神是守神的前提条件,守神是治神过程的一个重要环节。治神与守神密切相关,贯穿于针灸治疗的全过程,是针灸治疗中独具特色的一种整体调整方法,也是施行针刺手法和提高疗效的重要措施。如《标幽赋》所说:"凡刺者,使本神朝而后入;既刺也,使本神定而气随。神不朝而勿刺,神已定而可施。"调神刺法重视神至病所,神定气随。

患者是针灸的主体,针灸疗效的取得有赖于医患双方的密切配合,故患者在接受针灸治疗过程中须做到"意至病所"。"意至病所"是指患者接受针灸治疗前,医师要将针灸的治疗作用与治疗过程中的感受以及疗效等告知患者,使患者对针灸有较充分的认识。其次,在接受针灸治疗过程中,患者要精神专注,细心体会灸刺之处的感受,如激活卫气之"游巷针感"、激发营气之"酸麻胀重"以及针灸"经气感传"等。

调形、调气、调神是针刺过程中的3个重要环节,可分而不可离。

形气神是三位一体的,形健是气行、得神的基础,气行是形健、得神的保障,神明是形健、气行的灵魂。如《灵枢·天年》说:"血气已和,荣卫已通,五脏已成,神气舍心,魂魄毕具。"明代张介宾在《类经·针刺类》中进一步阐发："形者神之体,神者形之用;无神则形不可活,无形则神无以生。"《素问·五常政大论》说:"气始而生化,气散而有形,气布而蕃育,气终而象变,其致一也。"《淮南子》言:"形者,生之舍也;气者,生之充也;神者,生之制也。"刘完素也说:"气者,形之主,神之母。"

调形、调气是建立在调神基础上的进一步措施。守神方能调形而使针至病所,分辨皮肉筋骨脉而治之,实现《灵枢·终始》所说的"在骨守骨,在筋守筋"。治神才能调气而致气至病所,辨别气血往来、正邪盛衰的细微变化,体察并寻找施行各种刺灸方法的时机,从而保证调气的正确实施。如《素问·针解》说:"制其神,令气易行。"《素问·宝命全形论》说:"刺实者须其虚,刺虚者须其实。经气已至,慎守勿失。深浅在志,远近若一。如临深渊,手如握虎,神无营于众物。"诸多补泻手法是调气针法的具体体现。如《灵枢·通天》说:"谨诊其阴阳,视其邪正,安容仪,审有余不足,盛则泻之,虚则补之,不盛不虚,以经取之。"《难经·七十二难》则更为具体地说:"所谓迎随者,知荣卫之流行,经脉之往来也。随其逆顺而取之,故曰迎随。调气之方,必在阴阳者,知其内外表里,随其阴阳而调之。"说明调气与治神有相辅相成的关系。

卫 气 学 说

对于卫气,《灵枢》中有 4 个篇章对其进行论述,即《灵枢·营卫生会》《灵枢·卫气》《灵枢·卫气失常》《灵枢·卫气行》。具体论述了卫气的生成、循布、功能等。

(一) 卫气的生成

卫气与营气均来自于水谷之气。如《灵枢·营卫生会》曰:"人受气于谷,谷入于胃,以传与肺,五脏六腑,皆以受气,其清者为营,浊者为卫。"说明水谷入胃,经过脾胃运化成精微物质,通过经脉传到肺,由肺散布全身,其中柔润者称清,即营气,受约束行于脉中;慓疾滑利者称浊,即卫气,弥散于脉外。

卫气的生成也与肾阳的温煦密切相关。卫气行于阳,经过足少阴回于目,行于阴之时,经过足少阴经入脏。可见,卫气由阳入阴,由阴出阳,都要经过足少阴经。卫气得到肾阳的温暖、补充,所以说卫气出于下焦。这强调卫气根于肾中阳气、出自下焦、具有阳热之性。如《灵枢·营卫生会》曰:"营出于中焦,卫出于下焦。"

(二) 卫气的循布

卫气与营气相伴而行,行于脉外,弥散于皮肤分肉肓膜胸腹之间。

《素问·调经论》曰:"五脏之道,皆出于经隧,以行血气,血气不和,百病乃变化而生,是故守经隧焉。"营卫伴行于经隧,隧中有脉,营行脉中,卫行脉外隧内,营卫相伴而行,卫气与营气循环运行二十八脉,终而复始,莫知其止。如《灵枢·营卫生会》曰:"营在脉中,卫在脉外,营周不休,五十而复大会。阴阳相贯,如环无端。"《灵枢·胀论》载:"常然并脉循分肉,行有逆顺,阴阳相随。"《灵枢·动输》谓:"营卫之行也,上下相贯,如环之无端。"卫气具有慓疾滑利之性,浮行脉外,弥散皮肤分肉肓膜胸腹等组织间隙之中。如《灵枢·卫气》载:"其浮气之不循经者,为卫气。"《素问·痹论》曰:"卫者,水谷之悍气也,其气慓疾滑利,不能入于脉也,故循皮肤之中,分肉之间。"《灵枢·邪客》云:"卫气者,出其悍气之慓疾,而先行于四末分肉皮肤之间而不休者也。"

卫气昼行于阳,夜行于阴,各二十五周。

卫气在白昼(以平旦开始)从目部先循布手足太阳筋,其后循布手足少阳筋、手足阳明筋,再经足三阳筋的足心传递至足少阴筋,经足少阴筋、脉与阴跷脉的联系,上行于目部,这样为循环1周,如此循环25周;夜晚循行于五脏,由足少阴之筋入足少阴肾经,流注于肾、肾注于心、心注于肺、肺注于肝、肝注于脾,由脾回注于肾,循行五脏谓1周,如此25周。如《灵枢·卫气行》载:"卫气之行,一日一夜五十周于身,昼日行于阳二十五周,夜行于阴二十五周,周于五脏。是故平旦阴尽,阳气出于目,目张则气上行于头,循项下足太阳,循背下至小指之端。其散者,别于目锐眦,下手太阳,下至手小指之端外侧。其散者,别于目锐眦,下足少阳,注小指次指之间。以上循手少阳之分,下至小指次指之间。别者以上至耳前,合于颔脉,注足阳明,以下行至跗上,入五指之间。其散者,从耳下下手阳明,入大指之间,入掌中。其至于足也,入足心,出内踝下,行阴分,复合于目,故为一周……阳尽于阴,阴受气矣。其始入于阴,常从足少阴注于肾,肾注于心,心注于肺,肺注于肝,肝注于脾,脾复注于肾为周。"(附图1)

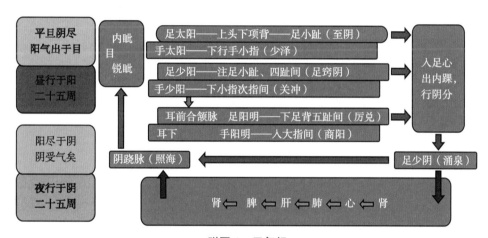

附图1 卫气行

(三)卫气的功能

卫气温润皮部,能护卫机体,防御外邪入侵;掌控汗孔开合,调控汗液排泄、体温;润泽肌肤,容颜美体。如《素问·痹论》曰:"卫者,水谷之悍气也,其气慓疾滑利,不能入于脉也,故循皮肤之中,分肉之间,熏于肓膜,散于胸腹。"《灵枢·本脏》云:"卫气者,所以温分肉,充皮肤,肥腠理,司开合者也。"一旦卫气失常,则体弱易病、出汗异常、皮肤感觉失常与皮肤发生病变等。

卫气温养经筋,经筋禀受卫阳,静则柔、动则刚,主管人体运动;卫气布散体表,温养筋肉关节筋膜,则关节滑利、筋肉强劲;卫气布散体腔,温养腔膜(胸膜、腹膜、肓膜等),则内脏位置稳定、蠕动有常;卫气布散九窍,温养窍膜,则九窍之视觉、味觉、嗅觉、听觉正常。一旦卫气失常,临证可见筋性痹病、筋性腔病与筋性窍病。

卫气沟通跷脉,昼夜出阳入阴,主眼神静动而调控睡眠,主经筋则下肢矫捷。一旦卫气失常,则患目疾、睡眠失常与下肢行走异常等。

```
        ┌                      ┌ 温养筋膜（束骨而利关节）
        │ 温养经筋——主管运动 ┤ 温养脏膜（维稳内脏蠕动）
        │                      └ 温养窍膜（管控九窍活动）
        │           ┌ 调节汗孔开合,调控汗液排泄与体温
   卫气 ┤ 温润皮部 ┤ 润泽肌肤,容颜美体
        │           └ 护卫体表,防御外邪入侵
        └ 沟通跷脉——主睡眠、下肢矫捷
```

　　筋针疗法,源自《针经》(即《灵枢》),属于《黄帝内经》调卫气针法。卫气与经筋、皮部、跷脉等密切相关,为此提出了卫筋学说、卫皮学说、卫跷学说,拓展了筋针适用范围。筋针调卫除可调治经筋病外,还可调治皮部病、跷脉病等。

```
          ┌ 卫筋学说 —— 筋性痹病、筋性腔病、筋性窍病
   筋针调卫 ┤ 卫皮学说 —— 亚健康、皮肤病、汗证、皮肤感觉异常
          └ 卫跷学说 —— 睡眠异常、目疾、运动异常
```

卫 皮 学 说

　　十二皮部源自《素问·皮部论》所载"欲知皮部以经脉为纪者,诸经皆然……凡十二经络脉者,皮之部也"。根据"上下同法"、手足同名的原则,十二经脉有表里六经,十二经别有表里"六合",而十二皮部有手足同名"六部"。

(一) 十二皮部命名与含义

　　对于皮部命名,《素问·皮部论》曰:"阳明之阳,名曰害蜚,上下同法……少阳之阳,名曰枢持,上下同法……太阳之阳,名曰关枢,上下同法……少阴之阴,名曰枢儒,上下同法……心主之阴,名曰害肩,上下同法……太阴之阴,名曰关蛰,上下同法。"

　　害:《尔雅·释言》"盍也";《尔雅·释宫》"阖谓之扉";《说文解字》"阖,门扇也……曰闭也";《素问·阴阳离合论》"阳明为阖"。

　　枢:《说文解字》"枢,户枢也"。

　　关:《说文解字》"关,以木横持门户也。"汪机曰:"太阳居表,在于人身如门之关,使营卫流于外者固;阳明居里,在于人身如门之阖,使营卫守于内者固;少阳居中,在于人身如门之枢,转动由之,使营卫出入内外也。"(附表 1,附图 2)

附表 1　十二皮部命名与含义

皮部	名称	内涵	
阳明 心主	害蜚 害肩	害:《尔雅·释言》"盍也";《尔雅·释宫》"阖谓之扉";《说文解字》"阖,门扇也…… 曰闭也";《素问·阴阳离合论》"阳明为阖"	阖
少阳 少阴	枢持 枢儒	《说文解字》"枢,户枢也"	枢
太阳 太阴	关枢 关蛰	《说文解字》"关,以木横持门户也"	关

"阳明之阳,名曰害蜚":害,通阖,门扇也,其变动不闭,至极所止也;蜚,通飞(《集韵》),有飞扬之义。三阳之中阳明为阖,阳明为阳之监时,故所属皮部称"害蜚"。

"少阳之阳,名曰枢持":枢,门轴也,其变动为转,可通里达外也。三阳之中,少阳为枢,可以转枢表里的阳气;持,主持也,主持阳气的转机出入。故所属皮部称"枢持"。

"太阳之阳,名曰关枢":关,门栓也,其变动可开,故又曰"开";枢,枢转也。三阳之中,太阳为关。太阳能固卫、开闭枢转外出之阳气,故其所属皮部称"关枢"。

"少阴之阴,名曰枢儒":儒,柔也(《说文解字》)。阳主刚,阴主柔,故儒,阴也。少阴为三阴之枢,转枢阴柔之气,故其所属皮部称"枢儒"。

"心主之阴,名曰害肩":心主,即手厥阴也,因"上下同法"所以也寓足厥阴。肩,任也,载也。厥阴为三阴之阖,肩负着阴气交尽,阳气将生之任。故其所属皮部称"害肩"。

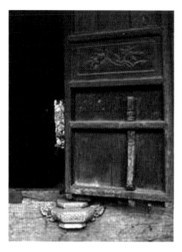

附图2　门

"太阴之阴,名曰关蛰":蛰,藏也(《说文解字》),为潜藏之意,主阴。太阴为三阴之关,阴主藏而太阴卫之,故其所属皮部称"关蛰"。

(二) 十二皮部的分布

十二皮部的具体分布未见经撰。根据《素问·皮部论》所载"欲知皮部以经脉为纪者,诸经皆然",《灵枢·卫气失常》所载"皮之部,输于四末",王冰所注"循经脉行止所主,则皮部可知",其分布一般都以手足六经在体表的分布区域而划分。(附表2,附图3)

附表2　十二皮部的分布

皮部	头面部	躯干	四肢
阳明(害蜚)	面部及颈下部	胸腹正中两旁	上下肢外侧前
少阳(枢持)	两侧及耳部上下	胁肋部(后)	上下肢外侧中
太阳(关枢)	头顶正中及后项部	背腰部	上下肢外侧后
太阴(关蛰)		胁肋部及侧腹部(阳明之外)	上下肢内侧前
少阴(枢儒)		胸腹正中	上下肢内侧后
心主(害肩)		胁肋部前	上下肢内侧中

(三) 卫皮关系

卫气输布于皮部,皮部禀受卫阳而用。如《素问·痹论》曰:"卫者,水谷之悍气也,其气慓疾滑利,不能入于脉也,故循皮肤之中,分肉之间。"《灵枢·邪客》曰:"卫气者,出其悍气之慓疾,而先行于四末分肉皮肤之间而不休者也。"皮部有赖于卫气温煦,使皮肤调柔,腠理致密,司开阖,而发挥"关阖枢"之门户而"卫外而为固也"(《素问·生气通天论》)的功能。正如《灵枢·本脏》曰:"卫气者,所以温分肉,充皮肤,肥腠理,司开合者也……卫气和则分肉解

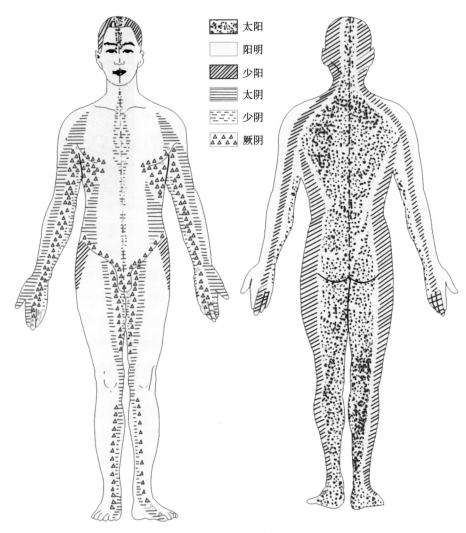

太阳
阳明
少阳
太阴
少阴
厥阴

附图3　六经皮部的分布

利,皮肤调柔,腠理致密矣。"

皮部 ┌ 皮毛——毫毛 ┐
　　│ 皮　——表皮层 ├ 禀卫气温养
　　│ 肤　——真皮层 ┘
　　│ 玄府——汗孔——津汗之化——受卫气调控
　　│ 浮络——浮于皮肤的孙络——输送卫气达表
　　└ 腠理——皮纹等组织间隙——卫气出入之处

卫气
调和 ┌ 皮毛——毫毛　——光泽 ┐
　　│ 皮　——表皮层——调柔 │
　　│ 肤　——真皮层 │ 护外固表
　　│ 玄府——汗孔　——开合有度 ├ 润泽肌肤
　　│ 浮络——畅通,输送卫气达表 │ 调控体温
　　└ 腠理——致密 ┘

1. **卫气不营,邪气居之** 当卫气不足之时,外邪趁虚而入(如《灵枢·上膈》言:"卫气不营,邪气居之。"《内外伤辨惑论·辨阴证阳证》云:"卫者……卫护周身,在于皮毛之间也……皮肤间无阳以滋养,不能任风寒也。")而致"折关败枢,开合而走,阴阳大失"(《灵枢·根结》)。

一旦入侵,外邪首先侵犯皮毛,开腠理,客络脉,注经脉,舍脏腑。如《素问·皮部论》曰:"是故百病之始生也,必先于皮毛,邪中之则腠理开,开则入客于络脉,留而不去,传入于经,留而不去,传入于腑,廪于肠胃……皮者脉之部也,邪客于皮则腠理开,开则邪入客于络脉,络脉满则注于经脉,经脉满则入舍于腑脏也。"《灵枢·刺节真邪》曰:"虚邪之中人也,洒淅动形,起毫毛而发腠理……寒则真气去,去则虚,虚则寒。抟于皮肤之间。"

2. **其邪所居,病证各异** 《素问·皮部论》云:"邪之始入于皮也,溯然起毫毛,开腠理;其入于络也,则络脉盛色变;其入客于经也,则感虚乃陷下;其留于筋骨之间,寒多则筋挛骨痛,热多则筋弛骨消,肉烁䐃破,毛直而败。"《灵枢·刺节真邪》曰:"虚邪之中人也,洒淅动形,起毫毛而发腠理……寒则真气去,去则虚,虚则寒。抟于皮肤之间,其气外发,腠理开,毫毛摇,气往来行,则为痒。留而不去,则痹。卫气不行,则为不仁。"

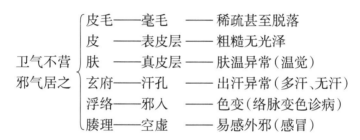

(四)皮络关系

经气将溢于脉外的卫气经浮络输送于十二皮部,外邪一旦经皮入侵络脉而色变,临证可通过络脉颜色辨别病情。如《素问·皮部论》言:"视其部中有浮络者……其色多青则痛,多黑则痹,黄赤则热,多白则寒,五色皆见,则寒热也。"(附表3)

附表3 皮络关系

皮部	名称	皮之络色诊		
阳明	害蜚	视其部中有浮络者,皆阳明之络也其色多青则痛,多黑则痹,黄赤则热,多白则寒,五色皆见,则寒热也	络盛则入客于经	阳主外,阴主内
少阳	枢持	视其部中有浮络者,皆少阳之络也	络盛则入客于经	故在阳者主内,在阴者主出,以渗于内。诸经皆然
太阳	关枢	视其部中有浮络者,皆太阳之络也	络盛则入客于经	
少阴	枢儒	视其部中有浮络者,皆少阴之络也	络盛则入客于经	其入经也,从阳部注于经;其出者,从阴内注于骨
心主	害肩	视其部中有浮络者,皆心主之络也	络盛则入客于经	
太阴	关蛰	视其部中有浮络者,皆太阴之络也	络盛则入客于经	

（五）刺皮针法

《灵枢·官针》中记载了刺皮针法，如毛刺、半刺："七曰毛刺；毛刺者，刺浮痹皮肤也……一曰半刺；半刺者，浅内而疾发针，无针伤肉，如拔毛状，以取皮气，此肺之应也。"刺皮针法，刺入很浅，并迅速拔针，不伤肌肉，如拔毛状。这是古代用于治肺皮病的一种针法。现在临床常用皮肤针替代使用。

（六）筋针调卫治皮病

筋针浅刺皮下，激活卫气，驱逐外邪，使皮部开合有度，卫护有常。

$$筋针调卫治皮病\begin{cases}卫外不固——亚健康、易感多病\\开合失常——多汗、少汗、无汗等\\皮肤病——损容、瘢痕等\\感觉异常——麻木不仁、寒冷、刺痛等\end{cases}$$

【病案举例】

1. 带状疱疹后遗痛

张某，男，60岁。2014年5月5日初诊。

主诉：左胁疼痛3个月余。

病史：2014年2月3日左侧胸胁刺痛，次日逐渐出现疱疹，经西医诊治，诊断为带状疱疹，接受消炎止痛等西药治疗近月，疱疹逐渐消退，刺痛虽减但仍时常发作，尤其疲劳或阴雨天加重，因此情绪烦躁，影响生活与工作。经友人介绍前来应诊。刻下：左侧胸胁时有刺痛，疲劳或阴雨天加重，咳嗽或转侧时诱发疼痛，心烦，睡眠差，饮食可，二便调。舌红少苔，脉细数。

检查：左胸胁可见束带状散在色素斑，局部轻压痛。

诊断：左侧带状疱疹后遗痛，筋脉型。

治疗：在左侧第6~9肋（胸胁部）寻找压痛点或筋结点并作标记，用0.30mm×30mm筋针，由内向外沿肋骨上缘于皮下横刺，每肋间平刺3~4针，并嘱患者转侧或咳嗽，根据痛减程度调整针向。留针20分钟。（附图4）

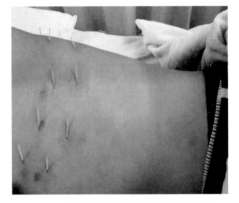

附图4　筋针治疗左侧带状疱疹后遗痛

5月9日二诊：针后左胁刺痛减轻半日，当晚刺痛又作。守法治疗。

5月12日三诊：左胸胁痛明显减轻，转侧或咳嗽均无影响。

5月23日四诊：最近出差停诊10日，在外可能疲劳，刺痛又作。守法治疗，当即痛减。

前后经6次筋针治疗，左胸胁痛消失而愈。

2. 带状疱疹后遗阴囊刺痛

蒋某，男，65岁。2017年6月5日初诊。

主诉：阴囊刺痛半年余。

病史：2017年初出现左大腿内侧压榨性刺痛，继则大腿内侧出现疱疹，成簇密集水疱，聚集数处,呈带状排列,向上发展至阴部,疼痛异常,夜不能眠。赴医院诊治,诊断为带状疱疹,经抗病毒、抗菌消炎等治疗月余,疱疹渐退,结痂脱落,残留色素沉着,疼痛虽减,但大腿内侧,尤其是阴囊刺痛犹存,其后接受针灸、中药外敷内服等治疗,未见寸功,对治疗丧失信心。后经友人推荐前来就诊。刻下:左大腿内侧刺痛,阴囊刺痛更甚,走动时内裤触及阴囊即诱发刺痛,痛苦万分,不愿外出,情绪低落,有厌世倾向。

检查:左大腿内侧散在色素沉着,局部皮肤异常敏感,着衣则痛,尤其是阴囊刺痛敏感。舌暗红,脉弦紧。

诊断:带状疱疹后遗症;蛇丹后遗痛(筋性窍病)。

治疗:循足三阴筋在大腿内侧寻及触痛点作为筋穴,局部消毒后,用 0.30mm×30mm 筋针,循筋纵刺,留针 30 分钟。(附图 5)

6 月 7 日复诊:治疗后当日大腿内侧刺痛减轻,但阴囊刺痛依旧。上法基础上,在足阳明筋的大腿部寻及敏感痛点作为筋穴,行筋针治疗。留针 30 分钟。

6 月 12 日四诊:大腿内侧刺痛、触痛明显减轻,阴囊刺痛减轻,但触痛仍存,不愿走动。上法加阴部(耻骨联合处)筋穴横刺,配合电针治疗。

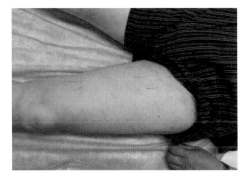

附图 5　筋针治疗带状疱疹后遗症

6 月 28 日八诊:左大腿刺痛、触痛基本消失,阴囊刺痛明显减轻,穿内裤走动时仍诱发刺痛,但程度明显减轻。患者高兴地说:"这病终于有救了。"

7 月 7 日十诊:左大腿内侧刺痛、触痛消失,阴囊刺痛已除,内裤诱发痛基本控制,平时走动时不感到刺痛,但关注时似乎还有些不适。现能外出活动,基本恢复正常生活。

3. 下肢寒冷

禹某,男,65 岁。2020 年 8 月 17 日初诊。

主诉:双下肢寒冷 13 年,加重 3 个月。

视频7

下肢寒冷

病史:下肢发凉 13 年余,曾在南京多家三甲医院就诊,经多方检查未查明病因,为此非常纠结。每年立秋后双下肢出现寒冷,并伴有酸痛,难以忍受,不能见风,需穿棉裤,近 5 年来入冬后即赴海南三亚避冬。往年夏天下肢不冷,但今年夏天竟也出现双下肢寒冷,需戴护膝,在家不能开空调,夜间睡眠盖棉被,不然下肢冰凉难受;外面 40℃ 以上,开车时也不能开空调,需开窗才使下肢自觉舒服些。这次无处可避,经朋友介绍勉强前来就诊。患者说:我是很害怕针灸的,朋友说刘教授筋针不痛,故前来尝试诊治。刻下:双下肢寒冷,下肢活动、行走无影响。

检查:双下肢凉,下肢活动正常。肌力、肌张力未见异常。胸腰椎无明显压痛,但两侧腰背肌紧张、轻压痛。直腿抬高试验、4 字试验均阴性。舌苔薄白,脉细迟。

诊断:下肢寒冷,足太阳筋脉病。

治疗:循足太阳在腰背部及下肢足太阴、阳明筋寻及筋结点作为筋穴,行筋针纵刺治疗,配合下肢活动。患者诉:筋针确实不痛,可以接受。

8 月 19 日二诊:初次接受筋针治疗后,下肢有温暖感觉,很高兴,看到了希望。守法治疗。

8 月 24 日四诊:3 次筋针治疗后,下肢寒冷感觉好转,晚上不需盖棉被了。

8月28日六诊:经过5次治疗,下肢寒冷之症消失,不用穿厚裤,开车可以开空调了。多年顽疾终于治愈了。为表示感谢,特送锦旗。

4. 脑瘤术后后遗偏身寒冷

缪某,女,68岁。2022年2月初诊。

主诉:右侧肢体怕冷半年。

病史:2004年行脑干肿瘤手术,术后右侧肢体活动、感觉减退,右侧肢体无汗,经多年中西医综合治疗,右侧肢体活动明显好转,但近半年来自觉右下肢寒冷如冰、乏力、无汗,自觉有蚂蚁爬行。需扶手并步上下楼梯。

检查:右侧肌力4⁺级,肌张力正常,腱反射减弱。舌暗红薄白苔,脉细。

诊断:脑瘤术后后遗症;筋病。

治疗:循足少阳筋寻及筋穴治疗。(附图6)

二诊:症情如前,加顶颞后斜线。当时针刺时患者突然感觉下肢温通了,很惊喜。

三诊:右下肢膝以上寒冷明显好转,膝以下寒冷减轻,踝足仍寒冷如冰。加腰部筋穴治疗。

五诊:右下肢较前有劲,能分步上下楼梯,右下肢有汗了,寒冷感明显减轻,现主要集中在踝足部。

十诊:经1个疗程诊治,右下肢活动如常,行走有劲,下肢温暖,汗出正常,较左侧虽稍差些,但基本恢复正常。

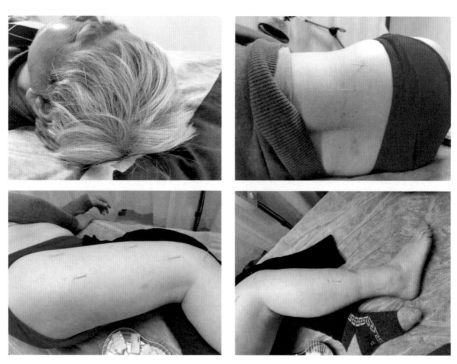

附图6 筋针治疗脑瘤术后后遗症

以下为筋针同道案例:

5. 神经性皮炎(江苏张亚军)

我这次去南京参加培训班,学习筋针疗法。我本人颈部患神经性皮炎已多年,刘老师说筋针通过舒筋也有润肤而达治疗皮肤病的作用。回家后就想试试。由于颈部自己不好操作，就叫我爱人帮我筋针治疗。

第 1 张是 7 月 21 日晚上九点针的（附图 7），第 2 张是次日中午拍的（附图 8）。非常感谢刘老师的筋针疗法，还没到 24 小时就有如此效果，今天也不痒了！

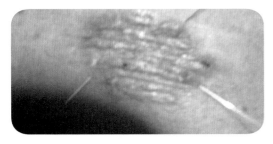

附图 7　筋针治疗神经性皮炎（7 月 21 日）

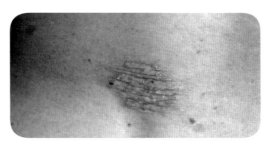

附图 8　筋针治疗神经性皮炎（7 月 22 日）

6. 湿疹（浙江乔利兵）

某女，50 岁，尾骶骨处皮肤湿疹，伴有瘙痒、大片红疹粒，自行涂抹药膏、止痒洗剂 3 天，没有效果，到我门诊寻求艾灸。我想用筋针疗法试试，在湿疹部位用筋针围刺，加针刺委中、承山（当时没想到拍照）。间隔 1 天，今天来复诊说，效果很好，已经不痒了，皮肤红疹粒也退了，今日用筋针巩固治疗。（附图 9）

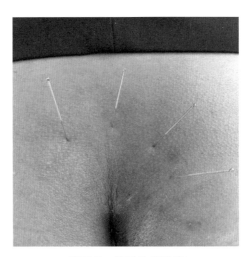

附图 9　筋针治疗湿疹

7. 皮疹（香港陈洪）

上周六下午有位张姓女教师因足跟痛来诊，当我用手按压她的小腿时发觉皮肤很湿、像洗过脚似。我问她什么时候洗过脚。她答没有，是汗。在细查之下，又发觉在委中处有大面积小红点。她说有好几天了，很痒，擦过皮肤膏也未能止痒。当时我除了用筋针疗法治疗足跟痛外，也顺便用筋针在委中的上下针了 3 针。针毕，她说足跟痛减轻了。我也没在乎皮肤的痒。今天下午复诊时她说，足跟痛减轻了很多。我又问：皮肤痒还有吗？她突然很惊讶地说，好神奇，针完后，当天晚上睡觉也没有再痒了，第 2 天皮疹也都退了。

用筋针治疗皮肤之疾，我是第一次，也不知是否为筋针治好的，有待验证，也希望同行在

临床验证。现附上照片,以供参考。(附图 10)

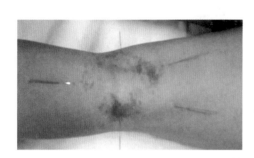
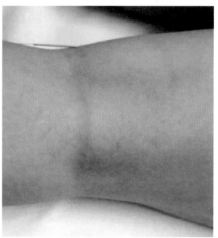

附图 10　筋针治疗皮疹

8. 玫瑰糠疹(大连张雁翎)

玫瑰糠疹,筋针治疗 3 次前后对照。(附图 11)

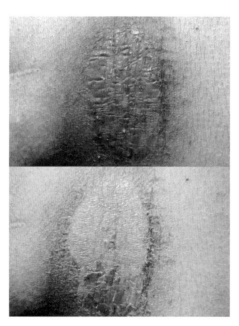

附图 11　筋针治疗玫瑰糠疹 3 次前后

9. 筋针除皱美容(丽水潘小青)

晚上没事,试试筋针疗法的除皱效果,还是不错的,左边很明显哦!(附图 12)

10. 筋针除皱美容(扬州高友玲)

筋针 1 次,额纹变浅了。

筋针调节卫气,在美容领域可以一显身手。(附图 13)

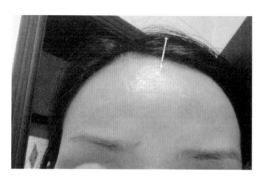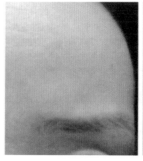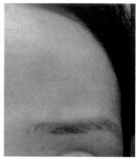

附图 12　筋针除皱美容（丽水潘小青）

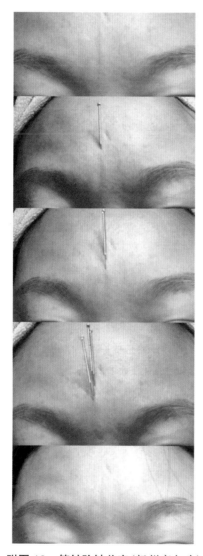

附图 13　筋针除皱美容（扬州高友玲）

11. 筋针除瘢痕（浙江刘三傲）

某男，59 岁，面部被铁皮割伤，缝合治愈后留下瘢痕 5 个月余。

筋针调理 13 次。（附图 14）

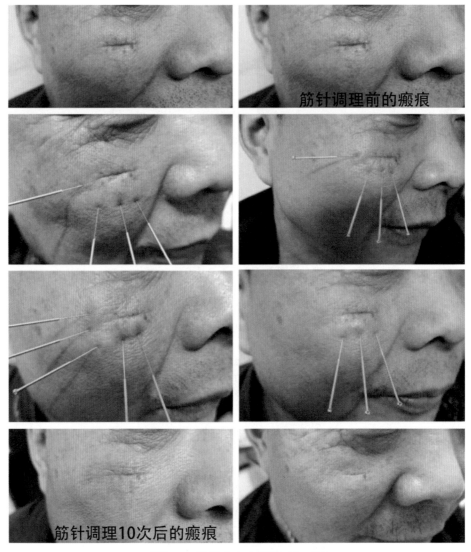

筋针调理前的瘢痕

筋针调理10次后的瘢痕

附图 14　筋针除瘢痕（浙江刘三傲）

12. 筋针除瘢痕（深圳陈小砖）

门诊工作中,无意间看到一女性患者右手示指桡侧有一瘢痕疙瘩,患者自诉为早年间外伤所致,为其行筋针治疗,连续 3 次后,恢复如初。(附图 15)

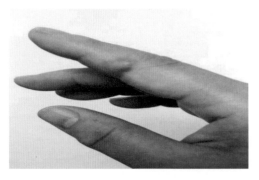
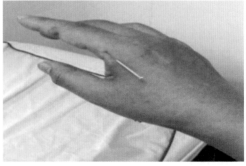

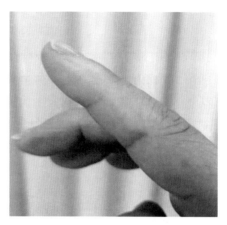

附图 15　筋针除瘢痕（深圳陈小砖）

卫 跷 学 说

刘农虞　庄　艺

（一）跷脉理论的演变

阴阳跷脉属奇经系统，是经络的组成部分之一；散载于《黄帝内经》，在《难经》中已有专篇论述。至明代李时珍《奇经八脉考》，跷脉理论才趋完善。

1.《黄帝内经》中出现了有关阴阳跷脉的描述，如"跷脉者，少阴之别，起于然骨之后，上内踝之上，直上循阴股入阴，上循胸里入缺盆，上出人迎之前，入頄属目内眦，合于太阳、阳跷而上行"（《灵枢·脉度》），"足太阳有通项入于脑者，正属目本，名曰眼系……入脑乃别。阴跷阳跷，阴阳相交，阳入阴，阴出阳，交于目锐眦"（《灵枢·寒热病》）；还提及了跷脉的长度，"跷脉从足至目，七尺五寸"（《灵枢·脉度》）。

2.《难经》描述了阴阳跷脉的循布，如"阳跷脉者，起于跟中，循外踝上行，入风池。阴跷脉者，亦起于跟中，循内踝上行，至咽喉，交贯冲脉"（《难经·二十八难》）；论述其生理功能，并将跷脉归于奇经八脉，如"比于圣人图设沟渠，沟渠满溢，流于深湖，故圣人不能拘通也。而人脉隆盛，入于八脉，而不还周，故十二经亦有不能拘之。其受邪气，畜则肿热，砭射之也"（《难经·二十八难》）；最后阐述其病机，如"阴跷为病，阳缓而阴急；阳跷为病，阴缓而阳急"（《难经·二十九难》）。

3.《针灸甲乙经》提出了阴阳跷脉之腧穴，阴跷照海，阳跷申脉。《针灸甲乙经》云："照海，阴跷脉所生，在足内踝下一寸……申脉，阳跷所生也，在足外踝下陷者中……灸三壮。"

4.《奇经八脉考》详细完整地阐述了阴阳跷脉的循行及腧穴。《奇经八脉考》云："阴跷者，足少阴之别脉。其脉起于跟中，足少阴然谷穴之后，同足少阴循内踝下照海穴，上内踝之上二寸，以交信为郄。直上循阴股入阴，止循胸里入缺盆，上出人迎之前，至咽咙，交贯冲脉，入頄内廉，上行属目内眦，与手足太阳、足阳明、阳跷五脉会于睛明而上行。""阳跷者，足太阳之别脉。其脉起于跟中，出于外踝下足太阳申脉穴，当踝后绕跟，以仆参为本，上外踝上三寸，以跗阳为郄，直上循股外廉，循胁后胛，上会手太阳、阳维于臑俞，上行肩髆外廉，会手阳明于巨骨，会手阳明、少阳于肩髃，上人迎夹口吻，会手足阳明、任脉于地仓，同足阳明上而行巨窌，复会任脉于承泣，至目内眦，与手足太阳、足阳明、阴跷五脉会于睛明穴，从睛明上行入发际,下耳后,入风池而终。"

(二)跷脉的循行特点

1. 跷脉为足少阴经、足太阳经之别出,本为一脉,分行于阴阳 从阴阳跷脉的循行中,可以看出阴跷脉是足少阴肾经之别出,起于然骨之后方,上内踝之上,沿下肢内侧上行至阴部,经腹部、胸部,至缺盆、咽喉、面颊,而达目内眦睛明穴;阳跷脉从足太阳膀胱经别出,起于足跟,沿下肢外侧,经胁肋部、肩背部上达人迎、口吻,经过面部至目内眦,然后从目内眦上额循头终达风池而止。(附图16)

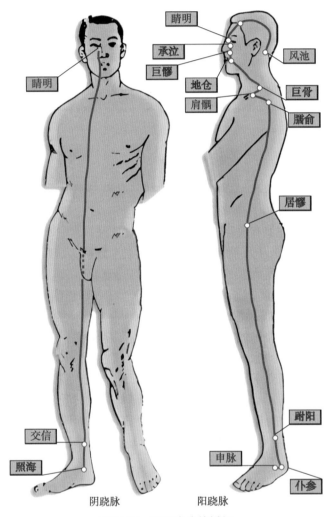

附图16 阴阳跷脉的循行

由此可见,阴阳跷脉均起于足踝附近,分别沿下肢内外两侧上行至腹胸及肩背部,上达于目内眦,合二为一。并且足少阴经、足太阳经互为表里,联系密切。因此,有古代医家认为"跷本一脉"(《医经理解·二经一脉》),阴阳跷脉为同一经脉的2条分支,其阴阳是根据循行分布和男女当数而论。《灵枢·脉度》云:"跷脉有阴阳……男子数其阳,女子数其阴,当数者为经,其不当数者为络也。"《医学纲目》云:"当数,谓当脉度一十六丈二尺之数也。男子以阳跷当其数,女子以阴跷当其数。"《太素·阴阳乔脉》注:"男子以阳乔为经,以阴乔为络;女子以阴乔为经,阳乔为络也。"

2. **阴阳跷脉与多经脉交会形成整体网络** 阴跷脉从足少阴肾经别出,上行下肢内侧、腹胸,交贯冲脉,至咽咙(会任脉),与手足太阳、足阳明、阳跷四阳经脉会于睛明穴。阳跷脉别出于足太阳膀胱经,在其循行过程中与手足太阳、手足阳明、手少阳、督脉、任脉、阴跷脉多条经脉交会于肩、颈、目内眦等处。阴阳跷脉在目内眦合二为一,又与足太阳经相并上行。可见阴阳跷脉的循行特点是:阴跷脉通过足少阴、冲脉与任脉、诸阴筋脉联系,阳跷脉通过足太阳与督脉、诸阳筋脉联系,形成网络。

3. **阴阳跷脉连目系入脑髓** 阴阳跷脉起于足踝附近,分别沿下肢内外两侧上行至腹胸及肩背部,上达于目内眦(睛明)相会后,合二为一。随后二跷继续"从睛明上行入发际,下耳后,入风池而终"。并在项部二跷合而入脑系目,入脑后再分阴阳,达于目锐眦而交。如《灵枢·寒热病》云:"足太阳有通项入于脑者,正属目本,名曰眼系⋯⋯在项中两筋间,入脑乃别。阴跷阳跷,阴阳相交,阳入阴,阴出阳,交于目锐眦。阳气盛则瞋目,阴气盛则瞑目。"可见跷脉经项中两筋间入脑、连眼系出入脑而会于目内外眦。

(三)跷脉的含义与功能

跷脉之"跷",同"蹻",旧字形为"蹺"。

跷者足旁,足跟之义,脉气所发之处。跷脉者起于足跟,循足诸阴、阳经而行,为足少阴经脉、足太阳经脉之别。《灵枢·脉度》:"跷脉从足至目,七尺五寸。"

跷者,"举足高行也",跷捷之义,引申为矫健、矫捷。跷脉从下肢内、外侧上行头面,调节肢体运动的功能,尤其是人体下肢运动的矫捷。而人体的运动主要依赖于经筋,阴阳跷脉交通一身阴阳经筋,禀受卫气,主一身之动静,动者为阳,静者为阴,使人体肢体活动灵活跷捷。经筋伴同名经脉而行,阴跷在咽部交会任脉,沟通诸阴经筋,而阳跷在项部交会督脉,沟通诸阳经筋,二者共同调节筋气,故提出"跷为筋海"的学术观点,即"阳跷为阳筋之海""阴跷为阴筋之海"。歌诀:"后溪督脉内眦颈,申脉阳跷络亦通;列缺任脉行肺系,阴跷照海膈喉咙。"即后溪通督脉、申脉通阳跷脉,二脉会于目内眦、颈项、耳、肩等部,二穴配合,可治目内眦、颈项、耳、肩部疾患;列缺通任脉、照海通阴跷脉,二脉会于肺系、咽喉、胸膈等部,二穴配合,可治肺系、咽喉、胸膈疾患。

蹻者,桥也。两跷脉皆起于足跟,分别与足少阴经、足太阳经相通。两跷脉之别支皆上会于目,入络于脑,既濡养目精,又助司目之开合,从而参与调节寤寐。卫气运行出阳入阴是通过阴阳跷脉之桥而实现的。

(四)卫气与跷脉

1. **跷脉禀受卫气柔筋主运动** 阴阳跷脉循布与阴阳筋脉交会而成经筋网络之纲,筋气汇聚跷脉而为筋海。就像督脉为阳脉之海、任脉为阴脉之海,跷脉为经筋之海,即阴跷为阴筋之海,阳跷为阳筋之海,以调控筋气。跷脉禀受卫气,既可调节肢体运动,尤其是下肢运动而矫捷,阳跷主动("男子以阳跷当其数"),阴跷主静("女子以阴跷当其数"),又可濡养经筋,动静结合、刚柔相济而主管肢体关节运动、内脏蠕动与五官九窍活动。一旦跷脉阻滞,失去卫气温养则下肢运动异常,如"阴跷为病,阳缓而阴急;阳跷为病,阴缓而阳急"(《难经·二十九难》)。即阳跷病则"阴缓而阳急"而成足外翻或 X 形腿,向前行走急促;阴跷病则

"阳缓而阴急"而成足内翻或 O 形腿,向前行走迟缓。进而可累及经筋而致筋病。

$$
跷脉\begin{cases}阳跷——阳主动(男子数其阳),阳跷为阳筋之海 & 阴缓而阳急\\禀受卫气\qquad 跷为筋海,调节筋气 & 主管运动\\阴跷——阴主静(女子数其阴),阴跷为阴筋之海 & 阳缓而阴急\end{cases}
$$

$$
经筋\begin{cases}刚柔相济\\禀受卫气\\动静结合\end{cases}主管运动\begin{cases}肢体关节运动\quad 筋性痹病\\内脏蠕动\qquad\ \ 筋性腔病\\五官九窍活动\quad 筋性窍病\end{cases}
$$

2. 跷脉禀受卫气濡目主睡眠　卫气昼行于阳 25 周,夜行于阴 25 周。具体来说,白昼以平旦开始,卫气从目部先循布手足太阳筋,其后循布手足少阳筋、手足阳明筋,再经足三阳筋的足心传递至足少阴筋,经足少阴筋、脉与阴跷脉的联系,上行于目部,这样为循环 1 周,如此循环 25 周;卫气夜晚循行于五脏,由足少阴之筋入足少阴肾经,流注于肾、肾注于心、心注于肺、肺注于肝、肝注于脾,由脾回注于肾,循行五脏谓 1 周,如此 25 周。如《灵枢·卫气行》曰:"卫气之行,一日一夜五十周于身,昼日行于阳二十五周,夜行于阴二十五周,周于五脏。是故平旦阴尽,阳气出于目,目张则气上行于头,循项下足太阳,循背下至小指之端。其散者,别于目锐眦,下手太阳,下至手小指之端外侧。其散者,别于目锐眦,下足少阳,注小指次指之间。以上循手少阳之分,下至小指次指之间。别者以上至耳前,合于颔脉,注足阳明,以下行至跗上,入五指之间。其散者,从耳下下手阳明,入大指之间,入掌中。其至于足也,入足心,出内踝下,行阴分,复合于目,故为一周。""是故日行一舍,人气行一周与十分身之八;日行二舍,人气行三周于身与十分身之六……日行十四舍,人气二十五周于身有奇分与十分身之二,阳尽于阴,阴受气矣。其始入于阴,常从足少阴注于肾,肾注于心,心注于肺,肺注于肝,肝注于脾,脾复注于肾为周。"

平旦寅时卫阳行阳始目则昼日精神,日入酉时卫阳入阴走脏则夜晚安睡。昼精夜瞑有赖于跷脉之桥沟通,如此,卫气才可昼夜出阳入阴而主目神静动,调控睡眠节律。如《灵枢·卫气行》云:"是故平旦阴尽,阳气出于目,目张。"《灵枢·大惑论》云:"卫气者,昼日常行于阳,夜行于阴,故阳气尽则卧,阴气尽则寤。"《灵枢·寒热病》曰:"阴跷阳跷,阴阳相交,阳入阴,阴出阳,交于目锐眦。阳气盛则瞋目,阴气盛则瞑目。"《灵枢·营卫生会》云:"卫气行于阴二十五度,行于阳二十五度,分为昼夜,故气至阳而起,至阴而止。"《灵枢·邪客》云:"天有昼夜,人有卧起……此人与天地相应者也。"(附图 17,附图 1)

如因时差因素而影响睡眠属生理性,时差调整后即恢复正常;而病理性的大多是因跷脉痹阻,卫气不能出阳则阴跷盛而昼寐嗜睡,不能入阴则阳跷盛而夜寤失眠。如《灵枢·大惑论》曰:"卫气不得入于阴,常留于阳。留于阳则阳气满,阳气满则阳跷盛,不得入于阴则阴气虚,故目不瞑矣……卫气留于阴,不得行于阳。留于阴则阴气盛,阴气盛则阴跷满,不得入于阳则阳气虚,故目闭也。"

(五)目之开合与瞋瞑

目之开合是指眼睑开合,为经筋所主。《灵枢·经筋》云:"足阳明之筋……上合于太阳,太阳为目上网,阳明为目下网。"经筋禀受卫气,在脑卫支配下眼帘开合有常。可谓:目网开

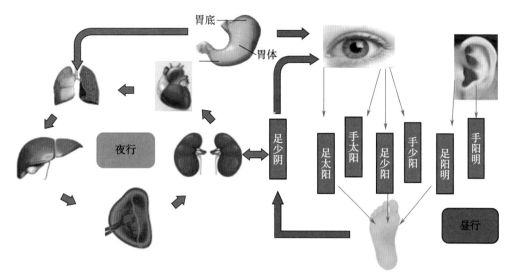

附图17 卫气循布图

合,经筋所主,脑卫所使。

目之瞑瞑是指眼神动静,为跷脉所主。《灵枢·寒热病》曰:"阴跷阳跷,阴阳相交,阳入阴,阴出阳,交于目锐眦。阳气盛则瞋目,阴气盛则瞑目。"跷脉系目入脑,禀受卫气,在心神支配下主寤寐。《灵枢·脉度》云:"跷脉者……属目内眦,合于太阳、阳跷而上行,气并相还则为濡目,气不荣则目不合。"可谓:眼神静动,跷脉所主,心神所使。

(六)哈欠与梦境

哈欠:是卫气欲从阳入阴或从阴出阳的外在标志。如《灵枢·口问》曰:"黄帝曰:人之欠者,何气使然?岐伯答曰:卫气昼日行于阳,夜半则行于阴。阴者主夜,夜者卧。阳者主上,阴者主下。故阴气积于下,阳气未尽,阳引而上,阴引而下,阴阳相引,故数欠。"故哈欠常在困而欲睡,睡梦初醒之时发生。

梦境:是指夜间做梦。卫阳夜晚入阴行于五脏,有赖于阴气聚敛阳气。阳入于阴,阴敛于阳,五脏之神得藏则安然入睡;阴气聚敛阳气较浅则发梦,较深则无梦。《景岳全书》曰:"卫主气,司阳气之化也。凡卫气入阴则静,静则寐,正以阳有所归,故神安而寐也。"若脑神活跃,阴不敛阳,卫阳浮动则梦,可谓日有所思夜有所梦,属生理现象,与熟睡(无梦)相比,属浅睡,为阴中之阳;若脏虚阴弱,阴不敛阳,神不守舍,则多梦或噩梦惊醒等,为病理反应,为阴中阳盛,欲脱阴而出,故常与早醒伴见。

因五脏所藏之神的不同,脏阴不能敛阳则梦境有异,故梦境可间接反映内在脏腑虚实状况,并根据虚实分而治之。如《素问·宣明五气》云:"五脏所藏:心藏神,肺藏魄,肝藏魂,脾藏意,肾藏志。"《素问·阴阳应象大论》指出:心志为喜,肝志为怒,脾志为思,肺志为忧,肾志为恐。《灵枢·本神》云:"天之在我者德也,地之在我者气也,德流气薄而生者也。故生之来谓之精,两精相搏谓之神,随神往来者谓之魂,并精而出入者谓之魄,所以任物者谓之心,心有所忆谓之意,意之所存谓之志,因志而存变谓之思,因思而远慕谓之虑,因虑而处物谓之智。"(附表4)

附表4　五脏所藏之神

五脏	五行	神志	《灵枢·本神》		
肾	水	肾藏志,志为恐	意之所存谓之志	肾藏精,精舍志	肾气虚则厥,实则胀
心	火	心藏神,志为喜	两精相搏谓之神 所以任物者为之心	心藏脉,脉舍神	心气虚则悲,实则笑不休
肺	金	肺藏魄,志为悲忧	并精而出入者谓之魄	肺藏气,气舍魄	肺气虚则鼻塞不利、少气,实则喘喝胸盈仰息
肝	木	肝藏魂,志为怒	随神往来者谓之魂	肝藏血,血舍魂	肝气虚则恐,实则怒
脾	土	脾藏意,志为思	心有所忆谓之意	脾藏营,营舍意	脾气虚则四肢不用,五脏不安,实则腹胀经溲不利

　　《灵枢·淫邪发梦》云:"阴气盛,则梦涉大水而恐惧;阳气盛,则梦大火而燔焫;阴阳俱盛,则梦相杀。上盛则梦飞,下盛则梦堕;甚饥则梦取,甚饱则梦予;肝气盛,则梦怒;肺气盛,则梦恐惧、哭泣、飞扬;心气盛,则梦善笑恐畏;脾气盛,则梦歌乐、身体重不举;肾气盛,则梦腰脊两解不属。凡此十二盛者,至而泻之,立已。""厥气客于心,则梦见丘山烟火;客于肺,则梦飞扬,见金铁之奇物;客于肝,则梦山林树木;客于脾,则梦见丘陵大泽,坏屋风雨;客于肾,则梦临渊,没居水中;客于膀胱,则梦游行;客于胃,则梦饮食;客于大肠,则梦田野;客于小肠,则梦聚邑冲衢;客于胆,则梦斗讼自刳;客于阴器,则梦接内;客于项,则梦斩首;客于胫,则梦行走而不能前,及居深地窌苑中;客于股肱,则梦礼节拜起;客于胞脏,则梦溲便。凡此十五不足者,至而补之,立已也。"(附表5)

附表5　五脏五神与梦

五脏五神	凡此十二盛者,至而泻之,立已	凡此十五不足者,至而补之,立已也
心藏脉,脉舍神	心气盛,则梦善笑恐畏	厥气客于心,则梦见丘山烟火
肺藏气,气舍魄	肺气盛,则梦恐惧、哭泣、飞扬	客于肺,则梦飞扬,见金铁之奇物
肝藏血,血舍魂	肝气盛,则梦怒	客于肝,则梦山林树木
脾藏营,营舍意	脾气盛,则梦歌乐、身体重不举	客于脾,则梦见丘陵大泽,坏屋风雨
肾藏精,精舍志	肾气盛,则梦腰脊两解不属	客于肾,则梦临渊,没居水中
	阴气盛,则梦涉大水而恐惧	客于膀胱,则梦游行
	阳气盛,则梦大火而燔焫	客于胃,则梦饮食
	阴阳俱盛,则梦相杀	客于大肠,则梦田野
	上盛则梦飞	客于小肠,则梦聚邑冲衢
	下盛则梦堕	客于胆,则梦斗讼自刳
	甚饥则梦取	客于阴器,则梦接内
	甚饱则梦予	客于项,则梦斩首

续表

五脏五神	凡此十二盛者,至而泻之,立已	凡此十五不足者,至而补之,立已也
		客于胻,则梦行走而不能前,及居深地窌苑中
		客于股肱,则梦礼节拜起
		客于胞膲,则梦溲便

跷脉 —— 起于足 $\left\{\begin{array}{l}并足少阴上行 \\ 并足太阳上行\end{array}\right\}$ 两脉上会于目,入络于脑

卫气 $\left\{\begin{array}{l}昼日行于阳25周　（男子数其阳）\\ \qquad\qquad 跷脉为桥,沟通阴阳 — 主睡眠 \left\{\begin{array}{l}阳跷盛则瞋目\\ 阴跷盛则瞑目\end{array}\right.\\ 夜晚行于阴25周　（女子数其阴）\end{array}\right.$

跷脉 —— $\left\{\begin{array}{l}阳跷\\ \quad 禀受卫气 \quad\begin{array}{l}男子数其阳\\ \quad 当数者为经,不当数者为络\\ 女子数其阴\end{array}\\ 阴跷\end{array}\right. \left\{\begin{array}{l}阳跷脉营其腑\\ 阴跷脉营其脏\end{array}\right.$

综上所述,天地自然有昼夜阴阳变化,卫气随之有聚散之应。卫气昼偏散于外,出阳则人寤;夜偏聚入阴,则人寐。平旦,卫气出于目,主要散行于人体的体表筋肉之间,充养人体,维持白天的正常生命活动。至夜,卫气由足少阴筋脉之间入脏腑,主要循行温煦于脏腑,使人神安而眠。若卫气昼不出阳,则见"昼不精""多卧""目闭",以及懒动、行走迟缓;夜不入阴,则有"夜不瞑""少瞑""目不瞑""喜梦",以及躁动、行走急促等睡眠异常、肢体动静失常等相关病证。因此,卫气通过跷脉沟通,出阳入阴,调控双目,主管睡眠;跷脉汇聚经筋,调控筋气,主管运动。

【病案举例】

失眠案例 1

刘某,女,58 岁,2021 年 9 月初诊。

主诉:颈胸腰痛,伴失眠 5 年。

病史:2016 年行肺癌手术,术后情绪焦虑,胸背疼痛牵引颈腰,睡眠差,处于长期病假状态,靠服用镇静止痛药减缓症状。经友人介绍前来就诊。刻下:面色萎黄,左侧胸胁疼痛,牵引颈背腰部,夜间难以入睡,每晚仅能勉强入睡 1~2 小时,精神不振,情绪抑郁,寡言易哭,纳少便溏,舌暗淡、苔薄黄,脉细弦。

诊断:肺癌术后疼痛;失眠;手足太阴筋病。

治疗:循手足太阴筋,在胸腹区寻及筋结痛点后,行筋针治疗 10 次,胸胁疼痛明显减轻,牵扯背颈腰部疼痛也明显缓解,精神状态有所改善,镇静止痛药逐渐减量,但睡眠仍仅能入睡 2~3 小时,次日精神萎靡,体倦乏力,后循足太阳筋在背部寻及筋结点行筋针治疗,加神门、三阴交、照海穴皮下浅刺调卫 5 次,症情明显好转,每晚能入睡 6 小时,半夜醒后仍能入睡,次日精神,饮食渐香,大便成形。近期参加唱歌班学习,留针期间哼着小曲。已停服镇静止痛药数日。(附图 18)

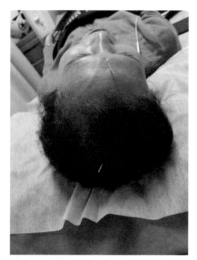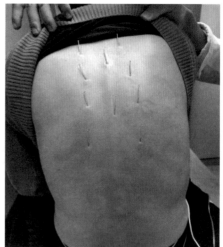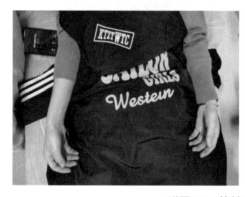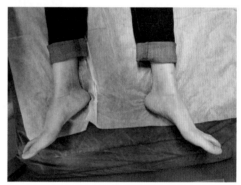

附图 18　筋针治疗失眠(刘某)

失眠案例 2

吴某,女,36 岁。2020 年 4 月初诊。

主诉:睡眠差 2 个月。

病史:父亲患肺癌晚期,近期陪护,精神紧张,加之疲劳,近 2 个月夜间睡眠差、梦多、睡后易醒、难以再睡,次日神疲乏力。近期精神抑郁,饮食不香,二便尚可,胸闷乳房胀痛,月经迟后,舌淡尖红、苔薄白,脉细弦。

诊断:失眠;肝气郁结。

治疗:选取百会、膻中、内关、足三里、三阴交、太冲等,以平补平泻法调治。经调治 5 次,胸闷乳胀、精神抑郁、饮食不香等症有所改善,但睡眠仍差,每晚 2~3 小时,梦多。改用筋针,在项背腰部循足太阳筋寻取筋结痛点,同于间使、三阴交、申脉、照海等穴区治疗,经 5 次筋针调卫施治,睡眠质量明显改善,每晚能熟睡 6 小时,次日精神。本次留针期间熟睡了半小时。患者心情也开朗了许多。(附图 19)

筋针调治跷脉病(阳缓阴急,阴缓阳急)　　江西省江崛

案例 1:糖尿病肥胖患者,在我科治疗(减肥降血糖),治疗前双足不能并拢,循双下肢两侧足少阳经筋各取 2 个筋穴点针刺,双足立马能并拢,双膝无重叠。(附图 20)

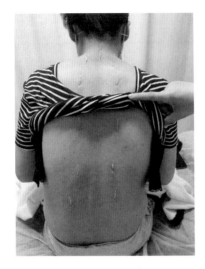

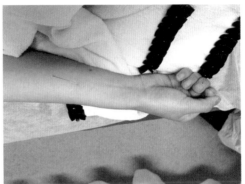

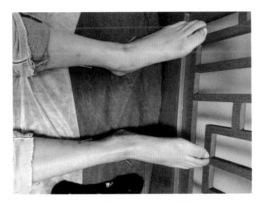

附图 19　筋针治疗失眠（吴某）

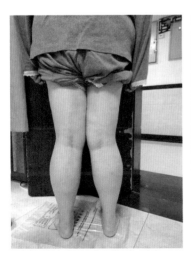

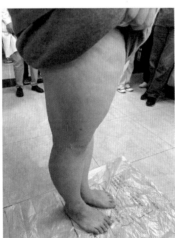

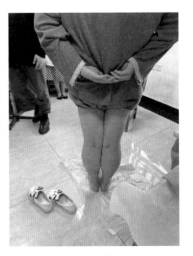

治疗前　　　　　　　　　　治疗中　　　　　　　　　　治疗后

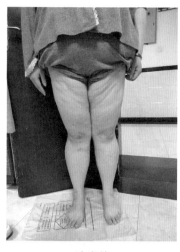 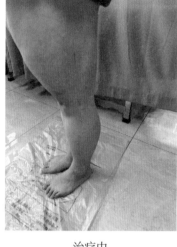 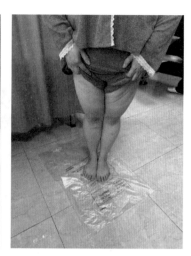

治疗前　　　　　　　　　治疗中　　　　　　　　　治疗后

附图 20　筋针治疗糖尿病肥胖

案例 2: 肩袖损伤患者,同时伴 O 形腿,查双膝关节靠拢困难,双膝髌骨前下缘有压痛,右大腿外侧髂胫束紧张。在双大腿内侧足厥阴经筋各取 1 个筋穴,右大腿外侧足少阳经筋取 1 个筋穴,双髌骨下缘压痛点处取 1 个筋穴,用筋针治疗 1 次,双膝关节能靠拢。(附图 21)

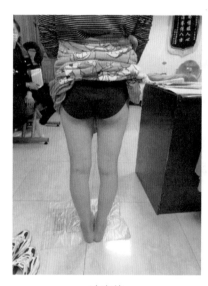 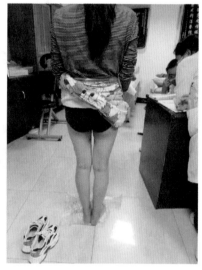

治疗前　　　　　　　　　　　治疗后

附图 21　筋针治疗肩袖损伤伴 O 形腿

案例 3: 这 2 个都是年龄大的膝骨关节炎患者,筋针 1 次虽双膝能靠拢,但小腿不能靠拢,可见治疗单纯 O 形腿的效果较好。(附图 22)

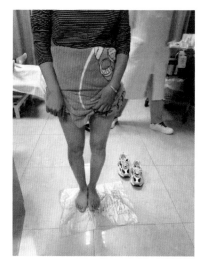
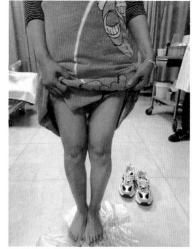

治疗前　　　　　　　　　　　治疗后

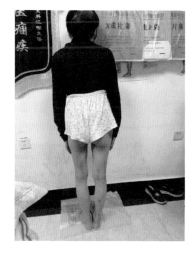
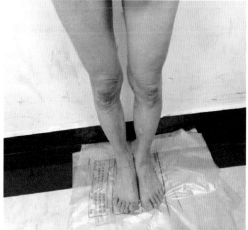

治疗前

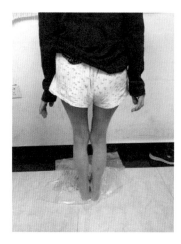
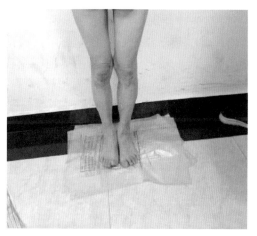

治疗后

附图 22　筋针治疗 O 形腿

筋针历程

筋针从 2001 年在墨西哥发现、研究并应用于临床已 20 多年,但由于筋针理论及机制尚未阐明,无道之术难以登堂入室。后经在香港大学 10 多年的研究才渐渐揭开了筋针的神秘面纱,解密了《灵枢·经筋》的奥秘。2014 年底首次在香港大学公开发布了源自《灵枢·经筋》的筋针疗法。

2015 年 6 月,筋针被国家知识产权局授予"实用新型专利证书"。

2015 年 6 月,在香港成立"国际筋针学会",并在 2015 年、2018 年举办了筋针学术活动。

2015 年底,我们申报了国家级中医药继续教育项目,"筋针疗法暨针灸技术创新培训班"被国家中医药管理局批准为 2016 年度国家级中医药继续教育年度项目,自此 2017 年、2018 年、2019 年均确定为国家级中医药继续教育年度项目,每年均举办了一期"筋针疗法暨针灸技术创新培训班",其中 2018 年与杨兆民教授学术思想研讨会同时举办,2019 年同时进行了筋针学术交流,由 10 多位专家从经筋理论、筋针研究方法、筋针诊疗技术、筋针临床应用经验等方面进行了交流,拓展了筋针思路。2020 年"筋针疗法暨针灸技术创新培训班"确定为国家级中医药继续教育年度**备案**项目,当年 10 月由于受疫情影响,我们通过网络举办了"筋针疗法针灸技术创新培训班暨筋针 2020 年会",百余名国内外中医同道参加了网络会议。2021 年、2022 年再次被确定为国家级中医药继续教育年度**备案**项目,由于受疫情影响,我们仍利用腾讯会议举办了"筋针疗法针灸技术创新培训班暨筋针 2021 年会""筋针疗法针灸技术创新培训班暨筋针 2022 年会",邀请了国内外著名针灸专家与筋针同道共同研讨筋针理论、技术与临床应用等,在国内外产生了一定影响。

我们应邀参加了国内外中医学术交流,与北京中医药大学、广州中医药大学、山东中医药大学、湖南中医药大学、南京中医药大学、香港大学等专家学者交流了筋针临证体会,参加了中国针灸学会经筋诊治专业委员会举办的年会以及各中医药学术团体组织举办的各种学术活动,2011 年赴英国伦敦、2014 年赴美国旧金山、2017 年赴澳大利亚墨尔本、2018 年赴加拿大温哥华和日本大阪、2017—2019 年赴香港交流筋针,通过网络与新加坡、美国、英国、德国、加拿大、荷兰等国外中医同道分享了筋针理论与临床应用的体会,并在南京举办了 10 余期筋针疗法普及班。通过各种学术活动,筋针已在北京、广东(深圳)、河南、山东、山西、湖南、湖北、江西、浙江、贵州、辽宁、江苏、海南、香港、台湾、澳门,以及澳大利亚、加拿大、日本、新加坡、美国、英国、德国、荷兰等地得到宣传普及推广,形成了一支近万人的筋针队伍。

"筋针疗法"于 2017 年 8 月入编普通高等教育"十三五"规划教材、全国高等中医药院校规划教材《刺法灸法学》(科学出版社出版),供全国中医药院校针灸、推拿、康复、骨伤等专业使用;2020 年 6 月入编全国中医药行业高等教育"十三五"创新教材《针灸特色疗法》(中国中医药出版社出版),供针灸推拿、中医学等专业用。"筋针疗法"自 2017—2018 学年确定为南京中医药大学任选课后,每年每学期均开设"筋针疗法"课程,由全校学生任选参加学习,受到学生们的热捧,并安排临床见习,增进对筋针的了解。由南京中医药大学国际教育学院安排,给海外博士研究生开设了筋针课程,给智利中医进修生进行了筋针讲座,让来自韩国的中医同道去临床参观学习筋针。

筋针研发人刘农虞教授,由于在筋针研发中所作的工作,得到了中医专家学者的认可。2016年9月当选中国针灸学会经筋诊治专业委员会副主任委员。2019年2月被聘为世界针灸学会联合会世针教育专家委员会委员。2017年7月被温州医科大学中美针灸康复研究所聘为第一届专家委员会特聘高级专家。2018年被盐城市中医院聘为特聘专家。

为了响应"传承精华,守正创新"的号召,传承筋针,弘扬国粹,我们在南京中医药大学国医堂设立了筋针特色专科门诊,并成立了"筋针工作室",致力于筋针的研发与传承工作。与南中医丰盛建康城联合举办了15期筋针疗法普及班,培训筋针骨干。为了更好地普及推广筋针,2020年12月与常熟市中医院合作,成立了"刘农虞教授筋针传承工作室(常熟市中医院)";2022年11月与深圳市中医院合作成立了"刘农虞筋针传承工作室(深圳市中医院)"。

我们对筋针疗法进行了深入研究,提出了"卫筋学说""筋脉系统假说""三病学说""无感得气""筋(肌)急则痛""调气分营卫"等学术观点,研发了"经筋六向评估""皮纹网眼无痛进针法""建子针法""百刻针法"等诊疗技术,绘制了十二经筋彩图,完善了筋针理论与技术。近年我们发现,筋针疗法属《黄帝内经》调卫气针法,卫气除与经筋相关以外,还与皮部、跷脉等密切相关,由此提出了"卫皮学说""卫跷学说""跷为筋海"等学术观点,同时开展了大量临床研究,在筋针调治经筋病的基础上,扩展至皮部病、跷脉病,使筋针临床应用范围得到了拓展,适应证涉及针灸科、筋伤科、推拿科、骨伤科、康复科、疼痛科、治未病科、皮肤科、五官科、内科、妇科、儿科、外科等临床各科,为此撰写了20篇筋针学术论文(包括通讯作者5篇),其中筋针临床研究论文发表于《中国结合医学杂志》(SCI),《"筋脉系统"假说》一文被2018年《中国中医药年鉴》(学术卷)引用。

Chin J Integr Med 2019 Aug;25(8):613-616

·613·

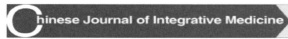

Available online at link.springer.com/journal/11655
Journal homepage: www.cjim.cn/zxyjhen/zxyjhen/ch/index.aspx
E-mail: cjim_en@cjim.cn

Acupuncture Research

Analgesic Effect of Sinew Acupuncture for Patients with Soft-Tissue Injuries: A Pilot Trial

CHEN Hai-yong[1] and LIU Nong-yu[1,2]

ABSTRACT **Objective:** To investigate the immediate analgesic effect of sinew acupuncture for patients with soft-tissue injuries (STIs). **Methods:** Two hundreds eligible adult patients suffering from STIs were recruited and received sinew acupuncture with flexible treatment schedules. The number of treatment sessions was pragmatically decided by each patient on the basis of their pain relief. The outcome measurement was the change of pain rating in the Visual Analogue Scale (VAS) during the first 5 sessions. The adverse effect was also observed. **Results:** Of the 200 patients recruited, 7 were excluded due to incomplete data. In total, 888 sinew acupuncture treatments were administered to patients at 14 injury sites (including head, neck, shoulder, arm, chest, elbow, wrist, hand, waist and hip, knee, thigh, calf, ankle, and foot) where pain was felt. Compared with the baseline, the VAS rating after the first and last treatments were both significantly reduced at all the injury sites ($P<0.01$). The VAS rating was also significantly reduced after each session of treatment in the first five sessions ($P<0.01$). No serious adverse effect was observed. **Conclusion:** Sinew acupuncture had not only an immediate analgesic effect for STIs, but also an accumulated analgesic effect during the first 5 treatment sessions.

KEYWORDS sinew acupuncture, soft-tissue injury, analgesic effect, pain, Visual Analogue Scale

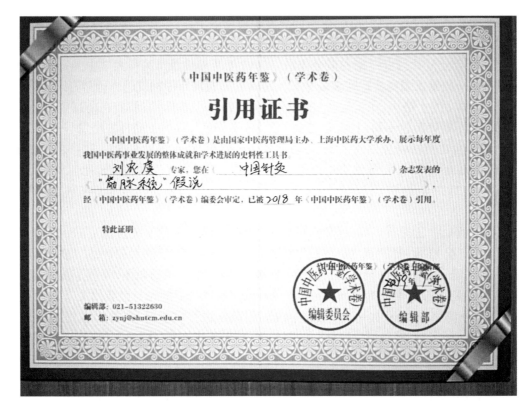

筋针学术研究方面,撰写了 10 篇学位论文,其中博士论文 3 篇、硕士论文 7 篇;

筋针同道们也进行了大量筋针临床研究,据不完全统计,相继发表**学术论文** 45 篇。

《筋针疗法》自 2016 年 6 月由人民卫生出版社出版后,迄今销量达 1.6 万册左右。第 2 版将以 16 开精装再次出版。再版的《筋针疗法》中展现了最新的筋针研究成果,并增添了彩色照片、二维码视频,附上了经筋彩图等,使筋针疗法更直观、形象、易学,便于普及推广,造福更多苍生。

1. 学术论文

[1] 刘农虞.谈"以知为数"[J].针灸临床杂志,2013,29(6):67.

[2] 刘农虞.议"燔针劫刺"[J].中国针灸,2013,33(S1):102-104.

[3] 刘农虞.深刺犊鼻、内膝眼穴治疗膝骨关节炎临床观察[J].上海针灸杂志,2013,32(10):857-858.

[4] 刘农虞.析"以痛为输"[J].针灸临床杂志,2014,30(2):55-57.

[5] 刘农虞.得气与气至[J].中国针灸,2014,34(8):828-830.

[6] 刘农虞等.筋针对 112 例软组织损伤即刻镇痛效果的临床观察[J].香港中医杂志,2014,9(4):65-68.

[7] 刘农虞.筋针治疗筋性耳病临证体会[J].香港中医杂志,2015,10(1):62-64.

[8] 刘农虞.经筋与卫气[J].中国针灸,2015,35(2):185-188.

[9] 刘农虞等.筋针治疗软组织损伤即刻镇痛效果的临床观察[J].中国针灸,2015,35(9):927-929.

[10] 刘农虞.经筋理论指导诊治盆腔疾患的新思路[J].中国针灸,2015,35(S1):72-74.

[11] 刘农虞.筋针治痹病案感悟[J].中国针灸,2015,35(S1):91-92.

[12] 刘农虞.筋针的作用机理探析[J].中国针灸,2015,35(12):1293-1296.

[13] 刘农虞."筋脉系统"假说[J].中国针灸,2017,37(1):79-83.

[14] 刘农虞等.皮纹网眼无痛进针法[J].上海针灸杂志,2017,36(7):870-871.

［15］刘农虞. 筋急则痛［J］. 香港中医杂志,2020,15(1):64.

通讯作者

［1］李秀珍,陈海勇,郑晓,刘农虞. 针刺配合牵引治疗腰椎间盘突出症的系统评价［J］. 中国针灸,2014,34
　　　(9):933-940.

［2］张亦廷,刘农虞. 经筋针法治疗膝骨性关节炎的文献研究［J］. 中国针灸,2015,35(S1):102-110.

［3］叶婷欣,刘农虞. 针灸综合疗法治疗周围性面瘫的文献研究［J］. 中国针灸,2015,35(S1):111-119.

［4］Chen HY,Liu NY.Analgesic effect of sinew acupuncture for patients with soft-tissue injuries:A pilot trial［J］.
　　　Chin J Integr Med,2019,25(8):613-616.

［5］范乾,袁施佳,吴思琪,刘农虞. 百刻针法［J］. 澳门中医药杂志,2021,23:89-94.

2. 学位论文

博士论文

［1］郑晓. 筋针疗法治疗血瘀型腰肌劳损的临床研究［D］. 广州:广州中医药大学,2018.

［2］卢庆盈. 筋针治疗腰肌劳损的临床研究［D］. 广州:广州中医药大学,2020.

［3］黄暖詠. 筋针治疗肩袖损伤的随机对照临床试验研究［D］. 广州:广州中医药大学,2020.

硕士论文

［1］姚芬芬. 筋针针刺扳机点下本体感觉反射疗法治疗颈性眩晕的临床研究［D］. 南昌:南昌大学,2017.

［2］刘荣波. 筋针疗法治疗气滞血瘀型腰痛的临床研究［D］. 昆明:云南中医药大学,2020.

［3］孙顺尧. 筋针疗法结合关节松动术治疗冻结期肩周炎的临床研究［D］. 昆明:云南中医药大学,2020.

［4］刘宵斌. 筋针联合手法松解治疗肩撞击综合征的临床研究［D］. 昆明:云南中医药大学,2020.

［5］张玉国. 筋针结合刺血疗法治疗中风后上肢痉挛的临床研究［D］. 长春:长春中医药大学,2020.

［6］吴波. 运动筋针法治疗腰背肌筋膜炎的临床疗效观察［D］. 广州:广州中医药大学,2021.

［7］范秦瑶. 筋针疗法结合推拿手法治疗早中期膝骨关节炎临床研究［D］. 昆明:云南中医药大学,2021.

3. 筋针同道发表的有关筋针学术论文

2015 年度 4 篇

［1］岑康远. 筋针疗法临床应用特点浅析［J］. 中国针灸,2015,35(S1):38-39.

［2］丁曍. 刘农虞教授筋针学术思想［J］. 中国针灸,2015,35(S1):56-58.

［3］孟醒,齐淑兰. 左肩肌筋膜损伤案［J］. 中国针灸,2015,35(S1):87.

［4］庄文俊. 痛风案［J］. 中国针灸,2015,35(S1):89.

2016 年度 1 篇

［5］邓小玲,王彦军. 筋针疗法配合关节松动术治疗肩周炎临床观察［J］. 实用中西医结合临床,2016,16
　　　(12):19-20.

2017 年度 8 篇

［6］庞青民,赵欲晓. 筋针疗法治疗腰背肌筋膜炎［J］. 中医正骨,2017,29(3):36-37.

［7］胡晓妹,伍果美,唐学,等. 筋针治疗肌筋膜疼痛综合征 30 例临床观察［J］. 湖南中医杂志,2017,33(5):
　　　100-101.

［8］万钟,黄平. 筋针联合整脊疗法治疗颈肩综合征的临床观察［J］. 光明中医,2017,32(22):3296-3298.

［9］潘富伟,李真. 筋针疗法联合推拿治疗网球肘 78 例［J］. 中医研究,2017,30(4):57-59.

［10］姚芬芬,罗军,刘娇,等. 筋针针刺扳机点下本体感觉反射疗法治疗颈性眩晕的临床研究［J］. 针刺研
　　　究,2017,42(5):449-453.

［11］韩永亮,孙玮琦,霍尚飞. 当归注射液穴位注射联合筋针疗法治疗肩周炎 42 例［J］. 中医研究,2017,

30（8）:56-58.

［12］张荣贤,熊嘉玮,李玉堂.筋针配合毫火针治疗顽固性背肌痉挛验案 1 则［J］.中国民间疗法,2017,27
（24）:92-93.

［13］胡晓妹,伍果美,唐学,等.筋针治疗肌筋膜疼痛综合征 30 例临床观察［J］.湖南中医杂志,2017,33（5）:
100-101.

2018 年度 4 篇

［14］蒋爱勇."筋针"治疗颞下颌关节功能紊乱 28 例［J］.中国针灸,2018,38（5）:533-534.

［15］邓小玲,王彦军.筋针疗法配合手法治疗气滞血瘀型膝关节僵硬 43 例［J］.中国中医药现代远程教育,
2018,16（16）:113-115.

［16］黄士其,景明夷,周敏杰,等.筋针疗法治疗急性腰扭伤 1 例［J］.实用中医药杂志,2018,34（2）:262.

［17］陈梅,刘龙彪,刘沛沛,等.筋针联合循经点刺治疗中风后痉挛性偏瘫临床疗效观察［J］.系统医学,
2018,3（16）:149-153.

2019 年度 8 篇

［18］邓小玲,万钟.筋针疗法配合手法治疗 60 例术后膝关节僵硬的临床观察［J］.江西中医药大学学报,
2019,31（1）:66-69.

［19］孟苏华,尚孟昊,尚军.筋针疗法在经筋性疾病中的临床应用［C］//山东针灸学会.中国针灸学会痛
症专业委员会成立大会、第一届京鲁针灸高峰论坛暨山东针灸学会第十一届学术年会论文集.济南:
山东针灸学会,2019.

［20］邓海贵,黄福珍,万春根.筋针平刺治疗腰椎间盘突出症的临床观察［J］.光明中医,2019,34（14）:
2193-2196.

［21］石长根,奚人杰,殷雯艳.颈椎微调联合筋针及葛根汤加减治疗颈椎病 39 例［J］.云南中医药杂志,
2019,40（2）:58-60.

［22］毛小良,蔡耐心.柴胡桂枝汤结合筋针治疗颈 5 神经根型肩痛 50 例［J］.浙江中医杂志,2019,54（5）:
336.

［23］郝峻.从中医"卫气"浅谈航海晕动病的治疗思路与方法［J］.解放军医药杂志,2019,31（11）:109-
112.

［24］陈梅,刘龙彪,姜文萍,等.筋针联合雷火灸疗法治疗膝痹病的效果分析［J］.当代医药论丛,2019,17
（24）:183-185.

［25］田万青,盛骥锋.以筋针为主综合治疗三伏贴皮肤瘙痒症临床观察［J］.临床医药文献电子杂志,
2019,6（102）:37-38.

2020 年度 8 篇

［26］孙惠霞,沈艳萍.颈椎微调联合筋针治疗颈椎病的临床效果观察［J］.临床合理用药,2020,13（6）:
157-158.

［27］李向坦,阎晓霞,王雪臣.牵引下整复结合筋针治疗神经根型颈椎病临床观察［J］.光明中医,2020,35
（16）:2536-2538.

［28］郝峻,彭娟,赵楠.浅析"温筋针"治疗经筋病的机理及临床应用［J］.江西中医药,2020,51（446）:
19-20.

［29］沈艳萍,孙惠霞,徐滢,等.筋针针刺扳机点下本体感觉反射疗法治疗颈性眩晕患者的治疗作用探讨
［J］.中外医疗,2020,39（1）:165-167.

［30］尹艺璇,黄盛琦,金春玉.筋针结合调体疗法新思路探析［J］.亚太传统医药,2020,16（5）:171-173.

［31］郝峻,刘庆,万鹏,等.毫刃针联合筋针刺法在筋性疼痛证中的应用探析[J].湖南中医杂志,2020,36
(7):113-140.

［32］田雅云.针刺人中穴联合筋针疗法治疗急性腰扭伤1例[J].中国民间疗法,2020,28(1):84.

［33］贾云柱,刘晓洁.玻璃酸钠关节腔注射联合筋针疗法治疗肩周炎的疗效观察[J].海军医学杂志,
2020,41(5):605-606.

2021 年度 7 篇

［34］朱慧梅,俞坤强,吴李秀,等.筋针联合体外冲击波治疗早中期膝骨关节炎临床研究[J].新中医,
2021,53(13):157-160.

［35］童基伟,尹绍锴,侯小琴,等.筋针运动疗法治疗急性腰扭伤的临床研究[J].广州中医药大学学报,
2021,38(4):739-743.

［36］朱慧梅,俞坤强,吴李秀,等.筋针联合康复训练治疗早中期膝骨关节炎患者的临床效果[J].中国现
代医生,2021,59(1):1-4.

［37］吴李秀,俞坤强,朱慧梅,等.筋针联合乌头汤治疗寒湿痹阻型早中期膝骨关节炎患者的临床疗效及
其对血清 CTX- Ⅱ、COMP 的影响[J].中国现代医生,2021,59(22):13-16.

［38］杨银凯.肌骨超声引导下冲击波结合筋针治疗膝关节骨性关节炎临床观察[J].实用中医药杂志,
2021,37(7):1233-1235.

［39］刘晓洁,陆海红,李聪聪,等.筋针疗法联合高压氧治疗军事训练致肩袖损伤的疗效[J].中华航海医
学与高气压医学杂志,2021,28(5):602-606.

［40］邱芬芬,廖小香,江崛,等.筋针联合"三步"推拿手法综合治疗颈型颈椎病的临床研究[J].时珍国医
国药,2021,32(1):132-134.

2022 年度 5 篇

［41］于楠楠,孙殿甲,刘鹏.筋针联合毫火针速刺治疗肩周炎的临床观察[J].广州中医药大学学报,2022,
39(4):850-854.

［42］徐晓莉.筋针疗法治疗落枕临床观察[J].光明中医,2022,37(5):837-839.

［43］周汝寿,赵永祥,范雪梅,等.筋针疗法联合手法松解治疗原发性冻结肩临床观察[J].中国民族民间
医药,2022,31(4):96-99.

［44］吴胜,李燕平,刘峰.筋针配合葛根汤治疗颈型颈椎病的疗效观察[J].中华中医药杂志,2022,37(7):
4202-4205.

［45］周煜达,乐小琴,陈蓓,等.筋针联合核心稳定性训练治疗慢性非特异性下腰痛23例[J].浙江中医杂
志,2022,57(4):1233-1235.

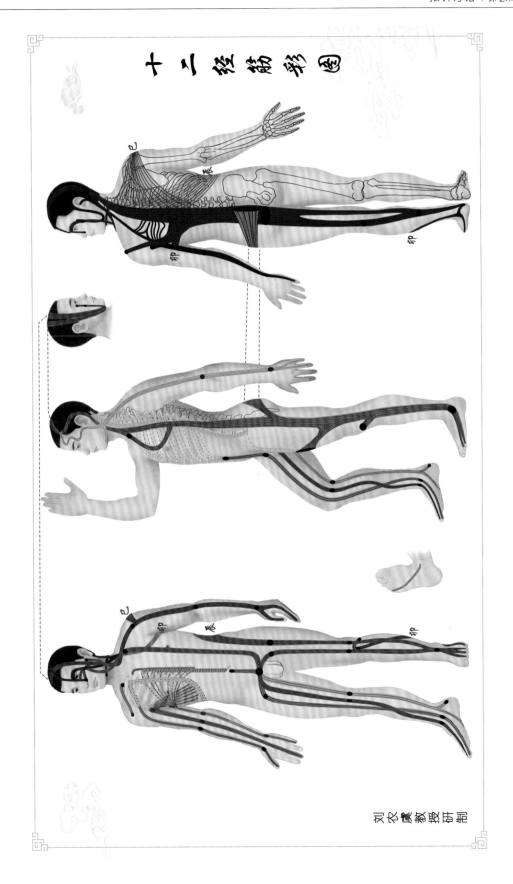

十二经筋形图

刘农虞教授研制

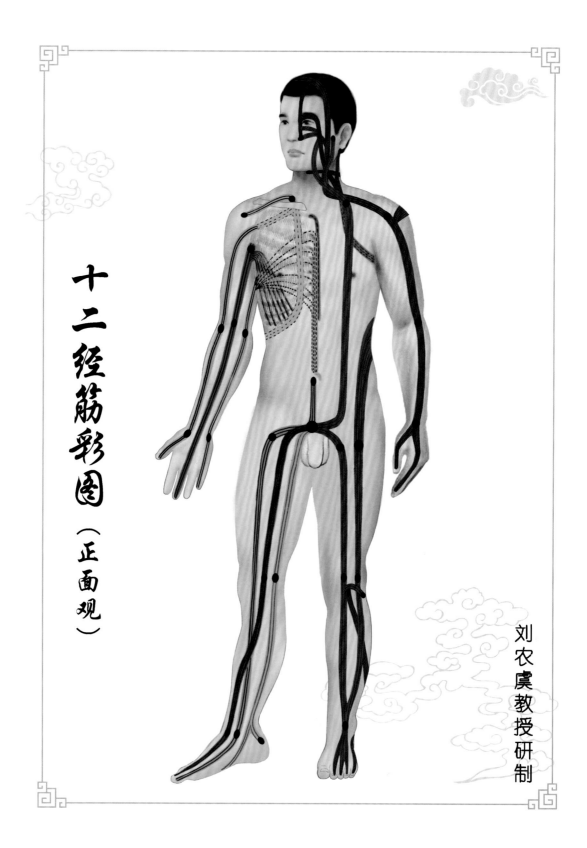

十二经筋彩图（正面观）

刘农虞教授研制

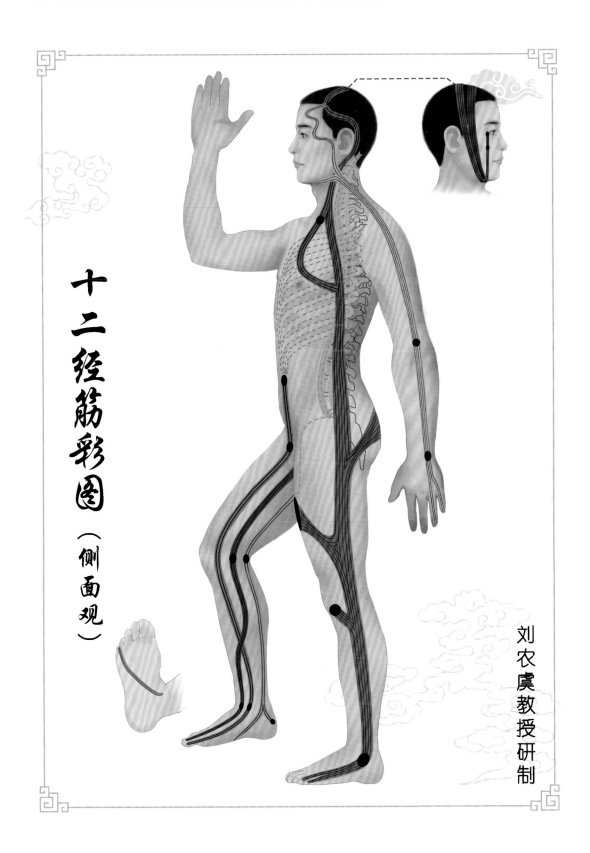

十二经筋彩图（侧面观）

刘农虞教授研制

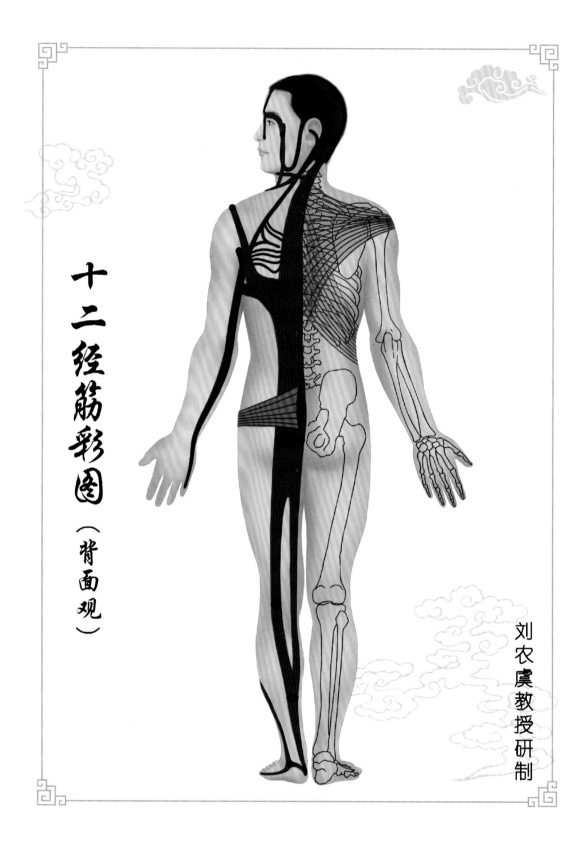

十二经筋彩图（背面观）

刘农虞教授研制

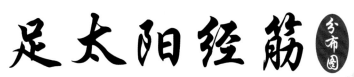

足太阳经筋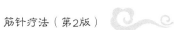

仲春二月（花月） 卯时（5—7点）

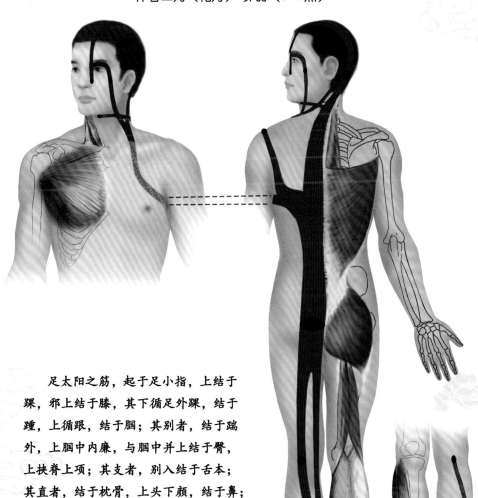

足太阳之筋，起于足小指，上结于踝，邪上结于膝，其下循足外踝，结于踵，上循跟，结于腘；其别者，结于踹外，上腘中内廉，与腘中并上结于臀，上挟脊上项；其支者，别入结于舌本；其直者，结于枕骨，上头下颜，结于鼻；其支者，为目上网，下结于頄；其支者，从腋后外廉，结于肩髃；其支者，入腋下，上出缺盆，上结于完骨；其支者，出缺盆，邪上出于頄。

刘农虞教授研制

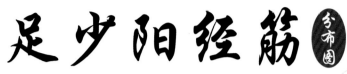

足少阳经筋 分布图

孟春正月（端月）寅时（3—5点）

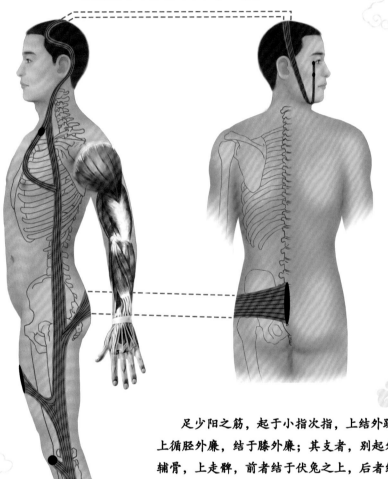

足少阳之筋，起于小指次指，上结外踝，上循胫外廉，结于膝外廉；其支者，别起外辅骨，上走髀，前者结于伏兔之上，后者结于尻；其直者，上乘䏚季胁，上走腋前廉，系于膺乳，结于缺盆；直者，上出腋，贯缺盆，出太阳之前，循耳后，上额角，交巅上，下走颔，上结于顽；支者，结于目眦为外维。

刘农虞教授研制

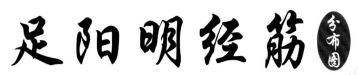

足阳明经筋 分布图

季春三月（桐月） 辰时（7—9点）

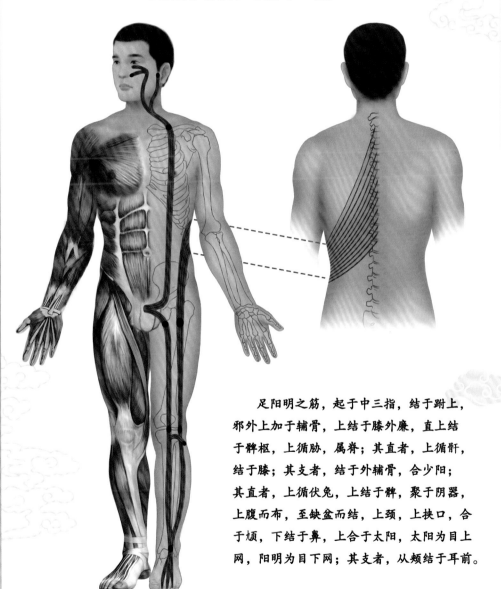

足阳明之筋，起于中三指，结于跗上，邪外上加于辅骨，上结于膝外廉，直上结于髀枢，上循胁，属脊；其直者，上循骭，结于膝；其支者，结于外辅骨，合少阳；其直者，上循伏兔，上结于髀，聚于阴器，上腹而布，至缺盆而结，上颈，上挟口，合于頄，下结于鼻，上合于太阳，太阳为目上网，阳明为目下网；其支者，从颊结于耳前。

刘农虞教授研制

7

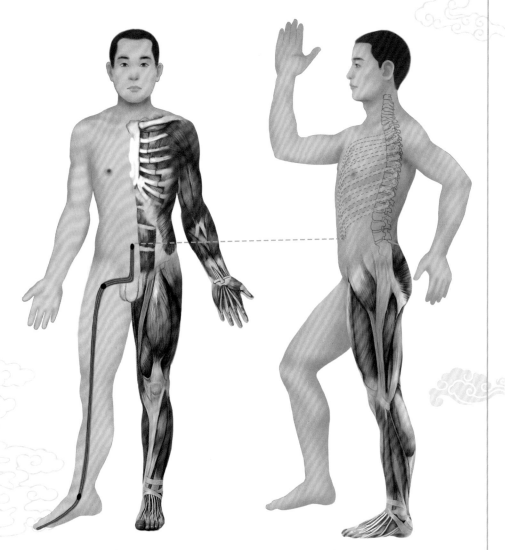

足太阴经筋

孟秋七月（瓜月） 申时（15—17点）

足太阴之筋，起于大指之端内侧，上结于内踝；其直者，络于膝内辅骨，上循阴股，结于髀，聚于阴器，上腹，结于脐，循腹里，结于肋，散于胸中；其内者，着于脊。

刘农虞教授研制

足少阴经筋 _{分布图}

仲秋八月（桂月） 酉时（17—19点）

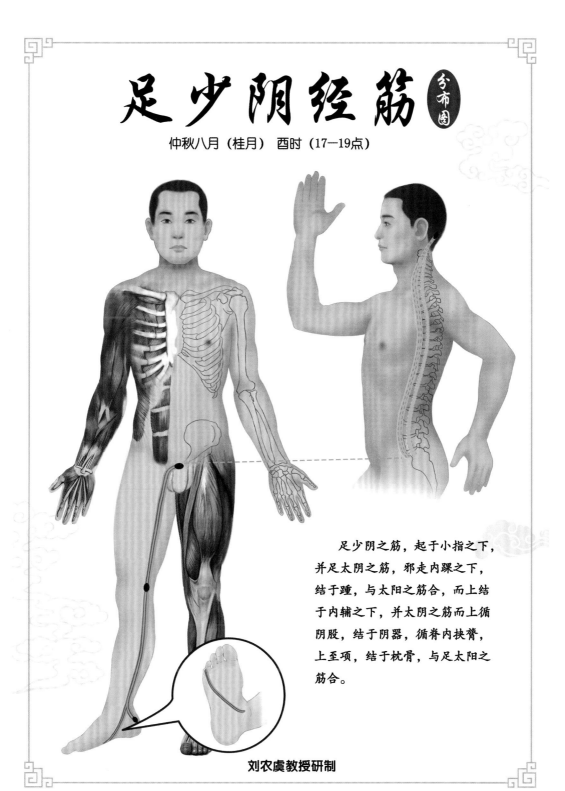

足少阴之筋，起于小指之下，并足太阴之筋，邪走内踝之下，结于踵，与太阳之筋合，而上结于内辅之下，并太阴之筋而上循阴股，结于阴器，循脊内挟膂，上至项，结于枕骨，与足太阳之筋合。

刘农虞教授研制

足厥阴经筋

季秋九月（菊月）　戌时（19—21点）

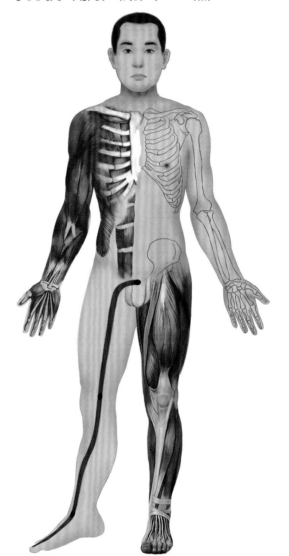

　　足厥阴之筋，起于大指之上，上结于内踝之前，上循胫，上结内辅之下，上循阴股，结于阴器，络诸筋。

刘农虞教授研制

手太阳经筋 分布图

仲夏五月（蒲月）　午时（11—13点）

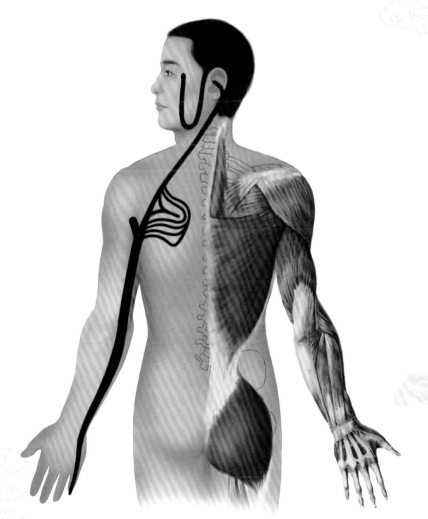

　　手太阳之筋，起于小指之上，结于腕，上循臂内廉，结于肘内锐骨之后，弹之应小指之上，入结于腋下；其支者，后走腋后廉，上绕肩胛，循颈出走太阳之前，结于耳后完骨；其支者，入耳中；直者，出耳上，下结于颔，上属目外眦。

刘农虞教授研制

手少阳经筋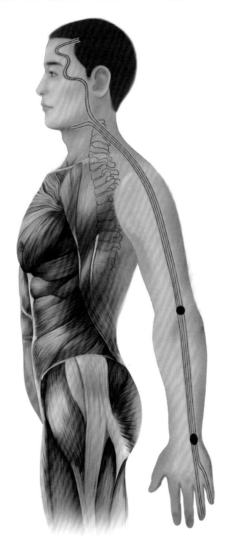

季夏六月（荔月）　未时（13—15点）

　　手少阳之筋，起于小指次指之端，结于腕中，循臂结于肘，上绕臑外廉，上肩走颈，合手太阳；其支者，当曲颊入系舌本；其支者，上曲牙，循耳前，属目外眦，上乘颔，结于角。

刘农虞教授研制

手阳明经筋 分布图

孟夏四月（梅月） 巳时（9—11点）

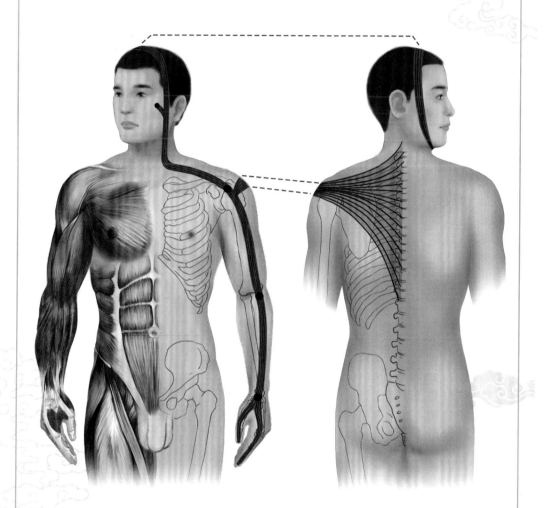

　　手阳明之筋，起于大指次指之端，结于腕，上循臂，上结于肘外，上臑结于髃；其支者，绕肩胛，挟脊；直者，从肩髃上颈；其支者，上颊，结于頄；直者，上出手太阳之前，上左角，络头，下右颔。

刘农虞教授研制

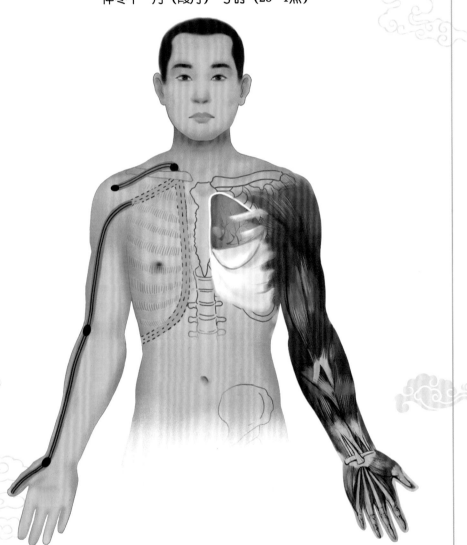

手太阴经筋

仲冬十一月（葭月）　子时（23—1点）

手太阴之筋，起于大指之上，循指上行，结于鱼后，行寸口外侧，上循臂，结肘中，上臑内廉，入腋下，出缺盆，结肩前髃，上结缺盆，下结胸里，散贯贲，合贲下，抵季胁。

刘农虞教授研制

手心主经筋

孟冬十月（阳月）亥时 （21—23点）

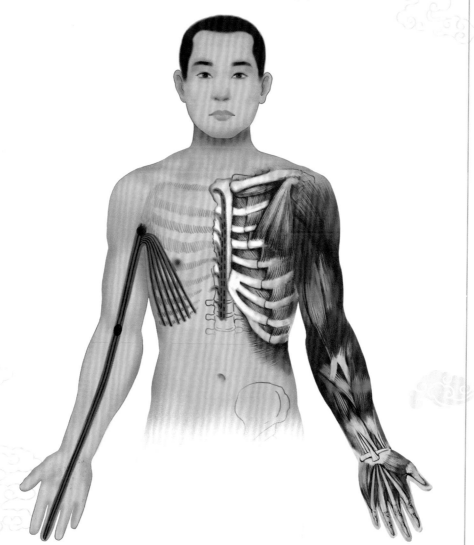

手心主之筋，起于中指，与太阴之筋并行，结于肘内廉，上臂阴，结腋下，下散前后挟胁；其支者，入腋，散胸中，结于臂。

刘农虞教授研制

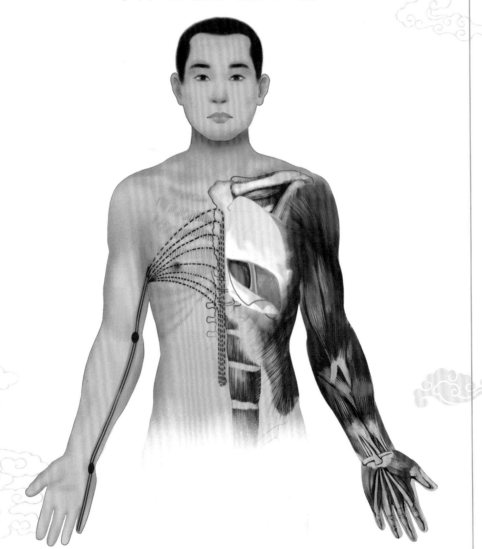

手少阴经筋 分布图

季冬十二月（腊月） 丑时（1—3点）

手少阴之筋，起于小指之内侧，结于锐骨，上结肘内廉，上入腋，交太阴，挟乳里，结于胸中，循臂，下系于脐。

刘农虞教授研制

48